LE PÉRIL ALIMENTAIRE

AF343423

BIBLIOTHÈQUE NATIONALE
R.F.
IMPRIMÉS.

8 T⁰ 21 C 271

DU MÊME AUTEUR

Les Déséquilibrés du système nerveux. *Étude clinique et thérapeutique.* — Préface du Dr H. BARTH, médecin de l'hôpital Necker. Ouvrage couronné par l'Académie de médecine. Prix Godard, 1904. (Asselin et Houzeau, éditeurs.)

LE PÉRIL ALIMENTAIRE

PAR

Le Dʳ A. RAFFRAY

ANCIEN INTERNE DES HOPITAUX DE PARIS
LAURÉAT DE L'ACADÉMIE DE MÉDECINE

Préface du Dʳ PAUL LE GENDRE

MÉDECIN DE L'HOPITAL LARIBOISIÈRE

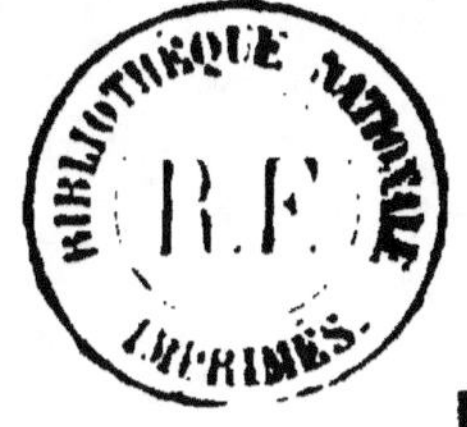
BIBLIOTHÈQUE NATIONALE
R.F.
IMPRIMÉS

PARIS

ASSELIN ET HOUZEAU

LIBRAIRES DE LA FACULTÉ DE MÉDECINE

PLACE DE L'ÉCOLE-DE-MÉDECINE

1912

Tous droits réservés.

PRÉFACE

A M. le Docteur Raffray.

Mon cher confrère,

Il m'est souvent arrivé de recueillir les réflexions mélancoliques de mes élèves qui, ayant terminé leurs études, voient arriver avec chagrin le jour où ils quitteront nos hôpitaux et notre Faculté, pour pratiquer en province ou à l'étranger; ils craignent de ne plus pouvoir, loin des centres universitaires, des cliniques actives, des grandes bibliothèques et des laboratoires se tenir au courant du mouvement scientifique contemporain, de ne plus faire de progrès et de s'enliser peu à peu dans une pratique routinière. Je leur ai toujours répondu avec assurance qu'il ne tenait qu'à eux de continuer à progresser dans leur développement personnel et même de contribuer utilement au progrès de la médecine en recueillant toutes les observations de leur clientèle avec le même soin jet la même méthode qu'ils le faisaient à l'hôpital sous la direction de leur chef de service.

Ma propre expérience comme celle de nos maîtres dans la clinique, le plus beau fleuron de la couronne médicale de la France, me permettait de leur affirmer que le dépouillement méthodique de toutes les observations recueillies minutieusement dans toute clientèle, pendant plusieurs années, conduit certainement celui qui s'est donné la peine de le faire à des conclusions utiles.

Votre cas est bien confirmatif de cette vue si rassurante pour tous les jeunes praticiens qui, obligés de s'éloigner des grands centres, s'affligent à l'idée de sentir dans l'avenir s'abaisser leur niveau scientifique. Je n'ai pas eu l'honneur de vous avoir pour élève, quand vous étiez interne des hôpitaux de Paris ; mais les maîtres que vous avez eus, Barth, Monod, Bouilly, pour ne citer que ceux que j'ai connus, vous avaient mis en mains, avec la bonne méthode clinique, l'outil qui permet à tout praticien, après de consciencieuses années d'apprentissage hospitalier, de faire dans les champs de la clientèle, en quelque pays que ce soit, de fructueuses récoltes.

De retour dans votre pays natal, l'île Maurice, docteur frais émoulu, vous vous mettez à l'œuvre aussitôt, vous notez sans parti pris tout ce que vous voyez autour de vous et, au bout de quelques années, vous faites le bilan de vos acquisitions. Vous avez d'abord été frappé, comme le sont tous les médecins contemporains, de la fréquence extrême des désordres nerveux, et du dépouillement de vos notes cliniques, vous tirez une étude sur les « Déséquilibrés du système nerveux », que votre maître Barth a présenté au public français et que l'Académie de médecine a couronnée.

Vous vous remettez à la pratique et au travail et, peu à peu, vous arrivez à vous convaincre que bien souvent les troubles nerveux sont la conséquence d'une alimentation défectueuse, et que la cause la plus fréquente du plus grand nombre des maladies qui déciment les contemporains est une mauvaise manière de se nourrir. Vous récapitulez tous les clients que vous avez vus succomber autour de vous, et vous vous dites que beaucoup d'entre eux ont à coup sûr abrégé leur vie parce que leur alimentation n'était pas appropriée à leurs besoins, qu'elle était défectueuse en qualité souvent, et surtout en quantité.

Vous ne tirez pas cette conclusion de vues théoriques: vous la déduisez uniquement des faits que vous avez vus.

Ce « péril alimentaire », beaucoup d'entre nous l'ont signalé sans doute, mais il est bon que les documents issus de la pure pratique viennent corroborer les démonstrations scientifiques faites par les maîtres.

Votre livre est vécu et par suite vivant; il est écrit dans une langue claire et souvent relevée d'images heureuses; je ne doute pas qu'il ait un légitime succès auprès des lecteurs.

Je partage à peu près toutes vos idées : elles se rattachent à cette doctrine pathogénique dont l'initiateur principal a été mon maître, Ch. Bouchard, et que j'ai contribué de mon mieux à soutenir.

Oui, la plupart des contemporains meurent par intoxication, en prenant le mot dans le sens le plus large : poisons alimentaires introduits dans l'organisme, poisons qui se développent dans le tube digestif aux dépens des résidus d'aliments mal choisis ou trop copieux, poisons issus du fonctionnement même de nos organes, poisons fabriqués par les microbes, tous ces poisons charriés par le plasma sanguin viennent entraver la vie de nos cellules, si nos émonctoires ne les entraînent pas assez vite au dehors.

Oui, l'imprégnation excessive de nos cellules par un « plasma pollué », pour employer une expression qui vous est familière, les met en imminence morbide permanente et rend l'organisme vulnérable à des infections accidentelles qui n'auraient pas prise sur un organisme moins intoxiqué.

Oui, l'intoxication permanente de la cellule modifie sa nutrition d'une manière durable et même héréditaire, la pervertit et c'est le plus souvent une hygiène alimentaire défectueuse qui crée les maladies de la nutrition : l'obésité, le diabète, la goutte. Ces maladies, avant de mériter ce nom par des lésions anatomiques, commencent par des troubles fonctionnels, qu'il serait possible souvent d'entraver par des réformes dans l'hygiène alimentaire. Sans doute l'alimentation défectueuse n'est pas la cause unique des maladies arthritiques ; j'ai pour ma part soutenu qu'on peut, sinon créer, du moins entretenir la goutte par son système nerveux comme par son tube digestif et que les affections rhumatismales découlent plutôt d'une mauvaise hygiène de l'appareil locomoteur. Il serait donc excessif de ne voir que l'abus alimentaire à l'origine de l'arthritisme et de ses diverses manifestations, mais à coup sûr son rôle est considérable.

La classification que vous adoptez des individus en normaux, sous-normaux et sus-normaux est très pratique ; ces deux dernières dénominations délimitent fort bien au point de vue où vous vous êtes placé les catégories de malades visées et leurs caractères sont parfaitement décrits.

On lira avec grand intérêt les chapitres dans lesquels vous démontrez que l'intoxication de notre organisme se révèle par les syndromes de la fatigue, de la douleur, des crises vasculaires par angio-spasme ou vaso-dilatation, de l'hypo ou de l'hypertension artérielle. Vous expliquez d'une façon très judicieuse comment l'artério-sclérose peut être une conséquence de l'hypertension prolongée que provoque et entretient une alimentation défectueuse en qualité et en quantité.

A ceux qui craignent de ne pouvoir faire de progrès en clinique sans le secours des méthodes de laboratoire, on peut recommander la lecture du chapitre où vous montrez tout le parti que vous avez su tirer du simple examen de la densité de l'urine au réveil. Vous n'avez pas eu d'autres instruments à votre service qu'une balance et un densimètre. Ce n'est pas à dire qu'il faille dédaigner toutes les autres ressources que nous fournissent les méthodes physiques et chimiques de laboratoire simplifiées et adaptées à la clinique. Vous ne le pensez certainement pas.

Par de nombreux exemples habilement mis en lumière, vous démontrez les dangers que fait courir à la femme enceinte, à l'enfant et aux fébricitants, l'alimentation excessive et mal choisie.

Enfin, vous prouvez que la meilleure thérapeutique est sans contestation possible celle qui prend pour pivot les régimes alimentaires; mais vous pensez sagement que dans le choix de ces régimes « il convient absolument de respecter les goûts, les habitudes, les idiosyncrasies de chacun : il n'y a pas de régime collectif, il n'y a que des régimes individuels. »

Pouvons-nous nier que vous obteniez des succès par l'institution des régimes convenables, après avoir lu la biographie détaillée d'un malade transformé par vos soins en homme désormais bien portant... et qui n'est autre que vous-même ? *Experto crede.*

Mais il paraît que dans l'île Maurice vous avez été parfois accusé de soumettre vos clients à un régime de privations, d'inanition — tranchons le mot — de laisser mourir de faim vos malades! Vous pouvez vous consoler: cette accusation, vous la partagez avec une honorable compagnie de sages hygiénistes qui n'ont pas eu plus que vous « idée de mettre l'humanité au pain sec et à l'eau ». Pour ma part je souscris pleinement à votre conclusion finale : « Le péril alimentaire est double : trop peu ou trop, et la sagesse gît entre les deux, c'est-à-dire dans la modération qui sera toujours l'élixir de longue vie. »

Puisse donc votre livre, si attachant, si touffu et si plein de bonnes instructions, avoir autant de lecteurs qu'il le mérite!

Paul Le Gendre.

ERRATA

Page 44, 40e ligne. *Au lieu de :* à l'état d'atonie, *lire :* due à l'état d'atonie.

Page 114, 20e ligne. *Au lieu de :* l'urine, *lire :* l'urée.

Page 120, 32e ligne. *Au lieu de :* extraction, *lire :* excrétion.

Page 193, 30e ligne. *Au lieu de :* filet sanguin, *lire :* flot sanguin.

Page 224, 7e et 8e lignes, *lire:* les manifestations vaso-dilatatrices par les agents vaso-constricteurs et les manifestations vaso-constrictrices par les agents vaso-dilatateurs.

Page 235, 1re ligne. *Au lieu de :* hypertensive, *lire :* hypotensive.

Page 267, 18e ligne. *Au lieu de :* cette formation, *lire :* cette cellule.

Page 274, 14e ligne. *Au lieu de :* par hypertension, *lire :* par hypotension.

Page 286, 38e ligne. *Au lieu de :* par l'hypertension, *lire :* par l'hypotension.

Page 298, 32e ligne. *Au lieu de :* un peu d'albumine, *lire :* un peu plus d'albumine.

Page 306, 11e ligne. *Au lieu de :* par l'hypertension, *lire :* par l'hypotension.

Page 322, 29e ligne. *Au lieu de :* densité larvée, *lire :* densité élevée.

Page 362, 24e ligne. *Au lieu de :* chimique, *lire :* clinique.

Page 362, 38e ligne. *Au lieu de :* une grosse varicocèle, *lire :* un gros varicocèle.

Page 366, 40e ligne. *Au lieu de :* sous-normaux, *lire :* sus-normaux.

LE
PÉRIL ALIMENTAIRE

INTRODUCTION

Il y a six ans, je m'efforçais, au cours d'une étude intitulée
les « Déséquilibrés du Système Nerveux », de démontrer que
toutes les parties de notre organisme étaient solidaires et
qu'une excitation née au niveau d'un centre nerveux quelconque
(cerveau, moelle épinière, plexus solaire ou nerf périphérique)
pouvait s'accompagner d'un désordre fonctionnel sur place ou
à distance.

Je fus ainsi entraîné à étudier les causes capables de troubler
la juste harmonie de ce grand système régulateur de la vie
volontaire et végétative. J'étudiai les différentes protestations
des organes animés par une exaltation morbide; je montrai le
danger des troubles fonctionnels aboutissant par leur répétition
à des désordres organiques, et, au moment d'aborder l'étude
du traitement, je démontrai la nécessité absolue de rechercher
la cause première du trouble morbide, insistant sur le peu de
valeur de la médication symptomatique qui devait toujours
céder le pas à la médication pathogénique.

Au cours de cette étude, je n'ai pas manqué d'attirer l'attention sur les causes multiples et variées capables de venir fausser
le fonctionnement du système nerveux, et j'ai longuement insisté
sur le rôle néfaste des abus alimentaires, comme facteur du
déséquilibre nerveux.

Quelques années se sont écoulées, au cours desquelles je
n'ai cessé de réfléchir sur cette grave question de la vie et de
la mort, cherchant avec anxiété à pénétrer la cause réelle de
cette dernière. Chaque fois que j'assistais à ce drame poignant

de la dernière minute, à ce désespoir profond d'une famille qui perdait un être cher et si souvent indispensable, je me demandais si cette mort n'aurait pu être évitée, et si cette date d'échéance obligatoire n'avait pas été anticipée par la manière de vivre de celui qui aurait pu, pendant bien des années encore, jouir de l'existence.

Les idées que j'ai soutenues antérieurement, je vais les développer encore aujourd'hui avec plus de force et d'autorité, si je puis m'exprimer ainsi. J'espère convaincre le lecteur que le péril alimentaire est celui qui le menace le plus, bien qu'il y songe le moins.

Le médecin lui-même, lorsqu'il signe une feuille de décès, se rend-il compte toujours que sa déclaration est incomplète, et, comme le veut Rabagliati, ne doit-il pas s'efforcer de mettre au jour la cause de la cause de la mort?

Une jeune femme devient enceinte. La période de ses malaises terminée, poussée par les conseils de ses proches, elle s'alimente à l'excès à toute heure du jour, atteint son terme avec un œdème généralisé et succombe au cours d'une crise de convulsions. Eclampsie, diriez-vous simplement; j'ajouterai : éclampsie causée par une alimentation exagérée qui n'était pas en rapport avec le pouvoir excréteur de son foie et de ses reins. Exemple flagrant du péril alimentaire.

Une autre parturiente chétive, grêle, dès le sixième mois de sa grossesse, est gorgée de viande, de sucreries, en vue d'avoir un beau rejeton, rêve hélas! qui ne se réalisera ni pour le père ni pour la mère. Travail lent, contractions utérines paresseuses, disproportion entre le contenu et le contenant. Inertie utérine. Application de forceps. Large déchirure du périnée. Extraction d'un enfant de 9 livres qui succombe au passage, faisant éclater périnée et sphincter, et qui souvent coûte la vie à sa mère par suite d'une infection produite par toutes les manœuvres digitales rendues nécessaires. Exemple flagrant du péril alimentaire.

Un bébé de quatre mois, gros, joufflu, rose, fait l'admiration de son entourage. Pris brusquement de vomissements incoercibles et de diarrhée dysentériforme, avec fièvre à 40°, il succombe le surlendemain, au cours d'une crise de convulsions. Entérite, étiquetterez-vous? Diagnostic incomplet. Questionnez la mère, et vous apprendrez que l'enfant, en dehors du sein donné à toute heure, consommait trois quarts de bouteille de lait de vache, et bien que, depuis quatre à cinq jours, il repoussât le biberon, on s'ingéniait à le lui faire accepter. La mère ne se doutait pas que sa sollicitude était criminelle. Exemple flagrant du péril alimentaire.

Une fillette de dix ans a une fièvre typhoïde qui suit un cours régulier. Parents et médecin se réjouissent presque de la voir vaccinée par une infection éberthienne dont on connaît le peu de gravité à cet âge. Les organes ne sont-ils pas neufs, et combien rares sont les reins et les cœurs frappés d'insuffisance à cet âge! Un matin, douleur subite dans le ventre, ballonnement abdominal, vomissements. Le tableau si net de la perforation intestinale vient faire crouler toutes les espérances de guérison.

Accident imprévu, direz-vous; mais si cette enfant, qui refusait par instinct la nourriture, n'avait pas été sollicitée de prendre à toute heure du lait, du jus de viande, du bouillon, j'ai le droit de penser que son abdomen ne se serait pas météorisé par parésie de sa musculation intestinale; que les infections microbiennes secondaires auraient été réduites au minimum; que ses ulcérations ne se seraient pas creusées, au point de perforer la tunique intestinale. Péril alimentaire flagrant.

Une jeune fille de vingt ans travaille huit heures par jour dans un atelier mal aéré, toujours repliée sur elle-même dans une attitude défectueuse. Déjà amaigrie par constitution, elle se met à tousser, est minée par une petite fièvre vespérale. La famille s'alarme à juste titre, et le diagnostic de tuberculose est vite confirmé par une oreille médicale.

Bacillaire, direz-vous; mais pourquoi? Simplement parce qu'aux causes prédisposantes : travail exagéré, aération insuffisante, est venue s'ajouter une alimentation notoirement pauvre, prise à la hâte, mal élaborée et partant mal assimilée, d'où déminéralisation de l'organisme et germination du bacille de Koch qui ne demandait qu'à prendre possession de ce terrain tout préparé. Péril alimentaire flagrant par ration insuffisante.

La sœur, grâce aux mêmes conditions, est une amaigrie, une sous-normale par dyspepsie due à une alimentation grossière, riche peut-être en matière ternaire, mais pauvre en albumine. Que peuvent valoir ses nerfs, son sang, ses cellules? Ils sont la résultante de son alimentation défectueuse : on ne bâtit pas avec de mauvais matériaux.

Quoi d'étonnant que ce système nerveux, fragile, irritable, instable, à l'occasion d'une grippe, d'une infection quelconque, d'un chagrin, d'une émotion morale, prenne prétexte pour corser son insuffisance ; et c'est vite dit de qualifier la malade de neurasthénique. Neurasthénie, je le veux bien, mais par insuffisance de la nutrition qui a préparé les voies et qui a permis aux causes secondes d'agir. Péril alimentaire flagrant.

Un homme de cinquante ans voit un matin apparaître, au niveau du cou, une papule qui s'étend et qui, en quelques jours, transforme sa nuque en un cratère purulent. Toute la faculté s'assemble, le patient est chloroformé ; son cou est creusé au fer rouge ; mais le mal s'étend ; des fusées purulentes gagnent le thorax, et l'on apprend avec consternation que le malade a été enlevé par un anthrax malin. Cause, oui, mais quelle est la cause de la cause? Anthrax malin survenu chez un sujet dont le plasma saturé de glucose n'a pu opposer une barrière aux microorganismes infectieux.

Diabétique était ce malade, et sa glycosurie, il la devait à une alimentation hydrocarbonée de beaucoup supérieure à ses besoins réels. Péril alimentaire flagrant qui l'a arrêté au seuil de la cinquantaine.

Hier encore cet homme aux allures superbes émerveillait ses amis au cercle par son esprit de grand conteur, et, n'était-ce qu'on l'eût vu quelquefois gagner sa chaise avec une chaussure feutrée — indice d'une crise de goutte qu'il cherchait à dissimuler — personne ne lui connaissait d'autre infirmité. Ce matin il râlait, avec le côté droit paralysé et la face déviée. Le malheureux a été foudroyé par une congestion cérébrale, dites-vous ; oui, mais cela ne me suffit pas.

Quelle est la cause de cette cause? Sédentaire, obèse et goutteux, il devait ces trois états à une alimentation exagérée. Depuis longtemps il avait épuisé la force de réserve de ses reins et appelait à leur aide ce cœur qui tâchait de compenser son insuffisance rénale par une circulation plus active, en vue de mettre à contribution les parties demeurées saines. Il se flattait de ce vase d'urine qu'il contemplait chaque matin, urine claire, peu dense, aqueuse, qui lui faisait vanter la solidité de son cœur et de ses reins, alors qu'elle témoignait de cette hypertension artérielle qui a été cause de la rupture de sa sylvienne. Hypertension due à une insuffisance rénale, due elle-même à une alimentation exagérée comme qualité et quantité. Péril alimentaire flagrant.

Voici une malade de cinquante-cinq ans, qui depuis quelques jours a perdu la raison, tient des propos incohérents, pousse des cris de démente. La famille se demande si l'asile ne sera pas sa dernière demeure, lorsqu'un médecin avisé est mandé. Il ausculte, prend la radiale, réclame un échantillon d'urine. La folle n'était qu'une délirante par urémie cérébrale. Il s'agissait d'une ancienne rénale qui, lasse du régime sans sel et d'une alimentation bien réglée, a trompé la surveillance de son médecin, et qui ne s'est rien refusé, sur le conseil d'un parent qui accusait le docteur de l'anémier par un régime réduit.

Il a suffi de quelques cachets de théobromine et du régime lacté absolu, pour rendre la raison à cette femme qui a dû sa néphrite à une alimentation exagérée aggravée par une vie sédentaire, et qui a frisé l'internement dans un asile, par suite d'un écart de régime. Double péril alimentaire flagrant.

Je m'arrête, autrement je me laisserais entraîner à faire défiler devant vous toute la pathologie et tous les effets nocifs dûs à une alimentation mal comprise, trop abondante ou insuffisante.

En des chapitres que je m'efforcerai de rendre aussi vivants que possible, je tâcherai de vous faire toucher du doigt le péril alimentaire qui est menaçant dès la conception, avant la naissance, au cours de l'existence, et qui est souvent, très souvent, cause de la mort prématurée.

En écrivant ce livre, je m'acquitte d'une dette de reconnaissance. Si je n'avais pas eu la chance d'être médecin, et si mes études particulières ne m'avaient poussé dans cette voie un peu spéciale, je serais aujourd'hui sûrement un obèse, presque certainement un glycosurique ou un hypertendu. J'ai pu heureusement prévoir à temps le péril alimentaire, et j'ai la satisfaction de n'être jusqu'ici ni obèse, ni candidat à la goutte et à la glycosurie. Comment y suis-je arrivé? A quoi dois-je cette immunité? Quel sera mon avenir? Échapperai-je à ces désordres malgré ma prédisposition héréditaire? Ce sont là des points qui intéresseront le lecteur et que je tâcherai de résoudre. Puissent-ils convaincre quelques-uns et leur donner cette santé que tous recherchent, mais que si peu possèdent.

En mettant mes confrères et le public en garde contre ce grand péril qui s'appelle le péril alimentaire et que je considère

comme aussi grave, plus grave même que le péril alcoolique,
vénérien et tuberculeux, qui a été dénoncé par Rénon, je ne me
pose pas en novateur.

Ainsi que le disait dernièrement le Professeur Chauffard, à
sa leçon inaugurale : « Peu d'entre nous peuvent devenir des
inventeurs, mais chacun peut revendiquer sa place dans la
ruche laborieuse, être l'ouvrier modeste qui prend conscience
de la possibilité d'un effort personnel utile ».

Bien des savants et des esprits éclairés, avant moi, ont attiré
l'attention sur les méfaits d'une alimentation mal comprise. Je
ne manquerai pas de les signaler en cours de route, ces apôtres
défenseurs de le bonne cause. Ce que je désire, c'est m'enrôler
sous leur bannière. J'ai profité de leur enseignement, j'ai étudié,
j'ai compris, j'ai été converti ; et à mon tour, je tâcherai de
convertir ceux qui voudront se laisser convaincre.

La cause est belle pour celui qui veut la juger impartialement ;
puissé-je avoir assez de persuasion pour ajouter une petite
pierre à ce bel édifice.

PREMIÈRE PARTIE

CHAPITRE PREMIER

LA PRÉDISPOSITION HÉRÉDITAIRE ET ACQUISE

Si le péril alimentaire menace chacun de nous dès sa naissance, ce n'est pas de la même façon, et il nous faut, avant d'entrer en matière, bien faire comprendre au lecteur, une fois pour toutes, que nous ne sommes pas égaux vis-à-vis des causes nocives qui nous assaillent, et que, de plus, nous réagissons différemment, suivant le nombre des années que nous avons vécu.

Il y a une loi fondamentale, sans laquelle bien des choses seraient inexplicables et qui peut se résumer ainsi : sur le globe, il n'y a pas deux individus qui se ressemblent au point de vue structural, fussent-ils des jumeaux ; et, d'autre part, un sujet à dix ans est totalement différent de ce qu'il sera à vingt-quatre et à quatre-vingts ans. Ce point mérite de nous arrêter un instant, attendu qu'il a une portée immense, ainsi que nous le verrons, ne serait-ce que pour bien nous pénétrer de cet axiome important : il n'y a pas une hygiène alimentaire collective ; l'hygiène ne peut être qu'individuelle ; c'est ce qui explique pourquoi tel régime n'est pas nuisible à certain sujet et ne semble pas convenir à certain autre.

Quelle que soit l'opinion que l'on puisse se faire de l'origine humaine, il y a un fait indéniable, c'est que nous procédons de la fusion d'une cellule paternelle et d'une cellule maternelle. Sans chercher à pénétrer ce prodige, il nous faut reconnaître que si ces deux cellules, après leur expulsion isolée, sont vouées à une mort rapide, leur rencontre dans des conditions favorables constitue la conception. A partir de ce moment précis, nous existons, et il incombe à la mère de nous greffer sur la muqueuse utérine, de pourvoir à notre développement, d'abord par imbibition de ses humeurs, puis par une circulation plus active qui s'établit entre l'organisme maternel et le nôtre par le courant ombilico-placentaire, jusqu'au jour où nous serons en état de pourvoir à nos propres besoins.

C'est là le terme de la naissance; il a fallu une élaboration de neuf mois, durée de notre séjour dans le sein maternel, pour que, partis de la fusion de deux cellules qui ne représentent pas plus qu'une tête d'épingle, nous formions une masse de sept à neuf livres, véritable perfection humaine recélant dans son intérieur toutes les qualités et les défauts de nos générateurs.

Issus d'une cellule mâle et d'une cellule femelle, nous ne pouvons faire autrement que d'apporter avec nous les qualités intrinsèques appartenant à ces mêmes cellules. Un être nouvellement mis au monde, nous dit le professeur Pierret, « n'est pas un être nouveau, mais il n'est pas non plus l'exacte copie de l'un quelconque de ses ascendants. Il est fait d'éléments anciens comme d'éléments récents, empruntés au père comme à la mère, il réalise au gré des milieux une somme temporaire d'aptitudes ancestrales »

Si nous ne ressemblions pas à nos générateurs, à qui ressemblerions-nous? Et puisque nous devons l'existence à deux cellules détachées de deux organismes différents, il est naturel que, le plus souvent, nous possédions un mélange des qualités et des défauts des deux générateurs et notre unité est une *moyenne* des deux cellules qui nous ont procréés.

L'hérédité, dans son acception la plus simple, se traduit par cette ressemblance structurale grossière qui est cause que chaque groupe, chaque espèce transmet à ses descendants ses caractères particuliers qui permettent de classer le produit dans la même famille que ses ascendants. Cela revient à dire que nous avons tous une forme humaine; à moins de malformation exceptionnelle, nous naissons tous avec deux yeux, un nez, un cerveau, un foie, un cœur, etc. Nous avons tous à peu près la même forme, mais, si nous entrons dans le *détail*, que de variantes, au point que nous pouvons dire : autant d'individus, autant de physionomies différentes.

Si vous vous arrêtez sur une place publique un jour de fête populaire et que vous examiniez avec attention tous ces visages qui défilent devant vous, n'êtes-vous pas frappé et stupéfait de voir que pas une de ces physionomies ne vous rappelle trait pour trait une autre qui vous soit familière. Conclusion: il n'y a pas deux figures qui se ressemblent.

Poursuivez vos réflexions, et vous arriverez à ce même résultat: pas deux cœurs, pas deux cerveaux, pas deux reins identiques. En un mot, il n'y a pas deux individus structuralement identiques; et cela ne se peut, par la raison bien simple que les deux cellules dont nous émanons ne peuvent ressembler point pour point aux deux autres qui ont engendré notre voisin.

Cette différence est si grande que, même dans une famille composée de sept frères et sœurs, issus par conséquent des mêmes générateurs, il n'y a pas deux produits identiques, deux caractères semblables, et cela pour la raison qu'une mère qui procrée un enfant à l'âge de vingt ans n'est plus la même mère à l'âge de trente ans. Pendant ces dix années elle a évolué; sa structure intime s'est modifiée par suite de l'usure de ses organes, de son genre d'existence, de son alimentation, de son état d'esprit, que sais-je, au point que cette cellule qui se détache d'elle à vingt ans n'est pas la même que celle qui s'en détachera à trente ans.

Appliquez les mêmes considérations au père, et vous comprendrez pourquoi il ne peut, encore une fois, exister, je ne dis pas deux étrangers, mais deux frères identiques au point de vue de leur structure intime et de leurs réactions fonctionnelles.

Sans entrer dans ce vaste problème de l'hérédité dont la plupart des lois nous sont inconnues, qu'il nous suffise de dire que le produit sera plus exposé à avoir les mêmes tares que les parents, si ces derniers appartiennent à la même souche. La greffe d'une cellule paternelle et maternelle donnera un produit qui se rapprochera beaucoup plus de l'état normal si ces cellules appartiennent à des générateurs de race différente, car, dans ce cas, il n'y aura pas *convergence* des qualités et des défauts; mais, par suite de la distance énorme qui sépare les deux générateurs, les cellules de l'un pourront contrarier ce que celles de l'autre pourront avoir de défectueux : les tares seront ici *divergentes*.

L'on reste frappé d'étonnement et d'admiration en pensant que cette cellule, invisible à l'œil nu, non seulement contient en petit ce que sera un organisme complet un jour, mais cache dans son protoplasma des milliards d'atomes, de molécules, dont quelques-uns mettent en évidence plus tard des qualités et des défauts qui ont existé chez un père ou un aïeul. Ce sont là des faits qu'ils n'est pas possible d'expliquer ; on s'y perdrait. Il n'y a pas de loi à cet égard ; nous ne pouvons qu'enregistrer ce que nous ne constatons et reconnaître que nous pouvons non seulement ressembler à nos père et mère, mais aux ascendants plus ou moins éloignés dont ils dérivent également.

Cette cellule complétée, ce produit de conception, ce point minuscule greffé au niveau de l'utérus, qui représente à neuf mois un être du poids de six à huit livres, doit s'accroître, grâce à des matériaux que lui fournit sa mère.

Pendant notre vie intra-utérine nous dépendons exclusivement de l'organisme maternel, et, ce que nous sommes, au moment de notre naissance, nous le devons aux matériaux de constitution qui nous ont été apportés par la circulation maternelle. Que sont ces matériaux ? C'est de l'albumine, de la graisse, des matières ternaires, des sels minéraux, de l'eau, puisés dans l'alimentation, élaborés par les glandes digestives et assimilés par les tissus de l'enfant. Tant vaut la matière première, tant vaut la solidité de la construction. N'avions-nous pas raison de vous dire que le péril alimentaire commençait dès la vie intra-utérine ?

Nous avons vu précédemment qu'au moment précis de la conception il ne pouvait y avoir deux produits identiques, attendu qu'il ne peut exister deux cellules génératrices semblables ; mais supposons un instant que la chose soit possible. La divergence commencera à ce moment, attendu que vous ne trouverez pas deux mères dont la nourriture, au cours de leur grossesse, soit identique comme quantité, comme qualité, et deux gestantes dont le plasma, c'est-à-dire le liquide nourricier, soit comparable, et cela parce que deux sujets ne peuvent avoir des émonctoires, des reins en particulier, égaux.

Supposez encore que tous les enfants au moment de leur naissance représentent un bloc uniforme, et admettez que vingt-cinq ans soit une des étapes de l'existence, celle au bout de laquelle la période d'accroissement est terminée. Pour atteindre ce but, il faudra vingt-cinq années au cours desquelles le sujet devra trouver dans le milieu ambiant, dans l'air qu'il respire, dans le monde végétal et animal qui l'entoure, ses matériaux de construction. Chacun aura ses habitudes, ses goûts, ses préférences; chacun assimilera et désassimilera à sa façon; et tous auront beau être des adultes à vingt-cinq ans, pas deux ne se ressembleront dans leur structure intime, pour la triple raison :

1° Qu'ils procèdent de deux cellules génératrices très éloignées :

2° Qu'ils ont eu chacun une vie intra-utérine différente;

3° Qu'ils se sont accrus avec des matériaux différents comme qualité et quantité.

Par conséquent, à vingt-cinq ans, tout sujet aura une cellule qui portera encore la marque de fabrique des générateurs; sa structure propre est indélébile; il est né avec le cachet paternel, maternel, je dirai familial; il vivra et mourra en conservant cette signature, cette origine indélébile. Jusqu'au seuil de sa vieillesse, nous pourrons trouver en lui un trait qui le rapprochera de ses ascendants.

Cette structure nous est léguée par nos générateurs et il ne nous appartient pas de l'avoir bonne ou mauvaise; mais nous pouvons beaucoup pour l'améliorer, l'amoindrir, la dégénérer.

Nous avons vu que, jusqu'au terme de notre naissance, nous étions *passifs*, dépendant exclusivement de l'organisme maternel; notre milieu ambiant est en dehors de notre sphère d'action. Au moment de notre entrée en ce monde, nous représentons une structure, S, qui est une moyenne paternelle et maternelle et un petit s, qui représente ce que nous aura fait notre mère par la façon dont elle aura pourvu à notre accroissement.

Cette cellule Ss va évoluer maintenant grâce à son milieu ambiant, à son environnement, E, et l'être va se compléter. Par suite du travail d'édification intra-utérin, toutes les parties de l'organisme sont ajustées : il y a communication entre toutes les différentes parties du corps et il n'y a plus qu'à attendre le travail d'accroissement qui fera de nous à vingt-cinq ans un être tout à fait développé. La cellule aura atteint son état de maturité qu'elle conservera pendant quelques années, plus ou moins longtemps suivant sa qualité première structurale, S, suivant le milieu ambiant qui lui aura été plus ou moins favorable, E.

Le corps humain est formé d'un assemblage d'organes dont chacun a son utilité dans cette vaste usine. Il n'y a pas une

artère, une veine, un filet nerveux, qui n'ait sa fonction dont
le but final est de rendre la vie possible. Chaque organe
a sa fonction propre ; l'un aura pour propriété de permettre
l'assimilation des matériaux alimentaires, assurant la croissance des cellules ; d'autres organes auront pour but de rejeter
au dehors les produits inutiles et inutilisables, les déchets de
toutes sortes.

Quoi qu'il en soit, chaque organe représente une réunion,
un assemblage de cellules juxtaposées, réunies les unes aux
autres, et il est facile pour l'étude de simplifier tout viscère et de
le représenter comme formé par une cellule (ayant un protoplasma différencié) dont la fonction est variable pour chaque
organe, et unie à ses voisines par un tissu de soutènement. A
cette cellule aboutit une artériole qui lui porte ses matériaux
d'accroissement, de réparation et de travail ; une veine et un
vaisseau lymphatique qui assure sa nutrition et son épuration ;
un nerf enfin, qui lui porte le stimulus vital et qui règle à son
niveau la distribution du sang par la vaso-constriction et la
vao-dilatation vasculaire.

Chaque cellule est non seulement unie à sa voisine, mais à
toutes les autres, même les plus éloignées, par le système
nerveux et par la circulation contenant un liquide qui, grâce
au système vasculaire, est commun à tout l'organisme ; c'est
le plasma, le liquide nourricier, qui pénètre les parties les plus
intimes et les plus reculées du corps tout entier.

Cette cellule représente S, à la naissance ; elle a les qualités
et les défauts de celles des générateurs. Elle ne ressemble
d'autre part, à aucune autre cellule ; elle a son individualité
propre. Ce qu'elle est, sera à vingt, trente ou quarante ans, et
même à quatre-vingts ans, elle le devra, d'une part à son
origine et, d'autre part, au milieu ambiant, c'est-à-dire à son
oxygénation, son alimentation, son épuration.

Si S représente la structure de la cellule, petit s ce que sera
cette cellule à cinq, dix, trente ans, E représentera son environnement, son milieu, grâce auquel elle se développera,
travaillera, s'usera et se dégénérera, ce qui laisse supposer
combien cet E sera important, puisqu'il dépend du milieu
extérieur, de l'air, de l'alimentation. Il nous est possible, dans
une certaine mesure, de le rendre anormal ou normal, par
l'alimentation, et nous nous attacherons à montrer d'une façon

précise comment cette alimentation peut devenir un correctif ou constituer un grand péril.

Avant de terminer ce chapitre, prenons un exemple afin d'illustrer ce qui a été précédemment décrit et de faire toucher du doigt au lecteur la preuve de ce que nous avons avancé.

Nous prendrons comme type la cellule cérébrale; elle se prête plus facilement à la démonstration, mais ce qui va suivre peut aussi bien s'appliquer à tout autre organe : cœur, poumons, estomac, reins, etc.

Un sujet à l'âge de vingt ans, représentera au point de vue intellectuel, une personnalité qui dépendra de la qualité de la cellule transmise par les générateurs et des soins qui auront été donnés à cette cellule, lesquels dépendront de son environnement.

Si le sujet à sa naissance est issu de parents d'intelligence moyenne, à structure nerveuse saine, si pendant la grossesse cette cellule a puisé dans le milieu maternel de bons matériaux en quantité suffisante, sa croissance s'achèvera dans de bonnes conditions. Au moment de son enfance et de son adolescence, si l'enfant se trouve placé dans de bonnes conditions d'hygiène, si son alimentation est celle que nous apprendrons à connaître, si enfin les qualités innées de cette cellule, ces germes qui y sont incrustés sont sollicités à se développer grâce à une éducation bien comprise, si l'étude, comme l'alimentation, est bien réglée, bien dosée, si, en un mot, le milieu ambiant, l'environnement, le E, est normal, il y a tout lieu d'espérer qu'à l'âge de vingt ans ce cerveau pourra donner exactement la mesure de sa capacité : S et E sont normaux.

Mais supposons un enfant né d'un père qui l'aura conçu au moment d'une crise alcoolique et d'une mère qui était à ce moment albuminurique, dont le plasma, par conséquent, était encombré de déchets et n'avait pas une pureté absolue, il y a bien des chances pour que cette cellule cérébrale, ce S, soit inférieur, et en cela que de degrés infinis !

Quoiqu'il en soit, si cette cellule a une structure défectueuse, un S de mauvaise qualité, quelle que soit la perfection du E, quelles que soit l'alimentation et l'éducation, la cellule ne répondra pas parce qu'elle est de basse qualité ; et à vingt ans, malgré un E, aussi comparable que possible au précédent, cette cellule cérébrale sera insuffisante par hérédité, par fabrication mauvaise, et le sujet sera un de ces dégénérés au type si varié. Combien, d'autre part, il aura plus de chance d'être un inférieur, si son E a été également défectueux (alcoolisme, syphilis, surmenage, etc.).

Mais à quoi sert un bon S si le E est insuffisant, mal compris ?

Un enfant naît avec une cellule cérébrale de premier ordre. Cette cellule, au lieu d'être nourrie, d'être alimentée avec discernement, est irriguée par un plasma contenant des matériaux insuffisants ou trop abondants. Son éducation est faussée par de mauvais exemples ; les qualités qu'il recélait à l'état de germes sont étouffées ; les défauts qui y étaient cachés, par contre, sont développés. Que représentera cette cellule à vingt ans ? Elle était susceptible d'être dans un état d'épanouissement complet ; elle avait tout ce qu'il fallait pour cela ; son S était irréprochable ; mais son E ne l'avait pas permis.

Tournez-vous vers l'agriculture et représentez-vous une plante quelconque. Si la semence est mauvaise, quels que soient les soins dont vous l'entourerez, vous n'aurez qu'un produit rabougri, dégénéré. Si, par contre, la semence est normale, il ne dépendra que de vous d'avoir un produit enviable. L'homme à vingt, trente, à cinquante ans, représente une double unité dont ses parents sont en partie responsables, S, mais dont son genre d'existence sera également responsable, son alimentation spécialement, son E.

Lequel d'entre nous peut se vanter de savoir ce que vaut son S en naissant ? Problème *indéchiffrable* et qui a peu de chance d'être jamais résolu.

Trois alternatives sont possibles : si nous avons la chance d'hériter de nos générateurs d'un bon S, se rapprochant le plus possible de la perfection, tant mieux, nous avons entre les mains une machine parfaite. Il nous incombe de la ménager, d'en tirer tout le parti possible.

Si notre S est moyen, il nous faut tâcher de l'améliorer ; cela est en notre pouvoir dans une large mesure, alors que nous sommes bien désarmés si nous héritons d'une structure notoirement défectueuse.

Pourquoi rencontre-t-on des sujets de vingt ans qui sont des forts, alors qu'il y en a beaucoup de moyens et de faibles ? Si les forts le sont souvent malgré un E qui n'est pas toujours

irréprochable, mais grâce à un S de perfection, il y a beaucoup
de forts et de moyens forts qui le sont grâce à un E bien compris, et combien de forts en naissant sont devenus des faibles
à vingt ans par suite d'un environnement défectueux!

Vous voyez parfois une propriété agricole, vignoble ou propriété sucrière, qui pendant des années ne rapporte aucun
bénéfice. Un jour ou l'autre, le propriétaire, fatigué de voir que
son argent ne lui donne aucun intérêt et qu'il s'endette de plus
en plus, remercie son administrateur et en choisit un autre plus
avisé. Au bout de quatre ans le tableau est modifié du tout
au tout; la terre, de stérile qu'elle était, est devenue fertile : la
propriété rapporte de très beaux bénéfices. Est-ce là l'effet du
hasard? Certainement non; la terre était la même, le S est
identique, mais ce qui a été modifié, c'est le E. Les soins ont
été mieux compris; le fumage, l'émondage, le nettoiement
bien réglés, et les produits ont été réalisés.

Un jeune homme est amaigri; il est pâle, palpite au moindre
effort; ses digestions sont laborieuses; il n'a aucune aptitude
au travail, pleure facilement. Il a été soigné en vain par les
siens; il a été gorgé de toniques et de fortifiants; rien n'y a
fait. Un médecin avisé l'examine, constate combien son
hygiène est déplorable, règle sa ration alimentaire et la met en
rapport avec ses besoins, lui apprend à mastiquer convenablement, à ne pas noyer ses aliments avec des quantités de liquide
pris aux repas, et lui interdit enfin les fatigues exagérées. En
un an, dix-huit mois, c'est une transformation ; ce squelette
ambulant s'est remplumé, non pas, encore une fois, par pur
hasard. Sa structure n'a pas changé, mais son E a été modifié
favorablement. Dans la mesure du possible, sa cellule a pris
une bonne orientation et son rendement est en proportion avec
sa qualité structurale.

N'oublions pas que notre S nous rapproche toujours de nos
ascendants; il y a entre eux et nous une ressemblance que nous
ne pouvons effacer. Nous héritons de leur organisation et cela
nous explique pourquoi nous réagissons si souvent aux mêmes
causes.

Je ne puis résister au plaisir de transcrire ici une comparaison qui permettra de bien comprendre l'apparition de la
même maladie chez une mère, sa fille et sa petite-fille. Elle
est due à Rabagliati et me paraît bien utile à rappeler.

Un père, un fils et un petit-fils meurent tous trois sur le champ de bataille, frappés d'une balle. Pourquoi la même mort a-t-elle été l'apanage de chacun d'eux ? Simplement parce que tous trois, étant soldats, se sont exposés aux mêmes causes et ont subi les mêmes effets. Supposez que le petit-fils, au lieu d'être soldat, ait été négociant, il est certain qu'il serait mort dans son lit.

En un mot, les mêmes causes agissant sur les mêmes individus ont produit des effets identiques.

Voici un père, qui à l'âge de vingt-huit ans procrée un enfant. Ce père, à l'âge de cinquante ans, devient goutteux, diabétique ou artério-scléreux. Il est bien difficile d'admettre qu'il a légué à vingt-huit ans une maladie qu'il n'avait pas à cet âge et qui n'éclatera chez son fils qu'à cinquante ou soixante ans.

Il est difficile d'accepter la notion de l'hérédité sans une explication qui ne peut-être que celle-ci, d'après Rabagliati : l'enfant hérite de la même organisation que celle de son père ; les mêmes causes qui ont agi chez le père pour le rendre goutteux ou diabétique, si elles agissent chez l'enfant, produiront les mêmes effets.

En un mot, le S de l'enfant est plus ou moins ressemblant à celui du père. Puisque ce dernier est devenu diabétique, goutteux ou artério-scléreux, il convient que le E de l'enfant soit aussi parfait que possible, afin qu'il évite dans l'avenir ces mêmes maladies. Il y a là une prédisposition héréditaire qu'il doit combattre, et qu'il peut combattre en évitant les fautes d'hygiène commises par le père.

De la sorte, il ne deviendra ni diabétique ni goutteux ; il aura corrigé ce que ses ascendants lui auront légué de fâcheux. Chemin faisant, il aura modifié son S dans une certaine mesure, au point que, lorsqu'une de ses cellules transmettra à une autre la vie qui lui aura été prêtée pendant quelques années, s'il sait choisir comme partenaire un S d'assez bonne qualité, il aura toute chance de perpétuer une race saine, solide, qui saura résister aux influences nocives du milieu, car vous aurez beau faire, il en existera toujours quelques-unes.

Cette notion, cette compréhension structurale de la cellule S et celle de l'environnement E, est due au Dr H. Campbell qui, dans un livre que je recommande à votre attention, a éclairé magistralement cette question de l'hérédité et du milieu ambiant.

C'est grâce à cette conception que nous pouvons comprendre la question des diathèses et grouper en une même famille, comme cela se fait en botanique, tous les membres qui ont des traits communs. C'est ainsi que nous pouvons nous représenter les lymphatiques, les arthritiques, les cholémiques. Dans une même famille, les tares se transmettent sous forme du terrain et, à moins d'un changement radical dans l'environnement du produit, vous aurez toutes les chances de voir les mêmes diathèses se reproduire si les mêmes causes qui ont fait éclore la maladie chez les ascendants agissent sur les descendants.

Qu'il s'agisse de peinture, de musique, de littérature, de politique, autant d'individus, autant d'aptitudes et de goûts différents ; ce qui plaît à celui-ci laisse celui-là indifférent. Il ne faut voir dans ces divergences de vues qu'une cellule émanée de générateurs différents, et qui a subi une éducation combien différente également.

L'on se montrerait très indulgent et moins sévère envers celui qui a commis une faute quelconque, si, avant de lui jeter le blâme, on s'enquérait de la valeur morale de ses générateurs et de la direction donnée à ses cellules. Notre seul mérite consiste souvent à être issu d'une souche saine et, si nous suivons le droit chemin, c'est que très fréquemment une main sûre a prévenu nos écarts, et les mauvais instincts que nous portons en nous n'ont pu éclore et se développer, grâce à la sollicitude éclairée dont nous avons été l'objet.

Interrogeons toujours nos malades ; respectons leurs antipathies, leurs habitudes, leurs préférences, leurs idiosyncrasies, qui sont des *incrustations* qu'ils doivent souvent à leur hérédité ; vouloir les modifier du jour au lendemain serait courir au-devant d'un échec. Sous prétexte que tel médicament, tel régime a réussi à un malade, il ne s'ensuit nullement qu'il doive convenir à un autre.

Je le répète encore : chaque sujet représente une petite république dont tous les organes ont leur autonomie propre. Si vous voulez lui être utile, il faut l'expertiser de fond en comble, et, s'il y a de grandes lignes qui sont applicables à tous, il ne faut pas craindre d'entrer dans le détail particulier qui convient à chaque cas. Ce sont des points que nous aurons occasion de développer ultérieurement en vous citant à l'appui des exemples probants.

A. RAFFRAY. — *Le Péril alimentaire.*   2

Il y a longtemps que Peter l'a dit : « Il n'y a pas une fièvre typhoïde, il y a des typhiques. » Ce savant clinicien avait vu juste, et combien il s'élevait contre cette formule si tranchante et si fausse : fièvre typhoïde = bain froid.

Notre œuvre, pour être féconde, doit se plier aux exigences de chaque cas, et qu'il s'agisse de traiter un pneumonique, un typhique, d'instituer un régime alimentaire à un diabétique, à un goutteux, à une gestante, d'augmenter une ration alimentaire ou de la diminuer, de diriger l'éducation d'un enfant, d'un adolescent, de faire la rééducation d'un neurasthénique, nous devons, si nous voulons être certains de la réussite, éviter d'appliquer à tous le même traitement et de les couler tous dans le même moule.

Il convient à notre jugement et à notre savoir de conseiller à chacun le traitement le mieux en harmonie avec son cas particulier, lequel dépend, encore une fois, ainsi que nous l'avons démontré, de son S et de son E.

CHAPITRE II

EXPOSITION DU SUJET

Toute cellule naît, vit et meurt. Nous avons vu qu'elle naissait de la fusion de deux cellules paternelle et maternelle, que sa nutrition était passive durant son séjour intra-utérin, dépendant exclusivement du milieu maternel. C'est à sa naissance qu'elle rompt tous ses liens ; elle a, à ce moment, à pourvoir à ses propres besoins, et ce qu'elle sera à toute période de son existence, pendant son enfance, son adolescence, à l'état adulte et dans sa vieillesse, elle le devra, encore une fois, à la façon dont elle aura été nourrie.

Toute cellule vit, et, avant d'arriver à sa période ultime, elle doit passer par trois phases bien distinctes : une période d'accroissement au cours de laquelle elle se développe, atteignant, dans un laps de temps variable, son état de maturité, de plein épanouissement, qu'elle conserve pendant quelque temps, jusqu'à ce que, peu à peu, ses éléments s'usant et ne pouvant se régénérer, elle s'atrophie et finalement meurt.

C'est l'image de la vie elle-même au cours de laquelle nous évoluons, passant par les différentes phases de l'enfance, de l'adolescence, de l'âge adulte et de la vieillesse.

Si nous héritons d'une structure impeccable, ou même moyenne, et si nos cellules trouvaient au cours de l'existence les matériaux dont elles ont besoin pour s'accroître et se régénérer en juste proportion avec leurs dépenses, si leur nutrition était assurée par un plasma exactement en rapport avec leurs demandes, si leurs déchets enfin étaient expulsés régulièrement, sans rétention possible, alors la vie elle-même ne devrait avoir pour terme que la mort à l'extrême vieillesse, par usure sénile, par dégénérescence due au temps ; ce serait la mort à un âge que l'on peut approximativement fixer aux environs de cent ans.

La cellule, réduite à sa plus simple expression, représente

un bloc de protoplasma pourvu d'un noyau, bloc de protoplasma différencié suivant chaque organe, ayant une structure spéciale et un fonctionnement particulier. Cette cellule est unie aux autres par un tissu de soutènement; leur réunion constitue l'organe.

Chaque cellule est entourée d'un espace au niveau duquel aboutit une artère, une veine, un lymphatique et un filet nerveux. L'artère lui porte les matériaux nutritifs puisés au niveau du segment digestif, en ce point où les aliments subissent toute une série de transformations, grâce auxquelles ils sont susceptibles d'être incorporés dans les cellules. La veine et le lymphatique ont pour but de pourvoir également à leurs besoins, mais sont chargés plus spécialement de reprendre les matériaux inutiles et inutilisables, les déchets, afin de les porter aux différents émonctoires où ils devront être expulsés.

Le nerf enfin n'a pas une moindre importance au niveau de cette petite usine en miniature; c'est lui qui porte à la cellule son stimulus vital émané des neurones volontaires cérébraux et des neurones réflexes de la moelle et des ganglions du système sympathique. C'est lui également qui, se distribuant dans la paroi du capillaire portant à la cellule ses matériaux, règle le débit du courant sanguin suivant sa période d'activité ou de repos, par des phénomènes de vaso-dilatation et de vaso-constriction. C'est lui enfin qui, par ses mille expansions, fait communiquer les différentes cellules de tous les organes, établissant ainsi une solidarité fonctionnelle dont la clinique nous fournit tous les jours des exemples et que nous avons étudiée longuement au cours de notre étude sur les *Déséquilibrés du système nerveux.*

Chaque cellule n'est donc pas isolée; elle est reliée aux autres cellules, d'une part par le filet nerveux qui l'anime, et d'autre part par le liquide nourricier qui circule dans le système vasculaire, lequel est commun à tout l'organisme. Ce liquide, c'est le plasma dont la composition est éminemment complexe, et il faudrait un volume pour tâcher de faire comprendre tout ce qu'il recèle. Il contient les produits alimentaires transformés par les glandes préposées à ces fonctions, hydratés, réduits, oxydés, dédoublés et amenés à un état susceptible d'être assimilés par les cellules; il contient l'oxygène puisé au niveau du poumon, sans lequel la vie est impossible; il contient les produits excrémentitiels de la vie cellulaire, les dérivés ultimes de la transformation intra-organique des aliments; il contient enfin les différents produits glandulaires déversés par les cellules dans le plasma, les sécrétions internes grâce auxquelles certaines cellules actionnent le jeu d'autres plus éloignées.

En un mot, dans ce plasma, se rencontre d'une part ce qui est utile, nécessaire à la vie cellulaire, et d'autre part ce qui lui est inutile et nuisible. L'état de santé, de bon fonctionnement de la cellule dépendra de la pureté de ce liquide nourricier.

La cellule s'accroît, vit, travaille et meurt. Afin de s'accroître, il est nécessaire qu'elle reçoive des matériaux appropriés à sa constitution et en quantité suffisante. Si ces matériaux lui sont apportés régulièrement, si le courant sanguin est normal à son niveau, si la qualité et la quantité de ces matériaux sont bien réglés, si enfin ce liquide nourricier ne contient que ce qui lui est nécessaire et rien d'anormal susceptible d'entraver son développement, cette cellule s'accroîtra régulièrement et sera, au moment de son achèvement complet, le type de la cellule bien constituée, apte à pouvoir fournir un travail utile et de durée.

Toute cellule en vivant s'use; il est nécessaire qu'elle reçoive des matériaux de rechange, sinon ses réserves seraient vite épuisées. Il faut donc que le plasma lui apporte de quoi se régénérer.

Toute cellule travaille; le but du travail cellulaire est de fournir du calorique et de l'énergie. Il est indispensable que des aliments producteurs de cette énergie calorifique et mécanique lui soient amenés, dans un état de préparation suffisante, par ce même liquide nourricier. Cette production d'énergie calorifique et mécanique ne sera pas la même aux différents âges et variera également suivant l'état de la température, du climat, de la défense physique et intellectuelle. Nous ne faisons qu'ébaucher ici ces questions qui trouveront ailleurs le développement qu'elles méritent.

Quoi qu'il en soit, la cellule ne peut s'accroître, se régénérer, travailler, vivre, en un mot, que si elle reçoit, par l'intermédiaire du système vasculaire, un liquide contenant les matériaux qui lui sont nécessaires pour ces différentes opérations.

Que sont ces matériaux? Ils sont peu nombreux et sont représentés par des matières albuminoïdes, des hydro-carbonés, des graines, des sels minéraux et de l'eau. D'où proviennent-ils? Du monde végétal et animal qui nous entoure. Comment peuvent-ils être adaptés à la vie cellulaire? Par un système de glandes qui leur font subir différentes transformations leur permettant de s'incorporer aux cellules.

Il ressort donc de ce qui précède que la vie cellulaire ne sera possible que si cette cellule reçoit dans une unité de temps les matériaux dont elle a besoin. C'est l'œuvre du système vasculaire et du système nerveux qui règlent le débit du cours du sang: c'est le contenant. C'est l'œuvre aussi du liquide nourricier, du contenu qui règle la vitalité cellulaire par les éléments indispensables de régénération et de travail qu'il lui apporte.

Ce simple aperçu nous fait voir l'immense importance du système vasculaire représenté par le cœur, les vaisseaux et le système nerveux, par la circulation, en un mot. A quoi serviraient des matériaux en abondance déposés sur un point de l'organisme s'ils ne pouvaient être amenés au niveau des cellules, lesquelles sont fixes : elles ne peuvent aller au-devant des matières nutritives il faut qu'elles leur soient portées.

Ce voyage d'aller n'est pas le plus important ; celui de retour l'est peut-être davantage. Toute cellule qui travaille s'use, laisse des déchets, lesquels sont toxiques, pour la plupart; ce sont les produits excrémentitiels. S'ils stagnaient au niveau de la cellule, ils se mélangeraient avec les produits nouveaux amenés par le sang artériel et pollueraient ainsi la matière utile. Il est donc nécessaire, indispensable, que ces substances inutiles, et pour la plupart délétères, soient entraînées au dehors et rejetées au niveau des différents émonctoires préposés à cet effet : l'intestin, la surface pulmonaire et cutanée, mais surtout la cellule rénale, sont là, constitués à cet effet pour épurer le plasma.

De tous ces émonctoires, le plus important est la cellule rénale que nous considérons comme une expansion du système vasculaire. Elle aussi est fixe ; les matériaux doivent lui être amenés, et ils ne peuvent l'être que par l'intermédiaire de la circulation. Si cette cellule rénale est à la hauteur de sa tâche, si elle est de bonne qualité structurale, si le travail qui lui est demandé n'est pas trop exagéré, si ces matériaux lui sont présentés dans un état particulier, adapté à ses qualités d'excrétion, le plasma qui quittera la cellule rénale aura laissé à ce niveau tous les produits de rebut qui n'ont plus aucune utilité et qui sont au contraire des agents de pollution.

L'intégrité du système vasculaire et celle du système nerveux sont donc indispensables pour régler le débit du sang, pour assurer la nutrition des cellules et pour permettre le retour des déchets aux émonctoires. Nous aurons occasion d'insister longuement sur les méfaits du péril alimentaire, cause de déséquilibre de ces deux systèmes, sans lesquels la juste harmonie du corps ne peut être conservée, par de l'anarchie cellulaire amenée par une circulation trop rapide ou trop ralentie.

Mais si le contenant, le système vasculaire, a une grande importance au point de vue de la nutrition de la cellule, que dirons-nous du contenu, c'est-à-dire du liquide nourricier ? C'est de son état de pureté absolue que dépend son bon fonctionnement, car, quelle que soit sa perfection structurale léguée par hérédité, elle ne peut rien si elle ne reçoit pas en quantité suffisante des matériaux de bonne qualité.

Ces matériaux, je le répète à dessein, sont empruntés au monde végétal et animal, mais, avant de pouvoir être utiles et utilisés par les cellules, il est nécessaire qu'ils subissent toute une série de transformations au niveau du tractus digestif.

Quelle que soit la perfection du tube digestif, s'il n'y a pas de matériaux ou s'ils sont en quantité insuffisante, le plasma sera trop pauvre et ne contiendra pas la quantité voulue de ce qui est nécessaire à la vie cellulaire. Voilà un des grands périls qui menace plusieurs d'entre nous : l'insuffisance de l'alimentation.

Cette insuffisance de l'alimentation peut être absolue ou relative : absolue si le sujet est privé totalement ou en partie d'aliments, l'apport étant insuffisant pour l'accroissement de la cellule ou pour le travail qu'elle a à fournir en vue de la défense physique ou de la fabrication du calorique. Le travail cellulaire est faussé, l'anarchie cellulaire est réalisée : c'est l'état d'inanition qui aboutirait fatalement, dans un laps de temps plus ou moins éloigné, à la mort, si on n'y mettait un terme.

Inutile d'ajouter que les sujets qui appartiennent à cette classe sont des amaigris ; à première vue, ce sont des malades dont le poids n'est pas en rapport avec la taille, et il suffit de les interroger, de leur poser quelques questions, pour mettre au jour un grand nombre de symptômes qui témoignent d'une insuffisance de leurs organes. C'est la grande classe de malades que j'appelle les *sous-normaux par inanition absolue*.

Il y en a d'autres, et ils sont beaucoup plus nombreux, classe intéressante qui nous arrêtera très longuement ; je les appelle les *sous-normaux par inanition relative*, et voici ce qu'il convient d'entendre par là.

La cellule, pour vivre, travailler et fournir son contingent effectif d'énergie et de calorique, demande une quantité de matériaux en rapport avec ses besoins stricts, mais il est indispensable que ces matériaux lui soient amenés à un état d'utilisation possible. Vous aurez beau entasser dans l'estomac d'un sujet toutes sortes d'aliments réputés les plus riches et les plus nourrissants, il faut avant d'être utilisables par la cellule, qu'ils soient digérés, absorbés, qu'ils subissent certains contacts avec les ferments digestifs, en vue d'être rendu assimilables par les cellules. C'est là le rôle dévolu aux différents segments du grand tractus digestif. Si l'aliment est utile, les agents aptes à le rendre assimilable le sont encore plus.

Une usine sucrière a pour but de fabriquer du sucre. Entre la matière brute, la canne, et le sucre tel qu'il vous est livré, il y a la fabrication, et il suffit de suivre les transformations multiples que subit la canne pour se rendre compte que la pureté du produit dépend autant de cette dernière que des machines préposées à produire une marchandise de bonne qualité.

Il en est de même de l'aliment : c'est la matière brute destinée à faire du plasma, du sang ; mais, avant que ce pain, cette viande, ce lait, soient amenés à un état permettant leur acceptation par les cellules, il est nécessaire que les machines destinées à ces différentes opérations soient capables de pourvoir à ces résultats.

Vous verrez, par conséquent, très souvent, au cours de votre pratique, nombre de sujets qui seront des sous-normaux, des atones, des hypotendus, des neurasthéniques, des inanitiés, non pas par alimentation insuffisante, mais par alimentation exagérée, des sujets qui mangent à toute heure et dont les machines ne sont pas à la hauteur de leur mandat. Ce sont des sujets auxquels l'alimentation ne profite pas, comme disent les profanes ; ce sont des *sous-normaux par inanition relative*, par insuffisance digestive, classe des plus intéressantes où le péril alimentaire est flagrant.

A côté des sous-normaux, il y a la grande catégorie de sujets qui, à première vue, incarnent la santé. Ils ont l'air réjoui, le teint parfois animé ; ils sont souvent encombrants par leur volume ; point n'est besoin de les mettre sur une balance pour se rendre compte qu'ils ont un poids de beaucoup supérieur à leur taille ; pour le profane, ils représentent l'homme bien portant.

Mais il suffit de les examiner pour relever chez eux mille et un symptômes qui témoignent de l'anarchie de leurs cellules ; ils n'ont que l'apparence de la santé ; la liste de leurs misères est longue et il n'est souvent pas un de leurs organes qui ne trahisse une protestation. C'est la grande classe des *sus-normaux* qui nous arrêtera également longtemps. Chez eux le péril alimentaire est flagrant ; ce sont les sujets qui, prenant avantage de leurs bonnes machines, d'un tube digestif fonctionnant bien, abusent de l'alimentation, et chez lesquels la consommation est de beaucoup supérieure à leurs dépenses. C'est dans cette classe que nous retrouverons nos obèses florides, nos diabétiques, nos goutteux, nos hypertendus.

Sous-normaux et sus-normaux, les deux états sont contre nature et périlleux ; dans le premier cas, il s'agit d'un sujet dont les cellules sont insuffisamment nourries : le péril alimentaire est flagrant : il ne lui permet pas de jouir de la vie. Il a des organes capables de fournir un rendement de travail supérieur, et il convient, par les moyens appropriés, de sous-normal qu'il est, de l'amener à l'état normal.

Dans le deuxième cas, il s'agit d'un sujet dont les cellules sont trop nourries, dont le plasma est encombré par des déchets retenus par suite d'une insuffisance rénale : le péril alimentaire est ici beaucoup plus grave, et au premier jour ce sujet qui n'a que les apparences de la santé se réveillera diabétique ou goutteux, s'il n'est pas fauché brutalement par une apoplexie. Il convient, par les moyens appropriés, de sus-normal qu'il est, de l'amener à l'état normal.

Voilà les deux classes de sujets qu'ils nous faut scruter, étudier : les sous-normaux par insuffisance alimentaire, les sus-normaux par alimentation exagérée ; mais auparavant il nous faut faire plus ample connaissance avec la classe des normaux qui représentent l'idéal rêvé, le point auquel nous devons amener les sus et les sous-normaux.

CHAPITRE III

LES NORMAUX

La cellule s'accroît, travaille et meurt. La régularité de son accroissement, la perfection de son travail et sa mort, à une période ultime, dépendent, je le répète de nouveau, de son hérédité et de son environnement, c'est-à-dire de sa bonne nutrition.

Quel est le rôle du médecin dans la société ? Il a pour fonction de conseiller ceux qui s'adressent à lui, de les éclairer, en vue de leur permettre de jouir aussi complètement que possible de l'état de santé, et, au jour de la protestation bruyante ou silencieuse des différents organes, qui constitue l'état de maladie, il tâche de ramener à leur équilibre les cellules en révolte. Il s'efforce de bien mettre en évidence la *cause* qui a troublé la juste harmonie cellulaire, afin d'éviter, dans un avenir plus ou moins éloigné, le retour de semblables accidents. Enfin ce n'est que lorsqu'il constate la banqueroute définitive de l'organisme qu'il tente encore de sauvegarder ce qui reste de vitalité. Par les moyens dont il dispose, il atténue la douleur physique et morale qui précède la fin ultime, la mort.

Il convient donc, pour la bonne intelligence de ce qui va suivre, et en vue surtout d'être de quelque utilité à ceux qui s'adressent à nous, de nous rendre un compte exact de ce qu'est un sujet normal ; ce n'est que de cette façon que nous pourrons préciser en quoi les désordres qu'il présente constituent l'état de maladie.

La cellule pendant l'enfance et l'adolescence s'accroît régulièrement pour atteindre sa maturité à l'état adulte. Afin de ne pas compliquer cette description, nous réserverons pour plus tard l'étude de la cellule pendant cette phase d'accroissement : nous prendrons auparavant pour type la cellule à l'âge de trente ans, c'est-à-dire l'homme arrivé à son plein développement, pourvu d'une cellule qui n'a plus à s'accroître, dont le seul rôle est de fournir de l'énergie, du calorique et de se régénérer contre l'usure inhérente à ces deux fonctions spéciales.

L'homme à l'âge de trente ans vous représente donc une entité dont les organes arrivés à leur complet développement doivent, s'ils ne sont pas inférieurs par suite d'une mauvaise hérédité ou par une enfance et une adolescence défectueuses, fonctionner avec une régularité parfaite; et l'interrogatoire le plus minutieux, le plus précis, ne doit relever aucun symptôme de protestation de ce grand système complexe dont l'ajustage doit être parfait. Comme le dit Peter, « ses organes doivent fonctionner sans qu'il s'en aperçoive autrement que par le bien-être que peut procurer l'acte fonctionnel normalement accompli. ».

Chaque cellule, avons-nous dit antérieurement, représente un bloc de protoplasma ayant pour chaque organe une fonction spéciale : « La cellule cérébrale », ainsi que le dit d'une façon si pittoresque Cabanès, « sécrète la pensée »; la cellule digestive fournira le ferment spécial qui rendra l'assimilation de l'aliment possible; la cellule musculaire permettra le mouvement, la cellule rénale, enfin, excrétera le déchet.

Cette cellule est apte à se régénérer et à fournir un travail mécanique parce qu'elle reçoit, par l'intermédiaire du système vasculaire, le plasma qui lui porte sa provision d'oxygène puisée au niveau du poumon et sa provision de matières alimentaires recueillie au niveau du tractus digestif. Enfin, cette cellule livre à la veine qui l'entoure les déchets dont le séjour à son contact gênerait sa nutrition. Chaque cellule est unie à ses voisines par un tissu cellulo-conjonctivo-graisseux, qui en forme en quelque sorte le ciment.

De la réunion de toutes ces cellules et de tous les organes, à leur phase de complet développement, résulte l'homme adulte qui présente, suivant son hérédité et suivant sa nutrition pendans sa phase d'adolescence, une taille qui varie de 1^m,50 à 1^m,80 environ.

Le poids de cette masse doit avoir un certain rapport avec la taille si variable, ainsi que nous venons de le voir. Ce problème a passionné de nombreux auteurs, et plus d'un s'est efforcé de préciser le poids que devait avoir un adulte, par rapport à sa taille. Nous devons ajouter que les différents tableaux que nous avons consultés à cet égard, sont très éloignés les uns des autres, et il ne peut en être autrement si l'on songe à la mentalité de tel auteur dont les idées et l'expérience sont si différentes de celles de tel autre; si l'on songe enfin aux mille conditions de race, de climat, d'habitudes, d'alimentation de chaque individu.

Quoi qu'il en soit, il y a certaines données approximatives qu'il est bon de se rappeler, ne serait-ce que pour se faire une idée moyenne du poids d'un sujet, et nous consignerons ici, en un tableau, l'opinion de quelques auteurs qui se sont occupés d'établir ces calculs.

Bardet, que cette question a vivement préoccupé, en vue de régler la ration de quantité dans le régime des dyspeptiques hypersthéniques, nous dit que « les médecins militaires considèrent volontiers qu'un homme de vingt-cinq ans environ pèse normalement l'excès de la taille sur le mètre, compté en centimètres, diminué de 10 p. 100. Ainsi un homme de 1^{m},70 devrait normalement peser.

$$70 - 7 = 63 \text{ kilogrammes.}$$

Pour M. Albert Robin, l'obésité commencerait lorsque le poids dépasse cette même mesure augmentée cette fois de 10 p. 100; pour le même sujet:

$$70 + 7 = 77 \text{ kilogrammes.}$$

Ce serait donc entre ces deux limites que l'on devrait placer le poids normal, fort ou faible d'un individu. Si l'on ne se préoccupe que de sujets dont la taille se trouve entre 1^{m},55 et 1^{m},70, qu'il s'agisse d'hommes ou de femmes, je conviens que le coefficient choisi est assez exact à la condition de le modifier légèrement, d'après les données de l'expérience. »

Voici, d'autre part, un moyen indiqué par Gautrelet:

Pour trouver le poids d'un individu, multiplier la taille exprimée en centimètres par 0,4, et corriger le produit suivant l'âge.

De 30 à 60 ans, ajouter au produit de la taille × 0,4 :	A partir de 60 ans, retrancher le produit de la taille × 0,4 :
30 ans.............. 0 kilogr.	0 kilogr.............. 60 ans.
32 — .... 1 —	1 — .... 62 —
34 — .... 2 —	2 — .... 64 —

36 ans	3 kilogr.	3 kilogr.	66 ans.
38 —	4 —	4 —	68 —
40 —	5 —	5 —	70 —
42 —	6 —	6 —	72 —
44 —	7 —	7 —	74 —
46 —	7 —	8 —	76 —
48 —	6 —	9 —	78 —
50 —	5 —	10 —	80 —
52 —	4 —	11 —	82 —
54 —	3 —	12 —	84 —
56 —	2 —	13 —	86 —
58 —	1 —	14 —	88 —
		15 —	90 —

Le docteur Th. Williams, médecin consultant à l'hôpital de Brompton, a donné dans le *Clinical Journal* du 24 août 1904, le tableau suivant :

Homme de trente ans, habillé.

Au dessous de 30 ans, à déduire trois quarts de livre par année et ajouter trois quarts de livre par chaque année au-dessus.

Mètres.	Kilogr.	Pour la femme habillée. Kilogr.
1,52	50,80	
1,54	52,61	49,88
1,57	57,15	51,71
1,60	60,33	54,87
1,62	63,05	58,06
1,65	64,41	61,22
1,67	65,76	63,05
1,70	67,12	67,12
1,72	70,30	71,66
1,75	73,47	
1,77	76,65	
1,80	78,91	
1,82	80,73	

Il ajoute que cette table a été faite après de nombreux calculs ; il conseille d'accorder une marge de 15 à 20 p. 100 de chaque côté. Avant qu'un homme ne soit obèse, il doit avoir 15 à 20 p. 100 de plus que son poids moyen et on ne doit pas considérer un homme comme trop maigre à moins qu'il n'ait 15 à 20 p. 100 de moins que son poids moyen.

Voici enfin les rapports du poids à la taille, suivant quelques autres auteurs.

TAILLES	QUETELET 1832 Poids moyen.	VALLON 1871 Poids moyen.	DUPONCHEL 1901 Poids moyen.	TARTIÈRES 1901 Poids fort.
Mètres.	Kilogr.	Kilogr.	Kilogr.	Kilogr.
1,50	46,29	»	»	»
1,54	»	50	55	60
1,60	57,15	»	»	63
1,63	»	»	60	64
1,64	»	54	»	65
1,65	»	55	»	66
1,66	»	56	65	67
1,67	»	57	»	68
1,68	»	58	»	69
1,69	»	59	»	70
1,70	63,28	60	67	»
1,75	»	65	»	75
1,81	70,61	70	70	80

Dans la pratique ordinaire, nous devons nous contenter d'un à peu près suffisant. Au cours de cette présente étude, je m'efforcerai de bannir tout ce qui est compliqué, me contentant d'exposer de grandes lignes suffisantes pour nous éclairer et nous permettre d'être utile à la grande majorité des malades.

Avec un peu d'expérience, il suffit de regarder un instant un sujet adulte pour pouvoir dire, avec peu de chance de se tromper, s'il a un poids normal. Point n'est besoin de le mettre sur une balance pour affirmer qu'il est sous-normal ou sus-normal; dans le premier cas, son apparence chétive et grêle, sa figure émaciée, ses membres frêles, témoignent suffisamment d'une nutrition insuffisante, alors que tel autre dont la graisse cache tous les méplats, dont la démarche est lourde et traînante, crie bien haut que sa nutrition est plus que suffisante, je dirai exagérée.

De cette première considération, il ressort qu'au point de vue du poids, tout sujet doit être rangé dans une des catégories suivantes : normal, sous-normal ou sus-normal.

Ce premier point établi, il est évident que, si le sujet est sous-normal, c'est que le péril alimentaire est flagrant chez lui, et il nous incombe de le scruter dans tous les sens afin de nous rendre compte des méfaits causés par cette alimentation insuffisante ou exagérée. Ce point nous occupera dans les prochains chapitres.

Mais, même en supposant que l'individu soit un normal comme poids, cela ne prouve pas que sa nutrition soit impeccable. Un interrogatoire serré viendra souvent mettre en évidence un fonctionnement défectueux de certaines parties de son organisme.

L'homme normal devra donc avoir un poids en rapport avec sa taille, ce qui revient à dire que sa cellule devrait trouver chaque jour dans le plasma la quantité de matériaux strictement nécessaire à ses dépenses, dépense calorifique et mécanique, et la quantité de matériaux strictement nécessaire pour sa régénération. De plus, chaque jour également, les déchets qui résultent de ces multiples opérations devraient être expulsés par les différents émonctoires. Si tel était le cas, il y aurait un équilibre parfait entre les entrées et les sorties; la cellule aurait un poids égal, uniforme, qu'elle conserverait pendant des années, jusqu'à ce que ses éléments, incapables de régénération, subissent l'atrophie définitive qui précède la mort.

Donc, entrées et sorties, c'est-à-dire assimilation et désassimilation devraient se balancer au niveau de cellules structuralement parfaites, pour que le sujet conserve son poids pendant sa période adulte. Or, il suffit d'attirer l'attention sur ce point, pour prouver combien cet équilibre est rarement obtenu, attendu qu'il faudrait pour cela un hasard providentiel sur lequel on ne peut compter.

Tout s'apprend ici-bas : le notaire, lorsqu'il signe un acte, en a étudié les éléments; l'avoué, lorsqu'il dresse procès-verbal, a fait auparavant un long apprentissage; le négociant, l'agriculteur, le chimiste, que sais-je, dans toutes les branches scientifiques ou autres connues, tous ont fait un stage leur permettant de s'assimiler les éléments d'étude en vue de connaître leur spécialité.

Il n'en est pas de même de l'homme, en ce qui concerne la question alimentaire. Ses idées, à cet égard, sont nulles ou, le plus souvent, très fausses. Parlez-lui de nutrition, d'albuminoïdes, de matières hydrocarbonées, de calories, de ration d'accroissement, de ration de sédentarité et de travail, il semble que vous lui parliez hébreu. Que lui importent les saisons, les climats, le genre d'occupation auquel il se livre été comme hiver ! Au déjeuner, comme au dîner, il se met en face d'un plantureux repas, absorbe tous les mets qui défilent, des aliments de toute provenance accommodés de toute façon, noie chaque plat avec un verre d'eau et de vin, termine par une tasse de café et un verre de liqueur, se rue à ses affaires, recommence le même manège chaque jour et souvent à toute heure, même lorsqu'il n'a pas faim, et continue ainsi pendant des années à surcharger son estomac dont il ne connaît ni la situation, ni la fonction.

Pourquoi s'alimente-t-il? Avec quoi s'alimente-t-il? De quoi sont composés les matériaux alimentaires? Que signifie la ration solide et la ration liquide? Autant de points noirs pour lui; il n'a jamais cherché à approfondir ces questions. Il sait beaucoup de choses; il est instruit, mais il ignore totalement tout ce qui touche à l'alimentation.

Pour lui, plus on mange, mieux on se porte, et toute maladie, tout désordre fonctionnel, est une fatalité. Il ne lui est jamais venu à l'esprit de se demander si ce nerf qui crie et qui le cloue sur son lit avec une crise de goutte n'est pas la signature et la punition d'une alimentation mal comprise. Il suffit de questionner certains malades instruits et intelligents pour se rendre compte de l'ignorance profonde dans laquelle ils se trouvent en ce qui a trait à l'alimentation.

N'est-il pas temps de réagir contre cette ignorance, qui fauche chaque année des centaines d'existences, à un âge où toutes les facultés devraient être encore dans leur complet état d'épanouissement, alors que pendant bien des années déja ces malheureux traînaient une existence semée de toutes sortes de misères?

L'état de santé dépendant de la qualité du sang et la qualité du sang dépendant de l'alimentation, c'est-à-dire de la bonne assimilation, en quantité suffisante, des substances préposées à notre entretien, il résulte que, sur mille individus pris au hasard, pas un seul ne sera normal, attendu qu'il ne se peut, par le plus pur hasard, que cette cellule reçoive, dans une unité de temps, la quantité de matériaux en rapport strict avec ses besoins. Cela est impossible si la ration est livrée au seul instinct du malade, attendu que, dans une alimentation bien réglée, la quantité ne devrait pas être la même pendant la période de vacances et celle de travail, pendant l'été et l'hiver, dans un pays froid, tempéré, ou sous les tropiques ; la ration enfin ne peut être identique chez l'enfant, l'adolescent, chez une gestante, un bureaucrate, ou un homme adonné à une vie active, faisant du sport.

Pour être normal, il faut donc que le poids du sujet soit en rapport avec sa taille ; il faut, sauf une certaine marge de 1 à 3 kilogrammes, que, pendant des années, alors que le sujet fait de l'exercice ou non, qu'il soit en un pays froid ou chaud, il faut, dis-je, que chaque mois le matin, à jeun, son poids soit stable à 1 ou 3 kilogrammes près. Ce desideratum réalisé, vous pouvez dire que le sujet a un poids normal, et il convient ensuite, par un interrogatoire précis, de s'assurer si les différentes fonctions des cellules s'accomplissent normalement.

La cellule sécrète, se repose, se régénère et excrète. Ces différentes opérations doivent être normales chez tout sujet à structure cellulaire bonne, non tarée, non arrivée à une période de désordres organiques.

Examinez appareil par appareil, et commencez l'expertise du tube digestif.

Tout sujet normal, ou qui se dit l'être, doit avoir un appétit régulier, non capricieux, qu'il faut bien différencier de ces fausses faims qui ne sont que la sensation d'une muqueuse stomacale baignée de produits de fermentation réclamant un état de dilution ; la bouche ne doit pas être amère au réveil ; l'haleine doit être bonne ; les digestions doivent être silencieuses : pas de nausées, pas de vomissements, de sensation de pesanteur, de poids, de douleur, pas de gaz.

Les intestins doivent fonctionner régulièrement : pas de coliques, pas de produits anormaux dans les matières. Les alternatives de constipation et de diarrhée doivent être inconnues au sujet.

Le sommeil doit être calme. Le sujet, s'il ne s'est pas livré la veille à un travail exagéré, doit s'éveiller frais et dispos, sortir de son lit avec plaisir et ne pas ressentir cette lassitude, cette courbature, cette fatigue matinale, indice le plus certain d'un mauvais fonctionnement cellulaire dû à un plasma vicié par une alimentation insuffisante ou exagérée, et que nous apprendrons à connaître en détail en raison de son importance.

Le sujet ne doit avoir aucune sensation anormale : « toute douleur est la protestation », a dit Romberg, « d'un nerf qui proteste parce qu'il est insuffisamment nourri, parce qu'il est trop nourri, ou enfin parce que le plasma qui le baigne est saturé de produits anormaux ». Trois états qui relèvent d'une alimentation mal comprise comme quantité ou qualité.

La douleur et la sensation de fatigue sont deux syndromes des plus importants à bien connaître; ils sont la signature irrécusable d'une alimentation mal graduée et témoignent d'un plasma vicié par une assimilation défectueuse ou par une excrétion rénale, elle-même rendue difficile ou impossible par des déchets provenant d'une alimentation exagérée ou défectueuse.

L'expertise du système nerveux central et périphérique ainsi que celle du système vasculaire — deux appareils des plus importants qui règlent les phénomènes d'assimilation pour le transport, aux cellules, du plasma, et aux émonctoires, des déchets, — s'ils n'ont pas leur bon fonctionnement par suite d'un liquide nourricier trop pauvre, insuffisant, trop riche, exagéré ou anormal, vous trahira leur protestation par des symptômes multiples dont je n'énumérerai que quelques-uns : palpitations, sensations de refroidissement, engourdissements, divers symptômes dûs à de l'hypotension et à de l'hypertension artérielle, crises vasculaires diverses, migraines, vertiges, douleurs abdominales, crises d'angine de poitrine, exagération des réflexes, essoufflement, dyspnée, etc., etc., symptômes qui indiquent que le sujet s'écarte du type normal, et que des phénomènes sont dûs à une alimentation défectueuse, témoin certain du péril alimentaire.

A côté des organes préposés à l'assimilation des matériaux, il y a ceux auxquels incombe le soin d'épurer l'organisme, ceux qui doivent rejeter au dehors les déchets de la vie cellulaire et les transformations ultimes des matériaux alimentaires. Parmi ces émonctoires, le plus important, celui qui nous arrêtera le plus en raison de sa très grande importance et au niveau duquel nous devrons rechercher les désordres résultant d'une alimentation mal comprise comme qualité et quantité, c'est le rein.

Si ce qui entre dans l'organisme en vue de préparer le plasma pour lui permettre de s'accroître et de travailler a de l'importance, ce qui en sort en a encore plus, parce que ce sont, pour la plupart, des substances extrêmement toxiques dont l'accumulation ne peut permettre le jeu régulier des cellules.

L'intégrité de ces appareils, du rein spécialement, est indispensable pour la conservation de la santé, et, chez le normal, l'urine doit avoir certaines qualités que nous apprendrons à bien connaître en raison de leur importance. Toute substance anormale qu'elle livrera à notre observation, toute quantité exagérée de produits normaux qu'elle contiendra, seront les preuves certaines d'une viciation du plasma, encore une fois la conséquence du péril alimentaire.

L'urine, véritable image de l'état du sang, n'étant qu'une filtration du plasma au niveau de la cellule rénale, nous éclairera sur les qualités du liquide nourricier; et la douleur, la fatigue, états sur lesquels tout le monde se comprend, mais sur lesquels tous discutent; la goutte, le rhumatisme, les névralgies diverses, nous les démontrerons comme étant la marque de déchets anormaux ou exagérés qui devraient être éliminés par le rein, et qui ne l'étant pas, par suite de leur mauvais état de présentation à la cellule rénale ou par leur nombre exagéré, sont retenus dans le plasma. Nous les étudierons sous le nom de phénomènes de rétention : ce sont eux qui troublent la vitalité du nerf, le forçant à crier, véritable avertissement qui nous indique les méfaits du péril alimentaire.

A côté de ces symptômes de rétention, il y aura place pour ce que nous appellerons les phénomènes de suppléance, phénomènes que vous devriez chercher en vain chez le sujet normal.

La nature, avide de nous être utile et de veiller à la conservation de notre santé, a placé des portes de sortie multiples, au niveau desquelles nous devons rejeter au dehors certains produits excrémentitiels. Par sa structure spéciale, chaque émonctoire est adapté à l'excrétion de tel ou tel produit, et chez le sujet normal ou rêvé tel, cette élimination a lieu au niveau de ces voies préposées.

Dans une salle de théâtre, il y a des voies principales, des sorties réservées à l'écoulement des spectateurs. Au cas où se produit un incendie, il en résulte une panique : il y a tant de personnes qui se présentent en même temps à telle issue que bientôt il y a pléthore à ce niveau ; l'on se tasse, la circulation se ralentit et devient à un moment impossible. Qu'arrive-t-il du fait de la bousculade de cette masse humaine qui veut passer en trop grande quantité? Le nombre n'étant pas en rapport avec la voie, il en résulte de la stagnation, puis de la rétention de proche en proche, et les spectateurs, ne pouvant sortir par la voie principale, se portent vers d'autres issues destinées à d'autres offices, au passage des figurants ou des ouvriers. Il y a suppléance, en un mot, par d'autres sorties qui peuvent servir à l'écoulement des spectateurs, mais qui n'avaient pas été créées à cet effet.

Ce sera là l'image que nous verrons chez nos anormaux, nos sous-normaux et nos sus-normaux. La cellule rénale, encombrée de déchets provenant d'une alimentation viciée comme qualité et quantité, aura à excréter ou trop de déchets normaux, ou d'autres qui ne lui seront pas présentés à un état d'acception physiologique, si je puis m'exprimer ainsi, par oxydation incomplète. Il y aura encombrement à la porte rénale, laquelle, d'après ses qualités héréditaires, sa structure intime, fera de son mieux pour laisser passer tout ce qu'elle pourra ; elle *s'usera* à ce jeu, nous verrons pourquoi et comment. Les déchets stagneront à ce niveau ; d'autres, ne pouvant passer, resteront dans le plasma et iront se déposer ailleurs, formant chez celui-ci ces dépôts, ces inscrustations articulaires que le profane appelle goutte, signature de l'encrassement de l'organisme ; chez d'autres, les déchets chercheront à se frayer une voie par d'autres émonctoires qui ont déjà à pourvoir à leur travail respectif.

Le lac pulmonaire protestera par ces crises de bronchite à répétitions fréquentes chez les goutteux : l'estomac traduira sa protestation par des nausées et des vomissements ; l'intestin, par des crises de diarrhée : la peau, enfin, laissera échapper par ses mille et un pores des produits qui ne devraient pas chercher cette voie d'expulsion, et il s'établira ainsi ces suppléances sous forme de bronchorrhée, de bronchite, de diarrhée, d'eczéma, pour n'en citer que quelques-unes.

Combien rare est donc l'homme normal, celui dont le poids est en rapport avec sa taille, celui dont le teint a cette coloration rosée, indice d'une bonne circulation active et régulière, celui dont le système nerveux bien équilibré assure un fonctionnement normal de toutes les cellules nerveuses et de leurs expansions périphériques, celui chez lequel vous chercheriez en vain des symptômes de rétention ou de suppléance. Il est rare, pour la raison bien simple que les conditions aptes à le produire sont des plus exceptionnellement réalisées. Cet état

normal incarne la santé. Or, nous l'avons vu, la santé dépend
de l'état du sang, lequel est fonction de l'alimentation. Celle-ci
étant, dans l'immense majorité des cas, mal comprise, nous
fait beaucoup plus souvent côtoyer seulement l'état normal,
faisant de nous des sous-normaux ou des sus-normaux, c'est-
à-dire des sujets exposés à toutes sortes de troubles fonctionnels qui, par leur répétition, préparent, amorcent les
lésions organiques, antichambres de la mort à un âge peu
avancé : résultat dont nous sommes les principaux auteurs
par notre ignorance le plus souvent, parfois par nos passions
incorrigibles.

CHAPITRE IV

LES SOUS-NORMAUX

La cellule adulte travaille en vue de fabriquer du calorique et de l'énergie, et elle doit trouver dans le milieu ambiant de quoi régénérer ses éléments, puisque c'est une loi absolue qui veut que tout corps qui travaille s'use.

Notre organisme, nos cellules ont été créées pour vivre dans une température constante de 37° C, environ, et cela indépendamment de la température extérieure. Qu'il s'agisse d'un habitant des pays de l'extrême Nord ou d'un autre vivant dans la zone équatoriale, à un ou deux dixièmes de degré près, sa température constante est fixe aux environs de 37° C.

La machine humaine se trouve dans l'impérieuse obligation de fabriquer du calorique ou d'en perdre, suivant que la température ambiante est au-dessous ou au-dessus de 37°, sinon, dans les deux cas, elle se mettrait en rapport, dans un temps variable, avec cette température; elle aurait le même degré thermique que le milieu dans lequel elle baigne, et ses éléments, créés pour évoluer dans un liquide constant de 37°, ne pouvant plus accomplir leurs fonctions, la vie cellulaire serait bientôt faussée, détruite, et la mort en serait le résultat.

Nous avons donc le pouvoir de maintenir notre température constante, quel que soit le climat dans lequel nous vivons, par l'intermédiaire du système vasculaire, qui, pendant les temps très froids, ferme son réseau cutané par l'intervention du système nerveux, refoulant ainsi la masse sanguine vers la profondeur et la soustrayant aux effets nocifs de l'air froid. Pendant les fortes chaleurs, au contraire, par un mécanisme inverse, le sang afflue à la périphérie et, grâce à la sudation et à l'évaporation qui en résulte, nous refroidissons notre milieu intérieur, de sorte que, dans les deux cas, indifférents presque à la température extérieure, nous nous maintenons aux environs du chiffre de 37° C, qui est la température de l'homme à l'état de santé.

Un moment de réflexion nous indique que plus la température extérieure est basse, plus il nous faut fabriquer de calorique afin de nous défendre contre l'influence nocive du froid. Ce calorique est le résultat de l'oxydation de nos aliments, de ce travail qui s'accomplit dans l'intimité de nos tissus, au niveau de la cellule, laquelle, grâce à l'oxygène puisé au niveau du poumon et au combustible recueilli au niveau du tractus digestif, dégage de la chaleur par les opérations chimiques qui s'accomplissent. Donc, pour fabriquer du calorique, il faut du combustible, c'est-à-dire l'aliment, lequel est d'autant plus nécessaire que la quantité de calorique à produire sera plus grande, ce qui revient à dire que la ration alimentaire nécessaire pour maintenir notre milieu intérieur à la température constante de 37° C est éminemment variable et dépend, avant tout, de la température du pays dans lequel nous vivons.

En matière de calorique, chaque degré de latitude implique le métabolisme d'une quantité d'aliment variable, et la ration alimentaire d'un homme qui habite la Russie ne peut être celle d'un sujet qui vit à Paris, d'un autre qui habite l'île Maurice, d'un dernier, enfin, qui est en Australie. J'ajouterai que dans un même pays, dans une ration bien constituée, bien équilibrée, l'alimentation doit être légèrement variable d'après les saisons, puisque le thermomètre nous indique des variations assez accusées de 10 à 20 degrés et davantage.

De ce qui précède, il convient de se rappeler, qu'en matière de calorique, la quantité d'aliment, de combustible nécessaire, varie suivant le pays où l'on vit, et plus la température extérieure est basse, plus la quantité d'aliment doit être grande. Également, plus la température extérieure est élevée, et plus la ration doit être faible. La ration uniforme, identique, pour un même sujet, varie donc suivant le climat où il habite et, dans ce même climat, varie suivant les saisons, été et hiver.

En dehors de la fabrication du calorique, l'aliment a pour deuxième but de fournir aux muscles la provision d'énergie nécessaire pour leur permettre de se contracter. N'oublions pas que la cellule musculaire constitue les quatre cinquièmes de l'organisme entier : sa masse est énorme, comparée à celle de tous nos autres organes. Qu'il s'agisse de la cellule musculaire volontaire, celle qui est sous notre contrôle direct, ou qu'il s'agisse de la cellule musculaire de la vie végétative, celle qui est cachée dans l'intimité de nos organes profonds et qui travaille sans que nous en ayons conscience, le muscle est notre auxiliaire le plus précieux dans tous les actes de la vie.

C'est grâce à la cellule musculaire que nous pouvons nous porter d'un point à un autre ; c'est grâce à la cellule musculaire cardiaque que le plasma peut être porté aux cellules qui président à la digestion et à l'assimilation de l'aliment et aux cellules rénales qui ont à pourvoir à l'excrétion des déchets ; c'est grâce à la cellule du diaphragme, muscle soustrait à notre volonté, qui travaille le jour comme la nuit, que la bulle d'oxygène, sans laquelle la vie est impossible, va s'incorporer au globule rouge du sang pour assurer les oxydations nécessaires de la libération de l'énergie et du calorique ; c'est grâce enfin à la cellule musculaire du tube digestif que la molécule alimentaire est poussée de haut en bas pour être mise en contact avec les différents segments du tube digestif afin de subir l'action indispensable des ferments qu'ils élaborent.

La vie musculaire est partout, et, qu'il s'agisse de nous retourner dans notre lit, de respirer, d'avoir des battements du cœur à soixante ou cent vingt fois à la minute, de nous traîner d'un appartement à l'autre, de faire chaque jour 1, 2 ou 50 kilomètres, de nous livrer à des travaux manuels les plus simples comme les plus compliqués, c'est le muscle, encore le muscle, toujours le muscle qui est notre auxiliaire le plus indispensable : sans lui, pas de mouvement ; sans lui, c'est l'inaction ; sans lui, enfin, c'est la mort.

Les mêmes considérations que nous avons établies en parlant de la fabrication du calorique, nous pouvons les répéter en dissertant sur la production de l'énergie et nous pouvons les résumer en une phrase : le travail musculaire étant variable d'un sujet à l'autre et la ration alimentaire devant être en rapport avec ce travail musculaire, il s'ensuit qu'il n'y a pas deux sujets qui devraient avoir la même ration. En tout cas, le laboureur, qui bêche la terre pendant cinq ou six heures chaque jour, a droit à une quantité d'aliment qui ne peut être comparable à la vôtre dont la seule dépense physique consiste à marcher à pas comptés de chez vous à votre bureau, ou à la vôtre dont le mouvement consiste à passer de votre chambre à votre salle à manger pour donner un ordre à votre serviteur.

Il convient donc de se rappeler et de se graver dans l'esprit que l'aliment n'a que deux buts chez l'homme ou la femme arrivés à l'état adulte :

1° Fabriquer du calorique en vue de maintenir le milieu intérieur à une température constante de 37° C ;

2° Fabriquer de l'énergie afin de permettre le mouvement, la contraction musculaire.

Ce double travail calorifique et mécanique ne peut s'effectuer sans amener une certaine usure du protoplasma cellulaire ; il faut donc qu'une partie de l'aliment vienne combler ce déficit, vienne apporter à la cellule les éléments de régénération en vue de remplacer ce qui a été détruit, usé. Empressons-nous d'ajouter qu'il est prouvé que cette usure cellulaire est très minime, si minime que l'on peut, dans la pratique, faire abstraction de cette donnée et se contenter d'affirmer que le but de l'aliment est de fournir du calorique et de l'énergie.

La température extérieure étant des plus variables d'un climat à l'autre et du jour au lendemain dans le même pays, le travail à accomplir en vue du mouvement variant également suivant les obligations et les nécessités de la vie, comment se rendre compte que *tel sujet* trouve dans l'alimentation, dans le monde végétal et animal qui l'entoure, la quantité suffisante de matériaux dont il a besoin pour maintenir sa température à 37° C et la quantité suffisante de matériaux pour assurer ses besoins : travail musculaire intérieur de la vie cachée et travail musculaire extérieur représenté par le mouvement, l'exercice, le travail mécanique.

Ce moyen, c'est de recourir chaque mois à la balance. Son poids, ainsi que nous l'avons établi dans un des chapitres précédents, doit être en rapport avec sa taille ; avec cette donnée que lui indiquera plus strictement son médecin, il n'a qu'à se mettre sur une balance le 1ᵉʳ de chaque mois, et il lui sera possible de constater, le mois d'après, si son poids est stable ou s'il a diminué ou augmenté.

Si son poids est stable à 1 ou 2 kilogrammes près, pendant quatre à six mois, il a l'assurance que sa ration est suffisante pour maintenir sa température à 37° C et pour le travail musculaire qu'il accomplit.

Si son poids diminue et que chaque mois il constate une perte d'un kilogramme ou davantage, il est certain qu'il est en état de déficit ; il a la preuve absolue que ses recettes sont inférieures à ses dépenses et il lui incombe d'une façon impérieuse d'y remédier, sous peine de mort dans un avenir plus ou moins éloigné, car c'est l'état d'inanition.

Même dans l'immobilité absolue, au lit, alors que le travail mécanique est réduit au minimum, à celui des battements du cœur et à l'ampliation du diaphragme, du fait que la vie existe et que la température doit être maintenue à 37° C, il y a travail cellulaire, et là où il y a travail cellulaire, il faut des matériaux alimentaires.

Si vous placez un sujet sur une île déserte et que vous le priviez totalement de nourriture, ne laissant que de l'eau à sa disposition, c'est l'état d'inanition absolue. Le sujet maigrira régulièrement chaque jour, vivant pendant quatre à six semaines, empruntant à ses tissus les éléments nécessaires pour faire du calorique et du mouvement, jusqu'au jour où toutes ses réserves étant épuisées, la mort sera la conséquence ; le cœur, l'*ultimum moriens*, n'ayant plus de combustible pour se contracter, s'arrêtera. Voilà le tableau de l'inanition vraie dont le terme fatal est encore rapproché de quelques jours si, en même temps que la privation de solide, vous privez le sujet d'eau.

Mais si un adulte pesant 80 kilogrammes ne trouve pas dans l'alimentation sa ration de calorique et d'énergie pour faire face à ses dépenses, il maigrira chaque mois de 1 à 2 kilogrammes. Cela prouve que sa ration est insuffisante, que ses dépenses sont supérieures à ses recettes : s'il continue à maigrir régulièrement de 1 à 2 kilogrammes par mois, il arrivera fatalement à la mort de la même façon que le premier sujet qui aura été privé totalement d'aliments, plus lentement il est vrai, mais puisant peu à peu dans ses réserves, ses recettes continueront à être inférieures à ses dépenses et il devra fatalement mourir comme le premier. C'est l'inanition relative à opposer à l'inanition vraie dans le premier cas.

C'est l'histoire, toujours vraie, et toujours nouvelle, d'un individu qui possède 1 000 francs et qui puise chaque jour dans cette réserve pour ses plaisirs et son entretien. Pour que ces 1 000 francs durent, il faut qu'à la fin de chaque mois, il remplace les 20 francs qu'il a dépensés ; s'il puise régulièrement dans un capital et s'il ne produit rien, dans un avenir plus ou moins éloigné, les 1 000 francs seront fatalement épuisés plus ou moins vite, il est vrai, mais le résultat sera forcément identique : ce n'est qu'une question de temps.

Toute cellule qui travaille, qui s'use, a donc besoin, pour travailler et se régénérer, de recevoir des matériaux : c'est la condition même de la vie, et tout sujet qui se présente à votre observation, accusant un poids au-dessous de sa taille, ou qui se plaint de perdre du poids régulièrement chaque mois, est un sous-normal dont les recettes sont inférieures à ses dépenses, soit que ses recettes soient insuffisantes, soit que ses dépenses soient exagérées, souvent pour les deux raisons réunies, et vous avez la preuve que sa cellule ne reçoit pas, dans une unité de temps, la quantité de matériaux qui lui est nécessaire.

Pourquoi cette cellule ne reçoit-elle pas la quantité de matériaux adéquate à ses dépenses ? Telle est la question capitale que vous aurez à résoudre, puisque votre but étant de ramener ce sujet à la normale, il vous faut, de toute nécessité, rechercher cette cause, la supprimer si cela est en votre pouvoir, afin d'équilibrer le budget de votre malade.

Mais tout d'abord, avant de chercher quelle est la cause qui a amené l'état sous-normal, poursuivons l'étude de notre malade et tâchons de voir comment ses cellules protestent du fait de leur nutrition insuffisante.

La cellule, avons-nous dit, représente un bloc de protoplasma différencié dont la fonction varie suivant chaque organe, et il convient, par conséquent, d'interroger chaque appareil afin de nous rendre compte du trouble local.

La cellule, quelle qu'elle soit, fonctionne, à l'état normal, silencieusement, sans que nous en ayons conscience, à la condition absolue que le travail qui lui est demandé ne soit pas exagéré, qu'une période de repos suffisante succède à son activité, qu'elle puisse s'assimiler la quantité et la qualité de matériaux dont elle a besoin, et, enfin, que ses déchets soient entraînés au fur et à mesure de leur élaboration. Si ces conditions ne sont pas remplies, elle protestera, et je tiens à insister sur ce point que ses moyens de protestation sont très limités, et que souvent le même symptôme, le même cri de souffrance, traduira sa fatigue, son insuffisance de nutrition, sa nutrition exagérée ou enfin son mauvais fonctionnement, par suite des déchets qui polluent le plasma; en un mot, si la cause qui la fait protester est variable, la façon dont elle réagira sera à peu près identique. Elle vous traduit sa souffrance par une protestation; c'est à vous à scruter le sujet et à déterminer la cause qui la fait crier.

Le sous-normal est un sujet dont le plasma est pauvre, dont les matériaux de travail et de réparation sont insuffisants; c'est là un des caractères particuliers de l'état de son sang, soit, ainsi que nous le verrons plus tard, que cette pauvreté dépende d'une alimentation vraiment insuffisante ou de machines digestives incapables d'amener à l'état d'assimilation la molécule alimentaire. Dans les deux cas, le résultat est identique et la cellule souffre par apport insuffisant. C'est là le fait fondamental d'où découlent tous les autres symptômes que nous relèverons chez le sous-normal.

Ce plasma insuffisant sera cause que tout le tube digestif, dans ses parties constituantes, sera en souffrance; le muscle, dont le rôle est de brasser la molécule alimentaire et de l'amener au contact des différents segments du tube digestif afin de leur faire subir l'action des ferments, recevant un plasma appauvri, sera atone, mou, et n'aura plus cette vigueur qui est sa propriété native. La cellule vasculaire, représentée par le cœur et le muscle artério-capillaire, sera également frappée d'inertie relative; il y aura tendance à l'hypotension et moins de matériaux amenés, dans une unité de temps, aux glandes digestives dont le rôle consiste à élaborer les ferments; ces derniers eux-mêmes, qui sont des substances azotées, trouvant peu de matériaux dans le plasma, seront, eux aussi, insuffisants. Non seulement la molécule alimentaire sera mal élaborée, mais, du fait de l'inertie musculaire et de la pauvreté des sucs digestifs, elle aura tendance à stagner sur place et à se laisser envahir par les microorganismes de la putréfaction ; la molécule hydrocarbonée subira, elle aussi, des phénomènes de fermentation et tous ces produits, entrant dans le plasma, seront pour lui une cause de pollution. D'autre part, l'inertie de la circulation amènera, dans une unité de temps, moins de déchets à la cellule rénale; il y aura, de ce fait, plus de danger de pollution du plasma par les produits excrémentitiels, non pas par incapacité rénale, mais par hypotension vasculaire à l'état d'atonie du muscle cardio-vasculaire.

Par conséquent, dans les symptômes que nous devons relever chez nos sous-normaux, il y en a quelques-uns qui dépendent exclusivement du cri de la cellule qui se révolte parce que sa provision de matériaux est insuffisante, et d'autres qui sont le cri de la cellule qui proteste parce que non seulement les matériaux sont insuffisants, mais encore parce que le plasma est pollué par des substances étrangères nées dans un milieu intestinal qui fonctionne mal (leucomaïnes, ptomaïnes et toxines de toutes sortes) et par une cellule rénale qui excrète mal par suite d'une tension vasculaire basse.

Insuffisance de nutrition par molécules alimentaires absentes ou mal élaborées, et état toxique du plasma par absorption intestinale et mauvaise excrétion rénale, telles sont les deux notes dominantes, l'état qui caractérise la symptomatologie chez les sous-normaux et que nous rencontrerons à l'état isolé ou associé, suivant la prédisposition héréditaire (*S*) ou acquise du sujet, suivant ses habitudes physiologiques ou morbides, suivant le milieu dans lequel il évolue (aération, qualité et quantité de sa ration alimentaire solide et liquide, travail, repos, surmenage, etc., etc.), créant des complexus cliniques variés à l'infini où il semble *a priori* qu'il serait impossible de trouver sa voie et de classer ces malades, mais pourtant où il est facile à un clinicien expérimenté de s'orienter, s'il veut agir avec méthode et se livrer à un interrogatoire précis, en vue d'expertiser chacune des différentes cellules qui constituent, par leur réunion, l'édifice humain.

Le sous-normal trahit, à première vue, par son apparence, son état de misère physiologique ; il est amaigri ; il inspire de la compassion ; ses membres se dessinent sous ses vêtements : il est anguleux. C'est le malade que les profanes regardent avec pitié : son voisin, le sus-normal, le contemple d'un œil de commisération en se disant : « Il ne fera pas de vieux os, celui-là », ne se doutant pas qu'il est dans l'erreur profonde et que le plus souvent, par suite du mécanisme de la mort que nous étudierons ultérieurement, ce malade, en état de déficit notoire, sera encore à traîner sa dépouille ici-bas alors que, depuis longtemps déjà, le sus-normal sera mort.

La cellule cérébrale, mal irriguée par un système vasculaire dont le débit est irrégulier, par un muscle cardiaque affaibli, par un système nerveux réglant mal les phénomènes de vaso-dilatation et de vaso-constriction et par un plasma ne contenant pas les matériaux de régénération et de travail suffisants, proteste par mille et un symptômes dont les principaux sont les suivants :

Irritabilité de caractère, humeur maussade, mauvaise mémoire, état d'indifférence, inaptitude au travail, découragement, dégoût de la vie, appréhension de perdre la raison, vide cérébral, douleur de tête se présentant soit sous forme de crises analogues à la migraine, soit sous forme d'un cercle compressif ou de points douloureux au niveau de l'occiput ou des tempes. Le sommeil est agité, entrecoupé de rêves et de cauchemars.

Le sujet se plaint de ne plus pouvoir se livrer à un travail de durée : la moindre tension cérébrale amène de la fatigue, une lassitude qui ne lui permet plus de bien saisir le sens de ce qu'il lit; son jugement est faussé. Fatigue de la cellule cérébrale à des degrés divers, telle est la signature d'un cerveau insuffisamment nourri; d'une cellule qui cherche en vain, dans le plasma qui l'entoure, ses matériaux de subsistance et de réparation. Les symptômes précédemment décrits relèvent en partie de cette pauvreté du plasma et de sa pollution par le mécanisme antérieurement étudié.

La cellule cérébro-spinale et la cellule musculaire président au mouvement volontaire et au mouvement inconscient de la vie végétative; sans l'influx nerveux partant d'une cellule nerveuse et sans la cellule musculaire qui reçoit cet influx et qui se contracte, pas de mouvement possible. Ce mouvement est, d'autre part, rendu impossible si la cellule nerveuse et la cellule musculaire ne reçoivent pas, par l'intermédiaire du système vasculaire, la molécule albuminoïde et la molécule glucosique spécialement. Si donc cette provision est insuffisante, il en résultera une nutrition musculaire appauvrie; le muscle sera mal nourri; il sera atone, flasque; recevant, d'autre part, un influx nerveux qui émane d'une cellule nerveuse elle-même insuffisamment nourrie, que pourra être cette contraction? Certainement insuffisante et rendue difficile. Aussi le malade malgré qu'il aura bien dormi, éprouvera le matin, à son réveil, une sensation de courbature, de fatigue insolite, contre nature; la fibre nerveuse et musculaire, imbibée pendant le sommeil par un sang impur et insuffisant, traduira sa protestation par cette sensation de fatigue matinale si caractéristique chez tout sujet dont le plasma est pollué. Le malade, à son réveil, est pris d'une torpeur indicible ; les yeux ont peine à s'ouvrir ; il ne peut se décider à s'arracher de son lit ; il représente une masse sans force, sans courage.

Peu à peu le sujet prend sur lui, fait appel à toute son énergie et finit par vaincre cette langueur qui le terrasse : le fait d'être éveillé, de se mouvoir, de prendre une tasse de café, trois états qui relèvent sa tension artérielle, amenant une hypertension physiologique, fait que la circulation devient plus active au niveau de ses cellules neuro-musculaires. Cette rénovation sanguine est cause que leur vitalité s'accroît, et le sous-normal retrouve, pendant quelques heures, un semblant d'énergie. Mais, souvent sa cellule musculaire est si appauvrie, si réduite à un taux sous-physiologique, que le moindre mouvement, le plus petit effort, l'exercice le plus minime, le déprime ; sa provision d'énergie neuro-musculaire est si pauvre que le malheureux, arrivé à l'après-midi, n'en peut plus. Pour s'asseoir, pour penser, pour digérer, marcher, assurer la circulation de ses différentes cellules, il faut une dépense d'énergie nerveuse et une contraction musculaire, mais les cellules du sous-normal sont si peu chargées, trouvent si peu de matériaux dans les milieux qui les baignent, que le malheureux se traîne péniblement ; son état normal, c'est d'être fatigué ; il ne connaît plus cette sensation de bien-être dont jouissent le normal et le sus-normal. Sa dépense est supérieure à ses recettes ; à toute heure du jour et de la nuit, qu'il ait dormi ou non, qu'il soit assis ou en mouvement, le sous-normal est fatigué : c'est son cri de souffrance qui fait rarement défaut et que vous retrouvez toujours en le recherchant avec une intensité des plus variables, bien entendu.

Je vous demande seulement de vous graver dans l'esprit cet état de fatigue, non seulement du réveil, mais encore de l'après-midi, état de fatigue matinale que nous retrouverons chez le sus-normal également, mais qui relève d'un autre mécanisme et qui est absent chez ce dernier l'après-midi. Le sous-normal est fatigué le matin et l'après-midi ; le sus-normal ne l'est généralement que le matin. Est-ce par pur hasard ? Non, rien n'est livré au hasard ici-bas ; tout a une cause : certaines nous échappent, mais il convient, à chaque fois, de tâcher d'en saisir le mécanisme afin de la supprimer si cela est possible.

A côté de la sensation de fatigue dont nous n'avons qu'ébauché la pathologie chez nos sous-normaux, il existe un autre symptôme qui manque rarement : je veux parler de la douleur.

Depuis la racine des cheveux jusqu'à la plante des pieds, sur toute la surface cutanée comme dans la profondeur la plus intime de tous nos organes, il n'existe pas un point où il n'y ait une terminaison nerveuse, une cellule nerveuse sensible reliée à une cellule nerveuse centrale. La cellule périphérique recueille la sensation qu'elle porte à la cellule centrale qui se charge de l'expliquer, de la différencier, de la rendre vivante. Sans cellule périphérique, pas de sensation recueillie ; sans celllule centrale, pas de sensation perçue ; les deux sont donc indispensables et forment un tout.

Cette cellule périphérique vit, donc elle s'use et a besoin de se régénérer ; elle vit par l'intermédiaire du système vasculaire qui lui porte des matériaux puisés au niveau du tube digestif. De même, cette cellule centrale vit également ; elle s'use, donc elle a besoin, pour faire son office de bonne sentinelle, de puiser dans le plasma sa quantité et sa qualité de matériaux. Or, chez le sous-normal, nous l'avons vu, il y a pénurie de matériaux et il y a pollution de ces matériaux par des déchets intestinaux et rénaux, et il y a, de plus, une molécule alimentaire anormale, mal préparée par une cellule digestive elle-même faussée par la même raison ; ne sont-ce pas là des causes suffisantes pour que les cellules nerveuses périphérique et centrale protestent ? Et Romberg ne nous a-t-il pas dit que tout nerf qui crie, c'est-à-dire toute douleur, reconnaissait pour cause un plasma insuffisant, un plasma trop riche ou un plasma pollué ?

Ne sont-ce pas là les trois caractères du plasma des sous-normaux, qui est insuffisant par apport trop pauvre et pollué par des déchets dûs à une assimilation défectueuse et par des produits excrémentitiels de toutes sortes dûs à une excrétion rénale rendue difficile par l'hypotension vasculaire, si fréquente chez ces malades ?

Le sous-normal a donc des raisons valables et suffisantes pour souffrir, et il ne s'en fait pas faute : il souffre parce que sa cellule périphérique recueille une excitation anormale d'un plasma trop pauvre et trop toxique, et cette sensation, il la transmet à sa cellule centrale qui va l'imager à sa façon. Tous ne souffrent pas d'un emanière identique, parce que, vous reportant au chapitre « Prédisposition héréditaire et acquise », vous savez déjà qu'il n'y a pas deux cellules cérébrales qui se ressemblent : l'une aura tendance à rapetisser la douleur, l'autre à l'amplifier, sans compter que deux sujets ne peuvent, pour la même raison, avoir un plasma de composition identique. Il n'y a donc aucune raison ni aucune possibilité pour que la sensation douloureuse puisse être comparable.

La pathogénie de la douleur étant ainsi élucidée, il ne nous reste qu'à étudier les organes un par un pour relever les cellules douloureuses, et, puisque la cellule nerveuse périphérique est partout, il n'y a pas un point du corps qui ne puisse être douloureux chez le sous-normal : douleur musculaire, douleur articulaire, douleur suivant le trajet des troncs nerveux, douleur cardiaque, gastrique, intestinale, abdominale ; la douleur peut survenir partout et se montrer avec ses caractères principaux et variés d'un sujet à l'autre. Chaque cellule, étant variable, traduit sa souffrance par un terme différent : elle sera contusive chez le premier, lancinante chez le second, tiraillante chez le troisième, pulsatile chez le quatrième ; elle sera continue ou intermittente ; elle se montrera à certaines heures du jour ou de la nuit ; elle sera calmée ou augmentée par des causes secondes : chaleur, humidité, froid, fatigue ; enfin, l'habitude morbide la fera reparaître à certains jours ou à certaines heures, sans qu'il soit toujours possible de saisir bien exactement la cause réelle qui en amène le retour.

Ce qu'il convient de vous rappeler encore une fois, c'est que le phénomène douleur est presque constant chez le sous-normal et il a pour raison d'être un plasma trop pauvre et souvent en même temps pollué, contrairement à la douleur des sus-normaux qui est le cri de protestation d'un nerf dont le plasma est trop riche, mais surtout toxique.

Cette douleur est un des symptômes les plus pénibles, celui qui souvent empoisonne l'existence du sous-normal ; non seulement elle le prive parfois de sommeil, mais elle est pénible par la souffrance physique qu'elle détermine et elle est surtout cause de sa souffrance morale. Le sous-normal dont la cellule cérébrale est déséquilibrée est constamment en communication avec ses cellules périphériques ; il arrive à analyser minute par minute chaque sensation qu'il reçoit de la périphérie ; il est toujours en éveil, il scrute et passe au crible tout ce que lui adressent ses cellules éloignées ; il amplifie ses sensations, les déforme, les interprète mal. Il a déjà une cellule peu nourrie ; il la surmène en la faisant travailler trop et mal, et il s'achemine ainsi très souvent vers la neurasthénie et d'autres états plus graves suivant sa prédisposition héréditaire, ses antécédents acquis, les soins dont il sera entouré, l'éducation qu'il recevra, et suivant qu'il remédiera le plus tôt possible à l'état de son plasma qui est la cause première de tous les désordres qu'il éprouve.

Par pauvreté du plasma, par pollution du plasma, le sous-normal se fatigue vite, est fatigué sans raison, souffre facilement et amplifie sa douleur par sa cellule idéatrice dont les limites ne peuvent être précisées. Ces deux symptômes capitaux font rarement défaut chez ces malades ; par l'examen détaillé, il est facile d'en scruter l'étendue et de préciser la topographie de la douleur viscérale ou périphérique de chacun. Ils sont tellement importants que nous les réunirons dans une étude d'ensemble établissant un parallèle entre les sus et les sous-normaux. Ce sont les deux symptômes les plus certains, dénonciateurs d'un plasma trop pauvre, trop riche ou pollué.

La cellule pulmonaire représente le point au niveau duquel la molécule d'oxygène s'incorpore au globule rouge du sang et au niveau duquel, également, l'acide carbonique du sang veineux et d'autres produits toxiques volatils s'échappent au dehors. Cette cellule pulmonaire est fixe ; il faut que l'air extérieur lui soit apporté, grâce à une ampliation des parois du thorax dont tous les diamètres sont élargis au moment de l'inspiration. A cet effet, nous retrouverons encore le muscle, surtout le diaphragme, qui n'est pas sous notre contrôle, qui agit jour et nuit, et ce n'est que dans le cas d'inspiration forcée que la ceinture musculaire qui recouvre les côtes vient à son secours pour dilater au maximum la poitrine et permettre une plus grande irruption d'air jusqu'au niveau de la cellule pulmonaire.

Or, ainsi que nous venons de le voir précédemment, le muscle est généralement atone, faible, peu nourri chez le sous-normal ; l'influx nerveux qui anime le muscle émane lui-même d'une cellule nerveuse de peu de vitalité ; il n'est donc pas étonnant que ces malades, même vivant dans une atmosphère d'une grande pureté, aient des mouvements inspiratoires diminués d'ampleur ; leur respiration est insuffisante, au point que non seulement leur charge d'oxygène est réduite, ainsi qu'en témoignent leur pâleur et leur anémie, mais leur sang veineux, surchargé d'acide carbonique, impressionne les centres bulbaires, et nous relevons chez eux ces soupirs qui ne sont que des inspirations profondes dont le but est d'aérer plus largement le sang et de le débarrasser de ses produits nocifs.

En étudiant dans un moment la cellule vasculaire, nous verrons quelle est son importance au point de vue de la distribution régulière du sang ; mais si cette distribution, du côté artériel, est sous la dépendance directe du cœur gauche, il n'en est pas de même pour la circulation du cœur droit dont le principal auxiliaire est l'inspiration. La *vis a tergo* se perd au niveau du réseau capillaire, et le sang veineux, afin de lutter contre la pesanteur et gagner le cœur droit, en revenant des territoires les plus éloignés, ne peut compter que sur les valvules des veines, mais surtout sur l'inspiration, qui, faisant le vide, attire le sang des veines caves et, de proche en proche, celui des veines sus-hépatiques et celui du vaste territoire abdominal.

La colonne sanguine des membres inférieurs bénéficie de l'aspiration des veines caves, mais surtout des mouvements des muscles ; ces derniers, au moment de leur contraction, font progresser le sang veineux de bas en haut, comprimant les veines et activant, dans leur intérieur, le cours du sang. Or, encore une fois, avec une inspiration pauvre, de peu d'étendue, avec une contraction musculaire appauvrie que redoute le sous-normal, puisqu'il est toujours fatigué, vous ne serez pas étonné de retrouver chez ces malades, au niveau du territoire veineux abdominal, des phénomènes de stase, qui se révéleront chez celui-ci par des crises d'hémorrhoïdes, avec les symptômes qui leur sont particuliers ; chez celui-là, par une varicocèle, qui n'est qu'une varice des veines du cordon ; chez ce dernier, enfin, par ces ectasies des veines des membres inférieurs qui se dessinent sous sa peau fine, au niveau de ses muscles grêles, faisant saillie sous un tégument peu matelassé par du tissu cellulo-adipeux.

Retenez bien cette insuffisance respiratoire chez les sous-normaux. Elle est cause de la pauvreté de leur sang en hémoglobine, elle est responsable de la pollution de leur plasma par l'acide carbonique et d'autres déchets moins bien connus ; elle est aussi cause d'une circulation de retour rendue difficile, venant contrarier indirectement l'action du cœur. Le cœur lui-même est souvent, lui aussi, si fragile, que la moindre marche, la moindre émotion, le moindre mouvement, le moindre effort, s'accompagnent de battements de cœur précipités, d'essoufflement et de palpitations qui sont la signature de l'état de débilité dans lequel se trouvent ces malades.

Ce ventricule gauche n'est qu'une cellule musculaire qui réagit par l'excitabilité que lui communique le liquide nourricier, et qui, d'une façon rythmique, lance quatre-vingts fois et davantage à la minute, dans l'arbre artériel, le plasma qui ira porter à toutes les cellules de l'organisme les matériaux dont elles ont besoin. L'importance de l'intégrité de la cellule vasculaire représentée, d'une part, par le cœur et le système nerveux qui lui est associé et, d'autre part, par le muscle artério-capillaire et les nerfs vaso-moteurs qui lui sont associés, est capitale et mérite de nous arrêter quelques instants, en raison de son très grand intérêt.

On a pu dire avec raison qu'une bonne santé, une verte vieillesse et la mort à un âge avancé dépendaient, avant tout, d'un bon système vasculaire et, si la meilleure garantie de vivre vieux consiste à émaner de parents qui ont vécu très vieux, cela revient à dire que ces derniers, ayant un bon cœur, de bonnes artères, par la loi de la similitude en hérédité, vous auront légué également une excellente étoffe vasculaire. Plus tard nous aurons occasion de vous présenter la cellule rénale comme une expansion de la cellule vasculaire, et en étudiant l'évolution morbide des sous-normaux et spécialement des sus-normaux, nous verrons que la mort anticipée, à un âge auquel on serait en droit d'espérer encore un bon fonctionnement de l'organisme, est due, dans l'immense majorité des cas, à une altération de la cellule cardio-artério-rénale.

En étudiant la cellule, au début de cet exposé, nous avons vu qu'elle était fixe, qu'elle devait ses matériaux de régénération et de travail à la molécule alimentaire, préparée au niveau du tube digestif. Nous avons vu que cette molécule devait être amenée au contact de la cellule par une artériole : nous vous avons expliqué que le déchet cellulaire était repris par une veine; en un mot, la molécule alimentaire une fois élaborée, son assimilation et sa désassimilation cellulaire sont uniquement l'œuvre du système vasculaire. De plus, nous avons insisté sur ce point, que le cœur, aveugle et peu au courant de ce qui se passe à la périphérie, continuerait à lancer jour et nuit une ondée identique à chaque systole, indépendamment de l'état d'activité et de repos de la cellule, si le système nerveux, gardien vigilant des circulations périphériques, n'était là pour assurer la nutrition de la cellule en activité par une vaso-dilatation, ou arrêter le débit du sang au niveau de celles qui sont au repos par une vaso-constriction.

A quoi serviraient des provisions énormes de matériaux accumulés au niveau du tube digestif, si ces matériaux n'étaient pas susceptibles d'être amenés au niveau des cellules? Si, au contraire, la circulation est bien réglée, si le débit du cœur est normal, si les circulations périphériques se font normalement, la cellule, dans une unité de temps, recevra non seulement ses matériaux d'apport, d'accroissement, de régénération et de travail, mais, dans la même unité de temps, les déchets seront repris par la voie veineuse et amenés au niveau de la cellule rénale qui constitue le terminus de la voie de désassimilation cellulaire, celle au niveau de laquelle nous rejetons au dehors les produits les plus toxiques nés des différentes opérations cellulaires et ceux qui dérivent de la transformation ultime de nos aliments.

Cette bonne circulation est fonction de l'état de la cellule cardiaque, de son filet nerveux, de la cellule musculaire de l'artère et de son filet nerveux vaso-constricteur et vaso-dilatateur. Si le contenu est en rapport avec le contenant, la tension vasculaire sera moyenne, le débit de la circulation sera assuré et les cellules ne manqueront pas de matériaux ; le trajet de l'aller sera normal et celui du retour, non moins important, le sera également.

Or, cette cellule musculaire cardiaque, cette cellule nerveuse et cette cellule musculaire de la paroi artérielle travaillant s'usent, et nécessitent, pour leur contraction, un plasma contenant des matériaux utiles et utilisables; mais le sous-normal est un pauvre; pour une des raisons que nous étudierons dans un instant, son plasma ne contient pas la molécule alimentaire en quantité suffisante pour assurer le jeu régulier de ces cellules dont la raison d'être consiste à assurer la circulation, c'est-à-dire le transfert des matériaux. Leur circulation centrale et périphérique est donc faussée.

Questionnez ces sous-normaux ; ils vous diront qu'au moindre mouvement, au moindre effort, et même spontanément, ils palpitent et ressentent péniblement les tentatives que fait le cœur mou, flasque et atone, pour lutter contre le barrage périphérique. Le pouvoir de réserve de leur cœur est minime ; ils sont adaptés à un faible travail : leur rendement cardiaque est inférieur à la normale, et combien ils sont loin des prouesses que peuvent accomplir les normaux et certains sus-normaux !

Leur cœur est affolé, bat d'une façon désordonnée, ébranlant la paroi thoracique, et est responsable de ces douleurs névralgiques intercostales, de ces crises de douleurs du plexus cardiaque, de ces fausses angines de poitrine, qui ne reconnaissent d'autre origine qu'un nerf qui crie parce qu'il est mal nourri.

La circulation périphérique est mal assurée ; il y a déséquilibre du mécanisme vaso-moteur qui règle la circulation de la peau : ces malades se plaignent de refroidissement aux extrémités ; leurs mains et leurs pieds sont glacés ; d'autres ont des bouffées de chaleur au visage, des alternatives de pâleur et de congestion, des sensations de vertiges, des douleurs abdominales, avec sensation de refroidissement, de chair de poule constituant les crises vasculaires bien décrites par Pal, qui tiennent à un mélange de mauvaise nutrition des cellules nerveuses, par plasma appauvri ou par pollution du même liquide, due à une excrétion rénale rendue difficile.

Par suite de la pauvreté du plasma, la cellule cardio-artérielle est donc atone, frappée d'incapacité fonctionnelle. Son protoplasma peu et mal nourri ne peut plus faire les frais d'une bonne contraction, et non seulement cela est cause que tout le corps est en souffrance, puisque, dans une unité de temps, les cellules reçoivent moins de matériaux que chez le normal à circulation plus active, mais, de plus, les cellules souffrent, grâce à la pollution du plasma dont est rendue également responsable la cellule vasculaire, puisque, dans la même unité de temps, il y a moins de déchets amenés à la cellule rénale.

Par suite de son importance et de ses connexions avec le système vasculaire, il nous faut associer la cellule rénale à la cellule vasculaire. En étudiant plus en détail l'excrétion rénale et la densité des urines, nous verrons que l'épuration de l'organisme dépend :

1° De la qualité de la cellule rénale ;

2° De la bonne régularité de la circulation, c'est-à-dire d'une tension artérielle moyenne.

Toute hypotension, c'est-à-dire tout retard dans la circulation générale, gênera l'apport du sang au rein, et la quantité d'urine excrétée deviendra moindre. Or, il n'y a pas d'état normal possible si la diurèse est rendue difficile, gênée, impossible, du fait d'une tension vasculaire basse. Chez les sous-normaux, à part certaines conditions capables de faire naître une crise d'hypertension momentanée (nous les étudierons dans un chapitre spécial), la note dominante, c'est l'hypotension.

Ces tristes, ces neurasthéniques, ces découragés, ces affaiblis, ces dyspeptiques (car la plupart des sous-normaux sont des tarés du tube digestif; ainsi que nous le verrons, c'est la dyspepsie qui crée le plus souvent l'état sous-normal), par suite de leur plasma peu volumineux, par suite de la mauvaise nutrition de leurs cellules neuro-musculaires du système vasculaire, ont une circulation très ralentie, un cœur qui est mou, peu vigoureux, mal secondé par un muscle artériel lui-même atone, condition des plus favorables à une circulation irrégulière : et l'urine, qui est l'image du sang, reflète les qualités du plasma.

Ces malades ont une faible densité le matin, par suite de la molécule albuminoïde mal amenée à l'état d'urée, du fait de l'aération insuffisante et du travail musculaire insignifiant. Parfois, au contraire, leur densité du matin est très élevée, avec urines rares, hautes en couleur, due à une dépuration urinaire insuffisante, du fait de leur hypotension artérielle et d'autres causes variables (ration liquide faible, diarrhée matinale, etc.).

En général, ces malades sont des hypo-azoturiques, à température axillaire basse. La vitalité dépendant d'une bonne tension artérielle qui assure une circulation périphérique rapide, et le calorique naissant par suite du travail cellulaire, spécialement du travail musculaire, et ce dernier étant si peu accusé chez les sous-normaux, vous ne serez pas étonné de constater.

chez ces malades, une température basse, une tendance aux refroidissements, une excrétion d'urée pauvre.

Ce n'est que dans des cas spéciaux que vous relèverez dans leurs urines des matières étrangères à ce milieu, de l'albumine notamment, due parfois à des troubles vaso-moteurs du rein, ou de l'albumine due à une lésion organique de la cellule rénale et de sa trame conjonctive, chez les sous-normaux âgés surtout.

Pauvreté de la nutrition des cellules et pollution du plasma sont les deux conséquences d'une circulation ralentie, d'un état d'hypotension qui, dans une unité de temps, amène moins de matériaux à la cellule et moins de déchets à la voie rénale.

En vous rapportant quelques observations de mes malades rangés dans la classe des sous-normaux, il me sera facile de vous signaler la plupart des symptômes qui relèvent de cette mauvaise nutrition cellulaire due à la pauvreté du plasma et à sa pollution.

Terminons cette rapide nomenclature des symptômes les plus fréquemment observés chez les sous-normaux, par l'étude de la cellule digestive qui est le plus souvent cause de l'état sous-normal et qui secondairement, à son tour, en subit les effets nocifs.

La cellule digestive a pour but de préparer la molécule alimentaire qui est la matière brute représentée par la molécule albuminoïde, hydrocarbonée, grasse, minérale et aqueuse. Toutes ces substances ne peuvent être directement incorporées à la cellule, sans avoir subi au préalable un travail d'élaboration des plus complexes au niveau de la traversée du tube digestif. Ultérieurement nous verrons dans quelle mesure cette cellule digestive est responsable de l'état sous-normal, et par quel mécanisme elle le réalise.

Pour le moment, sans nous préoccuper de ce point, il nous faut envisager sous quelle apparence se présente le tube digestif chez nos sous-normaux confirmés. Or, si nous démembrons cette cellule digestive, ainsi que nous l'avons fait pour tous les autres organes, nous la voyons composée d'une cellule musculaire et d'une cellule glandulaire, pourvues toutes deux d'un filet nerveux et de leur système vasculaire représenté par une artériole et une veinule. La plupart des symptômes que présentent ces malades pivotent autour d'une insuffisance musculaire et d'une insuffisance glandulaire qui est le résultat d'un plasma lui-même insuffisant, souvent pollué, d'une circulation ralentie et d'un stimulus nerveux irrégulier, pauvre, de mauvaise qualité.

Cette cellule musculaire de la vie végétative a pour mission de faire cheminer de haut en bas la molécule alimentaire, afin de permettre aux sucs glandulaires de faire subir à cette dernière les modifications capables de la rendre apte à être absorbée par la muqueuse intestinale, et secondairement à être acceptée par les différentes cellules à laquelle elle est destinée.

Or cette insuffisance musculaire est cause que le muscle stomacal est atone, sa contractilité est faible, la molécule alimentaire aura tendance à stagner à ce niveau, et comme, d'autre part, pour les raisons indiquées plus haut, la cellule glandulaire fait un mauvais travail, par stimulus nerveux affaibli et circulation ralentie, il en résulte un suc gastrique de qualité inférieure qui n'a plus cette puissance digestive nécessaire pour amener la digestion de la molécule albuminoïde et secondairement la digestion pancréatique et biliaire.

Pauvreté de suc gastrique, insuffisance de la contraction du muscle stomacal, telles sont les deux notes dominantes de la digestion gastrique des sous-normaux, et qui se révèlent chez ces malades par une absence d'appétit, par une sensation de poids qui succède à la prise de tout aliment, par de la somnolence après le repas, par des éructations gazeuses accompagnées parfois d'un état nauséeux, tous symptômes qui sont dûs à une digestion ralentie, — le malade conservant un état de gêne, de malaise jusqu'à une heure tardive, au moment où le bol alimentaire a fini péniblement par franchir l'anneau pylorique pour gagner l'intestin.

Vous avez reconnu là la plupart des symptômes qui sont décrits dans nos classiques, sous le nom de dyspepsie hyposthénique ou hypochlorhydrique et de dyspepsie par fermentation et stase gastrique. Relisez ces chapitres et vous compléterez ces quelques données que je ne fais que vous signaler, ne pouvant insister davantage, afin de ne pas donner trop d'ampleur à ce travail.

Au niveau du segment intestinal, la molécule alimentaire continue à subir les transformations indispensables à son absorption et à son assimilation, par les ferments biliaire, pancréatique et intestinal. Ces sécrétions, ainsi qu'on le sait depuis les travaux de Pawlow, surtout celle de la cellule pancréatique, la plus importante de beaucoup, sont réglées par la sécrétion gastrique dont elles dépendent. Suivant le degré d'acidité du chyme qui franchit l'anneau pylorique, la muqueuse intestinale sécrète une substance découverte par Starling, la sécrétine, qui pénètre par voie musculaire et va impressionner la cellule pancréatique qui répond par une sécrétion adéquate aux besoins de la digestion.

Tous ces phénomènes s'enchaînent, se tiennent dans une certaine mesure. Or, chez certains sous-normaux, toute sécrétion glandulaire est faussée, troublée, par stimulus nerveux insuffisant, par circulation ralentie et par pauvreté des matériaux amenés au contact de la cellule glandulaire ; il en résulte des troubles de la digestion intestinale, caractérisés par du retard de la digestion et ici encore le muscle intestinal, atone, a peu de tendance à faire progresser la molécule alimentaire de haut en bas.

Insuffisance des ferments, atonie du muscle, ce sont les deux conditions les plus favorables à la stagnation de la molécule alimentaire qui constitue un excellent milieu de culture pour cette flore intestinale dont le démembrement a été tenté par tant de chercheurs, notamment par Charrin qui nous a donné une bonne monographie sur les poisons du tube digestif. Leur nombre est infini ; si, dans une certaine mesure, ils sont utiles et peuvent aider à la digestion, le plus souvent ils sont nocifs, et la molécule albuminoïde surtout leur fournit un milieu des plus favorables à leur développement. La molécule hydro-carbonée, insuffisamment et mal préparée, subira des phénomènes de fermentation, avec production de gaz.

Pesanteur abdominale, gargouillements, tension douloureuse des parois du ventre, palpitations, sensation d'oppression, d'étouffement, par refoulement du diaphragme et gêne du travail du cœur, éructations, douleurs de siège et d'intensité variable, phénomènes réflexes à distance, phénomènes toxiques possibles, tels sont les symptômes les plus fréquents et les plus caractéristiques de cet état d'atonie neuro-musculo-glandulaire du tube digestif.

Cette atonie par cellule musculaire pâle, peu nourrie, par stimulus nerveux appauvri, par circulation ralentie, est cause

que la plupart des sous-normaux sont des constipés. La molécule alimentaire inutile et inutilisable stagne sur place, a peu
de tendance à gagner l'ampoule rectale ; elle impressionne peu
les nerfs de cette région et fait difficilement naître le réflexe
de la défécation. Les muscles de la vie volontaire, eux-mêmes
flasques et mous, ne viennent pas, par le phénomène de l'effort,
faciliter la selle quotidienne régulière qui est la caractéristique de l'état normal.

Ces malades sont donc constipés par atonie intestinale,
sujets à des poussées d'hémorroïdes, par le mécanisme de la
stase veineuse due au manque d'exercice et à l'insuffisance de
la respiration. De temps à autre à cette constipation opiniâtre,
tenace, succèdent des débâcles de diarrhée fétide, de durée
variable, accompagnée d'expulsion de gaz, de mucosités, de
glaires, et parfois se dessine le tableau de l'entérite membraneuse, avec sa symptomatologie si caractéristique.

Ces diarrhées reconnaissent pour cause une protestation du
milieu intérieur, amenée par des phénomènes de fermentation
et de putréfaction trop accentués ; elles sont sous la dépendance
d'une molécule alimentaire qui n'a pas subi l'action modificatrice
indispensable des sucs digestifs. Il y a révolte du muscle
intestinal qui se réveille de sa torpeur, stimulé par le système
nerveux, tellement impressionné par ces déchets nocifs, qu'il
en résulte une diarrhée libératrice.

Alternatives de constipation et de diarrhée, avec selles et gaz
fétides, telle est la note dominante du fonctionnement du gros
intestin chez les sous-normaux.

En résumé, le sous-normal a un mauvais estomac, je veux
dire de mauvaises machines. Examinez les différents segments
de cette grande galerie qui s'étend de la bouche à l'anus et qui
comprend, de plus, les glandes accessoires qui y sont annexées,
le pancréas et surtout le foie, et vous y relèverez des symptômes
qui, pour la plupart, témoignent d'une activité cellulaire irrégulière, mais surtout insuffisante.

L'insuffisance est la note dominante, et il ne peut en être
autrement, puisque les matériaux d'apport sont eux-mêmes
insuffisants ; forcément le rendement doit être inférieur chez
ces malades qui incarnent la misère physiologique. Les
conditions mêmes de la vie sont mesurées chez eux : la molécule
d'oxygène leur est comptée par insuffisance respiratoire, d'où

résulte un globule rouge pauvre en hémoglobine ; comme conséquence, nous trouvons des oxydations incomplètes ; la molécule alimentaire totale est amenée en quantité insuffisante à la cellule, pour des raisons que nous étudierons dans un instant. De plus, cette molécule est souvent présentée à la cellule accompagnée de corps anormaux qui polluent le plasma et qui sont la conséquence d'une mauvaise excrétion rénale, due à une hypotension vasculaire.

Ajoutez à cela une circulation qui, dans une unité de temps, amène peu de matériaux à la cellule et, de plus, un stimulus nerveux notoirement insuffisant, et vous aurez réunies toutes les causes qui expliquent pourquoi votre malade est sous-normal, ayant un poids de plusieurs kilogrammes au-dessous de celui qu'il devrait avoir.

Tous les autres symptômes étudiés précédemment ne se rencontrent pas chez tous les sous-normaux. De même que leur poids varie, de même les symptômes multiples qui caractérisent l'état sous-normal ne se rencontrent pas avec la même constance et la même intensité chez tous. Chacun a son cachet clinique, a sa signature propre qu'il doit à sa structure intime, à son S, au milieu dans lequel il évolue, et qui comprend son aération, sa nourriture et la façon dont il peut encore assimiler cette molécule alimentaire et l'amener à un état où elle puisse être acceptée par la cellule rénale.

Rappelez-vous seulement que le fait d'être sous-normal implique que le sujet a une nourriture qui n'est pas en rapport avec ses dépenses. Ce qu'il assimile (je ne dis pas ce qu'il mange, car ingérer et digérer ne sont pas synonymes), ce qu'il assimile, dis-je, ne suffit pas à assurer sa dépense physique et à maintenir sa température interne à 37° C. Il représente une machine industrielle qui a été construite pour faire dix millions, je suppose, mais qui n'en fait que sept. Il ne fournit pas la mesure de travail pour laquelle il avait été créé ; c'est un insuffisant et son état d'insuffisance est caractérisé, encore une fois, non seulement par son poids qui est au-dessous de la normale, mais aussi par certains stigmates que nous avons appris à connaître et qui sont surtout la fatigue, la douleur, sous une modalité quelconque, et les phénomènes que nous avons relevés au niveau de ses organes d'assimilation (tube digestif) et de ses organes de désassimilation (le rein en particulier).

Ces symptômes ne sont pas les seuls que nous puissions rencontrer chez les sous-normaux; il y en a d'autres qui relèvent des phénomènes de suppléance et de rétention et que nous étudierons dans un chapitre spécial, afin de les opposer aux mêmes symptômes des sus-normaux.

Maintenant que nous connaissons les allures cliniques sous lesquelles se présente le sous-normal, tâchons d'entrer plus complètement dans notre sujet, afin de saisir, si cela est possible, la *cause* qui est à l'origine de cet état anormal. Jusqu'ici nous n'avons fait que relever les différents symptômes par lesquels se caractérise l'état sous-normal, et pour les faire disparaître, il nous faudrait faire de la médication symptomatique, qui peut, dans certains cas, être utile, mais qui serait totalement impuissante à guérir le malade.

Tâcher de débarrasser un sous-normal qui est fatigué par des injections de strychnine, de guérir une algie par un analgésique, une hémorroïde par un suppositoire astringent et une douleur d'estomac par un cachet de saturation, sont des utopies indignes d'un clinicien de quelque expérience, et la médication symptomatique doit céder le pas à la médication causale.

Tout sous-normal l'est devenu par une cause, il n'y a pas à en douter. C'est un sujet insuffisamment nourri : voilà le péril alimentaire chez cette catégorie de malades. Pourquoi est-il insuffisamment nourri ? tel est le problème qu'il nous faut, de toute nécessité, tâcher de résoudre.

Auparavant, voyons quel est l'avenir des sous-normaux.

Nous connaissons leur présent, caractérisé, ainsi que nous l'avons surabondamment prouvé, par un état d'insuffisance cellulaire qui se traduit, dans chaque organe, par de la fatigue. Ce sont des malades qui manquent de ton et de muscles, et il n'est pas un de leurs organes qui ne soit au-dessous de la moyenne; ils sont atteints de misère physiologique, leur pouvoir de résistance est faible.

Chez ces souffreteux, ces amaigris, il n'est donc pas étonnant que toutes les causes secondes (fatigue, surmenage, refroidissement, chocs moraux, infections diverses, trouvent la place si peu défendue, des phagocytes si peu résistants et un système nerveux si atone, qu'elles ne fassent aisément pencher la balance du côté de la maladie et déterminent un paroxysme dont la *localisation*, la *durée*, l'*intensité* et les *suites* dépendront de la structure héréditaire et acquise de chaque organe. L'un fera une crise de neurasthénie qui viendra accentuer son état de déchéance ; un deuxième, prédisposé par hérédité, à poitrine étroite, aux sommets peu ventilés, versera dans la tuberculose ; un troisième, à l'occasion de fatigues, de marches forcées, fera une infection typhique.

Il est inutile de pousser plus loin cette nomenclature que vous révélera la clinique, en faisant défiler devant vous tous les désordres capables de frapper les sous-normaux ; désordres, je le répète une dernière fois, dus à des causes secondes qui agissent sur un terrain d'infériorité notoire, par suite d'un plasma appauvri qui dépend d'une alimentation insuffisante, ou mieux d'une assimilation insuffisante. Voilà le péril alimentaire chez cette catégorie nombreuse et intéressante de malades.

Pourtant, ces faibles, ces sous-normaux, à l'aspect souvent étique, payant si peu de mine qu'on les croirait capables d'être renversés par le moindre souffle et qui semblent voués à une mort très prochaine, résistent à l'usure des ans souvent bien mieux que les sus-normaux. En étudiant le mécanisme de la mort chez ces derniers, nous vous expliquerons ce paradoxe qui est dû à ce que la mort, saufaccident, relève, dans l'immense majorité des cas, de la faillite des émonctoires et, secondairement, de celle du cœur.

Or nos sous-normaux sont avares : consommant peu, assimilant peu, ils ont naturellement peu de déchets, et leurs cellules rénales, à moins de défectuosité héréditaire, tiennent plus longtemps que celles des sus-normaux qui travaillent jour et nuit afin d'excréter les déchets ultimes des aliments azotés, spécialement l'urée, l'acide urique, les composés xanthiques et d'autres corps ternaires et aromatiques, sans compter les principes anormaux : albumines diverses et glucose.

A l'exception des normaux anormaux, de ces malades dont la consommation albuminoïde est exagérée et qui, au même titre que les sus-normaux, sont exposés, aux accidents de rétention et d'usure rénale, les sous-normaux, avec leur apparence chétive, leurs muscles émaciés et leur teint jaune cireux, s'acheminent à petits pas vers la vieillesse, et c'est parmi eux, ainsi que cela a été établi par les statistiques de Humphry, que se recrutent les centenaires.

Juste compensation d'une existence de misères de toutes sortes ; mais ce n'est qu'un pis-aller. Vivre jusqu'à 90 ans, torturé de désordres multiples, n'est plus vivre, et je n'aurais pas entrepris cette étude si je ne pensais qu'une verte vieillesse pouvait être réservée à des anormaux qui devraient jouir du repos éternel après avoir mené une existence active, émaillée d'un minimum de souffrance.

CHAPITRE V

ÉTIOLOGIE DES ÉTATS SOUS-NORMAUX

La cellule, ainsi que nous l'avons maintes fois répété, est fixe ; c'est un bloc de protoplasma différencié dont la fonction est variable pour chaque organe. A cette cellule aboutit une artériole qui lui porte ses matériaux et une veine qui la débarrasse de ses déchets. Un filet nerveux se distribue dans la paroi du vaisseau qui lui porte ses matériaux, réglant l'apport par une vaso-dilatation variable d'après l'état d'activité de la cellule. Enfin, ce plasma, qui arrive à la cellule par l'intermédiaire de la voie vasculaire, se répand, en quelque sorte, dans le lac péri-cellulaire, et, grâce à des phénomènes d'osmose, les échanges ont lieu entre la cellule et le liquide nourricier. Il faut donc que les conditions de ce dernier soient susceptibles de se prêter à ces phénomènes d'endosmose et d'exosmose, afin que la cellule puisse prendre ce dont elle a besoin et rejeter au dehors ses excréta.

Si toutes ces opérations ont lieu normalement, la cellule fonctionnera sans protestation et fournira un travail utile en rapport avec les besoins stricts de l'organisme, en tant que calorique et énergie, et le protoplasma se régénérera en proportion de ce qu'il aura dépensé.

Le travail cellulaire dépend donc de l'aliment ; mais celui-ci, c'est la matière brute, et, tel qu'il nous est livré par la nature, il est inassimilable par la cellule : nous devons lui faire subir certaines préparations culinaires et le transformer par des ferments spéciaux, afin de l'amener à un état tel qu'il puisse être incorporé par la cellule. C'est le travail réservé au tractus digestif et aux innombrables glandes qui lui sont annexées.

Voyons maintenant quelles sont les causes principales capables de rendre un adulte sous-normal. Il est bien entendu que je ne prétends pas, dans une étude de ce genre, vous présenter tous les types cliniques susceptibles d'être rencontrés au cours de votre pratique ; ma prétention est plus modeste ; je veux simplement vous mettre en garde contre deux périls menaçants : l'*insuffisance* de l'alimentation et l'alimentation *exagérée*, vous expliquer leurs causes, vous faire toucher du doigt leurs symptômes principaux et les dangers auxquels sont exposés les sujets mal nourris ou trop nourris. Quelques exemples bien choisis graveront ces types dans votre mémoire, et, à l'occasion, il vous sera facile, aidé de votre sens clinique, de votre jugement et de votre expérience personnelle, de compléter ce que j'aurai laissé dans l'ombre, afin de ne pas donner trop d'ampleur à ce travail.

Tout sujet adulte reconnu sous-normal doit cet état à un apport alimentaire insuffisant qui n'est pas adéquat à ses besoins calorifique et énergétique, soit que la molécule alimentaire qu'il puise dans le monde végétal et animal représenté par les matières albuminoïde, grasse, hydrocarbonée, minérale et aqueuse, se trouve vraiment en trop petite quantité, soit que ces matériaux soient suffisants, mais que le sujet ne dispose pas de machines assez parfaites pour amener cette molécule alimentaire à un état où elle puisse être acceptée par la cellule. Dans les deux cas, le résultat est identique ; la cellule est insuffisamment nourrie, et la conséquence forcée est l'état sous-normal.

Le sous-normal par alimentation insuffisante, avec bonnes machines, bon système nerveux et voie d'excrétion rénale normale, est tout à faite xceptionnel, et je puis vous donner l'assurance que, dans la société actuelle, il y a très peu de gens qui meurent de faim. Je ne nie pas que le fait puisse exister dans la classe pauvre où il arrive assez souvent que la juste proportion de matières alimentaires ne soit pas observée par suite de la misère, de la mauvaise qualité des aliments et d'une proportion trop abondante de la molécule de l'aliment ternaire par rapport à celle de l'aliment albuminoïde, ou *vice versa*, mais, dans l'immense majorité des cas, l'état sous-normal est entretenu par une aération insuffisante, par un état d'hypotension vasculaire dépendant de préoccupations morales, de tristesse, de chagrins, de travaux pénibles, de surmenage de toutes sortes, et surtout par un tube digestif fonctionnant mal.

Vous rencontrerez certainement, au cours de votre pratique,

des miséreux, des déclassés, des besogneux, qui sont des sous-normaux par alimentation insuffisante, mais, je le répète, ils sont rares, et, en tout cas, dans la classe aisée, cette variété est *inconnue*, — je souligne, inconnue, — et le sous-normal doit son apparence chétive, misérable, frêle, et tous les symptômes d'insuffisance nerveuse et musculaire qu'il présente, à une alimentation non pas trop pauvre, mais *exagérée*, à une alimentation qui est hors de proportion avec ses capacités digestives, et, ainsi que nous le verrons ultérieurement, ces sous-normaux engraissent et voient disparaître la plupart de leurs désordres fonctionnels, non pas en corsant leur ration, mais en la restreignant. Nous en avons eu la preuve dernièrement lorsqu'a été érigée cette méthode thérapeutique néfaste : le traitement de la tuberculose par la suralimentation. Si nous avons vu des sujets gagner du poids, nous en avons vu beaucoup d'autres qui, peu de temps après, maigrissaient, devenaient des sous-normaux par estomac forcé, par asystolie du tube digestif.

Jamais on ne se fera une idée approximative de la petite quantité de matériaux qu'il faut pour entretenir l'existence d'un adulte dont la période d'accroissement est terminée, vivant dans un pays tempéré et se dépensant peu. Il faut s'être attelé à la besogne difficile de faire maigrir un obèse, sans recourir à une dépense physique exagérée, par la stricte limitation du régime alimentaire, pour se rendre compte combien, chez un sujet dont le *tube digestif est sain*, il faut peu pour maintenir le poids stationnaire. Nous aurons occasion de revenir sur ce point en étudiant nos sus-normaux. Je voulais seulement vous mettre en garde contre cette croyance si répandue et si fausse, de l'état sous-normal par alimentation insuffisante. Dans ma clientèle aisée, je n'ai jamais rencontré ce type ; par contre, il me serait facile de vous citer des douzaines de sous-normaux qui le sont devenus et qui sont restés tels par alimentation exagérée.

La première question qu'il vous faut poser à un sous-normal est celle-ci : Avez-vous toujours été maigre ? Si sa réponse est positive, il s'agit d'un sous-normal de cause ancienne et son historique permettra de savoir si c'est par hérédité ou par un tube digestif en état d'infériorité par une des causes que nous étudierons dans un instant.

Si le malade nous dit qu'il a perdu du poids depuis peu de temps, nous devons nous enquérir si sa ration alimentaire est identique, comme qualité et comme quantité, à celle qu'il avait précédemment.

Voici, par exemple, une jeune fille dont je connaissais le poids, 66 kilogrammes. Je l'avais pesée le 16 février 1907 ; elle me revient le 16 avril, pesant 63 kilos ; mais, en la questionnant, j'apprends que cette perte de poids est due à une alimentation insuffisante qu'elle s'est imposée au cours d'un carême. Pendant quarante jours, elle s'est contentée d'une tasse de café noir, non sucré, le matin ; d'un déjeuner assez copieux, sans dessert, d'une petite tasse de thé clair avec deux cuillerées à bouche de lait, à trois heures, et d'un dîner composé de 200 grammes de pain et de deux légumes, sans dessert. Malgré cette alimentation restreinte, elle a continué, comme par le passé, à se dépenser beaucoup physiquement, et, ses recettes étant certainement inférieures à ses dépenses, elle a maigri : elle est devenue sous-normale, mais volontairement. Il lui a suffi de revenir à son alimentation antérieure, de sucrer son café, de prendre du dessert ; en un mot, d'augmenter sa ration hydrocarbonée, pour que la balance, trois mois après, ait accusé de nouveau 66 kilogrammes. Voilà un type de sous-normal par restriction alimentaire volontaire.

Par contre, il vous arrivera très souvent d'entendre votre sous-normal vous dire qu'il a perdu du poids régulièrement depuis un certain nombre de mois ou d'années, bien qu'il ne dépense pas plus physiquement, et non seulement il n'a pas diminué son alimentation, mais, se sentant affaibli, il a suivi le conseil de ses proches et il a corsé sa ration qu'il estime de beaucoup supérieure à celle qu'il avait antérieurement. En un mot, ses dépenses sont les mêmes et, quoique ayant augmenté ses recettes, il continue à être sous-normal.

Voilà un des problèmes qui se présenteront constamment à votre observation et il vous incombe de le résoudre.

Le plus souvent, dans la majorité des cas, le sous-normal a à sa disposition la matière brute ; la molécule alimentaire ne lui fait pas défaut, mais pour des raisons que nous énumérerons dans un instant, par suite d'un vice de fonctionnement des machines préposées à la modifier, elle n'est pas amenée à un état où elle puisse être acceptée par la cellule, et, de ce fait, étant inutilisable, il y a insuffisance de matériaux alimentaires, et, comme conséquence, l'état sous-normal.

Dans les premiers jours de novembre 1905, je suis consulté par M. B., âgé de trente-neuf ans, qui se plaint de souffrir de la tête et d'éprouver des sensations pénibles aux jambes, qui sont douloureuses et faibles.

Il n'y a qu'à le regarder pour se rendre compte qu'il s'agit d'un sous-normal. Il est pâle, blafard, et nous dit qu'il y a cinq ans il pesait 60 kilogrammes, alors qu'actuellement son poids est de 50 kilogrammes. Il a une taille de 1ᵐ,60. L'est-il par surmenage physique? Non; c'est un employé de bureau, assis toute la journée, ne se dépensant nullement, au point de vue musculaire.

Est-il sous-normal par ration alimentaire insuffisante? Il est difficile de l'admettre, attendu que le matin, à son réveil, il prend une tasse de thé au lait; il déjeune à 8ʰ 30, d'un plat de viande, de riz et de légumes, et un dessert. A midi, il mange du pain et du beurre, prend une tasse de lait à 5 heures et, à 7ʰ30, un dîner plutôt copieux. Un verre d'eau à chaque repas. Pas d'alcool.

Aussitôt après le repas, il éprouve un ballonnement abdominal, avec gaz, et il est pris de somnolence. Vers midi, sensation indéfinissable à l'estomac, qui le force à prendre un peu de pain. Jamais de brûlures ni de douleurs aiguës. Il reconnaît être mieux à jeun qu'après avoir mangé. Le matin, bouche amère.

Son appétit est très capricieux; il a rarement faim, mange pour se soutenir et pour prendre des forces. C'est un type de dyspepsie atonique, d'insuffisance gastrique avec fermentation.

Sa ration, par assimilation défectueuse, est notoirement insuffisante, et nous en avons la preuve par son poids, puisqu'il est sous-normal et qu'il ne l'est pas par surmenage physique.

Son plasma contient les matériaux de travail et de réparation en quantité insuffisante; aussi a-t-il de l'instabilité nerveuse et musculaire. Il représente une machine qui ne fournit pas la mesure de travail qu'elle pourrait donner.

Le système nerveux, mal nourri, traduit sa souffrance par du vide cérébral, des vertiges, de l'amnésie, de l'irritabilité de caractère. Les piles sont mal chargées; aussi le stimulus général émané des neurones est-il insuffisant, d'où état d'atonie gastro-intestinale.

Sommeil bon, mais réveil pénible. La fatigue se dissipe après le mouvement, mais revient plus accablante l'après-midi. Le moindre effort, la plus petite dépense physique est suivie d'une grande lassitude.

A la suite de cet appauvrissement du plasma, le muscle cardiaque devient faible ; le système vaso-moteur est insuffisant et instable ; la circulation est irrégulière, peu active, d'où nutrition ralentie, d'où épuration défectueuse. Les palpitations du malade, ses mains et ses pieds glacés, témoignent de sa mauvaise circulation.

Le malade est en instance de crise de neurasthénie ; il est indifférent, découragé, et il suffirait d'une cause seconde insignifiante pour en faire un type complet de la maladie de Beard.

L'examen détaillé du malade est négatif : je relève seulement des réflexes rotuliens exagérés, un état saburral de la langue et un foie très petit. Pas d'albumine dans les urines, qui sont plutôt rares et denses le matin, au réveil, par hypotension artérielle.

Je démontre au malade que tous ses désordres tiennent à un plasma trop pauvre, provenant non pas d'une alimentation insuffisante, mais d'un tube digestif fonctionnant mal et n'amenant pas la molécule alimentaire à un état où elle soit acceptée par la cellule. En un mot, je lui persuade qu'il vaut mieux manger moins (quitte à maigrir au début de la cure), mais mieux assimiler, que de surcharger son estomac à toute heure avec des aliments qui stagnent dans la poche stomacale, subissant des phénomènes de putréfaction et de fermentation. Je lui démontre la nécessité impérieuse de développer la sensation de la faim, qui seule est capable d'amorcer une bonne digestion stomacale et, secondairement, une bonne digestion pancréatique et biliaire.

Je le revois six mois après. Pendant le premier mois, il avait un peu maigri, se sentait plus découragé, mais confiant dans ce que je lui avais dit, il persévéra ; peu à peu la plupart de ses désordres disparurent, et son poids s'éleva à 57 kilogrammes. Il se sentait dispos le matin, dormait bien, mangeait avec plaisir et n'éprouvait plus aucune sensation anormale du côté de l'estomac. Ce résultat, il l'avait obtenu en diminuant sa ration d'un tiers.

Le matin, au réveil, un verre d'eau chaude.

A 8ʰ30, un plat de viande grillée, du pain et de la compote de fruit.

A 1 heure, pain et compote.

A 4ʰ30, tasse de thé clair, sans lait.

A 7 heures, deux œufs, un légume vert, une compote, pain. Suppression du riz.

A la fin de chaque repas, un verre d'eau.

Grâce à ce régime restreint, la sensation de faim a reparu, la digestion stomacale acide a été plus complète, amorçant secondairement les sécrétions des glandes qui déversent leur contenu dans l'intestin : j'ai cité le suc pancréatique et la bile. La molécule alimentaire a suivi son cycle complet, et le plasma, mieux préparé, mieux élaboré, a porté aux cellules les matériaux dont elles avaient besoin. Tous les phénomènes nerveux ont disparu ; la circulation s'est régularisée, la tension vasculaire est redevenue normale, et le malade n'a plus cette apparence souffreteuse et chétive qu'il présentait lors de sa première visite.

Ce sous-normal par alimentation exagérée, ayant adapté sa ration à ses besoins et à sa capacité digestive, s'est rapproché de l'état normal. S'il a pu obtenir ce résultat en quelques mois, il est évident qu'il a toutes les chances de maintenir son état de santé, à la condition absolue de s'astreindre à une hygiène raisonnable et de compter avec ses machines qui sont faibles et qui refuseront le service si on leur demande un travail exagéré.

Voici également l'observation d'un jeune homme de vingt-trois ans que je vis la première fois, le 13 février 1907. Il est amaigri, souffre de douleurs de tête, a un teint jaune ; il est triste, découragé, fuit la société et a des vertiges fréquents.

Sommeil lourd, cauchemars et rêves. Le matin, fatigue extrême, aucun courage, ne se sent pas, est brisé de partout. Fatigue des reins, palpitations, essoufflement, mains froides et engourdissement des extrémité.

Bouche très amère le matin. Pas d'appétit. Après les repas, sensation d'étouffement, constipation alternant tous les deux ou trois jours avec selle fétide et liquide.

Cet état dure depuis trois ans. C'est un sous-normal, non pas par dépense physique exagérée : c'est un employé de banque qui ne fait pas 3 kilomètres par semaine. Ses parents, effrayés de son changement, le poussent à consommer des aliments fortifiants, et bien qu'il n'ait pas faim, on le force à prendre, le matin, au réveil, une grande tasse de thé au lait ;

A 8ʰ30, avant de se rendre à son bureau, un plat de viande, deux œufs, du riz et un dessert ;

A 1 heure, trois croissants beurrés et du fromage ;

A 4ʰ30, thé au lait, pain et beurre ;

Au dîner, repas copieux, comme le déjeuner.

Ses aliments sont pris à la hâte, sans faim, mal mastiqués, noyés par de grandes quantités d'eau, très rapprochés les uns des autres, et en trop grande abondance pour un homme vivant dans un pays chaud et ne faisant aucun exercice : par conséquent, un sujet dont la dépense calorifique et d'énergie est quasi nulle.

Résultat : extraction mauvaise, absorption de produits mal travaillés, mal digérés, accompagnés de produits de putréfaction et de fermentation (je vous fais grâce de leur nomenclature, vous renvoyant à la monographie de Charrin sur les poisons du tube digestif), d'où mauvaise assimilation, amaigrissement et troubles fonctionnels de toutes sortes, dépendant d'un plasma vicié et pollué.

Ici encore, cellules en état d'inanition, non pas par alimentation insuffisante, mais par tube digestif en état d'infériorité.

Je recommande au malade de manger lentement et de restreindre la quantité totale d'aliments, afin d'éprouver la sensation de la faim, indispensable à une bonne digestion. Je le soumets à une ration liquide totale de cinq verres d'eau, pris au réveil, un verre avant les repas et à la fin de chaque repas, et je lui conseille de s'en tenir à deux repas et une légère collation.

A chaque repas, un plat de viande ou deux œufs, un légume et un dessert. Pain grillé.

Suppression du riz.

Je revois le malade quatre mois après : il est transformé, il a engraissé de 4 livres, se sent plus fort. Du fait de son extraction meilleure, il a repris courage, dort mieux, n'est presque plus fatigué le matin. Bref, c'est un changement à vue obtenu sans aucun médicament, rien que par restriction du régime.

Il me serait facile de vous citer des douzaines d'observations plus ou moins calquées sur les précédentes, des observations de sous-normaux qui devaient leur état d'amaigrissement, de fatigue physique, d'instabilité nerveuse et musculaire et tous leurs autres symptômes uniquement à une alimentation trop abondante, de beaucoup supérieure à leurs besoins réels, et présentant tous les symptômes gastro-intestinaux qui se rapprochent du type atonique, de l'insuffisance du muscle et de la glande : le type hypochlorhydrique classique, avec ralentissement de la digestion stomacale, gaz et fermentation secondaires accompagnés de constipation et de crises de diarrhée.

Chez ces malades, ce qui domine, c'est la bouche amère, la langue saburrale et un dégoût prononcé pour la nourriture. Les sous-normaux, pour la plupart, vous diront qu'ils ont un appétit capricieux ; le plus souvent ils mangent sans aucun plaisir, prennent de la nourriture afin d'engraisser et de se sustenter, et imbus de cette idée fausse, partagée par tous les profanes, que plus on mange, mieux on se porte, ils accumulent dans leur estomac, à toute heure, toutes sortes d'aliments, et s'étonnent de ne pas engraisser, bien qu'ils mangent beaucoup.

Or, il suffit de se rapporter aux travaux de Pawlow, de Starling et de leurs élèves, pour comprendre pourquoi ces malades restent des sous-normaux, malgré la grande quantité d'aliments qu'ils consomment, on pourrait même dire qu'ils sont sous-normaux précisément parce qu'ils mangent trop.

Nous avons dit précédemment que la molécule alimentaire, telle qu'elle nous est livrée par le monde animal et végétal, est inassimilable par la cellule. Il lui faut subir certains artifices culinaires, certaines transformations et certaines opérations chimiques, par hydratation, réduction, oxydation, de la part des diastases ou ferments du tube digestif.

Si on peut suppléer à l'action d'une bonne mastication par une coction bien comprise ou une division mécanique de l'aliment, rien ne peut suppléer l'action des sucs digestifs, sans lesquels la molécule alimentaire stagnerait dans le tube digestif, à l'état de masse inerte, et serait expulsée par l'intestin, sans avoir été absorbée.

Les sucs digestifs sont donc indispensables à la digestion et à l'assimilation. Le mécanisme de leur sécrétion a été étudié par plusieurs physiologistes, mais ceux auxquels nous devons le plus grand nombre de notions utiles sont Pawlow, Bayliss, Starling, et Cannon.

Ces auteurs, au moyen de fistules œsophagiennes, stomacales et duodénales, pratiquées chez des chiens, ont étudié le mécanisme des sécrétions salivaire, gastrique, pancréatique, biliaire et intestinale. Ils ont démontré que pendant la mastication, et avant même de prendre l'aliment, s'il est bien présenté, s'il plaît à l'animal, si ce dernier a jeûné pendant quelque temps, le système nerveux central, par la voie des pneumogastriques, envoie aux glandes de l'estomac un stimulus qui amène la sécrétion d'un suc psychique, ainsi que l'appelle Pawlow. Ce premier suc gastrique agit sur l'aliment introduit dans l'estomac, et d'après sa nature et sa quantité à digérer, amène, par l'intervention des extrémités nerveuses de la muqueuse, la sécrétion d'un autre suc gastrique adapté au travail à accomplir.

Retenez l'importance de cette première sécrétion, la sécrétion psychique (d'origine centrale, n'ayant pas lieu si on coupe les nerfs pneumogastriques de l'animal), qui, dans une large mesure, tient sous sa dépendance la sécrétion du suc gastrique, acide par l'acide chlorhydrique et contenant un ferment spécial, la pepsine, dont l'action ne peut avoir lieu qu'en présence de l'acide chlorhydrique.

Après deux ou trois heures de contact avec le suc gastrique et le suc salivaire qui ont en quelque sorte amorcé la digestion, le travail stomacal est terminé, et le chyme, à la faveur des contractions musculaires de l'estomac, franchit l'ouverture pylorique déversant, dans le duodénum, des matières *acides* qui immédiatement développent, au contact de la muqueuse duodénale, une substance étudiée par Starling, la sécrétine, laquelle, absorbée par la circulation, va stimuler les sécrétions pancréatique et biliaire, amenant un flux de ces sécrétions destinées d'une part à neutraliser le chyme acide et d'autre part à parfaire la digestion des albuminoïdes, des matières ternaires, et à saponifier et à émulsionner les graisses.

Nous n'avons pas l'intention de poursuivre les modifications que font subir les sucs digestifs à la molécule alimentaire. Ce simple aperçu était destiné à faire comprendre l'importance du suc psychique, qui est, en quelque sorte, la phase initiale, et qui met en branle la succession des actes digestifs.

Ce suc psychique a une importance capitale, et il convient absolument que sa sécrétion soit parfaite afin d'amorcer la digestion gastrique et, secondairement, les sécrétions pancréatique et biliaire. Nous touchons ici de très près à l'influence du système nerveux sur les phénomènes de la digestion et de la nutrition, puisque de la digestion résulte l'assimilation, et de cette dernière, la bonne nutrition des cellules.

Une des conditions importantes pour amorcer la digestion gastrique, c'est un bon stimulus émané du cerveau ; cela a été démontré par Pawlow : la sécrétion gastrique est surtout développée chez le chien qui a jeûné, auquel on fait voir l'aliment. Le désir de manger, la vue de l'aliment, fait affluer le suc gastrique, alors que cette sécrétion est quasi nulle si on introduit, par la fistule stomacale, un aliment dans l'estomac, sans que l'animal s'en doute. Cela revient à dire que la faim est la meilleure sauce, et que l'on digère bien ce qu'on aime et ce qui flatte le palais.

J'aurai à revenir plus longuement sur ce point, que je veux dès maintenant mettre en relief : tout régime collectif est défectueux, attendu que, dans un tel régime, vous ne faites pas la part de la structure héréditaire du tube digestif du sujet, et vous méconnaissez ses habitudes, ses goûts personnels, qui ont plus de valeur que nos tables de régime soigneusement dressées, mais plus théoriques que pratiques.

La molécule alimentaire a été répandue à profusion dans le monde végétal et animal ; chacun est libre de choisir sa ration et de la composer à son choix, pourvu qu'elle lui apporte la quantité de calories nécessaire à ses besoins calorifiques et énergétiques. Ce qui est important, ce n'est donc pas la qualité, mais la *quantité* : je fais une restriction néanmoins sur la quantité, qui ne doit pas dépasser certaines limites, sous peine de fatiguer les émonctoires chargés d'excréter les déchets.

Si donc la matière brute est présentée au sujet, la condition essentielle pour qu'elle soit assimilée, c'est que le système nerveux soit apte à transmettre aux différents segments du tube digestif, glandes et muscles, un influx suffisant pour permettre à ces différentes parties d'accomplir leur travail. Sans influx nerveux central, pas de stimulus envoyé aux glandes, d'où stagnation de la molécule alimentaire dans l'estomac et l'intestin, et, secondairement, des phénomènes de fermentation, de putréfaction, avec absorption et assimilation défectueuse.

Le but de l'alimentation étant de faire du calorique et de produire de l'énergie, et, d'autre part, l'importance de la sécrétion du suc psychique de l'estomac pour amorcer la digestion pancréatique et biliaire étant démontrée, il est facile de pressentir que la digestion et l'assimilation seront d'autant plus parfaites que la sensation de la *vraie faim* sera bien développée.

Que signifie la sensation de la faim? C'est une sensation physiologique dont l'origine est complexe, mais qui, chez un individu sain d'esprit, résulte de l'appel, vers les tissus, de matériaux nécessaires pour leur réparation et leur fonctionnement. Le système nerveux, gardien vigilant, enregistre ces réflexes venus de partout et détermine cette sensation spéciale, *sui generis*, la faim. Ce besoin d'aliment est instinctif et atteint son plus haut degré d'intensité à la suite de maladies longues, la fièvre typhoïde notamment, où, au moment de la convalescence, le besoin de réparation atteint son apogée. L'on voit alors des malades pleurer en attendant l'heure tant désirée de la collation.

La sensation de faim, par le même mécanisme, doit faciliter la sécrétion du suc psychique, puisque cette sécrétion est quasi nécessaire à la digestion. Il en résulte qu'une condition utile à une bonne digestion, c'est d'avoir faim; et la faim étant un appel des cellules qui travaillent, cette sensation sera surtout développée chez les sujets qui se dépensent physiquement, qui ont besoin de matériaux pour produire de l'énergie, et chez ceux qui ont besoin de fabriquer du calorique pour se chauffer et se défendre contre la température ambiante.

Le froid, l'exercice et le travail sont donc les meilleurs apéritifs; gravez cela dans votre esprit, vous qui habitez un pays chaud et qui ne sortez jamais. Cela vous explique pourquoi la faim est médiocre chez les sédentaires, les inactifs, pendant la saison chaude surtout.

Or le sous-normal, ainsi que nous l'avons vu, a peu de tendance à se mouvoir, à se dépenser; il prétexte à tout instant sa fatigue; il n'est donc pas étonnant qu'il ne connaisse pas la vraie sensation de faim, et il en résulte une sécrétion psychique affaiblie qui explique sa mauvaise assimilation et son plasma peu apte à recharger ses cellules nerveuses. Le malheureux tourne dans un cercle vicieux; pour en sortir, c'est-à-dire pour guérir, il ne convient pas de le gorger de toniques et de le *suralimenter*. Il est nécessaire, par l'exercice gradué, progressif, sans fatigue, par un changement de milieu, si cela est réalisable, par un déplacement à une haute altitude et surtout par le *jeûne momentané*, de développer chez lui la sensation de la faim qui est le plus sûr garant que sa digestion et son assimilation seront meilleures. C'est, en quelque sorte, la cure de régénération, de rénovation de Guelpa, étudiée par cet auteur chez les diabétiques, dont nous avons vu plusieurs exemples. Nous n'en citerons que deux au chapitre *traitement*, et ils vous expliqueront comment, avec une ration réduite, l'on peut espérer amener à la normale un sous-normal.

De plus, le sujet, s'il veut avoir un bon suc psychique, doit laisser ses centres nerveux se recharger après chaque sollicitation. C'est la loi toujours vraie du repos qui doit succéder au travail. Il faut donc que les repas soient suffisamment espacés, afin que la pile cérébrale ait eu le temps de refaire du stimulus, afin que la cellule glandulaire ait également eu le temps d'assimiler les matériaux nécessaires à la production du ferment digestif.

Si le travail raisonnable, modéré, est nécessaire pour développer la sensation de la faim, par contre, les fatigues exagérées, le manque de sommeil, sont des plus néfastes, ainsi qu'en témoigne l'observation journalière. J'ai connu des jeunes gens, employés sur des propriétés sucrières, auxquels, pendant quelques mois, l'on demandait un supplément de travail, et chez lesquels le repos de la nuit était limité à trois et quatre heures de sommeil. Il en résulta une recharge défectueuse et insuffisante des cellules nerveuses, dont le débit était irrégulier et qui, par le mécanisme de l'hypotension vasculaire et de la viciation des sucs digestifs, étaient responsables de leur état sous-normal qui cessait après suppression de la cause.

Toute fatigue exagérée vicie le plasma par la pollution des déchets cellulaires non excrétés à temps ; toute fatigue cérébrale et physique gaspille l'énergie nerveuse, et tout acte digestif étant un acte vital avant d'être un acte chimique, le stimulus envoyé au muscle et aux glandes digestives est pauvre, faible, incapable de solliciter leur bon fonctionnement. Enfin, toute question de fatigue cellulaire mise à part, le stimulus nerveux peut être tout à fait annihilé à la suite d'une émotion, de frayeurs et d'autres phénomènes nerveux, chagrins, préoccupations de toutes sortes.

Qui ne connaît les relations si intimes du cerveau à l'estomac, nous expliquant ces amaigrissements rapides, ces états sous-normaux chez des malades faisant de mauvaises affaires, chez ceux qui ont éprouvé des revers de fortune, chez ceux qui ont perdu un être cher ! Non seulement ces malades ne peuvent manger, parce que la sensation de la faim est absente chez eux, mais mangeraient-ils, qu'ils seraient incapables d'assimiler la molécule alimentaire, et leur état sous-normal s'accentuera et se maintiendra jusqu'au jour où la *cause* qui inhibe leurs sécrétions digestives aura été supprimée, ou que le temps faisant son œuvre, ils s'y habituent.

Il y a trois ans, je terminai, vers 6ʰ30 de l'après-midi, un accouchement dont le cours avait été des plus réguliers. Avant de partir, à 8 heures, je fus invité à partager le dîner de famille ; le milieu était sus-normal, ce qui indique que la table était d'habitude bien garnie. Tout le monde était gai, la joie était peinte sur le visage de tous, et nous nous apprêtions à faire honneur à une poularde que découpait le maître de céans. Le fumet qu'elle répandait avait dû déjà faire couler dans nos estomacs ce fameux suc psychique de Pawlow, lorsque je fus mandé précipitamment pour me trouver en face d'une jeune femme exsangue, qui resta pendant une heure dans une situation des plus critiques, par suite d'une hémorragie interne effrayante. Ce fut une des plus grandes émotions de ma vie professionnelle ; mais, heureusement, des soins empressés et immédiats conjurèrent tout danger, et, à 10 heures, je me retrouvai à table, ayant perdu tout appétit. Je mangeai néanmoins un morceau avant de partir, mais toute sécrétion stomacale avait été annihilée ; je passai une mauvaise nuit, et moi, dont l'estomac est impeccable, je m'éveillai avec la bouche amère, un état nauséeux, une lourdeur insolite, témoin de ce repas qui avait séjourné dans mon estomac à l'état de masse inerte, non attaqué par un suc digestif absent, en tous cas défectueux.

Ces différentes causes cérébrales, capables de troubler la digestion et de rendre un sujet sous-normal malgré une alimentation suffisante ou exagérée, m'ont longuement arrêté dans mon travail sur les *Déséquilibrés du système nerveux* et elles peuvent être schématisées de la façon suivante :

Toute cellule qui travaille et s'use a besoin de matériaux ; ces derniers nous sont livrés par le monde végétal et animal dans un état inacceptable par nos cellules, à moins d'être modifiés par les sucs digestifs. Une fois élaborés et utilisables, il convient qu'ils soient transportés aux cellules, qui sont fixes, par la voie vasculaire, laquelle est également responsable de l'apport, aux cellules du rein, des déchets à excréter au dehors.

Nous avons vu l'importance du suc psychique pour amorcer la digestion stomacale, qui est en partie responsable des autres digestions pancréatique, biliaire et intestinale, et nous avons vu la supression de ce suc psychique chez l'animal auquel on a coupé les pneumogastriques ; nous connaissons les mêmes phénomènes d'inhibition de la sécrétion gastrique, par peur, frayeur, etc. ; nous avons montré l'importance du mouvement de descente du bol alimentaire, qui est l'œuvre de la cellule musculaire lisse du tube digestif, laquelle n'a de valeur que par le filet nerveux qui l'anime. Nous avons étudié, enfin, l'importance d'une bonne tension artérielle capable, dans une unité de temps, d'effectuer un transport régulier des matériaux à la cellule glandulaire d'où émane le ferment. Or, toute fatigue du système nerveux cérébral et médullaire, toute préoccupation, toute idée triste, tout surmenage cérébral, tout tracas réel ou imaginaire, tout phénomène d'idéation faussée, est capable de créer et d'entretenir l'état sous-normal, par le triple mécanisme :

1° De l'inhibition des sécrétions glandulaires, responsables des ferments, sans lesquels le digestion et l'assimilation sont impossibles ;

2° De l'état d'atonie du muscle :

3° De l'hypotension vasculaire qui ralentit la circulation.

Tout acte chimique, avons-nous dit, est auparavant un acte vital, et, malgré une alimentation des mieux choisies, des plus réparatrices, des plus substantielles, la jeune fille qui a un amour contrarié, le jeune homme qui a perdu de l'argent au cercle, la jeune femme qui n'a pas le bonheur domestique, le financier qui a des embarras d'argent, la jeune maman qui a perdu son enfant resteront sous-normaux aussi longtemps que leur cellule cérébrale fatiguée, épuisée, surmenée par les préoccupations de toutes sortes, n'enverra pas à tous les départements qu'elle commande ce stimulus de bonne qualité normale qui électrisera les muscles respiratoire, circulatoire et digestif, et ne déterminera pas cette faim de bon aloi qui indique que l'estomac est consentant et que la digestion et l'assimilation sont possibles.

Vous verrez des malades, des adultes, sous-normaux, chez lesquels je vous défie de faire naître la sensation de la faim, et chez lesquels, quoi que vous fassiez, la balance accusera une perte de poids, malgré vos injections de cacodylate de soude, vos jus de viande combinés à des mélanges savants, et en même temps néfastes, d'huile de foie de morue et de lécithine. Chez ces malades, le tube digestif est en souffrance par *cause centrale;* ces malades sont des sous-normaux par leur système cérébral; affirmez-le sans crainte de vous tromper et tâchez de gagner leur confiance. Comprenant enfin qu'ils ont été devinés malgré leurs réticences, ils avoueront la *cause* de leurs souffrances morales, et, à vous, il incombe de multiplier vos qualités de philosophe pour faire leur rééducation mentale, afin d'amoindrir, de diminuer et de supprimer la cause qui les torture et qui empêche la molécule alimentaire d'être digérée, absorbée, assimilée, utilisée.

Rappelez-vous donc que la cause qui entretient l'état sous-normal, dans l'immense majorité des cas, ne dépend pas, ainsi que le suppose le profane, d'une alimentation insuffisante, mais bien d'une alimentation suffisante qui n'est pas digérée, assimilée, soit par suite d'une cause centrale nerveuse viciant le stimulus nerveux nécessaire au travail des différentes pièces qui actionnent le tube digestif, soit par suite d'une cause locale, si je puis m'exprimer ainsi : mastication défectueuse par mauvaises dents; repas pris à la hâte, à des heures irrégulières, mangés avec précipitation ; aliments grossièrement préparés ; alimentation trop excitante ; ration liquide — eau et alcool — trop abondante, amenant une dilution nuisible par l'action des ferments : alimentation enfin en quantité exagérée, pas en rapport avec la puissance digestive du sujet, qui, par hérédité ou par maladies antérieures, est un *faible de l'estomac* et qui veut néammoins vivre sur le même pied que son voisin, le normal ou le sus-normal, doué de machines de meilleure marque.

Nous avons dû insister un peu longuement sur ces deux causes capables de rendre un sujet sous-normal, afin de bien nous pénétrer de leur importance, attendu que, si vous voulez faire œuvre utile, ce ne sera pas en augmentant la ration alimentaire du sujet : ce serait faire fausse route. Il vous faudra plutôt soigner le cerveau, faire la rééducation du système nerveux et enfin régler la quantité et la qualité de la molécule alimentaire, d'après le pouvoir digestif et les besoins stricts du sujet.

Parfois l'état sous-normal reconnaît pour cause un état d'insuffisance vasculaire. Il ne suffit pas que la molécule alimentaire soit en quantité suffisante ; il ne suffit pas qu'elle ait été bien préparée par les sucs digestifs ; il faut aussi qu'elle soit transportée aux différentes cellules, lesquelles sont fixes. Ce transport est effectué par la voie vasculaire, composée, ainsi que nous le savons déjà, par le cœur, les vaisseaux, et surtout par les petites artérioles qui commandent plus directement les phénomènes de nutrition, par le système vaso-moteur, qui est responsable des vaso-dilatations utiles. Or, la nutrition sera bien assurée si le débit de la molécule alimentaire est régulier et si, dans une unité de temps, les cellules reçoivent une quantité suffisante de matériaux de bonne qualité.

Ce système vasculaire, représenté par les différentes pièces sus-nommées, peut être cause que la circulation est ralentie, irrégulière, disons le mot, insuffisante. C'est ce qui existe dans une maladie de cœur, le rétrécissement mitral, maladie caractérisée par un débit aortique de faible volume ; chaque systole lance dans l'arbre artériel une quantité de sang de beaucoup inférieure à celle qui est expulsée chez un individu normal ; il en résulte que le corps tout entier est sevré de plasma, bien que la molécule alimentaire soit en quantité suffisante, bien qu'elle soit amenée à un état d'utilisation parfaite ; elle n'est pas distribuée en abondance ; il en résulte un état particulier qui a été caractérisé par l'appellation de *nanisme mitral*, état compatible avec une assez bonne santé ; mais ces malades sont néanmoins des sous-normaux ; ils ne peuvent avoir l'endurance des normaux ; il faut qu'ils adaptent leur existence à un travail moindre et qu'ils évitent de vivre dans des climats trop humides et trop froids.

Dans une deuxième variété qui a été étudiée par Lancereaux, les malades ont un rétrécissement congénital du système artériel ; il les a appelés *aplasiques artériels*. Ce sont également des sous-normaux, des sujets pâles, anémiés, et souvent albuminuriques par insuffisance rénale. Ici encore, ce sont des sujets qui sont des sous-normaux et qui resteront tels, quelle que soit la quantité de leur ration alimentaire, par distribution irrégulière et insuffisante de la molécule alimentaire à leurs cellules.

A l'état normal, la circulation régulière dépend de la tension vasculaire, laquelle est fonction de la contraction de la cellule musculaire cardiaque, du tonus du système artériel et enfin de la masse de liquide en circulation. De plus, cette tension vasculaire est sous la dépendance directe du système nerveux, qui est responsable du tonus musculaire. Grâce à sa distribution régulière due au muscle cardio-artériel et à son débit suffisant contrôlé par les cellules centrales, la circulation est assurée, et la molécule alimentaire sagement distribuée aux différentes parties du corps.

Or, si l'état d'hypertension physiologique passager est nécessaire pour améliorer l'état de la circulation, et nous verrons son rôle utile d'abord et nuisible ensuite chez les sus-normaux, il n'en est pas de même de l'hypotension, qui est la cause de la faible circulation et, secondairement, de la faible nutrition cellulaire, par plasma mal distribué aux cellules. Or, tous les états tristes, les préoccupations, les fatigues exagérées, les fortes chaleurs, les maladies infectieuses, certains poisons microbiens, notamment celui de la grippe et de la tuberculose, sont des causes reconnues d'hypotension.

Vous rencontrerez, par conséquent, un grand nombre de malades qui sont sous-normaux par hypotension vasculaire. Examinez-les, interrogez-les, et il vous sera facile de constater qu'ils doivent leur état sous-normal, non pas à une alimentation insuffisante, mais à un état d'hypotension, dont il vous faudra préciser la cause, ce qui est capital, car, si vous voulez avoir la chance de guérir le malade, ce ne sera pas en vous adressant à une médication hypertensive, mais en supprimant la cause qui entretient l'hypotension.

L'état sous-normal reconnaît souvent pour cause un plasma toxique. Il ne suffit pas que la molécule alimentaire soit en quantité suffisante; il ne suffit pas qu'elle ait été bien préparée par les sucs digestifs; il ne suffit pas que, grâce à l'intégrité du système vasculaire et nerveux, elle soit largement distribuée aux cellules; il faut également que ce plasma, à côté des substances utiles et indispensables, ne contienne pas de déchets capables de gêner le bon fonctionnement de la cellule. Si ces déchets sont en trop grande abondance, la nutrition sera irrégulière, défectueuse, et l'état sous-normal en sera la conséquence.

A. RAFFRAY. — *Le Péril alimentaire*.   6

Ces déchets proviennent du milieu intestinal, par insuffisance des sucs digestifs, par phénomènes de putréfaction et de fermentation produits par une alimentation excessive. Si, pendant quelque temps, la cellule hépatique est à la hauteur de son pouvoir de défense, tout ira bien, et il n'en résultera aucun mal apparent; si, au contraire, le milieu intestinal livre trop de poisons à la circulation, au point que la cellule hépatique, par infériorité héréditaire ou par surmenage, ne soit plus apte à les neutraliser et à les détruire, il en résultera une pollution du plasma, qui sera cause de la mauvaise nutrition des cellules.

Mais cette cause de pollution n'est pas comparable à celle qui résulte de la viciation du plasma, par insuffisance des principaux émonctoires : la peau, plus encore le poumon et spécialement le rein.

Il y a des malades qui respirent mal, chez lesquels la molécule d'oxygène est comptée, soit que l'atmosphère dans laquelle évolue le sujet soit viciée, soit que les appareils destinés à amener la molécule d'oxygène au contact du sang soient eux-mêmes insuffisants par manque d'exercice, corset trop serré, sédentarité, etc. Il en résulte non seulement un défaut d'oxygénation, mais une pollution du plasma par l'acide carbonique et tous les autres produits volatils qui s'éliminent normalement par cette voie. Manque d'oxygène et viciation du plasma sont deux causes des plus importantes d'une nutrition languissante, appauvrie, d'un état sous-normal qui ne guérit pas avec des toniques et de la suralimentation, mais par la rééducation de la respiration : par la gymnastique respiratoire.

Mais la pollution du plasma est le plus souvent fonction d'une mauvaise épuration rénale, et cette mauvaise épuration dépend d'une ou de plusieurs des causes suivantes :

1° D'une circulation rénale ralentie, due à un état d'hypotension vasculaire qui amène, dans une unité de temps, moins de sang à la cellule rénale :

2° D'une trop grande quantité de déchets :

3° D'une cellule rénale insuffisante, soit par hérédité, soit par surmenage, ainsi que cela se voit à une période avancée de l'état des sus-normaux, qui peu à peu deviennent des sous-normaux, ainsi que nous le verrons, par faillite rénale.

Nous signalerons, en terminant, quelques autres causes capables de maintenir le sujet dans un état sous-normal. Il suffit d'y attirer votre attention ; la conclusion pratique en découlera naturellement.

Il y a des sous-normaux par déperdition de forces tenant aux pertes de sang excessives. J'ai connu un jeune homme de 35 ans, réduit à la plus grande maigreur et à une décoloration de ses téguments par des hémorragies répétées et continues provenant des hémorroïdes, avec désordres fonctionnels de toutes sortes. La suppression de la cause, c'est-à-dire la destruction ignée de son bourrelet, a permis au plasma d'être utilisé, et en très peu de temps ce sous-normal, qui avait été suralimenté en vain, avait regagné son poids normal.

Même état d'anémie extrême et d'amaigrissement chez une de mes clientes, demoiselle de 43 ans, qui est saignée à blanc par des ménorragies et des métrorragies dues à un petit fibrome de la paroi antérieure de l'utérus. Ici encore, l'état sous- normal et tous les symptômes qui en dépendent ne sont pas dus à une alimentation insuffisante ou à une assimilation défectueuse, mais à une déperdition exagérée du liquide nourricier.

Il y a les sous-normaux par maladie microbienne latente ; les sous-normaux de la période pré-tuberculeuse, ceux qui le deviennent par parasites intestinaux, l'ankylostomiase notamment, les sous-normaux, enfin, de toutes les maladies fébriles. Dans tous les cas, par perte d'appétit, par viciation du chimisme stomacal et intestinal, par insomnie, par hypotension vasculaire, par plasma contenant des toxines ou autres substances anormales, par déséquilibration du système nerveux enfin, la cellule ne reçoit pas, dans l'unité de temps, la quantité de matériaux adéquate à ses besoins, Ajoutez à cela la viciation du plasma par excrétion rénale rendue difficile par l'hypotension et par encombrement des déchets, et vous comprendrez pourquoi le sujet maigrit, quoique vous le nourrissiez.

Dans tous ces cas, l'assimilation est défectueuse, et il convient de scruter le malade, en vue de découvrir la cause qui entretient l'état sous-normal et de la faire disparaître, si faire se peut.

Il y a des sous-normaux par *phobie stomacale*, classe très intéressante qu'il nous faut bien connaître, attendu que leur guérison est la règle, si nous savons user de persuasion et si nous savons faire la rééducation de leur estomac. Ce sont les faux gastropathes de Déjerine, les dyspeptiques par inanition de Mathieu, des malades qui se laissent mourir de faim parce qu'ils analysent trop leurs sensations. Le moindre gaz, la moindre pesanteur abdominale, toute palpitation, toute douleur est rapportée à l'estomac, et ils arrivent à éliminer de leur alimentation presque chaque aliment, convaincus que leurs désordres résultent d'une mauvaise digestion.

Ces malades arrivent à tomber dans un état d'amaigrissement inquiétant; ce sont les types les plus complets d'insuffisance cérébrale et musculaire, par plasma appauvri, et leurs désordres, loin d'être causés par une trop grande quantité d'aliments, le sont par insuffisance de l'alimentation. Toutes leurs cellules sont en état d'infériorité ; tous les filets sensitifs sont en révolte et crient par pauvreté du plasma. Malgré leurs craintes et leurs protestations, il convient de les amener peu à peu à s'alimenter davantage.

Je ne vous cacherai pas que, le plus souvent, ce sont des déséquilibrés du système nerveux, à idées plus ou moins arrêtées, ce sont des malades, d'autre part, à hérédité souvent défectueuse. Il convient donc de s'armer de patience et de persévérance, et même, quoi que vous fassiez, vous n'arriverez pas toujours à les amener à leur poids normal, surtout si vous ne pouvez les déplacer de leur milieu familial et les envoyer à la montagne ou à la mer, où les distractions, le changement de scène, l'altitude élevée, peuvent vous aider en relevant leur tension artérielle qui est habituellement très basse.

J'y suis parvenu chez une de mes malades, ancienne dyspep-tique du type atonique, qui était arrivée peu à peu à un degré d'émaciation extrême, ne prenant le matin que deux cuillerées à bouche de café au lait et à chaque repas un œuf, une bouchée de pain et un peu de gelée. Il m'a fallu beaucoup de temps et de patience pour lui démontrer que tous les désordres qu'elle éprouvait tenaient à une insuffisance de son alimentation, et je fus assez heureux pour la convaincre et la guérir après des mois de traitement interrompus par des rechutes fréquentes.

Il y a encore la grande classe de sous-normaux par dépense physique exagérée, des malades qui sont toujours en mouvement, des natures vives et ardentes qui sont sans cesse occupées. Malgré une alimentation normale, ces sujets ne peuvent engraisser par suite de leurs dépenses toujours supérieures à

leurs recettes. Ces maigres, alertes, à mentalité vive, sont des
socs sur lesquels la maladie a peu de prise. Leur alimentation
non exagérée, leur mouvement continu, si favorable à une
bonne circulation, sont cause d'une irrigation régulière de
leurs cellules, d'une bonne excrétion rénale, et ils résistent
ainsi plus facilement à toutes les influences morbides secondes.

Ainsi que vous avez pu vous en rendre compte par ce qui
précède, nombreuses sont les causes capables de créer l'état
sous-normal, de l'entretenir et de faire échec à tout votre
savoir de thérapeute. Gravez dans votre esprit que, chez tous
ces malades, la *modération* a été absente ; le travail physique,
intellectuel, et l'alimentation n'ont pas été en rapport avec la
capacité et la qualité de l'organisme.

Rappelez-vous surtout que votre sous-normal, dans la *très
grande majorité des cas*, ne doit pas son état à une alimentation insuffisante ; la matière première est généralement suffisante ; ce qui est en défaut, c'est *son système nerveux* qui inhibe
sa digestion et son assimilation ; ce même système nerveux,
responsable de son hypotension vasculaire, est cause que, dans
une unité de temps, la cellule reçoit moins de matériaux.

En dehors de cette cause centrale, la plus importante ensuite
provient d'une *alimentation généralement trop abondante*. Les
organes digestifs ne sont pas à la hauteur de leur tâche et font
un mauvais travail. Ces malades sont maigres, sont sous-normaux, parce qu'ils mangent trop ; nous avons vu qu'en réduisant leur alimentation d'un tiers ou même de moitié dans certains cas, nous avions la satisfaction de les voir s'améliorer et
gagner du poids, pour la raison bien simple que la molécule
alimentaire peut subir l'action utile et profitable des ferments
digestifs capables de l'amener à un état d'utilisation par la
cellule.

CHAPITRE V

LES NORMAUX-ANORMAUX

Avant de clore ce chapitre et d'étudier la classe si intéressante des sus-normaux, il convient d'attirer votre attention sur une catégorie de malades qui sont des normaux au point de vue du poids, chez lesquels, par conséquent, vous devriez vous attendre à trouver tous les attributs de la santé, et pourtant il suffit de les interroger pour relever chez eux des désordres de toutes sortes, dont les uns dépendent de phénomènes de rétention et les autres de phénomènes de suppléance.

Le normal, avons-nous dit précédemment, est un sujet dont le poids devrait être en rapport avec sa taille. Comment expliquer cette anomalie? Et puisque le poids de ces malades est en rapport avec leur taille, cela indique certainement que leurs cellules trouvent chaque jour dans le plasma la quantité de matériaux nécessaire pour leurs dépenses calorifique et mécanique et la quantité de matériaux nécessaire pour leur régénération.

Voici comment il convient d'expliquer les désordres éprouvés par ces malades, normaux comme poids, mais anormaux par pollution du plasma.

La ration alimentaire puisée dans le monde végétal et animal comprend, en dehors de l'eau et des matières minérales, trois sortes d'éléments, qui sont : la molécule albuminoïde, la molécule hydrocarbonée et grasse. Chacune de ces trois molécules a un but différent dans l'organisme, et, sans entrer dans des détails trop étendus, qu'il nous suffise de vous rappeler que le but de l'aliment chez l'adulte est triple : régénération de la cellule qui s'use; formation de calorique et d'énergie.

La molécule albuminoïde est la plus importante des trois ; c'est elle qui forme, en quelque sorte, le protoplasma cellulaire ; c'est l'élément de constitution de la cellule. Elle représente la vie elle-même ; sans elle, c'est la mort de la cellule à brève échéance.

A l'état normal, elle subit dans l'organisme, en présence de l'oxygène, des phénomènes d'oxydation de plus en plus complets, et finalement, lorsqu'elle a perdu toutes ses propriétés utiles, elle quitte l'organisme sous forme d'urée, d'acide urique, de créatinine, d'acide hippurique, de créatine et d'autres corps encore moins complètement oxydés.

La molécule albuminoïde, si elle est utile par sa présence pour permettre les différentes opérations de l'organisme, à moins de pénurie de la molécule ternaire, ne prend qu'une part indirecte aux phénomènes de calorification et d'énergie, qui, eux, dépendent de la molécule hydrocarbonée et grasse qui livrent leur carbone à l'oxygène ; et le métabolisme complet de leur molécule aboutit à la formation d'eau et d'acide carbonique, qui sortent de l'organisme, le premier par le rein, la peau et le poumon, et le second par le poumon exclusivement.

La molécule ternaire (hydrocarbonée et grasse) est seule responsable du métabolisme cellulaire, qui aboutit à la calorification et à la production d'énergie. Chez tout sous-normal, vous pouvez être certain que cette molécule est ou insuffisante ou encore qu'elle n'arrive pas à la cellule à un état d'acceptation par suite d'un désordre du tube digestif.

Chez ces malades que nous étudions, ces normaux d'apparence, dont le poids est en rapport avec leur taille, nous pouvons être certains que la molécule ternaire (hydrocarbonée et grasse) est suffisante pour leurs besoins calorique et mécanique. Nous en avons la preuve évidente par la balance, qui nous démontre que leur poids est en rapport avec leur taille ; nous pouvons donc présumer que, chez eux, la ration ternaire est suffisante, et il convient de s'assurer si les désordres qu'ils éprouvent ne dépendraient pas de leur ration albuminoïde. Que cette dernière soit insuffisante, nous ne pouvons en douter, car nous avons vu que la molécule albuminoïde est indispensable au bon fonctionnement cellulaire, et c'est elle qui assure la régénération de la cellule. Donc, puisque le poids du sujet est normal, il est évident que ces malades ont leur ration albuminoïde, et j'ajouterai immédiatement que si cette ration était exactement proportionnée à leurs besoins, non seulement ils seraient des normaux comme poids, mais c'est en vain que que vous rechercheriez chez eux les phénomènes de rétention et de suppléance qui dépendent d'une ration albuminoïde de beaucoup supérieure à leurs besoins, et c'est cette exagération de leur ration albuminoïde qui est responsable des troubles, fonctionnels d'abord, organiques ensuite, que l'on rencontre chez les normaux-anormaux.

Nous aurons occasion d'insister plus longuement sur ce point lorsque nous étudierons nos sus-normaux, chez lesquels non seulement la molécule albuminoïde, mais aussi la molécule ternaire est trop abondante. Pour le moment, qu'il nous suffise de vous dire que la molécule albuminoïde, après avoir subi dans l'organisme les différentes opérations nécessaires à son utilisation, quitte le plasma, surtout par la voie rénale, sous forme d'urée, d'acide urique et d'autres corps moins complètement oxydés.

Chez le normal anormal, si la ration ternaire est suffisante, ainsi qu'en témoigne son poids, par contre, la ration albuminoïde est de beaucoup supérieure à ses besoins. Qu'en résulte-t-il ? Une production exagérée d'urée, d'acide urique et d'autres corps azotés, d'autant moins facilement oxydables que la ration est plus abondante, et le plasma se trouve ainsi saturé de ces déchets de désassimilation qui cherchent à être expulsés par la cellule rénale.

Pendant bien des années la voie rénale complaisante se charge de rejeter au dehors ce supplément de matériaux inutiles, à la condition que la ration liquide soit suffisante, à la condition que toutes les causes d'hypotension (tristesse, ennuis, fatigues exagérées, etc., etc.), ne viennent momentanément ou pendant un temps plus ou moins long ralentir le cours du sang en général, et le cours du sang au niveau du rein en particulier. Mais, tôt ou tard, suivant la qualité héréditaire et acquise de cette cellule rénale, l'épuration se fera de moins en moins ; le plasma qui quitte le rein contiendra une partie des déchets qui n'auront pas été expulsés, et peu à peu, lentement, mais sûrement, il deviendra de plus en plus impur, au point d'impressionner les filets sensitifs d'un point du corps, amenant ces douleurs vagues, imprécises, puis plus caractéristiques, que l'on désigne sous le nom de rhumatisme et de goutte, et qui se réveillent à l'occasion d'un refroidissement, d'une fatigue ou d'une autre cause seconde, mais dont la raison d'être dépend de la rétention, dans le sang, de déchets non expulsés par le rein.

Le plasma, saturé de ces produits azotés mal oxydés, amènera cette fatigue matinale si caractéristique, et enfin, suivant la susceptibilité spéciale du sujet, suivant ses moyens de défense, suivant ses réactions personnelles, nous serons à même de relever certains symptômes de suppléance au niveau des autres émonctoires : peau, intestin ou poumon, qui viennent en aide à la cellule rénale encombrée.

Malgré son poids en apparence normal, ce sujet a un plasma anormal qui constitue un terrain propice pour la pollution par des germes quelconques (poussées de furonculose et d'anthrax à répétition). A la longue, ce normal ou à peine sous-normal par le mécanisme qui sera étudié ultérieurement, fera de l'hypertension et aboutira à la dégénérescence cardio-rénale, s'il n'est pas arrêté en route, ainsi que j'en ai vu bien des exemples, par un accident souvent mortel, dû à l'hypertension : je veux parler de l'hémorragie cérébrale, qui fauche, au seuil de la cinquantaine, des normaux en apparence, mais des anormaux par plasma saturé de produits de désintégration de la molécule albuminoïde consommée en excès.

Pendant des années, ces malades ont l'apparence de la santé ; c'est à peine si l'on constate chez eux un peu de fatigue matinale ou quelques douleurs fugaces, plus accentuées à la suite d'un exercice un peu violent. On serait tenté de les considérer comme des normaux, si on n'étudiait la *densité* de leurs urines du matin au réveil.

Au point de vue pratique, il convient de considérer l'urine comme une solution aqueuse renfermant la plupart des déchets de l'organisme et surtout les produits ultimes de la transformation intra-organique des aliments azotés. L'urine renfermant les quatre cinquièmes environ de l'azote éliminé par l'organisme, on peut dire que la quantité d'urée, d'acide urique et de matières albuminoïdes moins complètement oxydées commande la densité de l'urine (abstraction faite du sucre qu'il convient d'éliminer par sa recherche avec la liqueur de Fehling). Chez nos normaux anormaux, il est donc facile de deviner une ration albuminoïde exagérée, et il suffit de leur demander pendant quelques jours un échantillon de leur urine émise au réveil, sans mélange de celle rendue au moment du coucher. A coup sûr, ainsi que je l'ai constaté nombre de fois, vous pourrez relever une densité matinale de 1025 et au-dessus.

Après interrogatoire du sujet, et après avoir éliminé toutes les causes susceptibles de déterminer une densité élevée du matin (transpirations profuses, exercice immodéré, diarrhée, fièvre, ration liquide insuffisante), ce chiffre élevé vous indique à coup sûr que l'urine solide (matières azotées) est exagérée. Donc, le plasma est saturé de ces mêmes produits, et, remontant étape par étape, vous arriverez à cette conclusion, que la ration albuminoïde qui commande les déchets azotés est elle-même trop abondante.

Le malade, mis sur la voie, vous donnera en détail son menu, et sans vous livrer à des calculs de calories, avec un peu d'expérience et de bon sens, vous arriverez facilement à vous convaincre que votre normal-anormal est normal comme poids, parce que sa ration ternaire est suffisante, mais anormal comme phénomènes de rétention et de suppléance parce que sa ration albuminoïde est en excès.

Ces sujets sont susceptibles d'avoir pendant des années l'apparence de la santé, et cette apparence, ils la doivent uniquement à une cellule rénale de bonne qualité qui prévient toute rétention. Mais à ce jeu, cette cellule s'use, et, plus tôt que chez un autre dont la ration albuminoïde sera suffisante, mais non exagérée, s'altérera, et peu à peu laissera s'accumuler dans le plasma les déchets, qui font d'abord crier le nerf, avertissement rarement compris, et qui useront ensuite la paroi artérielle, déterminant des phénomènes d'hypertension artérielle compensatrice, en vue d'épurer le plasma en faisant appel aux parties saines du rein, ainsi qu'en témoignent ces urines, d'abord alternantes (Huchard), de densité élevée et faible, jusqu'au jour où le malade se réveille une, deux et trois fois la nuit, pour rendre des urines de plus en plus claires, de densité de plus en plus faible, témoin irrécusable de l'hypertension artérielle et de la dégénérescence rénale, avant-coureurs de la faillite cardiaque et de l'urémie terminale.

Ces normaux-anormaux sont légion. Je vous en citerai deux cas qui vous serviront de modèle et qui vous permettront de les dépister à l'occasion.

M. R..., âgé de 39 ans, représente, à première vue, l'apparence d'un homme normal; d'ailleurs son poids de 68 kilogrammes avec une taille de 1^m,72, indique qu'il n'est ni sous-normal, ni sus-normal.

A le voir, on serait tenté d'affirmer qu'il représente l'homme en parfaite santé et si l'on ne se tenait qu'à son poids, cette croyance se confirmerait. Il suffit pourtant de l'interroger pour relever chez lui nombre de symptômes qui indiquent la protestation de plusieurs de ses organes.

Bureaucrate, faisant peu d'exercice, il est irritable sans cause, a un sommeil entrecoupé de cauchemars et se réveille le matin exténué, avec une lassitude surtout prononcée au niveau des reins.

A plusieurs reprises, il a souffert de douleurs lancinantes, mais passagères, aux orteils et au talon. Je lui ai donné des soins deux fois pour une crise de colique néphrétique.

Tube digestif fonctionnant bien; mais à certains moments, particulièrement sous l'influence de préoccupations et de tracas d'affaires, il perd l'appétit, sa bouche devient amère, son teint jaunâtre, et il souffre de pesanteur et de lourdeur d'estomac. Plutôt enclin à la constipation, il a eu trois ou quatre fois une crise d'hémorroïdes, avec souffrances vives et hémorragie copieuse.

Son régime est le suivant : le matin, café au lait; thé au lait à 3 heures. A chaque repas, deux plats de viande, légumes, riz et dessert. Eau et vin à chaque repas.

Ses urines ne contiennent ni sucre ni albumine, mais l'émission du matin est souvent haute en couleur, et, à quatre reprises différentes, j'ai pu relever dans cet échantillon une densité de 1028 et 1031.

Ce malade est un normal comme poids ; cela indique certainement qu'il trouve dans sa ration journalière une quantité d'aliments adéquate à ses besoins ; cela est de toute évidence, autrement il maigrirait ; par conséquent, sa ration ternaire est suffisante. Sa provision albuminoïde est également suffisante, sinon sa nutrition serait faussée et il perdrait du poids : mais certainement sa ration albuminoïde est exagérée. Dans son lait, son pain, son fromage et ses deux plats de viande à chaque repas, il consomme plus d'albumine qu'il n'en a besoin ; d'autre part, il marche peu, sa provision d'oxygène est limitée, et ses urines du matin, très hautes en couleur et de densité élevée, témoignent d'un plasma épais, trop riche, contenant trop de matériaux de désassimilation azotés : urée, urates, acide urique et corps xanthiques.

Je ne sais ce que valent ses reins ; peut-être, s'il buvait plus, pourrait-il excréter pendant quelques années tous ces produits de désassimilation ; mais certainement, au même titre que les sus-normaux, chez lesquels nous étudierons le mécanisme et les conséquences de cette grosse excrétion de produits azotés, il fera d'abord de la rétention et finalement de l'artério-sclérose, par le mécanisme que nous développerons.

Actuellement ce sujet ne fait que de la rétention ainsi qu'en témoignent ses crises de douleurs, qui ne sont que de la goutte en miniature, et sa fatigue matinale, signature la plus évidente de l'encrassement de son plasma et du cri de protestation des filets sensitifs baignés par ce sang saturé de produits excrémentitiels qui ne sont pas régulièrement expulsés par la cellule rénale, soit par suite de leur nombre exagéré qui est cause que, dans une unité de temps, tout ce qui est à excréter ne l'est pas, soit que, sans qu'il y ait de l'albumine dans les urines, la cellule rénale soit déjà au-dessous de sa tâche.

Quoi qu'il en soit, voilà un normal d'apparence qui est anormal par ration albuminoïde exagérée ; c'est un goutteux de petite marque, mais il est facile de prédire son avenir s'il ne diminue pas sa ration azotée, qui seule peut soulager sa cellule rénale dont la faillite est certaine à un âge relativement peu avancé.

Voici un autre malade, âgé de 33 ans, issu d'un père goutteux, mort de néphrite interstitielle compliquée de dilatation cardiaque, et d'une mère migraineuse, présentant, au seuil de sa carrière d'homme adulte, toutes sortes de désordres, malgré un poids normal, en rapport avec sa taille.

Employé de bureau, assis presque toute la journée, faisant peu d'exercice et travaillant beaucoup du cerveau.

Sujet à des migraines avec état nauséeux. Points douloureux au-dessus de l'orbite, au niveau de la nuque. A souffert de vertiges autrefois. Caractère, nerveux impressionnable, irritable parfois, sans raison. Dort bien, mais se réveille très fatigué, avec endolorissement des reins et des jambes.

Très souvent il éprouve des élancements douloureux au-niveau des doigts ; douleurs fugaces aux talons. Douleurs lancinantes au niveau des hypocondres au-dessous du sein droit, douleurs qui ne durent pas, véritables éclairs.

Jamais aucune manifestation à la peau, sauf, de temps à autre, une poussée de furonculose.

Depuis plusieurs mois, sensation de gêne au niveau du nez; sorte de congestion locale, avec flux et crises d'éternuements. Il tousse le matin, toux sèche, avec sensation de picotement à la gorge.

Du côté du tube digestif : bouche parfois amère au réveil; estomac excellent, n'en souffre jamais; appétit un peu capricieux.

Depuis deux ans, chaque matin, selle liquide en fusée, puis, après huit ou dix jours, deux ou trois jours de constipation, selles parfois fétides.

Urines le plus souvent rares, très chargées et très hautes en couleur, surtout le matin. Quatre examens pratiqués à deux jours d'intervalle m'ont donné le matin, au réveil, une densité de 1032.

Son régime est le suivant : le matin, thé au lait. Déjeuner à 10ʰ 30, un plat de viande, légume et du pain. Rien dans la journée ; dîner copieux se composant d'un potage, de deux plats de viande, deux légumes et du pain. Peu ou pas de dessert, sauf du fromage, dont il est très friand.

Son régime, ainsi que vous pouvez vous en rendre compte, n'est pas excessif peut-être comme quantité, mais la qualité est mauvaise ; il consomme trop d'albumine, et ce qui vient accentuer ses désordres et nous donner la clé de son excrétion rénale insuffisante, c'est que ce sujet ne boit *jamais* une goutte d'eau. A son repas du matin, il prend deux verres de vin et de soda ; à six heures, un apéritif, du porto le plus souvent, et au dîner, vin et soda.

Il est certain que le fait de vivre doit laisser des déchets ; d'autre part, le malade en produit beaucoup d'autres du fait de son alimentation azotée dont les produits de désintégration s'éliminent surtout par la voie rénale, et ces produits, à l'exception de l'urée, terme ultime de l'oxydation des albuminoïdes, étant plus ou moins insolubles, ne peuvent être entraînés au dehors qu'à la faveur de l'eau. Il n'est pas étonnant que, sa voie rénale étant encombrée, et de ce fait insuffisante, les déchets cherchent à s'éliminer ailleurs, et ici c'est la voie intestinale qui sert de dérivatif et qui constitue un symptôme de suppléance. J'ai expliqué au malade que, s'il ne modifiait pas son *modus vivendi*, il serait plutôt dangereux de chercher à arrêter cette diarrhée matinale qui le protège dans une certaine mesure. Mais cette voie n'étant pas celle qui a été créée dans ce but, il faut rétablir l'ordre naturel des choses, parce que seule la cellule rénale, de par sa constitution anatomique et sa fonction, a les qualités voulues pour extraire du sang les produits excrémentitiels qui résultent de la désassimilation des matières azotées.

Il y a donc, évidemment, rétention de produits azotés dans son sang, ainsi qu'en témoigne l'examen de ses urines. Si l'on ajoute à ce fait qu'il est un descendant de goutteux, on voit qu'il est doublement exposé à payer un tribut à la goutte. Mais remarquez que, même s'il ne descendait pas d'une souche goutteuse, son genre de vie (aération et exercice insuffisants) et son hygiène alimentaire l'exposeraient presque certainement à devenir podagre. Il a hérité de l'organisme de ses parents, mais les mêmes causes qui ont rendu le père goutteux, agissant sur le fils, le rendront aussi goutteux, toute prédisposition héréditaire mise à part.

Ce malade, quoique pas goutteux confirmé, l'est déjà par ses migraines, son irritabilité, ses douleurs lancinantes, et au premier jour, lorsque son sang sera plus saturé de déchets uratiques et autres, à la faveur d'un traumatisme, d'un refroidissement, d'une marche forcée, d'une cause seconde quelconque, il fera la crise typique de goutte, précédée peut-être par une colique néphrétique.

La déviation de la nutrition porte ici surtout sur les azotés et leur élimination. Ce malade normal-anormal est sur la route de la goutte plus que sur celle du diabète et de l'obésité. En effet, il consomme peu de sucre et ne prend jamais de dessert, à l'exception du fromage, qui est, comme vous le savez, un aliment très fortement azoté.

Il faut employer chez ces malades un traitement radical longtemps continué, de façon à atténuer leur prédisposition héréditaire, leurs habitudes morbides, et non seulement favoriser l'élimination au dehors de l'urée et de l'acide urique endogène, mais restreindre surtout l'acide urique exogène, celui sur lequel nous avons plus de prise. Il s'agit de régler leur alimentation en diminuant les azotés, faciliter leur oxydation complète par l'exercice, l'aération, la gymnastique respiratoire, et favoriser leur élimination régulière par la suppression des acides, de l'alcool ; il faut donner enfin à ces malades une ration liquide se composant de cinq grands verres d'eau pris à jeun au réveil, une heure avant chaque repas, et à la fin de chaque repas.

Quelques semaines après ces conseils, le malade se disait mieux : sa diarrhée avait cessé ; mais je me demande s'il aura assez de force de caractère et assez de persévérance pour suivre, pendant le reste de son existence, cette hygiène un peu spéciale dont il ne comprend pas la portée ; je suis persuadé qu'il continuera à fatiguer ses cellules rénales, faisant peu attention à ses douleurs dont il ne saisira pas l'avertissement, et au seuil de ses dix ou douze lustres, je gage qu'il aura amorcé très certainement sa néphrite interstitielle et lorsqu'il mourra de cette maladie, comme est mort son père, nul ne songera à scruter la cause de cette cause, qui aura été pendant des années une ration albuminoïde supérieure à ses besoins.

Ces deux exemples vous démontrent qu'il ne suffit pas d'avoir un poids normal en rapport avec la taille pour se dire en état de santé. Il faut de plus, ainsi que je vous l'ai dit en schématisant l'homme normal, que nulle part dans l'organisme vous ne puissiez relever un symptôme de protestation du système nerveux qui indique un plasma insuffisant ou pollué, ou tout autre symptôme de suppléance du côté des émonctoires.

CHAPITRE VII

LES SUS-NORMAUX

I. — L'obésité.

L'homme normal, avons-nous dit, doit avoir un poids en rapport avec sa taille, ce qui signifie que sa ration alimentaire suffit strictement à ses besoins. Nous avons vu comment le sous-normal s'en écartait par des recettes inférieures à ses dépenses; il nous reste à étudier la grande classe des sus-normaux, dont les recettes, au contraire, sont supérieures à leurs dépenses.

La molécule alimentaire, je le rappelle, a pour but, chez le sujet à l'état adulte, de pourvoir aux besoins calorifiques et énergétiques et de réparer la minime usure du protoplasma cellulaire. Si donc un sujet est sus-normal, cela indique d'une façon évidente qu'il consomme plus qu'il ne dépense; en un mot, sa ration alimentaire est supérieure à ses besoins calorifique et énergétique. Cette notion est capitale, et, rien qu'à regarder un sus-normal, vous avez la preuve non seulement que la matière brute, la molécule alimentaire (albuminoïde, ternaire minérale et aqueuse) ne lui fait pas défaut, mais que, de plus, il dispose d'assez bonnes machines pour amener cette molécule alimentaire à l'état d'acceptation, d'utilisation par ses différentes cellules ; en un mot, son extraction est bonne.

De plus, nous pouvons supposer également que son système vasculaire, sa voie de transport des matériaux alimentaires aux cellules, est également en bon état, puisque, dans une unité de temps, les cellules du corps tout entier reçoivent le plasma, d'où elles tirent les matériaux de travail dont elles ont besoin, et comme à ce système vasculaire est associé d'une façon si intime le système nerveux, qui règle les circulations centrale et périphérique, nous pouvons conclure que ce système nerveux fonctionne également bien. Enfin, puisque ce sujet a à sa dis-

position des matériaux de travail en quantité suffisante et un
matériel pour les amener aisément aux différentes cellules du
corps, il est à supposer que ces dernières, contrairement à celles
des sous-normaux, reçoivent, dans une unité de temps, toutes
les molécules alimentaires dont elles ont besoin ; en un mot,
étant bien nourries, étant abondamment pourvues de matériaux,
elles doivent, à moins d'une tare héréditaire ou acquise, fonctionner normalement, et, contrairement au sous-normal qui est
un pauvre, un misérable, qui est toujours en déficit et fatigué,
le sus-normal est un riche, un oligarque, qui incarne la santé,
la force, le summum de vitalité.

C'est bien là, en effet, l'impression qui se dégage à première
vue en contemplant un adulte de quarante ans, sus-normal de 5 à
10 kilogrammes, dont il nous a été donné si souvent l'occasion
d'admirer la superbe architecture. A l'inspection, on ne peut se
défendre presque d'un sentiment d'envie en regardant ce sujet, au
teint coloré, aux yeux vifs, à la démarche assurée, aux muscles
saillants et vigoureux, capables de grands et d'utiles efforts.
C'est bien là l'image, se dit-on, de l'homme incarnant la vitalité, et cette impression première est confirmée très souvent si
l'on interroge le sujet, qui se glorifie de son état de santé. Rien
ne lui est impossible ; aucun obstacle ne l'arrête ; doué d'une
activité cérébrale dévorante, il ne connaît pas de limites au
travail de son cerveau, et, chaque jour, il puise à pleines mains
dans ses vastes réserves intellectuelles et jette à plein vent
toutes les idées et les suggestions que ne lui refuse pas son
cerveau, qui, à chaque systole, trouve amplement dans le plasma
les matériaux à profusion recueillis au niveau du tractus digestif.

Son activité physique n'a pas de bornes : il est capable de
couvrir, avec un peu d'entraînement, une vingtaine de kilomètres,
et à une partie de chasse ou lors d'une excursion en montagne,
il prend la tête et s'arrête presque à regret, n'ayant pas atteint
la limite de travail de ses muscles.

Sa respiration est facile ; sa circulation est active ; un sang
rutilant et chaud est distribué en abondance sous son enveloppe
cutanée, et il ne connaît pas la sensation des pieds et des mains
glacés des malheureux sous-normaux, qui sont repliés sur eux-
mêmes et dont le moindre mouvement est suivi de palpitations
et d'essoufflement.

C'est surtout au sujet de son tube digestif que le sus-normal a lieu d'être fier, et, si vous le mettez sur ce chapitre, il vous dira que nul mieux que lui ne peut faire honneur à un repas pantagruélique. Doué, en effet, d'un bon appétit, il attend avec impatience l'heure de la collation, et, s'il est souvent gourmet et aime les mets délicats, par contre, la *quantité* ne l'effraie pas. Si vous avez occasion de prendre un repas en sa compagnie, vous êtes étonné et stupéfait d'admiration de voir la facilité avec laquelle il prend de chaque plat, y revenant même parfois ; jusqu'au bout du festin, il fait honneur à chaque mets qui défile, pendant qu'il tient sous le charme de sa conversation, par sa verve pétillante et ses saillies spirituelles, ceux qui l'entourent, ne s'arrêtant que pour mastiquer à la hâte et vider d'un trait les différents crus qui lui sont servis. Il vante tout ce qu'on lui passe, il flatte l'amour-propre de ses hôtes ; il est étourdissant par son esprit ; c'est le type du joyeux convive ; c'est véritablement l'homme qui incarne la joie de vivre, l'homme vraiment bien portant. Après le repas, il ne refuse pas le café, ne dédaigne pas le pousse-café, encore moins le londrès. et il ne manquera pas de prodiguer ses sarcasmes et ses railleries à son voisin de table, qui goûtait du bout des lèvres de chaque plat ; enfin, si quelqu'un s'avisait de lui parler régime, il hausserait les épaules et ne manquerait pas de le traiter d'insensé. « Je n'ai cure du régime, moi ; voyez ce coffre , je digérerais des cailloux ! »

Ce tableau n'est pas tracé à plaisir ; j'en appelle à tous ceux qui ont quelque expérience de la vie. N'est-ce-pas là l'image vivante de l'homme de trente à quarante ans, qui, grâce à une alimentation exagérée, à de bonnes machines et à une dépense physique qui n'est pas en rapport avec ses recettes, représente le sujet auquel, à première vue, on serait tenté de décerner le prix de santé? Pourtant il suffit, après l'avoir contemplé et écouté raconter les prouesses dont il se sent capable, il suffit, dis-je, de le faire asseoir, de l'interroger avec méthode, pour relever chez lui des symptômes qui sont incompatibles avec l'état de santé tel que nous l'avons défini, et dès maintenant je puis vous donner l'assurance que le sus-normal, dans la très grande majorité des cas, n'a que l'apparence de l'homme bien portant ; il ne peut en être autrement si vous vous êtes bien pénétré de ce qui précède et si vous lisez attentivement ce qui va suivre.

La molécule alimentaire, je le répète, a pour rôle, chez l'adulte, de fabriquer de l'énergie et du calorique. Cette molécule alimentaire provenant du monde végétal et animal, pour être amenée à l'état d'utilisation, doit subir l'action des différents sucs digestifs. Ces deux données suffisent à vous démontrer qu'il ne peut y avoir deux sus-normaux identiques, attendu que chacun a son coefficient d'aptitude cellulaire légué par son hérédité et sa prédisposition acquise. D'autre part, chacun se dépense d'une façon différente suivant l'influence de la température, d'après le climat où il vit, et enfin la molécule alimentaire diffère pour chacun, suivant sa quantité et sa qualité. Il faut en conclure qu'il n'y a pas deux sus-normaux identiques comme poids, comme état actuel, comme évolution, comme terminaison.

Un seul fait doit vous préoccuper. Le sujet qui se présente à vous est-il sus-normal? Vous reportant à la table du chapitre des normaux, il est indispensable, après avoir pris la taille de votre client, de vous livrer aux calculs nécessaires qui vous indiqueront :

1° Si le sujet doit être classé parmi les sus-normaux;

2° De combien de kilogrammes il s'écarte de l'état normal.

Sans qu'il soit utile d'y insister, je vous dirai que ce chiffre est très variable, depuis 5 kilogrammes, jusqu'à 20, 25 et 50 kilogrammes. Sans tenir compte de ces derniers chiffres extrêmes dans votre pratique, vous rencontrerez le plus souvent des sujets pesant 80 à 100 kilogrammes, ayant, par conséquent, un excédant de 5 à 20 kilogrammes en moyenne au-dessus de leur poids.

Ce premier point établi, il convient de vous demander pourquoi votre malade est sus-normal ; toujours et encore doit intervenir la notion de la *cause*; sans elle votre thérapeutique, dont l'objectif est de le ramener à la normale, est d'avance frappée d'échec.

Or, l'on est sus-normal :

1° Parce que l'on a hérité de l'organisation de ses ascendants ;

2° Parce que les mêmes causes qui ont rendu votre père ou votre mère sus-normaux, si elles agissent sur vous, auront toute chance de vous rendre sus-normal. C'est ce qui a lieu en effet très souvent, au point que l'on a pu dire que tout obèse descendait directement ou indirectement d'un obèse.

Mais cette prédisposition héréditaire, si elle est quelque

chose, n'est pas *tout*, tant s'en faut, et ne deviendra sus-normal
que celui qui puise dans le monde végétal et animal une ration
supérieure à ses dépenses.

La molécule alimentaire ayant pour but de faire du calorique
et de l'énergie, il s'ensuit que moins le sujet aura de calorique
à produire, plus il aura de chances d'être sus-normal. C'est ce
qui arrive en effet ; toutes choses étant égales d'ailleurs, c'est
surtout dans la zone tempérée et les pays tropicaux que vous
rencontrerez le plus de sus-normaux, et l'île Maurice détient
certainement un des records à cet égard. Il suffit d'avoir été en
Europe pour qu'au retour dans les colonies on soit frappé du
nombre de sujets obèses, traduisez sus-normaux. Au contraire, dans les pays froids et pendant l'hiver, une grande
partie du combustible, je veux dire de l'aliment, est obligée
d'être utilisée pour défendre le corps contre la baisse thermique,
et il s'ensuit que l'état sus-normal est plus difficilement réalisable.

Le deuxième objectif de la molécule alimentaire est de fournir
du glucose au muscle, afin de lui permettre de se contracter.
Tout sus-normal, par conséquent, est un sujet qui se dépense
peu physiquement, qui marche peu : en un mot, un sujet dont
le travail musculaire est réduit d'une façon quelconque.

Prédisposition héréditaire, climat chaud, sédentarité : telles
sont les trois causes isolées ou réunies qui sont responsables
de l'état sus-normal, et, de fait, il est presque constant de les
retrouver chez la majorité de ces malades.

Mais la prédisposition héréditaire, le climat chaud et la sédentarité ne sont pas tout, attendu qu'il y a des sujets, issus de
sus-normaux, qui habitent la zone tropicale, qui ne font pas
deux kilomètres par mois et qui sont *sous-normaux*. Or, ce qu'il
faut de plus, c'est, d'une part, la matière brute, en quantité suffisante, et des machines aptes à amener cette molécule alimentaire à l'état d'utilisation. La matière brute, c'est l'aliment, et
vous comprenez facilement qu'elle sera d'autant plus accessible
que la bourse sera bien garnie, et sa meilleure préparation, sa
meilleure présentation sont des causes qui excitent à manger
beaucoup et souvent. Donc le sus-normal est généralement un
homme d'une classe aisée, et l'obésité, ainsi que tous les états
qui en dépendent, est plus fréquente dans les milieux riches,
où la table est toujours bien servie.

Enfin la matière brute ne vaut qu'autant qu'elle est capable d'être amenée à un état où elle puisse être acceptée par les cellules ; c'est là l'œuvre des différents ferments du tube digestif. Le sus-normal a donc de bonnes machines, et, pour me servir d'un terme qui rend bien ma pensée, je dirai que son extraction est bonne.

La molécule alimentaire, ainsi que nous l'avons dit précédemment, est représentée par l'albumine, les corps ternaires (hydrocarbones et graisse), l'eau et les matières minérales. La physiologie nous a appris que, si la molécule albuminoïde était essentielle à la constitution du protoplasma et au travail des différentes cellules, par contre, à moins d'insuffisance de la molécule ternaire, elle prend une part indirecte aux phénomènes de calorification et de production d'énergie, qui sont réservés presque exclusivement à cette dernière, laquelle entre dans la circulation sous forme de glucose qui est emmagasinée dans le foie à l'état de glycogène et rendue de nouveau à la circulation au fur et à mesure des besoins de l'organisme. C'est donc à la molécule ternaire spécialement que sont dévolus les actes chimiques qui aboutissent à la production de la chaleur et de l'énergie. Il s'ensuit que, si parfois la ration globale du sus-normal est exagérée, il faut vous attendre à relever chez lui un goût prononcé pour la molécule hydrocarbonée : j'ai cité l'amidon répandu à profusion dans le pain, le riz, les fécules, et le glucose qui est l'élément essentiel du sucre en nature et de tout ce qui est doux.

En résumé, le sus-normal est un prédisposé par hérédité, qui descend d'un sus-normal ; il vit souvent dans une atmosphère chaude ; il se dépense peu ; il a un bon tube digestif ; il mange bien de tout, et particulièrement des matières sucrées et féculentes.

Gravez-vous donc dans l'esprit que tout sus-normal est un sujet qui se dépense peu et qui mange trop : du même coup, cela saute aux yeux que, pour l'amener à l'état normal, il faut qu'il se dépense plus et qu'il mange moins. Voilà le fait brutal, important à bien se rappeler, et qui est à la base de tout état sus-normal, dans la très grande majorité des cas.

Pour être complet, je devrais ajouter à cette notion étiologique si simple, que parfois l'état sus-normal ne dépend pas de ces deux causes réunies ou de l'une d'entre elles ; je fais allusion aux états sus-normaux de cause glandulaire : j'ai cité les obésités glandulaires étudiées par Carnot. Ce sont des malades dont les sécrétions internes sont viciées par insuffisance thyroïdienne et ovarienne. Je n'insiste pas sur ces causes, me tenant dans la voie la plus fréquentée; je vous demande seulement de retenir les états sus-normaux qui dépendent de l'alimentation exagérée et de la sédentarité. Si vous les connaissez à fond, si vous savez les reconnaître et si vous savez surtout les guérir, vous serez utile à la plupart de ces malades. N'ayez cure des états sus-normaux de cause glandulaire, qui sont une exception; d'ailleurs ils relèvent également du péril alimentaire, car dites-vous bien qu'en dehors des insuffisances glandulaires de cause héréditaire, qui sont rares, les sécrétions internes sont viciées par suite d'un plasma dont la composition n'est pas adaptée aux besoins de leurs cellules, et qu'il s'agisse des états sus-normaux ou sous-normaux, remontez étape par étape, et vous conviendrez que c'est toujours par suite d'une alimentation mal comprise comme qualité et comme quantité que le plasma est vicié, et secondairement le travail cellulaire faussé. Par conséquent, même dans les états sus-normaux dus à une insuffisance glandulaire thyroïdienne ou ovarienne, le péril alimentaire est flagrant, cette anomalie cellulaire ne peut être guérie et corrigée qu'en adaptant la ration alimentaire aux besoins stricts de l'organisme, c'est-à-dire en vous efforçant de ramener à la normale tout sujet sus-normal ou sous-normal, sans oublier nos normaux-anormaux qui ne sont pas les moins intéressants.

Avant d'entrer plus complétement dans notre description, nous devons vous expliquer comment il se fait que, malgré un estomac défectueux, beaucoup de sujets sont sus-normaux. Nous venons d'avancer ce fait, que l'état sus-normal dépend non seulement de la molécule alimentaire distribuée à profusion, mais que, de plus, grâce à une extraction parfaite, elle pouvait être absorbée et amenée à un état d'acceptation par les cellules. Si, au cours de votre interrogatoire, votre client vous dit qu'il a un excellent estomac, qu'il mange et digère tout, la loi que nous venons de formuler est exacte; mais il n'en est pas de même si certains se plaignent de désordres variés du côté de l'estomac, répondant au type hypopeptique et surtout hyperesthénique.

Nombreux, en effet, sont les sus-normaux qui ont à se plaindre de leur estomac, et il n'est pas étonnant que cet organe, surmené depuis des années, fasse entendre un cri de protestation, sous forme de ballonnement, d'éructations, de gaz, de renvois acides, et plus souvent encore sous forme de douleurs plus ou moins vives survenant au moment où le chyme a franchi le pylore et où la muqueuse, non protégée par l'alimentation, réagit douloureusement sous l'influence d'une sécrétion chlorhydrique subcontinue ou continue.

Sans entrer dans l'analyse de toute la symptomatologie gastrique, vous devez vous rappeler que le fonctionnement de cet organe est souvent défectueux chez un grand nombre de ces malades, soit par cause locale, soit par inhibition émanée d'un désordre central et qui dépend d'une préoccupation de surmenage cérébral, d'un chagrin ou d'une des causes multiples que nous avons étudiées précédemment au chapitre des troubles dyspeptiques chez les sous-normaux. Si, malgré tout, ces malades restent sus-normaux, c'est grâce au pouvoir de réserve de chaque organe, qui peut toujours, par un surcroît de travail, faire œuvre utile, et aussi parce que la nature prévoyante a échelonné, tout le long du tube digestif, des glandes qui peuvent se suppléer les unes les autres. C'est ainsi que la molécule alimentaire albuminoïde peut être amenée à l'état de peptone assimilable, non seulement par le suc gastrique, mais également par la trypsine du suc pancréatique. De même, la molécule hydrocarbonée, qui ne peut entrer dans la circulation qu'à l'état utile de glucose, peut subir cette modification, non seulement sous l'action de la ptyaline du suc salivaire, mais surtout par l'intervention du ferment diastasique du pancréas : j'ai cité l'amylopsine. Enfin, l'action sur les graisses appartient également au ferment pancréatique et à la bile, qui, tous deux, ont la propriété de les émulsionner, de les saponifier, afin de permettre leur absorption par les chylifères.

Nous pouvons donc dire que l'action des ferments salivaire et gastrique n'est que le début de la vraie digestion, dont l'achèvement appartient à la première partie de l'intestin grêle, au niveau du duodénum, dans ce carrefour où se mélangent les sécrétions pancréatique, biliaire et intestinale, soustrayant ainsi les vrais phénomènes de la digestion à notre volonté. Le pancréas est donc la glande essentielle de la digestion, celle dont les ferments, au contact de la bile et du suc intestinal, sont capables de transformer les trois molécules alimentaires qui entrent dans la composition de nos aliments : j'ai cité la molécule albuminoïde, hydrocarbonée, et grasse. Les expériences de Claude Bernard sont concluantes à cet égard, et ce savant, après injection de graisse dans les conduits excréteurs de cette glande, a pu recueillir, dans les déchets intestinaux, des matières albuminoïdes non digérées, ainsi que de l'amidon et de la graisse. D'ailleurs, la clinique depuis longtemps avait laissé présager que l'estomac, malgré sa très grande utilité, pouvait être supprimé, sans nuire d'une façon absolue aux phénomènes d'assimilation et d'absorption, ainsi qu'en font foi les ablations de cet organe dans les cas de cancer étendu à toute sa surface.

Donc, si le sujet sus-normal a le plus souvent un bon estomac, parfois, au contraire, le fonctionnement de cet organe est défectueux. Peu importe ; dans le dernier cas, grâce aux suppléances des différentes glandes du tube digestif, la molécule alimentaire, dont le sus-normal peut disposer à volonté, est amenée à un état d'acceptation par la surface d'absorption du segment intestinal, et elle entre dans la circulation par la voie des chylifères ou par la veine porte, pour aller subir au niveau de la cellule hépatique certaines modifications devant lui permettre d'être assimilée par les différentes cellules auxquelles elle est destinée.

Tout sus-normal est, par conséquent, un sujet dont le plasma contient des matériaux de réparation et de travail en quantité supérieure à ceux dont il a besoin pour faire face à ses dépenses d'énergie.

Le plus ordinairement, il s'agit d'un adulte au delà de 25 ans ; l'âge en effet, est une des grandes causes qui prédisposent à cet état, et cela tient à ce fait que l'adulte, contrairement à l'enfant, se dépense beaucoup moins physiquement. Sa contraction musculaire, son oxygénation sont limitées, et, de plus, la molécule alimentaire n'a pas à être distraite, pour son accroissement, comme chez ce dernier. Vers 40 ans surtout, à moins de se livrer à un sport quelconque, l'adulte devient paresseux ; il ralentit son pas ; la course et les jeux violents ne sont plus de son âge ; il se fait volontiers servir, préfère en général la voiture et l'auto à la marche ; en un mot, il travaille plus du cerveau que des jambes, et, s'il n'a pas la sagesse d'adapter sa ration alimentaire à ce changement d'existence, s'il oublie que la majeure partie de l'aliment est destinée précisément à lui fournir du combustible en vue de se mouvoir, il ne tarde pas à voir se dessiner son abdomen. Il se flatte sans doute, au début, de cet excédent de graisse qui constitue à ses yeux le signe le plus infaillible de la santé, ne se doutant pas qu'il amorce un des états dont nous allons nous occuper présentement.

Il faut avoir le courage de le dire, et bien se graver cette vérité dans l'esprit : tout sus-normal est un sujet dont les recettes sont supérieures à ses dépenses. S'il ne change pas sa manière de vivre, s'il ne prend pas les mesures nécessaires pour se rapprocher de l'état normal et s'y maintenir, *fatalement*, à moins d'un accident mortel qui l'arrêtera en cours de route, il faut qu'il devienne obèse, avec tous les inconvénients attachés à cet état, diabétique, rhumatisant ou goutteux, et enfin qu'il soit atteint de désordres du système vasculaire, dont l'aboutissant final est la faillite cardio-rénale.

Tout sujet sus-normal à quarante ans est en imminence de troubles fonctionnels qui frayent la voie aux désordres organiques, et cette période d'état des plus instables dépend du degré d'obésité dudit sujet, de son genre d'existence, de la qualité structurale de ses organes, notamment de son cœur et surtout de ses reins, des phénomènes de suppléance dont les autres émonctoires sont capables, enfin de mille incidents pouvant, en cours de route, modifier, tempérer ou aggraver son état.

Je n'ai nullement l'intention de vous faire l'historique complet et détaillé des différents aboutissants de l'état sus-normal : il me faudrait écrire un Traité de l'obésité, du diabète, de la goutte et de l'artériosclérose. Il suffira de vous reporter à vos ouvrages classiques, où vous trouverez décrits à profusion les symptômes, l'évolution et la terminaison de ces différents états. Pour ma part, je veux, en une contribution plus modeste, vous faire suivre pas à pas le sentier dans lequel s'est engagé un sus-normal, et, arrivé au terminus, vous permettre de regarder en arrière et vous faire partager ma conviction que le simple hasard n'est pour rien dans la mort subite de cet obèse avec surcharge graisseuse du cœur, pas plus qu'il n'est responsable de cette gangrène du pied chez ce diabétique, de cette crise d'angine de poitrine mortelle chez ce goutteux.

Je veux que vous partagiez ma conviction absolue que cette

cause de mort n'est pas la vraie cause, et que, descendant à votre tour ce sentier dans lequel ce sujet s'était engagé, vous vous rendiez compte que cette mort était évitable, que cette longue agonie, cette liste interminable de souffrances de toutes sortes, ces avertissements de tous genres en cours de route, étaient les cris de protestation d'une cellule inondée d'un plasma contenant trop de matériaux. Je veux, en un mot, que vous touchiez du doigt les méfaits du péril alimentaire afin que, bien convaincus de la cause réelle de la mort, vous fassiez dans l'avenir œuvre utile, et que, par votre autorité, votre savoir et vos conseils, vous puissiez prévenir d'autres désastres et atténuer, sinon supprimer, les maladies dont l'hygiène alimentaire défectueuse est responsable. Alors, m'inspirant de cette belle phrase de Rénon, je vous dirai comme lui : « La médecine thérapeutique cédera le pas à la médecine préventive et votre tâche de médecin vivicole apparaîtra de plus en plus grande. de plus en plus belle. »

Il y a cinq ans, je recevais à mon cabinet de consultation un homme âgé de trente ans, qui venait me demander mon avis au sujet d'une pointe de hernie inguinale apparue quelques jours auparavant, à la suite d'un effort. Sans cette légère infirmité, il n'aurait jamais songé à venir vers un médecin, car vraiment il incarnait la force et la santé. Taille : 1^m,82. Poids : 99 kilogrammes.

C'est en vain que j'ai cherché chez cet hercule un symptôme morbide quelconque. « Je ne sais ce que c'est que la maladie », me dit-il. « j'ai un estomac à digérer du fer. Je dors bien, et je me sens capable de porter sur mes épaules un poids de 100 kilogrammes. »

Même apparence de santé et de force chez cet homme de quarante ans, que je questionnais pendant que j'attendais le moment de délivrer sa femme qui était en mal d'enfant. Lui aussi n'avait connu de la vie que ce qu'elle peut donner d'agréable; il goûtait avec ivresse tous les plaisirs que procure la joie de vivre lorsqu'on possède fortune, jeunesse et bon estomac. Tennis, chasses, parties de plaisir de toutes sortes : il ne se refusait rien.

Pour un médecin non prévenu, il aurait été impossible de relever chez ces deux sujets aucun désordre fonctionnel, et l'examen le plus complet de tous leurs organes aurait été négatif. Seules, trois questions très précises devaient leur faire avouer :

1° Que le matin, malgré une nuit de sommeil profond, ils s'éveillaient un peu fatigués, un peu soudés ; mais ils n'avaient pas songé à signaler ce fait si insignifiant, attendu que cette fatigue matinale se dissipait au bout d'un quart d'heure, aussitôt qu'ils étaient hors du lit ;

2° Qu'ils étaient incommodés par une sudation abondante qui perlait sur tout le corps, non seulement spontanément, mais surtout à la suite du moindre mouvement ;

3° Que parfois le matin, au réveil, ils émettaient une urine chargée, haute en couleur. Ils s'empressaient d'ajouter que ce n'était pas constant, qu'en hiver notamment leurs urines étaient très claires. Mais, en insistant, j'apprenais que tout exercice un peu fatigant ramenait immédiatement ces urines, qui même parfois laissaient déposer un sédiment rougeâtre.

Finalement, leur ayant demandé de m'adresser pendant quatre jours consécutifs un échantillon des urines du réveil, sans y trouver trace d'albumine ni de sucre, je relevai une densité de 1027, 1032, 1031, 1030 ; en un mot, une densité au-dessus de 1025.

Je n'insiste pas davantage pour le moment : j'y reviendrai plus tard. Retenez seulement l'apparition, chez ces deux sujets sus-normaux, incarnant force et santé, des trois stigmates suivants : fatigue matinale, transpirations profuses et densité urinaire, au réveil, au-dessus de 1025.

Supposez que ces deux sujets soient morts accidentellement, à la suite d'une collision de voiture ou de tout autre cause tragique, ou encore, qu'à la suite d'une pneumonie ou d'une fièvre typhoïde, ils aient succombé à du collapsus cardiaque. Aux yeux de la famille et des profanes, ces deux individus avaient le summum de santé ; ils ignoraient tout désordre fonctionnel ; ils avaient bon estomac ; donc, avec une *apparence* de raison, on pouvait conclure que, s'ils se portaient si bien, c'était par suite de leur alimentation abondante. Vous leur feriez difficilement admettre que leur mort prématurée est seule cause de la non-apparition des troubles divers qui les menaçaient. Ceci afin de répondre à une objection si souvent mise en avant : comment se fait-il que monsieur un Tel qui mange bien, qui est gros et gras, ignore la maladie ? La réponse est simple : si les deux malades précédents n'ont pas eu jusqu'ici de désordres quelconques, c'est qu'ils sont mort savant leur date d'apparition, et, d'ailleurs, cette date d'apparition est éminemment variable et dépend, en dehors des causes nocives qui ne sont pas identiques pour tous, dépend, dis-je, avant tout, de la *qualité* de leurs émonctoires, de leurs reins, en particulier, qui sont responsables des phénomènes de **rétention** et de suppléance que nous apprendrons à connaître.

Or, ces deux malades dont j'ai ébauché l'historique, d'après la loi que j'ai formulée précédemment et qui est *intangible*, à moins qu'ils n'aient hérité d'une étoffe rénale et vasculaire d'une solidité telle que, malgré leurs excès, ils puissent atteindre les approches de l'âge mûr, ces malades, je le maintiens, sont fatalement appelés, au seuil de la cinquantaine, à être soit goutteux, soit diabétiques, soit les deux en même temps, réalisant la *diathèse panachée*, ainsi que je l'appelle, et, au jour où aura sonné l'heure de l'uricémie ou de la glycosurie confirmée, ils auront amorcé définitivement la pléiade des désordres de toutes sortes qui les conduira, plus ou moins vite, à l'étape finale.

Tout sus-normal est donc en état d'équilibre instable. Il représente un vaisseau perdu sur l'océan, au milieu des flots, sans boussole, et il nous incombe maintenant de voir vers quelle route il sera chassé. Ici encore, il n'est pas question de pur hasard : s'il évolue vers l'obésité, le diabète ou la goutte, il y a, à l'origine de ces trois états, une cause prédisposante, je dirai même déterminante.

La ration alimentaire, ainsi que nous l'avons dit, se compose de la molécule albuminoïde, de la molécule ternaire (hydrocarbonée et grasse), de matières minérales et de l'eau. Ainsi que nous l'avons démontré précédemment, si la molécule albuminoïde est irremplaçable par ses qualités régénratrices de la cellule, elle joue un rôle relativement effacé dans les phénomènes de calorification et d'énergie, qui sont surtout l'apanage de la molécule ternaire représentée par les graisses et les hydrocarbonés. Ces molécules, après avoir pénétré dans la circulation, à l'état de glucose, sont arrêtées par le foie et emmagasinées sous forme de glycogène, qui est de nouveau déversé dans la circulation et qui va, au niveau des cellules musculaires en particulier, se combiner avec l'oxygène, dégageant de la chaleur et de l'énergie ; puis, cette molécule, subissant sa transformation insensible, finit par quitter l'organisme, sous forme d'eau et d'acide carbonique, par les divers émonctoires préposés à cet effet : peau et voie pulmonaire.

Si la molécule ternaire était consommée dans la limite stricte des besoins de calorification et d'énergie du corps, sauf la petite portion de glycogène emmagasinée dans le foie et prête à être livrée à la circulation en cas de demande immédiate et imprévue, en attendant une nouvelle absorption, il n'y aurait pas d'autres réserves de cette molécule alimentaire : ce serait l'homme normal dont le poids devrait être en rapport avec la taille. Nous avons longuement défini cet état dans le chapitre précédent.

Si, au contraire, le sujet prend prétexte de ses bonnes machines pour consommer en excès des matériaux alimentaires de toutes sortes, mais surtout la molécule ternaire, présente spécialement dans le sucre, les sucreries, l'amidon du pain, du riz et des féculents, qu'en résultera-t-il ? Une partie de cette ration viendra compenser ses pertes d'énergie et sa fabrication de calorique, mais, avec l'excédent, il fera des réserves qui s'accumuleront au niveau des interstices musculaires, sous la peau, et finalement, sa consommation ternaire continuant à être supérieure à ses besoins, il s'acheminera lentement, mais sûrement, plus ou moins vite, d'après la température ambiante, ses dépenses musculaires, sa ration globale, sa prédisposition héréditaire ; il s'acheminera lentement, dis-je, fatalement, vers cet état que l'on appelle l'*obésité*, et, si vous mesurez sa taille et si vous le placez sur votre balance, il accusera un poids de 5 à 50 kilogrammes au-dessus de son poids, et vous l'étiquetterez ainsi :

Sus-normal obèse de 5 à 50 kilogrammes.

Voilà donc votre sujet sus-normal obèse. Quel sera son avenir ?

Pendant des années, sauf cette exubérance et quelques autres désordres que nous apprendrons à connaître bientôt, il se peut qu'il jouisse d'une santé relative et même satisfaisante, ainsi que l'attestent les deux cas cités précédemment. Ces sujets, à moins d'un état sus-normal dépassant 20 kilogrammes, incarnent la force, la santé, et, sauf certains stigmates qui permettent de dépister les désordres produits par leur graisse en excès, ils se portent si bien qu'ils n'acceptent pas toujours de réduire leur ration, préférant faire envie que pitié.

Cet état d'obésité, lorsqu'il est *pur*, c'est-à-dire non associé à la glycosurie, au rhumatisme et à la goutte, est compatible avec une santé presque satisfaisante pendant plusieurs années, et les quelques symptômes susceptibles d'être relevés chez ces malades dépendront exclusivement de leur surcharge graisseuse qui vient contrarier. gêner le jeu de certains organes.

Un des actes les plus importants de l'existence, celui sans lequel la vie est incompatible à bref délai, c'est la respiration, dont le but consiste à amener, au niveau de la cellule pulmonaire, la bulle d'oxygène, et à rejeter, au même niveau, la vapeur d'eau et l'acide carbonique qui sont précisément les derniers termes du métabolisme de la molécule ternaire, ainsi que d'autres composés volatils, la plupart doués de toxicité variable.

Or, chez le sus-normal, le développement de la graisse abdominale rend le ventre proéminant, contrarie le mouvement de descente du diaphragme, muscle inspirateur par excellence, et gêne ainsi l'ampliation du diamètre antéro-postérieur du thorax, réduisant, dans une certaine mesure, la provision d'oxygène si nécessaire, si indispensable pour les oxydations des molécules alimentaires. De plus, nous avons étudié précédemment très longuement le rôle de l'inspiration comme auxiliaire indispensable du retour du sang veineux vers le cœur. Chez l'obèse, non seulement l'inspiration est incomplète, mais, de plus, le mouvement, l'exercice sont limités par suite de la fatigue imposée au corps de traîner à sa suite 15 à 25 kilogrammes de surcharge. Les masses graisseuses aplatissent, au niveau des interstices musculaires, les parois veineuses si dépressibles, et il en résulte que, grâce à la faiblesse inspiratoire, à la compression en quelque sorte mécanique de la graisse et au manque d'exercice, le sang veineux des membres inférieurs et du grand lac abdominal a peu de tendance à gagner le cœur droit, d'où stase veineuse réalisée par un mécanisme différent de celui qui existe chez le sous-normal, mais dont les effets, par contre, sont identiques ; et le sus-normal est très exposé aux dilatations variqueuses des extrémités, aux dilatations des vaisseaux du rectum, aux hémorroïdes, en un mot, avec leurs conséquences immédiates et éloignées. La stase veineuse abdominale est, dans une certaine mesure, responsable de l'augmentation de volume du foie, qui est un des stigmates de l'état des sus-normaux, et de la stase rénale qui est responsable de leur oligurie, d'autant plus accentuée qu'une partie de leur eau s'échappe par la transpiration : oligurie qui se caractérise par ces urines denses, hautes en couleur, qui fatiguent le filtre rénal, amenant, au bout d'un certain temps variable, des irritations du tissu conjonctif péri-cellulaire, par contact trop prolongé avec un plasma pollué ; néo-formations fibreuses qui amorcent les premières travées cicatricielles de la néphrite interstitielle des sus-normaux hyperuricémiques.

La graisse finit peu à peu par infiltrer les viscères les plus nobles, et le cœur lui-même n'échappe pas à l'action néfaste de l'envahisseur. Dans certaines autopsies de malades morts subitement, car le sus-normal obèse est souvent frappé ainsi, (ce qui n'avait pas échappé au père de la médecine, à Hippocrate, qui disait que la mort subite était fréquente chez l'obèse) dans ces autopsies, dis-je, c'est avec peine que l'on retrouve, dans les formes extrêmes d'obésité, quelques fibres musculaires du cœur complètement recouvertes par un manteau de graisse. Ce cœur graisseux, je ne dis pas atteint de dégénérescence graisseuse, ce qui est fort différent, est gêné dans son fonctionnement; il doit pourvoir à la nutrition de 15 kilogrammes, et souvent davantage de matière vivante extra, et se trouve, de ce fait, très handicapé, d'autre part, peu aidé par le poumon, qui est son auxiliaire le plus puissant; il n'est donc pas étonnant que le sus-normal, au moindre mouvement, au moindre effort, soit essoufflé, dyspnéique, palpitant et exposé à toutes sortes de stase du côté des membres inférieurs, du côté des poumons, au niveau de la grande cavité abdominale, dans le système porte et le système cave.

Rappelez-vous donc que le sus-normal obèse a une *circulation ralentie*, une *hématose affaiblie*, et, de ce fait, il est exposé à de la surcharge d'acide carbonique dans son sang. Surcharge d'acide carbonique et d'autres déchets non expulsés, dans une unité de temps, au niveau de la cellule rénale, par circulation traînante, sont deux causes d'hypertension chez les obèses, ainsi que l'attestent les travaux et les expériences de Georges Olivier, un des hommes qui ont le plus étudié la pression artérielle à l'état de santé et de maladie.

Je n'y insiste pas pour le moment, me réservant plus tard d'attirer l'attention sur les gros dangers de l'hypertension artérielle, qui seront d'autant plus nocifs que la fibre cardiaque sera peu apte à faire face à cette contraction périphérique du système vasculaire.

Cette faiblesse cardiaque du sus-normal vous explique également pourquoi toutes les infections microbiennes sont plus graves chez cette catégorie de malades. Quel est le clinicien qui n'a été dérouté par ces morts survenues, au début de certaines fièvres typhoïdes ou au cours de certaines pneumonies, par suite d'un myocarde dégénéré antérieurement, en tout cas dont la fibre musculaire cardiaque, recouverte de graisse, ne peut plus venir en aide à la dépuration urinaire, si capitale dans toutes les toxémies, sans compter que les toxines viennent facilement, elles aussi, réduire au silence ces cellules musculaires pâles, peu nourries par mauvaise oxygénation et par hématose défectueuse.

Il résulte de la définition que nous avons donnée du sus-normal obèse que, sauf exception, il s'agit d'un sujet qui se dépense peu, consomme beaucoup et qui a d'assez bonnes machines pour amener la molécule alimentaire à l'état d'être acceptée par les cellules. Il s'ensuit que l'obèse sus-normal, celui surtout qui n'atteint pas les chiffres extrêmes de 100 kilogrammes, représente un sujet dont les cellules, abondamment pourvues de matériaux énergétiques et calorifiques, sont capables d'un fonctionnement presque supérieur aux cellules d'un normal, et, vous reportant aux exemples des deux sujets précédemment cités, si l'on s'en tenait à leur dire et à un examen superficiel, on serait tenté de les considérer comme étant à l'abri de tout désordre fonctionnel.

C'est là ce que j'appelle la phase d'état de l'obèse. Pendant un certain nombre d'années, sa santé laisse peu à désirer ; c'est la *phase floride* du sus-normal obèse ; au cours de cet état, il pourra arriver qu'on relève chez lui, soit spontanément, soit à la suite d'une cause seconde (surmenage cérébral ou physique, refroidissement, traumatisme), certains symptômes dépendant d'une *protestation bruyante* de son système nerveux, de son estomac parfois, ou d'une gêne momentanée de ses émonctoires, le rein en particulier. Me proposant de les étudier dans un chapitre spécial, sous le titre de symptômes de rétention et de suppléance, je ne veux pas les énumérer ici. Qu'il me suffise de vous dire qu'ils dépendent de la rétention, dans le plasma, de produits excrémentitiels, de déchets de toutes sortes ; et du fait du plasma qui pénètre au niveau de toutes les parties du corps sans distinction, il n'est pas un organe, un filet nerveux quelconque de l'économie qui ne puisse faire entendre sa protestation sous forme d'un symptôme que l'interrogatoire vous révélera. De même, en étudiant le fonctionnement des divers émonctoires, vous constatez les désordres que j'ai classés sous le nom de symptômes de suppléance, et qui tiennent à un encombrement passager ou définitif du rein.

Fatigue, douleurs, phénomènes de suppléance et de rétention, sont les symptômes qu'il vous faudra rechercher et que vous retrouverez presque constamment au cours de l'évolution de l'existence du sus-normal, à la phase d'état de l'obésité floride.

L'obésité reste très rarement pure durant toute son évolution. Par suite d'un mécanisme que nous étudierons dans un instant, il arrive fréquemment, vers quarante, cinquante ans et même plus tard, que la santé générale de l'obèse fléchisse, et par l'interrogatoire du sujet, par l'examen de ses urines, il vous sera facile de vous rendre compte que votre obèse floride est devenu un obèse glycosurique ou un obèse goutteux, et souvent les deux à la fois, réalisant le type du sus-normal à diathèse panachée. A ce moment, une partie de ses symptômes ressortit à son embonpoint exagéré et une autre à son plasma saturé de glucose ou de produits de désassimilation azotés ; encore une fois, nous les retrouverons et nous les étudierons aux chapitres spéciaux que nous consacrerons à l'étude de l'hyperglycémie et de l'hyperuricémie.

De par l'association de la glycosurie et surtout de l'uricémie à son état, l'obèse primitivement pur, dont les systèmes vasculaire et pulmonaire étaient déjà surmenés par la graisse qui gênait son hématose et sa circulation de retour, se trouve dans des conditions des plus défavorables par suite des déchets azotés qui cherchent leur voie au niveau de la cellule rénale. Plus ou moins tôt, cette cellule rénale s'usera, et elle aura peu à compter sur l'assistance de la fibre cardiaque qui est si utile au goutteux non obèse, et lentement, mais sûrement, la cellule rénale diminuera son pouvoir d'excrétion des principes normaux et anormaux capables de franchir la barrière rénale. Le foie, l'organe faible du sus-normal, celui qui est placé sur la ligne partant du tube digestif, et qui depuis des années s'efforçait de métaboliser utilement tout ce que lui envoyait en trop l'intestin.

déjà fatigué, déjà surmené, laissera passer des substances de plus en plus nocives, de moins en moins oxydées, et ne tardera pas à sonner l'heure où la cellule rénale va faillir définitivement. Les phénomènes de rétention, pendant longtemps *passagers*, vont devenir peu à peu sub-continus et *continus*. Le cœur va lutter désespérément pour tenter d'épurer le plasma, et lui-même, fatigué et n'en pouvant plus, traduira son insuffisance par des palpitations, de l'essoufflement, venant accentuer la gêne de la circulation générale et de la circulation pulmonaire et rénale, livrant le malade aux désordres complexes qui relèvent de l'insuffisance cardiaque et rénale.

La phase floride de l'obèse est à *tout jamais close;* l'heure des complications a définitivement sonné ; notre sus-normal est irrémédiablement voué à un état des plus précaires, des plus douloureux, dont le terme final ne peut être que la mort à un stade plus ou moins rapproché, qui dépend de la qualité de sa fibre cardiaque et de la qualité de sa cellule rénale. Par insuffisance du foie, du rein, du cœur et des poumons, le plasma s'encombre de plus en plus de déchets azotés ; l'urémie est amorcée, non par la rétention simple de l'urine, mais par rétention de tous les produits azotés dont l'urée n'est qu'un des témoins, et à côté de laquelle il convient de citer l'acide urique, la créatine, l'acide hippurique, la guanine, la xanthine, l'adénine, l'acide oxalurique, pour ne mentionner que quelques-uns de ces produits peu connus, mais dont la toxicité ne peut être nulle. A côté de ces déchets azotés, il serait facile de retrouver également d'autres produits du métabolisme incomplet des substances ternaires : glucose, lactose, dextrine, graisses, acétone, acide lactique, acide oxybutyrique, acide diacétique.

Ce plasma ainsi pollué est responsable des divers phénomènes d'intoxication, réalisant le syndrome de l'urémie nerveuse avec ses localisations diverses, système nerveux central, médullaire et périphérique, et de l'urémie respiratoire et gastro-intestinale.

Il arrive souvent qu'à cette phase, le sus-normal obèse d'antan soit réduit à un état quasi-squelettique, du fait de l'inanition vraie dépendant de la difficulté de lui faire accepter et tolérer la moindre molécule alimentaire, ou de l'inanition relative qui dépend du défaut d'assimilation et d'absorption de cette même molécule ; et le sujet ne tarde pas à s'éteindre, emporté par urémie, par asystolie, rendant tout acte cellulaire impossible.

Le tableau n'est pas toujours le même : parfois, jusqu'au dernier jour de son existence, le malheureux sus-normal conserve un embonpoint exagéré ; et qui ne connaît ce type d'obèse au faciès cireux, aux extrémités œdématiées, ne pouvant parler sans être pris d'une crise d'oppression, qui, depuis des semaines, ne peut plus gagner son lit, le soir, sous peine d'être réveillé à demi-asphyxiant. Malgré la privation d'aliment, ce type de sus-normal reste obèse, et ici c'est par le mécanisme de la rétention chlorurée, et secondairement par la rétention d'eau, souvent associée à de la stase veineuse par asystolie et insuffisance du cœur droit. Plus le malade boit et moins il émet d'urine : il pisse plutôt dans son tissu cellulaire, à moins que, par un régime strictement déchloruré et par quelques toniques cardiaques, vous puissiez arriver à amener une mobilisation de tous ces produits vers le rein, mais ce n'est qu'une trêve de courte durée. Rien ne peut rendre à ce sujet une cellule musculaire cardiaque ; il faut qu'il se contente de vivre d'expédients ; son équilibre est à tout jamais perdu.

C'est à Widal, en particulier, que revient l'honneur d'avoir bien démontré cette évolution sèche et humide de la phase cachectique de l'obésité, qui dépend, dans le premier cas, de la faillite de la cellule rénale, vis-à-vis des substances de désassimilation azotées, amenant l'état de dessèchement des tissus et des phénomènes d'intoxication par rétention azoturique dans le plasma, avec conservation de la perméabilité rénale vis-à-vis des chlorures. Lorsque, au contraire, la cellule rénale ne laisse plus passer les chlorures, il y a accumulation de ce produit dans le plasma d'abord, puis dans les tissus et les séreuses ensuite, où il est chassé, y attirant l'eau, et déterminant ces œdèmes visibles précédés par du pré-œdème viscéral, seulement capable d'être décelé par la balance et par des symptômes d'insuffisance pulmonaire, cardiaque et cérébrale.

Cette distinction de l'obésité floride et de l'obésité compliquée a été bien schématisée par Marcel Labbé, dans une leçon clinique où il cite deux types de ces états, faisant bien ressortir comment ils évoluent, comment ils s'enchaînent, et il insiste sur les indications thérapeutiques si différentes dans les deux cas.

Le sus-normal obèse est donc condamné infailliblement à devenir, à une période variable de son existence, un obèse glycosurique ou un obèse goutteux, souvent les deux en même temps, et finalement, par faillite hépatique pulmonaire rénale, et secondairement par insuffisance cardiaque, il finira cachectique, amaigri, œdématié, par le mécanisme qui vient d'être ébauché.

Tout cela, il le devra au péril alimentaire, vous n'en doutez plus, à une alimentation dans laquelle la molécule ternaire principalement et la molécule albuminoïde souvent aussi ont été consommées en quantité supérieure à ses besoins calorifique et énergétique. Afin de prévenir ces désastres et pour les guérir, si la phase organique n'a pas encore définitivemment sonné, il aurait fallu rétablir le budget du malade en augmentant ses dépenses et en restreignant ses recettes ; mais par ignorance, par scepticisme et par habitude invétérée, peu se soucient de mettre de l'ordre dans leur budget alimentaire, et chaque jour nous assistons impuissants à ces morts précoces, dont nous comprenons si bien le pourquoi, mais dont nous sommes si souvent incapables de prévenir le dénouement.

Dans certains cas, la nature, qui est notre meilleur auxiliaire, se charge de ce que le sus-normal n'a pas le courage de mettre à exécution, et, par un moyen dont je puis vous citer deux exemples, elle réalise ce que notre insistance et nos conseils ne peuvent accomplir.

Le danger, chez le sus-normal obèse, c'est la molécule alimentaire consommée en excès, qui est cause qu'il fait de l'épargne et qu'il use prématurément ses émonctoires par le métabolisme excessif de ces mêmes déchets.

Aussi longtemps que les émonctoires seront à la hauteur de leur pouvoir d'excrétion, la situation de ces malades est peu grave, à part les minimes inconvénients de la surcharge graisseuse (difficulté de se mouvoir, palpitations, et les phénomènes passagers de rétention et de suppléance). C'est par faillite rénale et cardiaque que l'obèse sus-normal succombe le plus souvent. Or, avant que cette faillite ne soit réalisée, la *vis medicatrix naturæ*, par un mécanisme que je vais signaler, peut prévenir ce dénouement.

Un de mes malades, âgé de quarante-trois ans, représentait le type le plus complet du sus-normal obèse. Peu enclin aux exercices physiques, jouissant d'une belle aisance et d'un bon estomac, il ne se privait de rien et incarnait le type de l'obèse floride. Je lui avais prêché en vain la bonne morale,

n'hésitant pas à lui faire envisager le tableau du diabète et de
la goutte qui l'attendaient; je ne fus pas écouté, et seule une
bonne étoffe hépatique et rénale pouvait le protéger pendant
quelques années de la glycosurie ou d'une des formes d'uricémie confirmée, lorsqu'à la suite de spéculations malheureuses,
il perdit la plus grande partie de sa fortune. Cette catastrophe
financière, si elle fut pernicieuse à sa bourse, le fut moins à sa
santé. A partir de ce jour, il réalisa le type de la petite neurasthénie; sa cellule cérébrale n'était plus à même d'envoyer à son
tractus digestif (glandes et muscles) un stimulus apte à produire
une bonne sécrétion des ferments digestifs, pas plus qu'elle
n'était capable d'assurer le bon tonus musculaire de ce long
faisceau contractile qui détermine la descente du bol alimentaire. La perte de son argent avait réalisé l'expérience de la
section des pneumogastriques chez le chien; il était devenu
dyspeptique atonique.

La ration alimentaire du sujet, quoique suffisante, étant mal
assimilée, mal absorbée, avait amené, en une année, une perte
de poids de 15 kilogrammes. Ses cellules hépatiques, recevant
moins de matières sucrées à emmagasiner, auront peu de
tendance à devenir insuffisantes, et il échappera ainsi à la glycosurie; ses cellules rénales auront moins de déchets azotés
à excréter, le danger de rétention sera moindre et il échappera ainsi à l'uricémie.

En résumé, grâce à cette dyspepsie de cause *centrale*, le
sujet échappera aux méfaits du péril alimentaire, aux effets
néfastes de l'alimentation exagérée, et même il vaut mieux pour
lui qu'il reste légèrement sous-normal; ses chances de vivre
plus vieux sont certainement plus grandes.

Mêmes considérations sont applicables à cet autre malade
qui, lui, doit sa dyspepsie non à une cause centrale, mais à une
cause locale, et qui a fait secondairement de la neurasthénie
par le mécanisme étudié chez les sous-normaux, par pauvreté
du plasma. Ici encore, les émonctoires étaient de meilleure
qualité que les machines d'assimilation.

Il s'agissait d'un obèse, sus-normal de 25 kilogs, qui faisait
l'admiration de ses amis aux parties de chasse : on se répétait
ses prouesses alimentaires, et plus d'un devait envier sa capacité
digestive. Pendant des années, sauf ces légers ennuis si fréquents chez l'obèse sus-normal, il n'avait jamais eu recours à

un médecin, encore moins à la pharmacie. Mais à ce jeu d'être chaque jour aux prises avec des masses énormes d'aliments à brasser et à digérer, sa musculature digestive et ses glandes se sont cabrées. Peu clairvoyant et peu porté à comprendre ces cris de révolte de son estomac, caractérisés de temps à autre par de l'anorexie, des vomissements et des crises de diarrhée, il passait outre, et aussitôt l'orage dissipé, grâce à la diète qui lui était imposée par ses vomissements et à un purgatif, il revenait à ses anciennes habitudes, lorsque finalement il arriva peu à peu à une phase de dilatation gastrique, vrai cas d'estomac forcé, d'asystolie stomacale, avec stase, fermentation, vomissements, rendant toute digestion, toute assimilation impossibles.

Ce malade, ce sujet obèse floride d'il y a trois ans, est une loque humaine; il a puisé peu à peu dans ses réserves, au point qu'actuellement il chancelle sur ses jambes et il réalise au complet le tableau de la neurasthénie des sous-normaux par pauvreté du plasma due à l'inanition. Il n'a jamais eu d'albumine ni de sucre, mais cela ne signifie pas que ses reins et son foie ne soient pas atteints d'insuffisance relative due à une usure précoce ; seulement la phase d'insuffisance tangible n'avait pas encore sonné, parce que ses émonctoires valaient mieux que son estomac qui, lui, a cédé le premier, le rejetant dans la classe des sous-normaux, et il sera sans doute impossible de le ramener à l'état normal, attendu que ce n'est pas en mon pouvoir de remplacer son estomac et de lui en donner un neuf.

Si l'existence de ce sujet n'est plus menacée, sa vie est peu agréable, et il est à craindre qu'il ne connaisse jamais plus cette sensation de force et de vitalité dont il se vantait à sa phase floride. Il est actuellement un cachectique et un neurasthénique par estomac forcé et il faut qu'il s'accommode de cette existence d'infirme.

Rappelez-vous donc que la phase d'état de l'obèse sus-normal est peu enviable ; ces malades côtoient une crête de montagne ; le sentier dans lequel ils se sont engagés est des plus accidentés et périlleux, et ils ne peuvent jouir longtemps de cette situation que tant de profanes envient. Au premier jour, ils sont appelés à devenir des sus-normaux par faillite digestive de cause centrale ou locale, et, ce qui est beaucoup plus grave, ils ne sont jamais sûrs de leur lendemain; d'une façon inopinée, un *symptôme révélateur* quelconque, digne de les inquiéter, les amènera chez le médecin, qui les reconnaîtra diabétiques ou goutteux, par un mécanisme variable que nous allons ébaucher.

II. — La glycosurie.

La glycosurie est un des grands périls qui menace le sus-normal, et sans nous perdre dans des discussions qui nous entraîneraient à passer au crible toutes les théories qui ont été invoquées pour expliquer le passage du sucre dans les urines, je vous demanderai à vous en tenir aux faits les plus connus, aux notions bien établies, d'où découleront certaines conclusions thérapeutiques utiles à la plupart de vos malades.

A l'état normal, la proportion de sucre contenue dans le sang est de 1 p. 1000, et dans les conditions ordinaires de santé, au moyen des réactifs les plus usuels, vous ne devez pas trouver trace de sucre dans l'urine d'un sujet, quelle que soit l'heure à laquelle cette dernière ait été émise, le matin à jeun ou pendant la phase de la digestion. Toute augmentation de sucre au-dessus de 1 p. 1000 dans le sang, et surtout toute trace de glucosedans les urines, constituent un état pathologique qui a une cause, et j'ajouterai immédiatement, dont la cause est intimement liée au métabolisme de la molécule hydrocarbonée.

Ainsi que nous l'avons établi chez un sujet normal, la molécule ternaire (hydrocarbonée et grasse) a pour but d'assurer, par ses oxydations et ses dédoublements dans l'organisme, la source principale de l'énergie et de la chaleur, et cette molécule, après utilisation, quitte l'organisme, sous forme d'eau et d'acide carbonique. Si cette ration ternaire est exactement proportionnée aux besoins calorifique et énergétique du sujet, les recettes seront égales aux dépenses, et il ne saurait y avoir gaspillage ni réserve exagérée de cette molécule ternaire, car les exigences de l'organisme sont telles, que cette molécule doit être utilisée, afin que la bonne harmonie de l'organisme soit respectée.

Si, au contraire, la molécule hydrocarbonée est consommée en quantité supérieure aux besoins de l'organisme, il en résultera une déperdition de cette molécule par l'intestin, par les matières fécales dépendant d'un défaut d'absorption dû à une insuffisance des sucs digestifs, de cause centrale ou locale : c'est ce qui arrive chez les sous-normaux, chez ces malades qui consomment beaucoup, mais qui restent maigres, malgré tout, par suite d'une extraction défectueuse.

Si, par contre, le sujet est doué de bonnes machines, la molécule alimentaire totale, et particulièrement la molécule ternaire, celle dont nous nous occupons en ce moment, trouvera sa voie au travers des parois intestinales, pénétrera dans la circulation, afin d'être utilisée par les cellules, pour la production de la chaleur et de l'énergie.

Toute molécule hydrocarbonée qui pénètre dans la circulation doit être utilisée d'une des trois façons suivantes : soit qu'elle doive servir à produire de l'énergie, soit qu'elle doive être mise à l'état de réserve sous forme de glycogène, dans les dépôts affectés à cet usage, dans le foie et les muscles en particulier ; soit enfin qu'elle doive être transformée en graisse et s'accumuler en un point quelconque de l'organisme.

Source d'énergie musculaire, réserve en glycogène, tranformation en graisse : telles sont les trois destinées obligatoires de la molécule hydrocarbonée dont la consommation est supérieure aux besoins énergétique et calorifique du sujet qui a un tube digestif fonctionnant bien et ne laissant pas échapper, par la voie intestinale, la molécule ternaire.

Transportons ces données sur le terrain clinique et elles seront conformes à ce que nous savons. Voici d'abord une catégorie d'individus aux machines puissantes, à l'appétit vigoureux, qui sont de gros mangeurs et dont la consommation globale, et particulièrement hydrocarbonée, est énorme. C'est en vain que pendant quelques années vous chercherez chez eux des symptômes d'obésité, de goutte ou de glycosurie, par la raison bien simple qu'ils se dépensent beaucoup physiquement. Ils usent ce qu'ils consomment, et, sauf une extraction exagérée d'acide carbonique et d'eau, sans compter un métabolisme également exagéré des matières azotées, lequel sans doute fatigue et altère leurs émonctoires, à part cette excrétion exagérée, dis-je, ils jouissent d'une excellente santé, sauf les sympômes de rétention et de suppléance auxquels ils sont exposés, et cette euphorie, ils la doivent à des machines d'assimilation et d'excrétion de bonne marque, qui leur permettent d'ingérer, de digérer, d'absorber, d'assimiler, de désassimiler et d'excréter une ration alimentaire supérieure à leurs besoins réels.

Vous connaissez tous des sujets rentrant dans cette catégorie ; je n'insiste pas davantage.

La deuxième variété clinique est représentée par les individus qui utilisent la molécule hydrocarbonée, la transforment en graisse qui va infiltrer les interstices musculaires et les espaces sous-cutanés, réalisant le type du sus-normal obèse que nous venons d'étudier précédemment. Nous avons vu le péril qui menaçait ce malade, soit à sa période d'état, soit pour l'avenir.

Enfin, pour que la molécule hydrocarbonée, qui ne sert pas à la fabrication d'énergie et qui n'est pas transformée en graisse, ne passe pas en nature dans le sang et ne soit pas excrétée par le rein, il faut qu'elle soit arrêtée au niveau du foie, à l'état de glycogène.

La cellule hépatique, ainsi que cela a été établi d'une façon péremptoire par Claude Bernard et tous ceux qui ont répété ses expériences, est donc le dépôt, le grenier placé entre le tube digestif et la circulation générale, le point au niveau duquel la provision hydrocarbonée, absorbée par la muqueuse intestinale, est arrêtée afin de subir certaines modifications spéciales qui permettront son utilisation ultérieure par les cellules.

Nous en tenant aux données les plus indispensables, nous vous rappellerons que la molécule ternaire, amidon et sucres divers amenés par les ferments salivaire et pancréatique à l'état de glucose, est transformée et arrêtée au niveau de la cellule hépatique, sous forme de glycogène, et ultérieurement, en raison des besoins de l'organisme et de ses demandes, grâce à l'intervention du système nerveux régulateur des fonctions calorifique et énergétique, régulateur, en un mot, de la nutrition, ce glycogène est ramené à l'état de glucose utilisable par l'action d'un ferment spécial, et déversé dans la circulation sus-hépatique, puis charrié par la voie vasculaire aux différentes cellules qui en réclament.

Voilà le fait qu'il faut retenir : toute molécule hydrocarbonée consommée en excès, non utilisée immédiatement comme source d'énergie et non transformée à l'état de graisse, est arrêtée au niveau du foie et retenue à l'état de glycogène. Par conséquent, dans ces trois alternatives, le plasma n'est pas inondé de glucose, la proportion admise de 1 p. 1000 est respectée, et il n'y a aucune raison pour que l'examen des urines permette de relever traces de glucose. La glycosurie est, de ce fait, irréalisable, puisqu'il n'y a pas et qu'il ne peut y avoir hyperglycémie.

La protection du plasma contre une inondation du sucre, sauf exception chez les sujets qui se dépensent beaucoup, les grands travailleurs, est donc réalisée par l'accumulation de la graisse et par la qualité de la cellule hépatique, dont le pouvoir d'accumulation et de réserve en glycogène est éminemment variable, puisque, d'après le professeur Roger, sa teneur glycogénique oscille entre 17 et 70 pour 1000.

Le pouvoir d'assimilation de la molécule ternaire est illimité chez certains sujets ; chez d'autres, par suite d'une cause qu'il n'est pas toujours facile de préciser, il est moindre, soit que la cellule hépatique soit de moins bonne qualité structurale (hérédité), soit qu'elle ait été fatiguée, surmenée antérieurement, ou encore que le système nerveux, régulateur de ses fonctions, soit troublé, ou enfin que son ferment diastasique soit de moins bonne qualité. Quoi qu'il en soit, il y a des sujets dont le pouvoir d'assimilation de la molécule hydrocarbonée est faible, et il suffit de leur donner un repas d'épreuve, contenant une forte proportion de sucre, pour voir la cellule hépatique fléchir, refuser le service et laisser passer dans le sang d'abord, dans l'urine ensuite, le glucose.

Rappelez-vous donc que l'apparition du sucre dans l'urine témoigne d'une insuffisance, de la part de l'organisme, à transformer la molécule hydrocarbonée en graisse, et d'une insuffisance de la cellule hépatique à la convertir en glycogène. Dans les deux cas, à l'origine de ces états d'insuffisance, qui ne sont que des moyens de défense de l'organisme, il y a une *consommation exagérée de la ration ternaire*.

Tenant compte de ces données et nous portant encore une fois sur le terrain clinique, que constatons-nous ?

Établissons d'abord cette vérité, que la constatation du sucre dans une urine ne constitue pas une maladie, mais bien un syndrome, et, afin de nous limiter à l'étude que nous poursuivons, éliminons toute glycosurie d'ordre rénale, toute glycosurie d'ordre toxique et infectieux, toute glycosurie par destruction du pancréas (diabète maigre de Lancereaux), toute glycosurie suite de maladies nerveuses (tumeur cérébrale, ramollissement, tabes). Tous ces faits sont des plus complexes, ont suscité des travaux très étendus, ont fait couler beaucoup d'encre, et leur pathogénie est loin d'être définitivement assise.

En ce qui nous concerne, nous nous en tiendrons au syndrome glycosurie, dont la raison d'être tient uniquement à une consommation de la molécule hydrocarbonée supérieure aux besoins stricts de l'organisme, à ce syndrome qui a été étudié par tous les auteurs, sous le nom de glycosurie intermittente, de glycosurie arthritique, de diabète gras.

Le sujet qui est glycosurique est généralement un adulte aux environs de la quarantaine, sédentaire, cela va de soi, qui possède un bon tube digestif, qui est gros mangeur ou même mangeur modéré, mais qui est particulièrement porté à consommer beaucoup de pain, de riz, de sucre et de matières sucrées. Il s'agit souvent d'un sujet, qui pendant des années était sus-normal (obèse), état qui le protégeait contre l'inondation de son plasma par la molécule hydrocarbonée consommée en excès; d'un sujet chez lequel, dans l'année qui a précédé sa glycosurie confirmée, on aurait pu faire naître une glycosurie temporaire, par un repas très fortement hydrocarboné; d'un sujet chez lequel on retrouve souvent des perturbations du système nerveux, sous forme de chagrins, de privations, de surmenage, de tracas d'argent, de traumatisme, etc.; d'un sujet, enfin, dont les ascendants étaient eux-mêmes sus-normaux obèses, goutteux ou diabétiques.

Pour devenir glycosurique, il faut donc une ration hydrocarbonée — amidon et sucre — exagérée, il faut une incapacité, de la part de l'organisme, de faire de la graisse. Le sujet, à sa phase pré-hyperglycémique et pré-glycosurique est souvent, très souvent, un obèse; un jour vient où l'organisme ne peut plus, par suite d'un mécanisme que je ne chercherai pas à analyser, utiliser la ration hydrocarbonée pour faire de la graisse, et, à ce moment, le sujet n'a plus à sa disposition, comme unique moyen de défense, que sa cellule hépatique, qui peut le protéger plus ou moins longtemps en remplissant tous ses réservoirs, en emmagasinant tout le sucre consommé à l'état de glycogène.

Le malheureux est de plus en plus serré de près et, à ce moment, il représente un verre qui est plein et que le moindre choc est susceptible de faire déborder; il en est arrivé à une phase d'équilibre instable, et l'heure est bien proche où il va entrer d'une façon intermittente, puis permanente, dans l'état glycosurique, qui *le mènera fatalement à la mort*.

Le sus-normal obèse, ou le sujet dont la ration hydrocarbonée est supérieure à ses besoins, est donc un individu dont la cellule hépatique regorge de glycogène. Il suffira d'un désordre d'innervation pour rendre insuffisante cette cellule, pour lui permettre de déverser dans le plasma le sucre qui, ne trouvant pas son utilisation par l'économie, ne saurait rester à l'état de corps étranger circulant dans le plasma; à l'hyperglycémie succédera la glycosurie.

On sait, depuis la célèbre expérience de Claude Bernard, que la piqûre du plancher du quatrième ventricule est suivie de l'apparition de sucre dans les urines. Cette expérience est réalisée chez l'homme à la suite de choc, de traumatisme, de commotion cérébrale, où l'on a vu apparaître dans l'urine, à l'état intermittent, puis permanent parfois, du sucre. Enfin, on sait également que toutes les perturbations du système nerveux central, sous forme de chagrins, d'idées tristes, de préoccupations de toutes sortes, de surmenage, sont susceptibles de faire naître la glycosurie, et il n'est pas un auteur qui ne se soit occupé de la question du diabète, sans attirer l'attention sur le rôle néfaste d'une action nerveuse centrale comme cause provocatrice de la glycosurie; la clinique, nous le savons, fourmille de ces exemples.

A côté donc des causes nerveuses, gros traumatismes, réalisant l'expérience de Claude Bernard, il faut faire une place importante aux causes psychiques qui peuvent déterminer l'hyperglycémie et la glycosurie, en troublant le travail cellulaire hépatique; favorisant ainsi soit la transformation trop rapide du glycogène en glucose, soit inhibant la fonction de la cellule hépatique, et en ne le laissant plus exercer son action d'arrêt vis-à-vis du glucose venu de l'intestin. Dans les deux cas, il y a passage en excès du glucose dans le plasma : hyperglycémie et glycosurie secondaire.

Ne perdez pas de vue que le système nerveux est le grand régulateur des fonctions de calorification et d'énergétique : à toute heure du jour et de la nuit, à une période rapprochée ou éloignée des repas, pendant la saison chaude ou froide, à l'état de jeûne, c'est grâce à l'intervention du système nerveux que la teneur du sang en glucose est immuable. Par suite d'un déséquilibre de cette fonction, par un des deux mécanismes précédemment indiqués, il y a passage plus abondant de sucre dans le sang, hyperglycémie et glycosurie.

Le point sur lequel je tiens à insister et que je vous demande de graver dans votre esprit, c'est celui-ci : pour que le système nerveux déséquilibré par cause centrale (chagrins, préoccupations, etc.), soit apte à troubler le fonctionnement de la cellule hépatique et à l'empêcher de tenir en réserve le glycogène qu'elle contient, il faut de toute nécessité que cette cellule hépatique soit abondamment pourvue de glycogène provenant de la transformation du sucre alimentaire consommé en excès. Une des *conditions essentielles* de la glycosurie par cause nerveuse c'est que les réserves de glycogène soient en excès ; c'est le cas du sus-normal dont la consommation amidonnée et sucrée est exagérée. Voilà le fait *primordial, capital, nécessaire* ; alors, mais alors seulement, une perturbation nerveuse est apte à laisser cette cellule hépatique, remplie à éclater de glycogène, s'en départir. C'est le tableau du sus-normal obèse à réplétion glycogénique exagérée, qui, à la suite d'une cause seconde (traumatisme, surmenage, soucis), deviendra glycosurique intermittent, puis peut-être définitif.

Je vous défie de me citer plusieurs cas de glycosurie survenue à la suite de mêmes causes perturbatrices nerveuses chez des sous-normaux qui représentent des pauvres du foie. Ces malheureux sont en état de déficit général, ainsi que nous l'avons établi, soit que leur ration alimentaire soit vraiment insuffisante, soit que leur absorption et leur assimilation soient rendues impossibles par mauvaises machines. Le peu de glucose qui entre dans la circulation, ils l'utilisent au plus tôt pour leurs besoins de calorification et d'énergie ; ils ne se soucient pas d'aller faire des réserves de glycogène dans leur foie, et ainsi la production de la glycosurie à la suite de cause nerveuse sera irréalisable chez eux. C'est précisément ce manque de glycogène qui explique une partie de leurs symptômes de déchéance, et ils seraient aussi incapables de réaliser le syndrome glycosurie qu'il serait impossible à un indigent de donner une réception somptueuse. Il n'y a que les riches qui ont le droit de dépenser.

Par conséquent, le sujet qui consomme une ration hydrocarbonée supérieure à ses besoins stricts — énergétique et calorifique — est exposé, puisqu'il n'utilise pas cette molécule pour fabriquer de l'énergie, à faire de l'obésité d'abord, et secondairement de l'hyperglycémie et de la glycosurie, par le mécanisme qui vient d'être décrit.

Pendant des années, cette phase pré-hyperglycémique sera latente; il faudrait, pour la dépister, pouvoir doser la capacité hépatique en glycogène; c'est la phase pré-glycosurique, susceptible d'être mise en évidence par un repas très riche en hydrocarbonés, et l'on relèverait ainsi, pendant la période digestive, une hyperglycémie par débordement de la cellule hépatique et une glycosurie qui disparaîtraient le matin à jeun, au réveil, aussitôt que le sucre fourni par le repas d'épreuve aurait été éliminé.

Plus tard, lorsque le trouble de nutrition s'accuse, le sujet laisse passer du sucre, non seulement pendant les heures qui suivent le repas, mais même le matin à jeun: l'hyperglycémie et la glycosurie intermittentes auront tendance à devenir permanentes.

Ces malades sont très exposés à voir leur glycosurie augmenter à la suite d'un désordre nerveux qui rend cet état plus apparent, uniquement par suite de leurs réserves hépatique et musculaire exagérées en glycogène.

Enfin, pendant une phase assez longue, la restriction et la modération, voire la suppression de la molécule hydrocarbonée, diminueront et feront même disparaître l'hyperglycémie et la glycosurie; mais peu à peu le trouble de nutrition s'accentuera, le sujet deviendra capable de faire du sucre malgré la suppression totale de la molécule hydrocarbonée, et il réalisera cette hyperglycémie, cette glycosurie, en s'attaquant à la molécule grasse et à la molécule albuminoïde. C'est l'heure de la faillite générale, l'heure où tout secours est impossible; c'est la phase acétonurique, longuement précédée d'une liste interminable de souffrances de toutes sortes que je veux schématiser en quelques lignes.

Voilà notre sus-normal obèse ayant monté en grade et entrant dans la phase hyperglycémique et glycosurique; le voilà devenu, en un mot, diabétique. Comment ce nouvel état va-t-il se révéler à notre observation? Comment arriverez-vous à dépister sa glycosurie? Quels sont les symptômes qu'il pré-

sentera à la phase d'état de cette nouvelle complication qu'il
doit à son alimentation exagérée ? Quel sera son avenir? Voilà
les points qu'il nous reste à étudier, afin de vous faire toucher
du doigt les méfaits du péril alimentaire, la consommation exagérée de la molécule hydrocarbonée.

La glycosurie peut-elle être latente et constituer une simple
trouvaille d'examen ? Oui, ainsi que j'ai pu m'en assurer dernièrement. Je recevais à mon cabinet de consultation un homme,
âgé de soixante-deux ans, qui venait me prier de lui cauté-
riser un petit papillome de la lèvre supérieure, de la grosseur
d'une lentille. Sa femme était une de mes clientes, mais il
n'avait jamais eu l'occasion de me consulter, eu égard à sa
robuste constitution et à sa belle santé, émaillée par-ci par-là
de quelques douleurs rhumatoïdes vagues et parfois d'un peu
de courbature au réveil. En posant quelques questions au sujet,
il m'apprit que, depuis plusieurs mois, il était éveillé deux fois
chaque nuit par le besoin d'uriner. Son âge, ses cheveux blancs et
sa polyurie nocturne me firent diagnostiquer à distance une
hypertrophie compensatrice du cœur d'ordre scléreux, et je fus
très surpris, en prenant sa radiale, de la trouver souple et de
ne relever aucune irrégularité de son cœur après l'avoir fait
marcher un peu vivement.

Intéressé par mes études sur la densité des urines du matin,
je le priai de m'adresser les deux échantillons émis à minuit
et à 3 heures du matin, et quel ne fut pas mon étonnement de
relever une densité de 1031, qui, ne dépendant d'aucune cause
d'hypotension générale ou cardiaque, ne pouvait être que le
résultat d'une urine chargée de glucose, ce que confirma le
lendemain le chimiste, qui accusa 30 grammes par litre.

Je revis ce malade quelques jours après, et il fut aussi stupéfait que moi d'apprendre qu'il était glycosurique. Je le fouil-
lai dans tous les coins et recoins, sans pouvoir mettre au jour
un symptôme quelconque pouvant indiquer que son plasma
était pollué par du glucose. A quoi fallait-il attribuer cette
absence de symptômes? Sans doute à une glycosurie minime,
ne datant peut-être pas de très longtemps, et surtout à un système nerveux peu irritable, peu sensible, et n'ayant pas encore
protesté malgré la composition anormale du liquide qui le bai-
gnait.

Ce sujet doit sa glycosurie à sa sédentarité ; comme beaucoup d'individus arrivés à cette période de la vie, il se ménage au point de vue de l'exercice, mais n'a pas diminué en proportion sa ration alimentaire. Il est sus-normal, pèse 85 kilogrammes, et, sa ration hydrocarbonée étant supérieure à ses dépenses, il ne trouve pas à l'utiliser par suite de son inactivité ; d'autre part, étant mal protégé par sa cellule hépatique qui, pour une raison quelconque, n'emmagasine pas totalement la molécule hydrocarbonée qui lui arrive de l'intestin à l'état de glucose, il est devenu hyperglycémique d'abord, glycosurique ensuite.

J'ajouterai immédiatement que ce cas constitue une exception ; le plus souvent, le sujet sus-normal qui vient nous consulter accuse certains désordres insolites qui doivent laisser supposer au clinicien l'existence d'une glycosurie, et il est exceptionnel qu'un interrogatoire bien conduit ne mette au jour un ou plusieurs symptômes tout à fait probants, que confirmera un examen d'urine.

Quels sont ces symptômes ? Je ne les énumérerai pas tous, car non seulement les limites que je me suis assignées ne me le permettraient pas, mais ce serait surchager inutilement votre mémoire, attendu que vous ne rencontrerez pas deux sujets qui se présenteront à vous avec le même tableau clinique, et cela, vous le savez déjà par la théorie que je vous ai exposée sur la différence de structure qui caractérise chaque individu, créant des individualités morbides, et non des collectivités.

Ce qu'il faut que vous reteniez, c'est ceci : le fonctionnement de la machine humaine ne peut être silencieux qu'à la condition expresse que le liquide nourricier soit suffisamment pourvu de matériaux aptes à assurer les besoins énergétiques et calorifiques de l'économie. Il faut, de plus, que ces matériaux soient apportés en quantité suffisante, dans une unité de temps, à toutes les cellules, grâce à un bon système nerveux et vasculaire ; il faut enfin que ce même liquide nourricier, qui contient les déchets cellulaires et ceux qui résultent de la transformation ultime des molécules alimentaires, soit épuré par son passage au niveau des émonctoires, peau, poumon et surtout rein. Si ces condition sont réalisées, c'est le tableau de l'homme normal, dont le poids est stable dont les recettes sont égales aux dépenses.

Or, le sus-normal obèse, glycosurique et goutteux, ainsi que nous le verrons bientôt. est un sujet dont la ration globale est supérieure à ses besoins. Non seulement, par suite de travai] exagéré qu'il impose à son tube digestif, il laisse entrer dans la circulation des poisons de toutes sortes que la cellule hépatique se charge d'arrêter, de neutraliser et de détruire pendant un temps, mais, de plus, par le mécanisme qui vient d'être étudié, il est exposé à devenir hyperglycémique et glycosurique. Enfin, le plus souvent, sa ration hydrocarbonée n'étant pas la seule en excès, mais également sa molécule albuminoïde, son plasma se trouve inondé de produits de désassimilation azotée, et il est non seulement un glycosurique, mais un uricémique en même temps, ainsi que l'attestent ses examens d'urine et les symptômes alternants de diabète et de goutte qu'il présente.

Si vous vous rappelez que le plasma pénètre dans l'intimité de tous les tissus, puisqu'il est le liquide nourricier et que sans lui la vie est impossible, vous comprendrez comment et pourquoi, lorsqu'il est pollué par une substance anormale, sucre et autres principes ternaires résultant d'une combustion incomplète des hydrates de carbone : oxalique, acide lactique, pour n'en citer que quelques-uns ; et corps azotés normaux et anormaux en excès : urée, acide urique, créatine, créatinine, albumines diverses ; vous comprendrez, dis-je, qu'il n'est pas un filet nerveux, sensitif, moteur ou trophique, pas une cellule, pas un organe quelconque, qui ne puisse laisser entendre un cri de protestation, par suite de ce plasma vicié comme qualité.

Le fait que le sujet est sus-normal doit tout d'abord vous laisser supposer :

1° Que sa ration alimentaire est supérieure à ses besoins ;

2° Que ses machines digestives sont en état d'amener dans le plasma, à un état utile, les molécules hydrocarbonées et azotées.

Enfin l'interrogatoire méthodique et précis vous fera mettre en évidence quelque symptôme révélateur d'un état glycosurique ou uricémique, isolé ou associé.

Je vais vous citer quelques exemples, afin de bien graver dans votre esprit la façon de conduire l'interrogatoire de ces sujets et la façon d'interpréter les symptômes qu'ils présentent.

En mars 1907, je suis consulté par M. H..., âgé de quarante-cinq ans, qui vient me prier de le débarrasser d'un phimosis qui rend toute exposition du gland impossible.

Frappé de cette maladie insolite à son âge, j'apprends que

depuis quelque temps ses forces ont fléchi, qu'il a légèrement maigri et qu'il a une tendance à uriner beaucoup la nuit.

Sus-normal par sédentarité et alimentation exagérée, il m'est facile, par les symptômes qu'il présente, de soupçonner un état glycosurique, que confirme l'examen des urines : 55 grammes de glucose par litre.

Mis au régime, il retrouvait quelques semaines après la liberté de son fourreau cutané et la simple restriction de sa ration hydrocarbonée avait produit le résultat qu'il attendait du couteau.

Le 15 décembre 1898, je recevais à ma consultation M. L..., qui, depuis cinq nuits, n'avait pas fermé l'œil, souffrant d'une névralgie faciale que rien ne pouvait calmer. Toutes les dents du côté gauche étaient sensibles ; le malheureux ne pouvait ni dormir ni manger ; il était abattu et réclamait avec insistance une piqûre de morphine. Il avait consulté deux dentistes et avait subi sans résultat l'extraction de quatre dents.

Je fus frappé de l'état de sa bouche, de ses gencives saignantes et ulcérées, et surtout de l'état de son pharynx qui était uniformément rouge framboisé, tuméfié. Me souvenant d'un travail de Garel sur les pharyngites hypérémiques avec catarrhe comme symptôme dénonciateur du diabète, je lui réclamai un échantillon d'urine, qui révéla une glycosurie de 75 grammes par litre.

Ici encore, il s'agissait d'un professeur au seuil de la cinquantaine, se dépensant peu, mangeant bien. Sus-normal obèse, il l'était depuis dix ans, et aujourd'hui, par insuffisance de sa fonction glycogénique, il présentait une névralgie faciale, révélatrice de son hyperglycémie et de sa glycosurie.

Il y a deux ans, j'étais appelé à voir pour la première fois un malade âgé de cinquante-huit ans, un hercule, à muscles puissants, qui me demandait mon avis au sujet d'une petite écorchure qu'il présentait au niveau de la face dorsale du deuxième orteil et qu'il attribuait à une bottine neuve, qui l'aurait blessé. Il suffisait de jeter un coup d'œil sur cette phlyctène noirâtre pour y trouver un symptôme révélateur d'une glycosurie totalement ignorée du malade, et il n'y crut qu'après lecture du bulletin d'analyse qui accusait 40 grammes de sucre par litre.

Pendant des années, cet homme avait mené une existence des plus actives ; administrateur d'un bien sucrier, il se dépen-

sait beaucoup, ce qui lui permettait d'être un gros mangeur
de riz, sans autre conséquence qu'un poids de 98 kilogrammes,
qu'il portait allègrement. Il y a trois ans, à l'âge de cinquante-
cinq ans, après réalisation, il vint habiter Cure-Pipe et mena,
par la force des choses, une vie sédentaire, sans pour cela
diminuer de beaucoup sa portion de riz et sa ration sucrée
dans son café au lait du matin et de la journée. Il avait bien
remarqué que depuis quelque temps il était plus apathique,
un peu plus soudé au réveil, et que ses jambes n'avaient plus
leur vigueur d'antan, mais cela ne l'avait pas beaucoup préoccupé jusqu'ici, et il a fallu cette phlyctène révélatrice pour
lui indiquer que ce n'est pas impunément que, pendant des
années, on peut faire de l'épargne et que l'on surmène son foie
et ses reins.

Quelques pulvérisations phéniquées et des lavages à l'eau
oxygénée, aidés d'un régime strict, ont limité cette tache de
gangrène, et depuis deux ans ce malade est au régime, mais je
dois dire que le résultat n'est pas parfait, parce que le malade
ne veut pas rompre totalement avec ses anciennes habitudes.

Voici encore la triste odyssée d'un malade que j'ai pu suivre
pendant des années. A trente-cinq ans, il représentait l'homme
incarnant la santé, ignorant toute douleur physique, ne sachant
pas ce que c'était qu'une migraine et profitant d'un estomac de
premier ordre pour donner largement satisfaction à un gros
appétit. Très porté à consommer de fortes quantités de riz, il
avait de plus un faible tout particulier pour le sucre, et un de
ses desserts préférés était du pain trempé dans de l'eau sucrée.
Pendant dix-sept ans, sauf quelques petites douleurs vagues
aux genoux et aux doigts, il évita les dangers qui menacent les
sus-normaux obèses, et peut-être que, sans des revers de fortune
qui l'accablèrent à cet âge, sa cellule hépatique l'aurait
protégé pendant quelques années encore. Sous l'influence de ce
changement de situation, ce malade perdit ses jambes et
maigrit prodigieusement, au point que l'on songea à faire
pratiquer une analyse d'urine, qui le consacrait glycosurique
au taux de 70 grammes par litre.

Pendant une période de quinze ans, ce fut une liste interminable de souffrances physiques et morales de toutes sortes,
dont les deux plus pénibles furent, d'une part, un phlegmon
gangréneux du pied, dont le malade guérit miraculeusement,

et des crises d'angine de poitrine qui ne lui donnèrent aucun répit pendant les cinq dernières années de son existence et qui se terminèrent par une mort sinon subite, du moins rapide, par collapsus cardiaque.

Je ne crois pas utile de poursuivre cette énumération clinique fastidieuse, sans intérêt autre que celui de venir répéter ce que nos maîtres ont écrit sur le diabète, et nous ne pouvons pas exposer plus clairement qu'ils ne l'ont fait tous les symptômes révélateurs d'un état hyperglycémique et glycosurique.

Vous trouverez dans tous vos classiques la symptomatologie du diabète, et je vous recommande la lecture d'un travail de Dufour, de Vichy, qui, analysant 350 observations de diabétiques qu'il a soignés à cette station thermale, rapporte les différents sypmtômes révélateurs grâce auxquels la maladie a été reconnue; il insiste, avec raison, sur ce fait que plusieurs d'entre eux n'ont jamais accusé de polydipsie ni de polyphagie. Attendre ces symptômes pour diagnostiquer la glycosurie, c'est souvent se laisser surprendre par une crise de coma ou trouver les émonctoires dans un état de telle déchéance que toute lutte devient impossible.

Je vous le répète, nos organes n'ont qu'un nombre limité de signes pour nous aviser qu'ils souffrent, et très souvent le même symptôme, douleur ou fatigue, pour ne citer que ces deux moyens de protestation de l'organisme, témoigne soit d'un plasma insuffisant ou exagéré, soit d'un plasma contenant trop de déchets normaux ou anormaux. L'état sous-normal ou sus-normal du sujet, l'analyse des autres symptômes qu'il présente, l'étude de ses réflexes, l'état de son foie (diminué le plus souvent chez les sous-normaux et augmenté de volume chez les sus-normaux), l'étude de la densité urinaire du matin et l'examen des urines, aidés de la notion de l'hérédité du sujet, de son genre d'existence, du climat qu'il habite, seront les fils conducteurs qui vous permettront de classer tout malade et de rapporter tel symptôme à tel état morbide.

Quel est l'avenir d'un glycosurique? Je le caractériserai d'un mot : c'est un malade taré, qui n'est plus sûr de son lendemain et qui ne peut plus aspirer à atteindre un âge avancé. Je ne voudrais pas décourager les sus-normaux qui me liront et qui auront eu la mauvaise chance d'être arrivés à l'étape de la glycosurie, et je leur concède volontiers qu'ils peuvent vivre encore bien des années, mais à la condition absolue de suivre une hygiène physique, morale et alimentaire impeccable.

Au point de vue de l'évolution de la glycosurie, il convient de différencier les cas dans lesquels le sucre n'apparaît dans l'urine que pendant la période de la digestion, surtout à la suite d'un repas contenant une forte proportion de molécules hydrocarbonées (amidon et sucre). Au contraire, le matin au réveil, toute réaction indiquant la présence de la glycosurie est négative. Ici il y a tout à attendre du régime, et le malade, s'il le veut, peut, par une réglementation stricte de sa ration globale, mais surtout hydrocarbonée, en rapport avec ses dépenses, peut, dis-je, prétendre à une existence assez prolongée. Mais combien auront cette force de caractère et cette abnégation de rompre avec d'anciennes habitudes qui leur sont chères? Et si le glycosurique, pendant quelques semaines, voire quelques mois, s'accommode de cette restriction et de cette suppression des aliments dont il est le plus friand, le plus souvent tel le morphinomane, tel l'alcoolique, il revient peu à peu à ses anciennes habitudes, commettant par ci par là quelques légères infractions à son régime, et lentement mais sûrement, il s'achemine vers la deuxième étape, celle au cours de laquelle l'examen des urines dénote la présence du sucre à toute heure du jour et de la nuit. La protection de la cellule hépatique se perd de plus en plus; la viciation de la nutrition s'accentue davantage. Ici encore, il est possible, par une réglementation encore plus stricte de la ration alimentaire, en tâtonnant afin de voir le degré de tolérance du malade vis-à-vis de la plupart des substances hydrocarbonées, il est possible, dis-je, non pas de faire disparaître totalement le sucre des urines, mais de le maintenir à un taux minime, aux environs de 5 à 10 grammes par litre. Vouloir descendre plus bas coûte que coûte et atteindre la suppression de la glycosurie ne pourrait être obtenu qu'en diminuant dans de telles proportions la molécule hydrocarbonée, que l'organisme serait en souffrance; il en résulterait de l'amaigrissement et le malade ne tarderait pas à côtoyer une zone très dangereuse, la phase où, ne trouvant plus dans l'alimentation la ration adéquate à ses besoins, il s'adresserait à son albumine de constitution, dont la désintégration libérerait des corps extrêmement dangereux : je fais allusion à l'acétone et à l'acide diacétique. Le malade glycosurique à cette phase ne doit plus rechercher cette pureté absolue de son plasma, qui est un idéal irréalisable, par la faillite définitive de sa cellule hépatique et de son système nerveux, régulateur de la nutrition.

Je considère que je suis plutôt optimiste dans mon pronostic, si j'oppose à mes idées celles de Griesinger, qui, sur 225 malades, en considérait seulement 12 à 15 comme ayant guéri, et Seegen qui, sur près de 400 cas, déclarait que, chez tous, le sucre avait reparu après infraction au régime. Enfin, si je fais appel à l'opinion d'un ancien clinicien de l'Ecole française, je constate qu'il n'est pas plus consolant : j'ai cité Lasègue, qui n'hésite pas à proclamer « que tout diabétique est un condamné à mort; s'il ne meurt pas, ajoute-t-il, de maladie intercurrente, il mourra tôt ou tard de son diabète ».

Trois grands périls menacent, en effet, le diabétique et sont cause de sa mort prochaine. Il y a chez lui trois points faibles qui sont sa peau, son foie et ses reins.

Le foie est un de ses organes le plus exposé, par suite de sa situation et de ses fonctions de protecteur de l'organisme. N'oubliez pas que tout ce qui entre par la veine porte est arrêté au niveau de la cellule hépatique, et il faudrait un volume entier pour mettre en évidence le rôle salutaire de la cellule hépatique, qui constitue une protection contre tout ce que lui livre le tube digestif d'un gros mangeur dont le travail digestif exagéré et hâtif est une grande cause de pollution du plasma. Aussi, à ce jeu, le foie, obéissant à cette loi générale que tout organe qui travaille beaucoup se développe, augmente de volume; mais cette phase d'hypertrophie compensatrice a des limites, et un jour vient, tôt ou tard, suivant la qualité structurale du foie et le surmenage auquel il a été soumis, où la cellule hépatique devient insuffisante et livre à la circulation générale des produits incomplètement oxydés, des toxines et autres poisons de toutes sortes, résultant de la mauvaise transformation des produits azotés et ternaires, qui, cherchant à se frayer un passage vers la cellule rénale, usent prématurément celle-ci ; gros foie, cirrhose possible, préparant la voie à l'insuffisance rénale : tel est un des dangers dont est menacé le glycosurique.

Mais c'est du côté de la peau que le glycosurique est le plus souvent menacé, et nombreux sont les cas de diabète qui se ter-

minent par anthrax diffus, par gangrène du pied, succédant
à des écorchures minimes, qui, chez un sujet normal, céde-
raient à quelques jours de repos et à un pansement humide
d'eau bouillie. Les staphylocoques et streptocoques trouvant,
au contraire, dans le plasma du glycosurique un terrain propice,
pullulent à loisir; malgré les sprays phéniqués continus, les
débridements hâtifs, rien parfois ne peut arrêter la marche
envahissante de la gangrène, et le malheureux glycosurique
subit bien avant sa mort les effets de la décomposition. J'en ai
soigné deux qui ont ainsi traîné misérablement avant de mourir,
rendant les soins très pénibles, même aux êtres les plus chers,
par l'odeur nauséabonde qui se dégageait de leurs plaies.

Sans nous arrêter aux cataractes qui souvent, dès la cinquantaine, assombrissent l'existence du malheureux diabétique,
sans insister sur la gravité des infections pulmonaires, la tuberculose, et surtout la pneumonie, qui foudroie parfois en quelques jours des diabétiques latents ou avérés, insistons davantage sur la mort prématurée par insuffisance rénale, dont sont
menacés la plupart des diabétiques. Insuffisance rénale, dont
le premier chaînon consiste en une albuminurie légère qui a
été caractérisée de fonctionnelle, et dont le dernier chaînon
est représenté par une insuffisance totale du rein, avec urémie,
insuffisance telle, que le sucre, souvent dans les dernières
phases de la maladie, disparaît de l'urine, non pas qu'il n'en
existe plus dans le sang, mais par suite de l'excrétion rendue
impossible. Achard et Widal ont relaté l'observation d'un malade au rein imperméable au bleu de méthylène, qui n'excrétait
plus de sucre par les urines, alors que son sang en contenait
5 grammes par litre.

Comment douter de la faillite du rein, si l'on songe à la
quantité exagérée d'eau et de sucre qui s'écoule par la voie
rénale. Il y a travail exagéré du rein, d'une part, donc usure
précoce et passage répété de sucre au niveau d'un organe qui
n'a pas été créé en vue de l'excréter. D'autre part, n'oubliez
pas que la plupart des glycosuriques sont quelque peu goutteux, je veux dire uricémiques, car leur ration globale a été,
le plus souvent, exagérée au cours de leur existence, et tout
comme les goutteux non glycosuriques, par l'élimination exagérée de l'urée, de l'acide urique et des autres produits moins
oxydés de la série azotée, ils ont toutes les raisons pour amener

la faillite prématurée de leur rein. La clinique encore ici est d'accord avec l'anatomo-pathologie, car Lépine, sur 100 reins de diabétiques examinés *post-mortem*, en a trouvé 80 augmentés de volume et présentant des altérations diverses.

Par le mécanisme que nous étudierons en nous occupant des sus-normaux goutteux, les altérations vasculaires, rénales et cardiaques sont des plus communes chez le glycosurique, qui est menacé à tout instant dans son système vasculaire, et, qu'il s'agisse d'une gangrène par artérite oblitérante, d'une crise mortelle d'angine de poitrine, d'une inondation ventriculaire, d'un ramollissement cérébral, à l'origine de tout cela, il y a un rein en état d'insuffisance, un plasma pollué, une hypertension artérielle, le tout dépendant directement d'une alimentation qui, pendant des années, a été exagérée, trop abondante, pas en rapport avec les besoins stricts de l'organisme.

Toute cause seconde — traumatisme, choc opératoire, surmenage physique, cérébral, refroidissement, fatigue exagérée, — qui chez un normal ou un sous-normal n'aurait aucune conséquence, ou qui déterminerait à peine quelques jours de malaise ou de maladie, est capable de faire éclater brutalement et brusquement des accidents de coma diabétique, de collapsus cardiaque, d'urémie cérébrale ou gastro-intestinale, par suite de l'état d'instabilité des organes nobles du glycosurique, dont le foie, le cœur et le rein ne sont plus à même de résister à ce surcroît de travail, et c'est ainsi que nous connaissons tous des diabétiques qui se sont éteints en quelques jours, après une émotion vive, un chagrin domestique, une opération chirurgicale minime, une marche forcée ou un voyage en chemin de fer.

C'est à regret que je ne continue pas l'énumération si riche des complications qui menacent l'existence du glycosurique, mais, forcé de me limiter, je pense avoir suffisamment attiré votre attention sur les méfaits du péril alimentaire chez le sus-normal, sur les méfaits surtout d'une consommation exagérée de la molécule ternaire (grasse et hydrocarbonée).

Avant de clore ce chapitre qui a trait aux sus-normaux, il me faut vous initier aux dangers, non moins nombreux et graves, qui menacent le sus-normal dont la consommation de la molécule albuminoïde est supérieure à ses besoins.

III. — L'uricémie.

Nous venons de voir les accidents auxquels s'exposaient les sujets à bon tube digestif, dont la consommation de la molécule ternaire est supérieure aux besoins calorifique et énergétique, et nous avons ébauché l'histoire des sus-normaux obèses et des sus-normaux glycosuriques. Il est rare, je dirai même exceptionnel, que dans une ration alimentaire exagérée ce soit la molécule ternaire seule qui soit consommée en excès ; le plus souvent, l'exagération de la ration est globale et porte non seulement sur les matériaux ternaires, mais aussi sur la molécule albuminoïde ; cela vous explique pourquoi le sus-normal obèse et le sus-normal glycosurique sont exposés, au cours de leur existence, à voir leur état se compliquer d'accidents qui relèvent directement du métabolisme défectueux de la molécule albuminoïde, et nous n'avons qu'à regarder autour de nous pour voir nos sus-normaux obèses et glycosuriques présenter toutes sortes de désordres qui résultent de l'hyperuricémie avec ses manifestations variées, depuis la simple douleur lancinante, passagère. d'un tronc nerveux quelconque, jusqu'aux formes les plus accentuées de l'uricémie : j'ai cité la colique néphrétique et la crise de goutte.

La molécule albuminoïde, je l'ai déjà dit, est une des parties essentielles de la ration alimentaire, sans laquelle la vie cellulaire est impossible ; elle forme partie intégrante du protoplasma et de son noyau ; elle est la partie la plus active des ferments digestifs sans lesquels la digestion ne peut s'effectuer. Sans elle, les éléments histologiques vivants ne peuvent fonctionner, et ni la molécule grasse ni la molécule hydrocarbonée ne peuvent la suppléer. Mais, telle qu'elle nous est livrée par le monde végétal et animal, elle est inassimilable ; il lui faut, de toute nécessité. subir de la part des ferments digestifs, notamment du suc gastrique et du suc pancréatique, des transformations qui la rendent assimilable et dialysable, afin qu'elle puisse pénétrer dans le plasma et devenir utilisable.

Ce qui la distingue de la molécule hydrocarbonée, c'est qu'elle n'est pas susceptible d'être mise en réserve comme cette dernière, qui, ainsi que nous l'avons vu, lorsqu'elle est consommée en quantité supérieure aux besoins de l'organisme, est emmagasinée à l'état de graisse à l'intérieur de nos tissus, ou encore conservée à l'état de glycogène au niveau de la cellule hépatique et des muscles.

La molécule albuminoïde qui entre dans le plasma subit une série d'actions chimiques d'hydratation, de dédoublement et d'oxydation, qui doivent l'amener à l'état de déchet, dont le dernier terme est l'urée, en passant par toute une autre série de produits intermédiaires antécédents à l'urée. Ce n'est que dans les organismes en voie d'accroissement et dans certains cas spéciaux d'amaigrissement par privation d'aliments, ou à la suite de maladies longues, au cours de la convalescence des fièvres, qu'une partie de la molécule albuminoïde ingérée est retenue pour augmenter ou remplacer celle du protoplasma qui a été usée, qui a subi la désintégration. Sauf ce cas spécial, je le répète, la molécule albuminoïde, contrairement à ce qui se passe pour la molécule hydrocarbonée, n'est pas emmagasinée dans l'organisme : une partie sert aux besoins des éléments vivants ; l'autre, inutile, superflue, subit une série de métamorphoses et quitte finalement l'économie par l'émonctoire chargé d'assurer l'écoulement à l'extérieur de ses produits ultimes : j'ai cité la cellule rénale.

Le sus-normal obèse ou le sus-normal glycosurique, doués de bonnes machines et d'un excellent appétit, font généralement honneur à tous les mets appétissants qui figurent sur leur table, et ils ne se privent généralement pas de viandes de toutes sortes, de poissons, de potages gras, d'œufs, de fromage et de certaines légumineuses, pois, lentilles, haricots, qui contiennent une grande proportion de matériaux albuminoïdes et de corps producteurs d'acide urique et de bases xanthiques.

La matière albuminoïde, dont nous ne prétendons pas faire l'historique, pas plus que nous ne prétendons suivre toute la chaîne de transformations qu'elle subit dans l'organisme, se compose essentiellement d'albumines de deux catégories : les unes, dont le type le plus intéressant est la myosine du suc musculaire et la caséine, qui est la matière albuminoïde du lait, nous sont livrées dans le monde animal ; les autres, dont la principale est le gluten, qui est la matière azotée des graines de céréales, nous sont fournies par le monde végétal.

Quelle que soit leur provenance, cesalbumines de composition variable sont capables de remplir dans l'organisme les fonctions indispensables de la matière albuminoïde, et il nous est loisible, par conséquent, de puiser dans un des deux règnes la provision d'albumine indispensable au fonctionnement de nos cellules.

Pendant longtemps, très longtemps, on s'est contenté de la donnée suivante : tous les cliniciens d'il y a trente ans considéraient que l'urée qui s'échappe par la voie rénale représentait le déchet de la matière albuminoïde parvenue au dernier terme de ses métamorphoses, et tous les autres produits azotés rencontrés dans l'urine, je fais allusion à la créatine, la créatinine, l'allantoïne, la guanine, l'adénine et l'acide urique, pour n'en citer que quelques-uns, représentaient des produits antécédents à l'urée, qui s'échappaient par l'urine et qui constituaient des déchets albuminoïdes incomplètement oxydés.

L'uricémie, dont la goutte est une des expressions cliniques, était donc considérée, il y a quelques années encore, comme la rétention dans le plasma et dans les tissus des déchets albuminoïdes imparfaitement oxydés, et l'acide urique, responsable de tous les désordres fonctionnels et organiques, représentait un stade de la matière albuminoïde non arrivée à l'état d'urée, soit par sa trop grande abondance dans l'économie, soit par une oxydation insuffisante, soit enfin par une cellule hépatique au-dessous de sa tâche, car dès cette époque le rôle uréogénique de la cellule hépatique avait été mis en évidence par les travaux de Heinsius, Schröder et autres.

Cette conception a été quelque peu modifiée dans ces dernières années, à la suite des découvertes et des travaux de Fischer, Horbaczewski, Hugounencq, Walker Hall et Fauvel, pour n'en citer que quelques-uns, qui ont prouvé qu'il ne fallait plus considérer l'acide urique comme un corps antécédent à l'urée, mais qu'il dérivait d'albumines spéciales, les nucléo-albumines, qui fournissent de l'urée par leurs albumines et de l'acide urique ou des bases xanthiques par leur nucléines.

La cellule est formée d'un protoplasma dont la partie constituante est l'albumine et dont le noyau contient des nucléines d'où dérive l'acide urique.

Il convient donc de bien spécifier ce point et de le retenir : la matière albuminoïde, susceptible d'être consommée, est représentée par des albumines simples, dont le dernier terme est constitué par un corps qui n'est ni hydratable, ni dédoublable, ni oxydable, c'est l'urée, et par des albumines spéciales provenant des noyaux cellulaires et qui s'échappent par la voie rénale, sous forme d'acide urique, d'hypoxanthine, de xanthine, de guanine et d'adénine. Mais, contrairement à l'urée qui est un produit ultime non susceptible de subir une autre transformation, ces corps puriques, ces bases xanthiques, dont l'acide urique est un des représentants les plus caractérisés, sont susceptibles, par un mécanisme que nous étudierons dans un instant, de subir une dernière transformation, et d'être amenés, par oxydation et par l'action de certains ferments, à l'état d'urée, qui représente la molécule albuminoïde finale la mieux adaptée pour être excrétée par la cellule rénale.

Voilà le fait qu'il convient de bien se graver dans l'esprit : sauf la petite proportion des corps puriques qui quittent l'organisme par la voie rénale, à l'état d'acide, de xanthine et d'hypoxanthine, il convient, pour ménager le filtre rénal, que la majeure partie des déchets albuminoïdes quitte l'économie sous forme d'urée, qui représente le dernier terme de la matière albuminoïde, le déchet inutilisable et celui qui est le mieux adapté à l'élimination.

La matière albuminoïde, l'albumine simple protoplasmique, et l'albumine spéciale, la nucléo-albumine, indispensable au maintien de l'organisme, à la constitution du protoplasma cellulaire et de son noyau, celle sans laquelle le dégagement de chaleur et la libération d'énergie est impossible, sont répandues à profusion dans le monde végétal et animal qui nous entoure, et nous pouvons indifféremment puiser dans ces deux règnes notre provision ; ce qui importe, ce ne sera donc pas tant la provenance de cette albumine que la *quantité* consommée.

Si notre ration globale, et particulièrement notre ration albuminoïde, est adéquate à nos besoins, à moins d'organes d'assimilation et de désassimilation tarés par hérédité, la molécule albuminoïde suivra son évolution de désintégration dans l'économie et sera expulsée principalement sous forme d'urée et accessoirement sous forme d'acide urique. Le poids restera en rapport avec la taille, et l'urine contiendra *tous* les déchets cellulaires et ceux qui résultent de la transformation intra-organique des aliments, et encore une fois, à moins d'une cellule rénale notoirement insuffisante, les excrétions seront en rapport avec les recettes et le plasma ne pourra être pollué par suite d'une rétention de déchets rendue impossible du fait de la faible quantité de matières à excréter. Nous savons que tous nos organes indistinctement ont une grande marge de réserve, et, dans une alimentation bien réglée, il y aura travail du rein facile, complet, avec usure minima.

L'urée qui s'échappe par la voie rénale représente la majeure partie de l'azote éliminé : c'est, encore une fois, le produit de désassimilation ultime de la molécule albuminoïde, qui, n'étant plus utilisable, est transporté par la voie vasculaire au niveau de la porte rénale, afin d'être éliminé. L'acide urique, qui est excrété en même temps et dont le taux varie de $0^{gr},25$ à 2 grammes et davantage, a une double origine, endogène et exogène. Dans le premier cas, il provient de la destruction des noyaux cellulaires et des leucocytes, et peut, dans certains cas de leucocythémie, atteindre le taux énorme de 5 grammes par vingt-quatre heures : dans le deuxième cas, il est dû aux nucléo-albumines et aux purines des aliments. Si donc la proportion d'acide urique de cause endogène est stable chez le même individu, se laissant peu influencer par sa ration animale et végétale, il n'en est pas de même de l'acide urique exogène provenant de l'alimentation et qui dépend, avant tout, de la teneur des aliments consommés, en acide urique et en bases xanthiques. C'est que l'acide urique de cause alimentaire peut s'élever à $1^{gr},50$ et à 2 grammes, à la suite d'une alimentation fortement azotée; on sait que l'urine des carnivores, notamment, est hyperacide, de densité très élevée, contenant une grande proportion d'urée et d'acide urique, alors que celle des herbivores, peu dense, contient très peu d'urée et peu ou pas d'acide urique.

Les études de Fauvel, de Walker Hall et d'autres, ont établi la teneur en acide urique des différents aliments d'origine animale et végétale, et il a été prouvé que la viande et le poisson étaient ceux qui fournissaient le plus d'acide urique, avec les aliments cellulaires : ris de veau, foie de veau, cervelle, rognons, sans omettre le bouillon gras, très riche en composés xantho-uriques.

Parmi les aliments d'origine végétale, il convient de citer le cacao et certaines légumineuses : haricots, pois, lentilles, qui, pour 100 parties, représentent 1ᵉʳ,45 et 0ᵉʳ,76 de purines.

Retenez donc que les aliments les plus riches en purines et en nucléines sont les viscères des animaux et la chair musculaire, et, à un moindre degré, certaines légumineuses.

L'urée, ainsi que nous l'avons dit, représente un stade ultime de la molécule albuminoïde et n'est pas susceptible d'être oxydée ; injectée dans le sang, elle reparaît sous forme d'urée. L'oxydation de l'urée est donc le témoin d'une combustion parfaite, et plus l'assimilation de la molécule albuminoïde sera complète, plus la quantité d'urée sera élevée. La proportion d'urée de l'urine dépend donc de la matière première ; plus la ration albuminoïde sera abondante, plus l'excrétion d'urée sera exagérée, à la condition que la provision d'oxygène soit suffisante pour amener la molécule albuminoïde à l'état d'urée ; inversement, moins la ration albuminoïde sera élevée (régime végétal, repos physique) et moins il y aura d'urée, abstraction faite de tous les états qui en diminuent ou en augmentent la production : dans le premier cas, repos physique et moral, sédentarité, élévation de la température ambiante ; dans le deuxième, fatigue, surmenage, activité et désassimilation des matières albuminoïdes dans les états fébriles.

L'acide urique, contrairement à l'urée, ne représente pas un produit ultime : il est susceptible de subir une dernière transformation capable de l'amener à l'état d'urée. C'est ainsi que, si on enlève les reins d'un chien, on ne constate pas, malgré qu'il soit soumis à une alimentation riche en acide urique, une augmentation de ce produit dans le sang, ce qui démontre de la façon la plus absolue que ce corps est susceptible d'être détruit dans l'économie, et il a été prouvé que des extraits hépatiques étaient capables de produire cette destruction *in vitro*, alors que des extraits de reins n'avaient pas cette propriété.

C'est donc à la cellule hépatique qu'est dévolu le soin de détruire l'acide urique et de le transformer en urée. Cela a été prouvé par les belles expériences de Richet, qui a démontré l'existence d'un ferment uréogénique dans le foie, fabriquant de l'urée aux dépens des corps amidés. L'absence de ce ferment dans le foie des canards, qui éliminent de l'acide urique au lieu d'urée, a été également une découverte de Richet et de Chassevant.

Depuis ces travaux, il est donc admis qu'il existe dans différents tissus, le foie surtout, un grand nombre de ferments susceptibles de transformer l'acide urique en urée.

C'est ici qu'il convient de se rappeler l'influence du système nerveux sur les fonctions cellulaires. Nous avons vu que les expériences de Pawlow avaient démontré qu'une excitation psychique pouvait inhiber la sécrétion des ferments gastriques, inhibition qui est l'analogue de toute abolition de la sécrétion stomacale chez l'animal auquel on a sectionné les pneumogastriques. Nous savons également que toute excitation nerveuse, chagrin, préoccupation, surmenage, est capable de gêner la fonction glycogénique du foie et d'inhiber cette action, au point que la clinique nous a révélé nombre de cas de glycosurie succédant à des préoccupations morales et à des chocs moraux. Il conviendra donc, à l'occasion, de se rappeler que la cellule hépatique possède un ferment capable de transformer l'acide urique en urée, qui est un corps mieux adapté à l'excrétion rénale, et nous verrons, par la suite, la rétention d'acide urique dans le plasma d'abord, dans les tissus ensuite, être responsable de crises de goutte chez des malades qui, certainement, ont consommé trop d'aliments contenant de l'acide urique, mais dont le système nerveux central, troublé par des fatigues, du surmenage, des chagrins, des préoccupations, a inhibé la fonction uréogénique du foie et s'est rendu indirectement responsable de l'accumulation de l'acide urique dans le plasma, obligeant la cellule rénale à excréter au dehors ce produit moins adapté à l'excrétion finale que l'urée, dont la molécule est plus dialysable.

Par conséquent, toute élimination exagérée d'acide urique dépend :

1° De la matière première, acide urique et bases xanthiques consommés en excès ;

2° D'une élimination de l'acide urique avant que le foie ait pu le transformer en urée ; incapacité qui tient soit à ce que la quantité d'acide urique a été si grande que la cellule hépatique n'a pas eu le temps d'accomplir ce travail, soit encore que les ferments uréogéniques ont été moins actifs.

Dans les deux cas, par consommation exagérée d'acide urique, par sa destruction imparfaite, la proportion d'acide urique dans le sang est plus abondante et s'accumulerait fatalement dans le plasma d'abord, dans les tissus ensuite, si la cellule rénale ne venait pendant quelque temps purger le milieu intérieur de ce produit en excès.

Toute uricémie est, avant tout, la signature d'une consommation exagérée de la molécule albuminoïde d'origine nucléinique ; elle peut être latente pendant des mois et des années, grâce à un travail cellulaire hépatique et rénal, mais devient apparente le jour où le rein ne peut plus suffire à excréter à l'état d'urée la quantité d'acide urique consommé et non transformé par le foie. L'uricémie peut donc être d'origine hépatique et rénale, suivant que le fonctionnement cellulaire du foie ou du rein, ou des deux à la fois, est en défaut.

Il convient, par conséquent, de ménager ces organes en leur donnant un travail en rapport avec leur constitution et en ne consommant que la quantité strictement nécessaire d'albumine, se rappelant que tout le surplus, n'étant pas emmagasiné, doit être métabolisé et expulsé et que, secondairement, il y aura rétention de ces produits de désassimilation, dans le plasma d'abord, dans les tissus ensuite, amenant cette pléiade de désordres de toutes sortes qui ont été classés sous le nom d'uricémie, de goutte larvée, de goutte confirmée.

Le danger consiste donc à puiser dans le monde végétal et animal une provision d'albumine supérieure à nos besoins réels, et c'est le cas du sus-normal obèse et du sus-normal glycosurique, qui, par ignorance le plus souvent, se laissent entraîner à ingérer une quantité d'albumine double, et souvent triple de celle qui est supérieure à leurs besoins. Qu'en résulte-t-il? Cette molécule albuminoïde, non susceptible d'être mise en réserve, est métabolisée, subit les transformations spéciales et finalement quitte l'économie sous forme d'urée et d'autres corps azotés moins oxydés. Pendant des mois, des années, cette consommation exagérée passe inaperçue du sujet, aussi longtemps que ses cellules rénale et hépatique pourront répondre à ce gros travail d'excrétion, et, sauf un examen d'urine qui dénoterait une densité élevée, une proportion d'urée et d'acide urique très augmentée, rien par ailleurs, excepté parfois un peu de fatigue matinale ou quelque douleur fugace, ne pourrait avertir le sujet du danger au-devant duquel il court.

Cette phase latente, au cours de laquelle le sus-normal obèse et glycosurique reste indemne de tout désordre fonctionnel, est des plus variables et dépend *uniquement* de la qualité héréditaire et acquise de sa cellule rénale ; le danger ne devient réel et tangible que le jour où cette cellule fléchit par suite d'une lésion matérielle ou lors d'un trouble de circulation qui est cause que, dans une unité de temps, moins de déchets sont amenés à la porte rénale. Dans les deux cas, le libre écoulement des déchets se trouve entravé ; il y a rétention dans le plasma d'abord, dans les tissus ensuite, de produits capables de contrarier le jeu régulier des cellules, capables d'imbiber une fibre nerveuse et de la faire crier, de réaliser un désordre vaso-moteur déterminant une de ces crises vasculaires que nous étudierons plus tard, réalisant les premiers symptômes avertisseurs de ce fait que la ration albuminoïde, exagérée depuis longtemps peut-être, devient actuellement nocive, par suite du fléchissement momentané ou définitif des émonctoires, du rein notamment.

Les termes du problème sont donc les suivants :

Consommation exagérée d'albumine avant tout ; phase latente, dont la durée dépend essentiellement de la qualité de la cellule hépatique et rénale ; phase d'apparition des premiers symptômes.

Par suite du mauvais fonctionnement de la cellule rénale, il y a rétention, dans le plasma, de produits de toxicité variable ; en un mot, il y a pollution de ce plasma. Cette pollution varie d'un sujet à l'autre, ne peut être identique chez deux individus ; d'autre part, chacun de nous a une cellule et un système nerveux doués d'une sensibilité spéciale, et, même en supposant deux plasmas pollués de la même façon avec une quantité égale de poisons, le système nerveux réagira plus ou moins bruyamment, suivant sa structure intime — prédisposition héréditaire — et suivant ses qualités spéciales.

Ce qu'il faut donc retenir, c'est que le sus-normal obèse, déjà en état de surcharge par suite d'une ration ternaire exagérée, représente un sujet qui, pendant des années, doit sa santé relative au surmenage intense auquel il soumet son foie et ses reins. Ceux-ci se chargent de faire suivre à la molécule albuminoïde consommée en excès ses étapes de désintégration et assurent son excrétion régulière sous forme d'urée et d'acide urique, formes uniques de sortie des déchets albuminoïdes. C'est ainsi que, grâce à des organes de bonne marque, pendant une période des plus variables, vous verrez des obèses florides, gros mangeurs, se dépensant peu, se vanter de la solidité de leurs jambes et de leur estomac. J'ai déjà insisté sur ce fait ; ce sont des sujets qui, à première vue, incarnent force et santé, mais ils sont engagés dans un sentier qui les mènera fatalement à l'obésité confirmée, au diabète et à la goutte, aux trois terminus obligés des malades doués de bonnes machines, consommant plus d'aliments qu'il ne leur en faut pour leurs besoins calorifique et énergétique.

A moins d'une maladie intercurrente qui dépend plus ou moins directement d'un de ces états, à moins d'une maladie infectieuse qui l'arrêtera en cours de route, ou d'un accident, d'une mort violente, tout sus-normal s'achemine lentement, mais sûrement, vers le diabète et la goutte, et, par le mécanisme que nous étudierons plus tard, prépare ainsi sa mort au seuil de la soixantaine par la faillite de son rein et de son cœur.

Ces préliminaires sont suffisants pour me permettre de vous relater l'histoire d'un malade dont je vais exposer d'abord la symptomatologie et préciser ensuite la cause première de ses désordres fonctionnels. Les considérations qui lui sont applicables vous serviront de modèle, attendu, comme vous le savez, qu'il n'y a pas deux cas superposables, et chaque malade représente un problème nouveau qu'il vous faut résoudre.

Je fus réveillé, à deux heures du matin, pour me rendre auprès d'un de mes clients, âgé de cinquante et un ans, que je trouvai replié en chien de fusil sur le bord de son lit, poussant des gémissements, les mains moites, le pouls petit et serré, avec des nausées qui lui permettaient à peine de répondre à mes questions. Il me pria d'abréger mon interrogatoire, me suppliant de lui faire une injection de morphine, dont il connaissait déjà les bienfaits, car c'était pour la quatrième fois qu'il subissait les tortures que l'on endure pour faire descendre un gravier du rein. Ce malade, en effet, était atteint d'une colique néphrétique, et, bien avant mon arrivée, il avait porté ce diagnostic exact.

La médication d'urgence le calma ; mais, dès le lendemain, je profitai du souvenir encore cuisant de ses douleurs pour lui faire de la morale, n'hésitant pas à lui présenter un tableau assez sombre de l'avenir qui l'attendait.

D'après ce que je vous ai dit précédemment, il nous est facile de deviner qu'il s'agit d'un adulte sus-normal de la classe aisée, se dépensant peu, mangeant bien, doué d'un bon estomac et ayant eu certainement dans ses antécédents certains signes révélateurs d'une accumulation d'acide urique dans son plasma, se traduisant par quelques symptômes cliniques que révélera l'interrogatoire.

Si nous le questionnons, en effet, nous apprenons qu'il est âgé de cinquante et un ans, qu'il a une taille de 1ᵐ,72 et pèse 82 kilogrammes. Homme occupé cérébralement, grand brasseur d'affaires, il a peu de loisir pour faire travailler ses muscles et pour respirer à pleins poumons. Sa provision d'oxygène est donc limitée. Il se vante d'avoir un estomac colossal (*sic*) et se croit capable de tout digérer. Son ordinaire est le suivant :

Le matin, café au lait.

Déjeuner : bacon aux œufs, un filet, riz et légumes, parfois un peu de poulet, dessert, pain.

A 3 heures, thé au lait.

Dîner : un potage, deux plats de viande, riz et légumes, dessert, pain.

Il ne boit jamais d'eau, sauf parfois, en été, un verre dans la journée, car il est très altéré et transpire beaucoup. Sa ration de vin est d'une bouteille par jour, sans compter, de temps à autre, un petit verre de chartreuse à la fin du dîner.

Sauf un peu de lourdeur de tête apparaissant quelquefois, il n'a jamais été sujet aux migraines, mais, par contre, il a eu très souvent des vertiges.

Sommeil régulier, mais il se réveille fatigué, soudé des reins. A eu, il y a dix ans, un lumbago.

Pour se servir d'un terme cher aux profanes, il avoue être rhumatisant, mais pas goutteux. Il a souffert à divers intervalles du genou droit, de la plante des pieds, et a de la peine à nouer sa cravate, par suite d'une douleur à son poignet droit.

Il n'est pas ennemi d'une partie de chasse, mais il se reconnaît lourd, pesant, palpitant et essouflé lorsqu'il s'agit de presser le pas.

Depuis dix ans, il présente constamment des poussées d'eczéma sec, prurigineux, des plis axillaire, inguinal, et actuellement, lors de mon examen, il est atteint d'une plaque d'eczéma à la joue droite.

Ainsi que j'ai eu occasion de le dire, à trois reprises différentes il a présenté des accidents de lithiase rénale très douloureux, qui ont nécessité des piqûres de morphine.

Jusqu'à ces deux dernières années, il n'urinait jamais au milieu de la nuit, et l'émission au réveil était souvent haute en couleur, surtout après une journée de fatigue. Il n'a jamais constaté de dépôts uratiques dans son vase.

Questionné sur le symptôme suivant, auquel j'attache la plus grande importance au point de vue de la sclérose vasculaire naissante : « Urinez-vous la nuit ? » il me répond : « Pas autrefois ; mais, depuis un an, je suis réveillé régulièrement vers minuit. »

Est-ce par un hasard quelconque que ce sujet charrie des concrétions uratiques, et n'est-il pas responsable de ces accidents douloureux du moment et de ceux qui l'attendent dans un avenir plus ou moins éloigné ?

Pour réaliser une concrétion uratique, il faut la matière première, et il suffit de se reporter à l'alimentation du malade pour se rendre compte, sans se livrer à des calculs compliqués, que sa ration carnée, à elle seule, introduit régulièrement chaque jour dans son organisme une forte proportion de nucléo-albumines qui, ajoutées aux nucléines de désintégration (à l'acide urique endogène) devraient être éliminées par la cellule rénale.

Afin de se protéger pendant quelque temps contre l'accumulation possible de cette consommation exagérée d'acide urique, il lui aurait fallu compter sur son foie, qui a la propriété d'oxyder l'acide urique, grâce à ses ferments. Mais nous avons vu que le malade était un sédentaire, se dépensant peu, respirant peu ; il est donc probable que sa provision d'oxygène était plutôt accaparée par sa molécule hydrocarbonée, et l'acide urique, moins oxydable, était laissé pour compte.

De plus, le sujet est un nerveux ; j'entends par là un homme dont la cellule cérébrale est constamment sous pression par le maniement des grosses affaires qu'il a entreprises et qui l'ont conduit d'ailleurs à la fortune. Il est donc à présumer que sa cellule hépatique, qui ne vaut quelque chose que par le stimulus nerveux qu'elle reçoit, doit bien souvent être inhibée par l'accaparement de l'énergie nerveuse disponible, au profit des centres supérieurs. Inhibition nerveuse, pauvreté d'oxygène, sont les deux causes qui chez lui avaient peu de tendance à transformer une partie de son acide urique en urée, qui représente un corps plus dialysable par le rein, et moins nocif, par conséquent.

Il ne lui restait plus, pour le protéger, que sa cellule rénale, laquelle, comme vous le savez, est fixe, et ne peut épurer le plasma qu'à la condition que sa structure soit bonne et que la voie vasculaire lui apporte les éléments à excréter. Quant à la valeur fonctionnelle de son rein, je ne la connais pas et personne ne la connaîtra jamais, attendu qu'il sera toujours impossible de préciser la valeur d'une cellule léguée par des ascendants. L'âge auquel sont morts les générateurs, les maladies qu'ils ont présentées, ne seront jamais que des symptômes de probabilité.

Quoi qu'il en soit, abstraction faite de la qualité de sa cellule rénale, dont j'ignore les aptitudes, je sais que son acide urique, déjà si peu soluble, doit l'être encore moins par sa ration alcoolique qui vient encore accentuer l'insolubilité de ses urates. De plus, c'est un sus-normal, qui, faisant trop de calorique, est obligé, afin de maintenir sa température interne à 37°, de perdre une partie de sa chaleur par la sueur, et il nous a avoué qu'il transpirait beaucoup en été. Or, une partie de l'eau dont il dispose (eau de constitution de ses aliments, puisqu'il boit à peine) s'échappe par la voie cutanée, et il lui en reste moins pour son excrétion rénale ; il présente ainsi à sa cellule du rein un plasma très épais, et son sang doit être plus visqueux que celui d'un sujet dont le liquide nourricier est plus aqueux.

Vous étonnerez-vous, après ce qui précède, que cette cellule rénale, si peu protégée, ne laisse passer qu'une partie seulement de ses déchets azotés et particulièrement de ses déchets uratiques, moins adaptés à l'excrétion finale. Le malade est donc un *rétentionniste*, et chaque jour il a accumulé dans son plasma des déchets qui ne pouvaient être expulsés, pour les multiples raisons que j'ai invoquées.

Son plasma saturé de déchets dont l'acide urique n'est qu'un des témoins, car je n'ai pas besoin d'ajouter que sa ration globale exagérée devait être aussi une cause de pollution de son plasma par des matières ternaires et azotées de toutes sortes, son plasma saturé, dis-je, a amené chez lui ce qu'il appelle ses douleurs rhumatismales, qui ne sont que des cris de protestation de son système nerveux qui ne s'accommodait pas de ces déchets. Ce plasma qui circule partout est encombré de déchets, qui, ne trouvant pas leur voie au niveau du rein, ont tenté de s'échapper par la peau, déterminant ces poussées d'eczéma qui sont bien, chez ce sujet, un symptôme de suppléance, une signature évidente de son uricémie, je dirai même, pour être plus complet, de l'encombrement de son milieu intérieur par des produits excrémentitiels de toutes sortes. Car, vouloir tenir l'acide urique pour responsable de tous les désordres de rétention et de suppléance susceptibles d'être rencontrés chez ces malades, c'est retomber dans les erreurs du passé, et ne voir dans l'urémie que la rétention de l'urée, alors que c'est la rétention totale des déchets de toute nature qui est responsable des accidents urémiques.

Pour en revenir à notre malade, la rétention s'accusant de plus en plus et n'étant pas arrêtée par des crises d'indigestion, une pyrexie ou toute autre maladie qui aurait pu, par la diète forcée et par les médicaments évacuants, épurer momentanément le milieu intérieur, ce sujet n'avait plus à sa disposition que deux portes de sortie, deux issues obligatoires : chasser ses déchets uratiques au niveau de ses tissus, réalisant ainsi une nodosité, une exostose, un tophus avec symptômes plus ou moins aigus de rhumatisme, de goutte, ou étager ses poussières uratiques les unes sur les autres et bâtir une concrétion rénale. Il a opté pour cette dernière, mais il était aussi bien exposé à la suite d'une cause seconde quelconque — traumatisme, entorse, choc opératoire, marche forcée, refroidissement, — à faire une crise de goutte.

Toute molécule albuminoïde, après utilisation, doit être excrétée par le rein. Celui qui en consommera suffisamment pour ses besoins stricts, s'il est doué d'une cellule rénale moyenne, l'excrétera au fur et à mesure qu'elle se présentera à la barrière rénale, et il n'y aura pas de rétention possible. Si la consommation est exagérée, si les moyens dont dispose l'économie sont suffisants pour amener à l'état d'urée toute molécule d'acide urique moins facilement dialysable, et partant plus nocive pour la cellule rénale, le rein, plus ou moins vite. suivant ses aptitudes héréditaires et acquises, refusera le service et le plasma deviendra *hyperuricémique :* le malade sera un *rétentionniste.*

Rétentionniste, voilà une des premières étapes d'une consommation albuminoïde exagérée. Il est impossible de prévoir le ou les symptômes que présentera dans l'avenir ce rétentionniste, attendu que ce plasma saturé de déchets uratiques et autres, étant susceptible de pénétrer dans l'intimité de tous les tissus sans exception, sera à même de déterminer dans un organe quelconque des symptômes révélateurs de cette hyperuricémie. Ouvrez le premier traité classique : parcourez le chapitre où sont étudiés les symptômes de goutte irrégulière, de goutte larvée, et vous vous rendrez compte que toutes les cellules de l'organisme indistinctement peuvent être atteintes par le poison goutteux.

Chez l'hyperuricémique, il y a donc les symptômes de rétention, dont le type est la douleur, qui pourra être viscérale ou périphérique, atteignant un nerf quelconque de l'économie, le sciatique, le facial, l'intercostal, déterminant, au niveau des muscles, ces crampes douloureuses, ces myalgies si pénibles parfois, dont les deux localisations les plus fréquentes sont le torticolis et le lumbago, amenant enfin ces arthralgies qui immobilisent, par contraction musculaire de défense, les surfaces articulaires.

Douleurs passagères, lancinantes, ne laissant, au niveau du tronc nerveux, aucune signature anatomique d'abord, mais capable à la longue, par pollution plus accusée du plasma, par association de poisons toxiques de toutes sortes, alcool et sucre notamment, de déterminer des lésions de névrite.

De même, toute douleur articulaire n'est pas suivie d'un désordre anatomique appréciable, mais au fur et à mesure que la cellule rénale se ferme, si la consommation continue à être exagérée, le plasma, afin de conserver, dans la mesure du possible, sa composition stable, seule capable d'assurer les phénomènes d'osmose, déversera dans les tissus son trop plein de déchets que l'examen vous révélera sous forme de ces nodosités des doigts et des orteils et sous forme de ces concrétions calcaires et uratiques qui en sont un des types les plus accusés. Inutile de vous dire que ces déchets ne sont que l'expression d'un plasma trop abondamment pourvu de ces produits de rebut, qui, n'étant pas expulsés par l'émonctoire principal ou par les autres, incapables de le suppléer, sont déposés ainsi dans l'intimité des tissus.

Le sus-normal obèse, incapable d'utiliser toute la molécule ternaire que lui livre son alimentation exagérée, fait de l'épargne sous forme de graisse ; le sus-normal hyperuricémique, incapable d'excréter tous ses déchets uratiques, fait de l'épargne sous forme de nodosités digitales et de tophus, pendant que le sus-normal hyperglycémique dépose où il le peut son trop-plein de glucose, déterminant névrites et autres désordres organiques.

Dans tous ces cas, ce sont des malades qui sont trop riches ; c'est pourquoi ils font de l'épargne. Avez-vous jamais vu un sujet, dont la paie mensuelle est parfois inférieure ou, le plus souvent, exactement adéquate à ses dépenses obligatoires, songer à avoir un dépôt à la banque ? L'épargne, si minime soit-elle, est inconnue chez lui ; le riche seul peut faire des économies. C'est le cas du sus-normal, qui est si riche en graisse, en sucre et en déchets uratiques, qu'il remplit comme un avare tous ses greniers, au point d'encrasser tous ses coins et recoins et de rendre, par un mécanisme que nous étudierons, sa canalisation, je veux dire sa voie vasculaire, imperméable, rendant impossible, de ce fait, tout transport de matériaux à la cellule et tout transport des déchets aux différents émonctoires, conditions qui ne peuvent que hâter la dissolution finale.

Chez l'hyperuricémique, recherchez donc au niveau de chaque organe la signature d'un plasma trop riche en déchets uratiques ; songez toujours à la solidarité fonctionnelle des différentes pièces de l'économie, et rappelez-vous que, si le rein est la porte de sortie naturelle des déchets azotés, dans certaines circonstances, les autres émonctoires sont capables parfois de lui venir en aide, soit par suite de l'encombrement qui existe à son niveau, soit par suite de sa structure défectueuse.

Scrutez l'intestin, et vous retrouverez chez certains uricémiques ces débâcles de diarrhée salutaire, ces flux du matin si fréquents chez certains sus-normaux, qui ont trois ou quatre selles liquides qu'il faut se garder de vouloir supprimer, aussi longtemps que le budget du malade ne sera pas équilibré.

Expertisez la voie broncho-pulmonaire, et vous constaterez ces poussées de bronchites à répétition, avec expectoration spumeuse, et parfois même, ainsi que je l'ai vu chez un de mes malades, une expectoration abondante de sérosité, sorte de bronchorrhée salutaire soulageant un rein qui se fermait de plus en plus par suite du surmenage auquel l'avait exposé ce sus-normal.

Étudiez le fonctionnement de la peau chez ces hyper-uricémiques encombrés de déchets qui débordent par tous les pores cutanés, amenant ces érythèmes suintants, ces ulcérations, ces psoriasis, ces eczémas, qui sont la signature évidente d'un plasma pollué.

Questionnez vos malades et tâchez de comprendre et de bien interpréter ces crises vasculaires que nous étudierons, sous forme de vertiges, d'accès d'asthme, de migraines, d'angine de poitrine, de douleurs abdominales, qui, tout en étant la protestation bruyante d'un système nerveux imprégné par des poisons non excrétés, constituent en même temps un moyen de défense de l'organisme, amenant anorexie, vomissements, diarrhée, parfois fièvre, et une chance offerte au plasma de s'épurer pendant que la consommation est suspendue.

Portez toute votre attention sur le fonctionnement du tube digestif chez ces malades. Ils doivent leur état sus-normal à une alimentation supérieure à leurs besoins, par consommation exagérée, et il faut conclure qu'ils soumettent leurs machines à un surmenage qui pourra passer inaperçu pendant quelques années, chez ceux doués d'appareils de tout premier ordre, ayant un pouvoir de réserve non atteint et non dépassé malgré cette grosse consommation; mais, tôt ou tard, le système digestif fléchit; les digestions deviennent plus laborieuses; il se développe un certain degré d'atonie gastro-intestinale, qui s'accuse par de la tension douloureuse des parois de l'abdomen avec sensation de plénitude, éructations gazeuzes, renvois acides et un état de malaise qui se poursuit jusqu'au moment où la digestion gastrique est achevée. Vous avez reconnu là les symptômes de la dyspepsie par fermentation, due à une digestion incomplète des molécules albuminoïdes et hydrocarbonées, qui, subissant des phénomènes de putréfaction et de fermentation par l'action incomplète et insuffisante du suc gastrique, deviennent un milieu des plus favorables pour le développement des microorganismes et des fermentations chimiques.

Très souvent, la protestation de l'estomac a lieu sous forme de dyspepsie acide, de dyspepsie hyperchlorhydrique ou hypersthénique, qui n'est qu'une exagération de sa fonction normale. Vous savez que la digestion gastrique a pour caractéristique la sécrétion du ferment chlorhydro-pepsique, déterminée, ainsi que nous l'avons vu, d'une part, par un mécanisme psychique, et, secondairement, par l'action des aliments sur les extrémités nerveuses de la muqueuse stomacale. Une fois la digestion terminée, la masse alimentaire franchit le pylore pour subir, au niveau du duodénum, d'autres transformations non moins importantes, et les glandes de l'estomac entrent en repos, se rechargent, en quelque sorte, en vue de la prochaine sollicitation, c'est-à-dire du repas suivant.

Chez les sus-normaux, l'alimentation trop copieuse, trop épicée, trop excitante, trop riche en sel, trop souvent répétée enfin, détermine une excitation des glandes gastriques, qui, pendant une période, les pousse à sécréter un ferment chlorhydro-pepsique très abondant, au point que, pendant un certain temps, ces sujets se vantent d'avoir une digestion parfaite et rapide, mais qui ne va pas sans une fatigue de ces glandes. Celles-ci arrivent peu à peu à voir le mécanisme de leur travail faussé, au point que parfois leur sécrétion devient continue, s'écartant, par conséquent, d'une composition physiologique normale, et la muqueuse gastrique, constamment en contact avec ce suc acide, sécrété à une heure où il n'y a pas d'aliments dans l'estomac, proteste par ces crises de douleurs, de brûlures, dont l'intensité est variable, douleurs que certains sus-normaux interprètent par une sensation de faim, parce qu'elles sont calmées par la prise d'aliments, laquelle vient, avec le temps, accentuer l'anarchie glandulaire, et que d'autres réduisent au silence par des poudres de saturation, le bicarbonate de soude notamment, dont ces malades font souvent un grand abus, tel ce sujet sus-normal hypersthénique de mes amis, qui, sourd à mes recommandations, continue depuis cinq ans à réduire au silence ses nerfs de l'estomac par deux et trois cuillerées à café de bicarbonate de soude prises chaque jour.

Ces malades restent pendant des mois, des années, des dyspeptiques à type variable, ce qui ne les empêche pas de se maintenir sus-normaux, par suite de la solidarité fonctionnelle des organes, et ce qui a pu échapper à la digestion gastrique est préparé pour l'assimilation par les ferments pancréatique et intestinal. Malgré sa dyspepsie, le malade continue à présenter les accidents inhérents à l'obésité, au diabète, à la goutte, par métabolisme exagéré et défectueux de ses molécules albuminoïdes et hydrocarbonées, qui finissent par trouver leur voie dans le plasma, mais qui ne peuvent trouver leur utilisation, par suite de leur quantité si supérieure aux besoins stricts de l'économie.

Heureux sont ces malades qui peuvent arriver à la limite de la faillite de leur tube digestif avant d'avoir amorcé des lésions organiques graves de leur foie et de leurs reins, par le surmenage intensif auquel ils ont soumis ces organes, en les obligeant à excréter tant de déchets alimentaires inutiles, sans compter les toxines sans nombre nées dans ce milieu gastro-intestinal si mal protégé par des ferments insuffisants et des débris alimentaires stagnants, et qui n'auront pas manqué, telle la goutte d'eau qui creuse la pierre, de léser, dans une certaine mesure, ces cellules rénales à texture si délicate, accentuant ainsi les phénomènes de rétention, par insuffisance progressive des départements du rein.

Ces sus-normaux, mangeurs immodérés, se vantent souvent de n'être pas constipés, et beaucoup d'entre eux ont une et parfois deux grosses évacuations alvines chaque jour, accompagnées d'expulsion de gaz fétides témoignant des phénomènes de putréfaction et de fermentation des débris alimentaires par les microorganismes sans nombre non tenus en respect par les sucs digestifs viciés comme qualité, en tout cas en quantité inférieure au travail à accomplir.

Expliquez au malade que toutes les causes secondes — froid, humidité, traumatisme, chocs nerveux, surmenage — ne sont capables de déterminer un paroxysme que par suite de la saturation du plasma ; parce que la consommation est exagérée, l'excrétion est insuffisante, et c'est la pollution du plasma par la rétention des déchets qui seule est responsable du paroxysme. Le froid, le traumatisme, le choc nerveux, ne peuvent rien chez un sujet dont les livres sont en ordre, je veux dire chez un normal dont le poids est en rapport avec la taille, ce qui implique une ration ternaire suffisante, et dont la densité urinaire du matin est au-dessous de 1020, ce qui implique une faible excrétion de déchets azotés, par suite d'une consommation albuminoïde suffisante, mais non exagérée.

Réfutez les arguments de votre malade, qui vous dira, comme mon néphrétique précédent : « Mais, Docteur, j'ai plusieurs de mes amis qui mangent plus que moi et qui ne sont pas atteints de coliques néphrétiques, ni de goutte. » Je lui répondis ceci :

«Vous êtes planteur et vous avez acquis une grosse fortune ; dites-moi pourquoi vos voisins, qui disposent du même sol et des mêmes cannes, n'ont pas une aussi belle situation que la vôtre ». Il réfléchit et il me dit : « Ils n'ont pas autant de jugement que moi. » « Vous êtes dans le vrai et votre explication me satisfait ; vos amis, quoique mangeant peut-être plus que vous, ont une meilleure cellule rénale, et ils peuvent excréter ce qu'ils consomment, tandis que, pour une raison que je ne puis préciser (rein taré par hérédité ou par plus de surmenage), vous êtes un faible du rein comparé à eux. »

A la base de toute douleur, de tout désordre fonctionnel chez vos sus-normaux obèses, non glycosuriques, il y a un plasma encombré de déchets uratiques, par consommation exagérée de la molécule albuminoïde et par rétention due à une excrétion insuffisante. Tous ces malades, cette grande famille hyperuricémique est comparable à cette grande famille qui est l'armée. Tous sont militaires, quelques-uns seulement deviendront colonels et généraux ; de même tous les rétentionnistes seront des hyperuricémiques, mais quelques-uns seulement deviendront des néphrétiques ou des goutteux ; les autres seront moins gradés, et l'honneur d'être podagre sera l'apanage de quelques prédispositions, dont la première, la plus importante, sera une consommation exagérée de la molécule albuminoïde ; la deuxième, une vie sédentaire, restreignant la consommation d'oxygène ; la troisième, un système nerveux surmené, troublé, déséquilibré, qui inhibera la fonction uréogénique du foie ; la quatrième enfin, une cellule rénale refusant partiellement le service

La symptomatologie, l'évolution, l'intensité, le retour des crises et tous les accidents que vous relèverez chez vos uricémiques sont *individuels* ; il n'y a pas deux uricémiques se ressemblant, encore une fois, parce qu'il n'y a pas deux sujets consommant de la même façon, excrétant de la même façon, et ayant un système nerveux, grand régulateur de la nutrition, fonctionnant d'une manière identique.

Pendant des années, votre hyperuricémique vous dira qu'il ne pissait jamais la nuit, excepté peut-être en cas d'insomnie, pendant l'hiver, ou à la suite d'une cause d'hypertension passagère que vous saurez reconnaître si vous la recherchez. J'insiste d'une façon particulière sur ce point, qui a une importance majeure : tout sus-normal hyperuricémique, non glycosurique, vous dira donc qu'il n'est jamais réveillé la nuit pour uriner. Sa miction matinale est représentée par une urine souvent haute en couleur, d'une densité presque constamment au-dessus de 1022 et parfois même atteignant 1032 et 1035. Il vous dira que très souvent, après une journée de fatigue, après un jour de chasse, après un long voyage en chemin de fer, l'urine du matin était encore plus rare, plus dense, laissant parfois déposer un sédiment blanchâtre ou rougeâtre.

Ainsi que j'aurai l'occasion de vous le démontrer, le grand péril qui menace le sus-normal obèse hyperuricémique n'est pas une crise de colique néphrétique ni une attaque de goutte, encore moins toute cette pléiade de petits symptômes d'uricémie mineure, qui lui fera rechercher, au jour des grandes douleurs de la néphrétique et de la goutte, une piqûre de morphine ou quelques prises de salicylate de soude, qui le privera d'un dîner, d'une partie de plaisir. Si ces ennuis étaient les seuls auxquels étaient exposés les sus-normaux hyperuricémiques, je serais le premier à vous dire : adieu régime, mes amis, buvons sec et mangeons bien, sans restriction. Mais ce dont est menacé l'hyperuricémique, c'est de voir son rein se fermer de plus en plus, et apparaître progressivement, lentement mais sûrement, les phénomènes d'intoxication, dont l'insuffisance urinaire, je ne dis pas l'urémie, est le dernier terme. Et bien avant cette insuffisance totale, je vous ferai voir le rôle salutaire et providentiel de la fibre cardiaque, qui met à contribution les parties les moins altérées des départements du rein ; et je voudrais incruster dans votre esprit le premier symptôme révélateur de cette hypertrophie providentielle d'abord, mais qui précède sûrement la faillite du cœur et du rein : je fais allusion à cette miction nocturne, unique pendant quelque temps, puis répétée deux ou trois fois, dont je chercherai à analyser le mécanisme, car c'est le symptôme le plus précoce, le plus infaillible de l'hypertension artérielle confirmée : c'est la barrière qui sépare chez l'hyperuricémique la phase fonctionnelle de la phase organique.

L'hyperuricémie, avec ses aboutissants les plus élevés, la lithiase uratique, la goutte et les lésions organiques qui en dépendent, n'est pas l'apanage exclusif des sus-normaux obèses ; elle peut aussi bien se rencontrer chez les normaux-anormaux, ainsi que nous l'avons établi précédemment, et même chez certains sous-normaux, chez lesquels, il est vrai, l'assimilation ternaire est insuffisante, mais par contre, qui ingèrent, digèrent et assimilent une ration albuminoïde supérieure à leurs besoins. Encore une fois, je le répète, l'uricémie est liée intimement au métabolisme exagéré ou défectueux de la molécule albuminoïde, et cela explique pourquoi elle peut se rencontrer chez le sus-normal, le normal-anormal et le sous-normal.

Il ne faut donc pas vous attendre à voir tous vos lithiasiques et vos goutteux larvés ou confirmés, être gros ; nombre d'entre eux seront des sujets de volume moyen, quelques-uns seront même maigres, et si vous constatez chez eux certains symptômes évidents de la diathèse uricémique, dont un des plus sûrs est une densité urinaire du matin très élevée, n'hésitez pas à conclure que leur ration albuminoïde est exagérée.

Si vous êtes bien pénétrés de ce qui précède, vous aurez pu constater combien de voies différentes mènent à la lithiase rénale urique et surtout à l'état goutteux. Le point sur lequel tout le monde est d'accord est celui-ci : le sang du goutteux, ainsi que l'avait, jadis, démontré Garrod, est surchargé d'acide urique et les dépôts tophacés des jointures contiennent des urates de soude et de chaux. C'est l'explication de cette production exagérée d'acide urique et son dépôt au niveau des jointures qui a suscité tant de travaux et tant d'hypothèses diverses, qui ont toutes une part de vérité, si vous vous reportez au métabolisme de l'acide urique.

Nous avons vu que l'urée était le corps le mieux adapté à l'excrétion rénale ; nous avons rapporté les travaux de Fischer et de Horbaczewski qui ont démontré qu'il fallait considérer l'acide urique comme provenant de deux sources : la désintégration cellulaire et l'apport, par l'alimentation, des nucléo-albumines. Nous avons vu que cet acide urique était susceptible d'être transformé, dans les tissus et surtout dans le foie, en urée, à la condition que la cellule hépatique ne soit pas inhibée par un influx nerveux qui la prive de ses ferments et à la condition non moins absolue que la provision d'oxygène soit suffisante ; enfin nous avons vu que la rétention de l'acide urique n'était possible qu'à la condition que le rein, pour une raison ou une autre, devienne imperméable.

Ces données expliquent comment Dyce Duckworth et Lancereaux, ayant constaté de la goutte chez des nerveux, des surmenés, ont attribué au système nerveux le rôle le plus important dans la production exagérée de l'acide urique, qui conduit à la goutte.

Pour le professeur Bouchard et son école, c'est le manque d'oxygène qui diminue l'oxydation de l'acide urique et rend ainsi difficile sa transformation en urée : c'est la théorie de la goutte par ralentissement de la nutrition.

Pour d'autres, Robson Roose en particulier, c'est la cellule hépatique qui ne transforme pas l'acide urique en urée et qui est cause de son accumulation dans le sang : ainsi a été édifiée la théorie de goutte par insuffisance hépatique.

D'après Garrod, William Robert et Levison, il faudrait voir chez le goutteux une imperméabilité rénale à l'acide urique, rendant possible son accumulation dans le plasma, et les auteurs de la théorie rénale de la goutte s'appuient sur les examens nécroscopiques qui ont permis à Levison de démontrer que, parmi les sujets ayant succombé à de la néphrite interstitielle, et qui n'avaient eu aucun signe de goutte durant leur existence, on avait pu trouver, dans une proportion de 77 p. 100, des accumulations d'urates dans leurs jointures. D'autre part, on connaît la goutte saturnine, qui ne se développe que grâce à l'action élective du plomb sur le rein, amenant des lésions précoces de cet organe, qui sont cause de la rétention de l'acide urique dans le sang.

Reste enfin l'hypothèse de la goutte par origine microbienne défendue par Ringrose Gore, Hutchinson, Luff, et par Le Gendre qui, au Congrès de médecine de Paris, pressentait une variété de goutte d'origine intestinale. Récemment enfin, je lisais un article du docteur Wirgman, qui attribuait l'origine première de la goutte à la pyorrhée alvéolaire, et qui insistait sur l'existence constante de cette infection buccale chez tout malade adulte atteint de rhumatisme et de goutte.

Toutes ces théories sont exactes ; leur seul défaut, c'est qu'elles sont trop exclusives, et, à mon avis, il faut admettre que si quelquefois une seule cause est à l'origine de la goutte, le plus souvent plusieurs sont réunies pour être responsables de l'accumulation de l'acide urique dans le plasma. J'ai pour habitude de dire à mes malades qu'il y a cinq ou six avenues différentes qui aboutissent à l'Arc de Triomphe; peu importe celle que vous prendrez, vous y arriverez.

Il en est de même de la lithiase rénale et de la goutte : plusieurs routes y conduisent, mais la condition essentielle, indispensable pour y arriver, c'est une ration albuminoïde supérieure aux besoins. Voilà le péril, le seul, l'unique, qu'il convient d'éviter.

Si vous introduisez peu d'acide urique dans votre alimentation, qu'importe que vous respiriez peu, que vous inhibiez votre cellule hépatique par des chagrins et que vous ayez un rein plus ou moins perméable, je vous défie de faire de la rétention urique. Là où il n'y a rien, le roi perd ses droits, et, avant de faire une omelette, il faut casser des œufs.

Rappelez-vous donc que toutes les théories exclusives sont mauvaises : l'exclusivisme est surtout nuisible en médecine, mais gravez dans votre esprit que la théorie n'est rien, les faits sont tout, et pas d'accumulation d'acide urique, partant pas de lithiase rénale, de goutte, d'artériosclérose, de faillite cardio-vasculaire et rénale sans la matière première, celle que vous introduisez chaque jour en excès dans votre alimentation, sous forme de viande et d'autres produits reconnus riches en nucléo-albumines.

Nous avons vu la ration exagérée amener l'état sus-normal, l'obésité à des degrés variés: nous avons vu le sus-normal, incapable d'emmagasiner à perpétuité sa molécule ternaire consommée en excès, devenir hyperglycémique et glycosurique ; nous avons vu la ration albuminoïde exagérée amener chez le sus-normal obèse l'hyperuricémie et l'uricémie rénale et des tissus. Il me reste à vous présenter le sus-normal obèse évoluant vers l'uricémie et la glycosurie, le sus-normal à diathèse panachée, dont voici un bel exemple.

Le 24 octobre 1907, je suis appelé à voir M. L..., âgé de cinquante-trois ans, qui est atteint d'un énorme anthrax du cou, évoluant depuis huit jours, sans douleur et sans fièvre. Apyrexie et indolence qui me firent immédiatement soupçonner un anthrax survenu chez un glycosurique, ce que confirma un examen d'urine qui révéla un taux de 75 grammes de sucre par litre. Une incision cruciale faite sous chloroforme, des pulvérisations phéniquées et des pansements humides, aidés d'un régime pauvre en hydrocarbonés, vinrent rapidement à bout de cet anthrax, qui était guéri en six semaines.

Voici ce que l'expertise du sujet me dévoila : âgé de cinquante-trois ans, d'une taille de 1ᵐ,73, il pesait 97 kilogrammes. Il fut atterré de se voir glycosurique, car il se considérait comme un homme respirant la force et la santé et il s'inquiétait peu des différents troubles fonctionnels que l'interrogatoire lui fit avouer.

Très sujet à des migraines, il se réveillait chaque matin exténué, soudé des reins, et souffrait constamment de névralgies diverses. A quatre reprises différentes, il avait présenté un accès de goutte typique à l'orteil gauche, qui l'immobilisait chaque fois en chambre pendant deux à trois semaines.

La marche lui était pénible, aussi se dépensait-il peu ; il était essoufflé et oppressé s'il lui fallait se livrer à un exercice quelque peu violent.

Tube digestif bon, mais le malade se plaint souvent de pesanteur et de lourdeur d'estomac, avec éructations gazeuses acides. Constipation, une selle tous les deux jours. Une ou deux crises hémorroïdaires. On conçoit sans peine que le sujet ait conscience de son estomac, si on se met en présence de sa ration journalière qui est la suivante :

Matin, café noir ;

A 6ʰ 30, une tasse de thé au lait ;

A 7ʰ 30, une tasse de café au lait ;

Déjeuner à 9ʰ 30, viande, légumes, riz, dessert ;

A une heure, thé au lait, pain et beurre ;

A 4 heures, thé au lait ;

Dîner, viande, légumes, riz.

Consomme beaucoup de sucre avec son café et son thé au lait.

En dehors de deux verres de bière au dîner, boit peu et transpire beaucoup.

Je n'ai pas besoin de me livrer à des calculs de calories pour affirmer que la ration globale de ce malade sédentaire, vivant dans un pays chaud, est exagérée. Je n'ai, d'ailleurs, qu'à le regarder pour affirmer que ses 97 kilogrammes indiquent :

1° Qu'il consomme trop ;

2° Qu'il a de bonne machines.

Sa ration ternaire exagérée en a fait depuis longtemps un obèse, et sa ration albuminoïde un hyperuricémique ; ses névralgies diverses sont la signature cachée de son uricémie et ses crises de goutte, la signature évidente, tangible. Non content d'être sus-normal obèse et hyperuricémique, il a tenu à ajouter un dernier fleuron à sa couronne, et son anthrax révélateur l'a sacré glycosurique, mettant en évidence son hyperglycémie ; le voilà donc sus-normal obèse hyperuricémique et hyperglycémique. Il n'a plus rien à envier, il a conquis tous les grades et a décroché successivement tous les honneurs conférés à ceux qui ont de bonnes machines et qui consomment trop. Avec autant de cordes à son arc, il n'aura que l'embarras du choix pour réaliser une complication qui devra abréger ses jours.

Je dois dire que ce malade s'était peu préoccupé de sa diathèse hyperuricémique, pour laquelle il n'avait jamais consulté ; par contre, la frayeur qu'il ressentit de se voir coucher sur la table d'opération pour faire inciser son anthrax lui fit accepter sans restriction le régime auquel je le soumis, et il eut la joie de voir diminuer peu à peu sa glycosurie et d'en rester indemme pendant des semaines, ne voyant seulement reparaître le sucre dans ses urines qu'à de rares intervalles, à l'occasion de quelque écart de régime ou de préoccupations morales.

Je perdis ce malade de vue, et je le retrouvai, il y a trois mois, à 7 heures du matin se tordant sur son lit avec une crise de colique néphrétique atroce. Je pensais vraiment qu'il avait décroché tous les honneurs ; j'avais oublié celui-là ; cette fois, le sujet était vraiment complet, et il représentait le vrai musée pathologique du sus-normal.

Je n'insiste pas encore une fois sur la difficulté qu'il y aura à adapter la ration alimentaire de ce sujet, en vue de lui permettre de fabriquer du calorique et de l'énergie, sans lui laisser aucune marge l'exposant de nouveau à verser dans l'hyperuricémie ou dans l'hyperglycémie. Il faudrait pour cela une foi dans le régime, une patience et une persévérance que je ne trouverai pas chez ce malade, âgé de cinquante-trois ans, et dont les habitudes alimentaires sont tellement invétérées qu'il n'y a pas à songer à le rééduquer d'une façon utile, sans compter que son foie, ses reins, sont déjà dans un état d'insuffisance relative et qu'il a dû certainement amorcer certaines lésions irréparables, qui fatalement s'accentueront du fait de l'usure cellulaire ajoutée aux écarts alimentaires inévitables.

Je ne crois pas utile de transcrire d'autres observations de malades sus-normaux ; ce serait s'exposer à des redites, et le cadre de ce travail serait dépassé.

Rappelez-vous que le sus-normal représente un individu qui place son argent à gros intérêts : c'est vous dire qu'il court des risques sérieux de perdre sa fortune. N'enviez pas son train de maison et son luxe qui reposent sur une base peu stable et qui ne peut durer ; d'un jour à l'autre, il est menacé de ruine.

Qui de vous ne connaît ces superbes constitutions, ces adultes de quarante à cinquante ans, qui, à soixante ans, soixante-dix ans, sont des artérioscléreux, des hémiplégiques, des ramollis, des cardiaques, des rénaux, traînant péniblement l'existence, passant des nuits dans leur fauteuil, palpitants et essoufflés au moindre effort ; des malades pâles, aux yeux minés par la souffrance et les insomnies ; les uns, aux jambes sèches, atteints de rétention azotée ; les autres, aux extrémités enflées, à l'abdomen distendu de liquide, atteints de rétention chlorurée et azotée, compliquée souvent d'insuffisance cardiaque ; des malades condamnés au régime monotone et débilitant du lait, aux cures de régime déchloruré, qui ne trouvent quelque répit que dans les cachets de théobromine, les prises de digitaline, et qui s'acheminent vers la piqûre de morphine, leur seule et dernière consolation.

Quelle comédie que ces consultations, ce branle-bas de la Faculté qui prolonge de quelques semaines, de quelques mois, parfois de trois ou quatre ans, ces existences qui ne sont plus qu'un long martyre, et que peut-on attendre de la médecine à cette phase où tout secours effectif est inutile ?

Remontez étape par étape ce long calvaire, et ayez au moins le courage de reconnaître que ces situations lamentables ont à leur origine *une cause*, une *seule* : une alimentation exagérée, responsable de toute la série de désordres fonctionnels qui ont préparé peu à peu la dissolution finale.

Péril alimentaire flagrant, dont les conséquences sont irréparables, au prix de tous les sacrifices.

IV. — La lithiase biliaire.

Je ne puis me résoudre à clore ce chapitre dans lequel je n'ai fait qu'ébaucher les différents désordres susceptibles de se rencontrer chez les sus-normaux, sans attirer votre attention sur un dernier péril qui menace ces malades dont la consommation est supérieure aux dépenses : je veux parler des troubles de la fonction biliaire, dont le premier chaînon est représenté par l'imprégnation du sérum par les pigments et les sels biliaires, l'état cholémique de Gilbert et de son école, et dont le dernier chaînon est constitué par la lithiase biliaire avec ses complications si nombreuses, depuis la lithiase vésiculaire latente, la colique hépatique, si douloureuse, et les cirrhoses biliaires, suite d'angiocholite par obstruction définitive du cholédoque.

Nous avons vu la cellule hépatique chez le sous-normal, par absence de matériaux, avoir une fonction glycogénique et uréogénique si faible que le foie, chez ces malades, reste *petit*; il est atrophié, comme tout organe qui travaille peu, et je vous ai dit que Mathieu en avait fait un symptôme caractéristique des dyspepsies par inanition.

Chez les sus-normaux, au contraire, il y a, ainsi que nous l'avons vu, exagération de la ration alimentaire globale. La cellule hépatique subit la première le contre-coup de cette avalanche de matériaux absorbés au niveau de la muqueuse intestinale et qui lui arrivent par la veine porte. Nous avons dit précédemment que trois de ses fonctions principales consistaient à emmagasiner la glycose, sous forme de glycogène, à neutraliser et à détruire, dans la mesure du possible, tous les produits nocifs que lui livre un intestin encombré de matières alimentaires, dont quelques-unes subissent une action incomplète et défectueuse de la part des ferments digestifs, et enfin que c'était aussi au niveau du foie que l'acide urique et d'autres bases xanthiques subissaient l'action de certains ferments susceptibles d'amener ces corps à l'état d'urée, plus facilement dialysable par la voie rénale.

Ces trois fonctions principales, imposant un travail presque constant au foie, amènent, au niveau de la cellule hépatique, une irrigation vasculaire artérielle active, et, conformément à la loi générale qui veut que toute cellule qui travaille beaucoup augmente de volume, vous ne serez pas étonnés de constater chez la plupart de vos sujets obèses sus-normaux, dont la ration ternaire, albuminoïde et souvent globale est exagérée, vous ne serez pas étonné, dis-je, de retrouver presque constamment une augmentation de volume du foie, que vous révélera l'examen clinique, par les moyens classiques, dont un des plus ingénieux est la méthode de glissement du pouce, bien décrite par Glénard et son école.

Je vous demande donc de retenir simplement ce fait, dont nous saisirons dans un instant toute l'importance : la tendance à la congestion, à l'hypérémie, que présente le foie des sus-normaux.

A côté de ces différentes fonctions si capitales de la cellule hépatique, il en existe une autre aussi importante, plus importante même : c'est la fonction biliaire, dont le but consiste à déverser chaque jour, au niveau du duodénum, un liquide, évalué à un litre environ, qui vient renforcer l'action des ferments pancréatiques, mais qui vient surtout attaquer les molécules grasses de l'alimentation, afin de les saponifier, de les émulsionner, et de les rendre assimilables par le système des vaisseaux chylifères.

Il nous faut, de toute nécessité, faire une légère incursion dans le domaine de la physiologie, afin de pouvoir bien vous expliquer ce qui va suivre.

En étudiant au chapitre des sous-normaux les conditions effectives d'une bonne digestion, laquelle dépend exclusivement de la perfection des ferments digestifs, je vous ai rappelé les travaux remarquables de Pawlow, de Baylis, de Starling et de leurs élèves, qui nous ont fait connaître, grâce à leurs expériences chez les chiens, les conditions qui réglaient la sécrétion des différents ferments digestifs.

Sans entrer complètement dans toutes ces expériences, qu'il me suffise de vous dire que ces auteurs ont prouvé que la sécrétion biliaire ainsi que la sécrétion pancréatique étaient le résultat de la mise en liberté d'une substance contenue dans la muqueuse duodénale, la sécrétine, par le contact de l'acide du suc gastrique. Sécrétine, qui, transportée aux cellules hépatiques et pancréatiques par la voie vasculaire, déterminait une sécrétion de ces glandes en rapport presque mathématique avec la nature, la qualité et la quantité des molécules alimentaires à rendre assimilables.

Or, l'acidité du suc gastrique est fonction de la sécrétion chlorhydro-peptique des glandes de l'estomac, dont le but est d'attaquer la molécule albuminoïde et de la transformer en peptone. Pawlow a démontré que la viande, les extraits de viande, les bouillons étaient les substances plus à même d'amener cette sécrétion chlorhydro-peptique, alors qu'elle était à peu près nulle si l'alimentation était composée de sucre, d'amidon et de blanc d'œuf.

Donc, la sécrétion biliaire étant fonction indirecte de la mise en liberté de la sécrétine dégagée de la muqueuse intestinale, par contact de l'acide de l'estomac, il en résulte que la molécule albuminoïde de la viande qui entre dans la ration alimentaire est responsable, dans une large mesure, de la sécrétion biliaire.

D'autre part, Pawlow a démontré qu'après la sécrétion du suc psychique de l'estomac, qui était indépendante de toute présence d'aliment dans la poche stomacale, la sécrétion chimique secondaire des glandes gastriques était réglée exactement en proportion voulue de la quantité des matières albuminoïdes à digérer. Il est donc certain que la sécrétion biliaire par un même mécanisme doit être proportionnée à la quantité de la molécule grasse, puisque la fonction principale de la bile est d'émulsionner, de saponifier les graisses, afin de les rendre assimilables.

Ces données expérimentales ont été reconnues vraies par la clinique, et la quantité de bile sécrétée au cours de régimes différents a été étudiée par Barbera, qui a posé les axiomes suivants, vérifiés et reconnus exacts par d'autres expérimentateurs et nombre de cliniciens :

La sécrétion de bile atteint sa plus haute intensité avec un régime carné; elle est moindre lorsque le régime se compose de matières grasses, et elle est, enfin, insignifiante avec un régime exclusivement hydrocarboné.

Si, d'autre part, en dehors de ses fonctions émulsionnantes, on se rappelle le pouvoir antiseptique de la bile et le rôle que joue ce liquide dans l'antisepsie intestinale, on ne sera pas étonné de voir cette sécrétion être très abondante avec le régime carné, dont les déchets, ainsi que cela est prouvé, sont éminemment favorables au développement et à la pullulation des microorganismes intestinaux.

La sécrétion biliaire est donc sous la dépendance directe de la molécule albuminoïde et de la molécule grasse, qui règlent en quelque sorte sa quantité, et, dans une ration bien comprise, si ces molécules sont consommées en rapport avec les besoins calorifiques et énergétiques du sujet, s'il s'agit, en un mot, d'un individu normal, la sécrétion biliaire sera elle-même normale : le foie ne sera pas congestionné, puisque la ration n'est pas exagérée, et la bile sécrétée au niveau de la cellule hépatique suivra son trajet descendant, parcourant les voies biliaires pour gagner le duodénum, subissant, au niveau de la vésicule du fiel, un temps d'arrêt qui permet son accumulation, avant d'être expulsée, vers la troisième heure qui suit la digestion, au moment où le chyme a franchi l'orifice pylorique. Dans ces conditions, la bile conservera ses qualités particulières sur lesquelles nous n'avons pas à insister; la cellule hépatique sera normale, accomplissant parallèlement ses fonctions glycogénique et uréogénique, et n'aura à exercer sa fonction protectrice que très faiblement, puisque les toxines que lui livreront les déchets intestinaux seront réduites à un taux insignifiant.

Mais les conditions sont tout autres lorsque, par suite d'une ration alimentaire globale exagérée, la cellule hépatique, par le mécanisme étudié précédemment, est augmentée de volume; il en résulte un développement de l'organe, qui est cause que les voies biliaires cheminant dans l'interstice des cellules sont quelque peu aplaties, et la bile, d'autre part, sécrétée en excès par la ration albuminoïde et grasse exagérée, aura peu de tendance à progresser, par suite de la moindre perméabilité des voies biliaires. Or, cette bile, s'écoulant sous très faible pression, aura tendance à diffuser et à pénétrer dans les espaces vasculaires, imprégnant le sérum de pigments et de sels biliaires et communiquant aux téguments cette teinte jaune pâle qui n'est pas la jaunisse, mais qui donne à la peau une apparence terreuse, sale, couleur chamois, que tous nous connaissons et que nous avons constatée chez cette catégorie de malades que nous appelons des bilieux.

La quantité de pigments biliaires qui pénètre dans le sérum n'est pas suffisante pour teinter les téguments en jaune, et elle n'est pas suffisante non plus pour passer dans les urines et être reconnaissable par les réactifs spéciaux. C'est aux travaux de Glénard, de Hayem, de Gilbert et de leurs élèves que nous sommes redevables de la connaissance de ces états cholémiques, de ces ictères acholuriques, qui sont décelables par l'examen du sérum sanguin, au niveau duquel on retrouve les pigments biliaires, qui, normalement, doivent être absents de ce liquide.

Je ne prendrai pas parti entre les deux écoles qui ont soutenu avec autant de talent leurs opinions, me contentant de rappeler que, pour Gilbert, la cholémie serait toujours héréditaire, de nature excrétoire, d'origine intestinale, toujours infectieuse, déterminant la gêne de l'excrétion biliaire par le mécanisme de l'angiocholite, alors que, pour Glénard, la cholémie serait surtout acquise, de nature sécrétoire, et pouvant aussi bien être provoquée par les infections, les intoxications, les émotions et les *excès alimentaires.*

Voilà donc une première conséquence d'une ration alimentaire exagérée, qu'elle soit globale ou qu'elle porte exclusivement sur les molécules albuminoïdes. Dans les deux cas, il en résulte une sécrétion biliaire exagérée, de qualité et de quantité s'écartant de la normale, d'une bile plus épaisse, gênée, pour sa progression, par la congestion du foie, diffusant dans le sérum et polluant ainsi le liquide nourricier, car, à l'état normal, les éléments de la bile n'ont pas été créés pour passer par la voie vasculaire; leur porte de sortie est uniquement l'intestin, où ils sont appelés à jouer un rôle de protection pour l'organisme et un rôle émulsionnant pour l'assimilation des graisses.

Donc, pollution du plasma par les éléments de la bile, voilà la première conséquence d'une alimentation exagérée, rendue plus nocive souvent par une hérédité hépatique, car il est incontestable que la cholémie est souvent familiale.

Quant aux phénomènes cliniques qui en résultent, nous pourrions rééditer ce que nous avons dit en étudiant la symptomatologie des hyperuricémiques; ils sont essentiellement variables et *individuels,* dépendant, d'une part, de la quantité des pigments et des sels biliaires qui diffusent dans le plasma, et, d'autre part, de la sensibilité du système nerveux et des cellules, en particulier, qui réagiront plus ou moins, suivant leurs qualités spéciales, créant des complexus variés, impossibles à préciser, mais dont la cause première tient aux poisons biliaires non excrétés par la voie intestinale.

Ces mêmes conditions génératrices d'une sécrétion biliaire, faussée comme qualité et comme quantité, amèneront une réplétion plus exagérée de la vésicule biliaire, et toutes les causes qui seront responsables de la faible circulation de la bile dans les canaux biliaires et de l'évacuation incomplète de la vésicule pourront déterminer, au niveau des voies biliaires intrahépatiques et extrahépatiques, une stagnation de la bile qui, toutes conditions prédisposantes mises à part, favorisera la formation de la boue et des calculs biliaires, par précipitation de la cholestérine.

Or le sous-normal par ration ternaire insuffisante (ce qui n'implique nullement que sa ration albuminoïde le soit également), pour les raisons que nous avons développées précédemment, est un sujet qui, par stimulus nerveux insuffisant et muscles atones, respire mal ; il y donc une circulation intra-hépatique ralentie qui peut favoriser la formation des calculs biliaires, et vous ne devez pas oublier que la lithiase biliaire est aussi bien l'apanage des maigres que des obèses.

La sédentarité est cause que la respiration est peu profonde, puisque c'est l'exercice qui est la condition génératrice d'une bonne circulation et d'une bonne oxygénation ; donc il faut vous attendre à rencontrer la lithiase biliaire chez les inactifs, les apathiques, les sédentaires.

Le sus-normal obèse est essoufflé à la marche, il a donc peu de tendance à se mouvoir ; d'autre part, sa graisse abdominale et la distension gazeuse de son intestin rendent difficile le mouvement de descente de son diaphragme. Songez enfin que son obésité témoigne d'une ration globale exagérée, condition des plus effectives d'une sécrétion biliaire trop abondante et défectueuse. Toutes ces causes réunies sont des plus favorables pour réaliser la lithiase biliaire, et ainsi que la clinique vous l'a appris, le sus-normal obèse est des plus prédisposés à toutes les complications dépendant de l'existence des calculs du foie.

Chez la femme enfin, il y a également diminution du champ de l'hématose et ralentissement de la circulation hépatique, par suite de la constriction de la taille due au corset, et par la gestation qui est cause du refoulement du diaphragme par le développement de l'utérus gravide, et vous n'ignorez pas que les grossesses, grâce à ce mécanisme et à celui de la chute des viscères par l'effondrement des parois abdominales, sont un des états au cours desquels la lithiase biliaire apparaît très souvent.

Pour réaliser la lithiase biliaire, il faut avant tout une sécrétion biliaire abondante, de qualité défectueuse, et c'est l'alimentation exagérée et surtout la consommation de la molécule albuminoïde et grasse en excès qui sont à la base de cet état. Voilà le vrai péril, la condition génératrice causale à laquelle il faut s'attaquer, pour la prévenir et la guérir lorsqu'elle est déclarée. L'âge du malade, la sédentarité, l'obésité, la grossesse, ne sont que des causes secondes, qui sont certainement des facteurs importants, mais qui ne sont efficients qu'à la condition essentielle que les rations albuminoïde et grasse soient exagérées. Par elles-mêmes, ces causes secondes ne peuvent rien, pas plus que ne peuvent agir les microbes qui ont été tenus responsables du développement de la lithiase biliaire, et je ne crois pas que la théorie microbienne puisse jamais détrôner la théorie humorale, qui conservera toujours toute sa valeur étiologique.

Nul n'osera nier et mettre en doute les expériences et les découvertes de Galippe, de Hanot, de Gilbert, de Létienne, de Claude, qui ont établi définitivement l'origine microbienne des concrétions biliaires; mais, à mon avis, ces travaux ne prouvent nullement le rôle prépondérant, unique et essentiel du microbe.

La flore microbienne intestinale est insignifiante chez le sujet dont la ration albuminoïde est en rapport avec ses besoins stricts, chez le normal, par conséquent. Le microbisme intestinal est fonction d'une ration alimentaire globale exagérée, surtout d'une alimentation albuminoïde (carnée), qui fournit un exellent terrain de pullulation aux microorganismes sans nombre que nous hébergeons. Au contraire, ainsi que cela a été démontré, le régime lacté et le régime hydrocarboné sont les moins favorables à la pullulation microbienne. Or, cette même ration albuminoïde exagérée, ainsi que nous l'avons vu par les expériences de Barbera, est cause d'une sécrétion abondante et anormale de bile.

Il n'est donc pas impossible, et le fait s'est réalisé, que ces microorganismes, exaltés par une ration albuminoïde mal digérée, par insuffisance relative des ferments digestifs due à sa trop grande abondance, puissent remonter le cours des voies biliaires, mal protégées par une circulation de la bile ralentie, arriver ainsi jusqu'à la vésicule, amener un catarrhe lithogène, favorable à la précipitation de la bile et déposer la première molécule de cholestérine, noyau d'une future pierre biliaire, au centre de laquelle vous retrouverez peut-être un jour un coli-bacille ou un bacille d'Eberth, qui, avec une ration moyenne, n'aurait pas existé ou qui aurait eu une faible virulence, et qui, en tout cas, aurait été inapte à remonter un fleuve biliaire coulant facilement, emportant tout intrus qui aurait tenté de se faufiler sur cette voie, vers le grand égout intestinal.

Donc, je le répète une dernière fois, la concrétion biliaire est avant tout la conséquence d'une ration albuminoïde et d'une ration grasse exagérées. Voilà le fait capital dont il faut se souvenir, et les autres causes étiologiques seraient inefficientes si la ration était proportionnée aux demandes de l'organisme, en un mot, si la consommation était adéquate aux dépenses.

La lithiase biliaire, une fois réalisée, se traduira à votre observation sous des formes cliniques variées, dont je ne puis entreprendre l'étude. Vous devez savoir dépister, derrière ces soi-disant dyspepsies tenaces, des lithiases vésiculaires au point vésiculaire douloureux, avec retentissement scapulaire, orientant votre diagnostic vers le foie ; vous devez savoir interpréter ces petites poussées fébriles intermittentes et ne pas les étiqueter fièvre paludéenne, alors qu'elles témoignent d'une poussée d'angiocholite vésiculaire.

Dans d'autres circonstances, c'est le tableau à grand fracas de la douleur de la colique hépatique ; ce sont les anxiétés du clinicien, qui se demande si ce calcul qui est enclavé dans le cholédoque et qui amène cet ictère intense, avec décoloration des matières et urines noirâtres, ne subira pas un enclavement définitif amenant, avec le temps, de la stase splénique et hépatique, amorçant les traînées fibreuses de la cirrhose biliaire, sans compter ces angiocholites suppurées à accès intermittents, rappelant, avec ses gros frissons et ses sueurs profuses, la septicémie puerpérale et les accès malariens, et ces tumeurs de la vésicule qui remplissent tout l'hypocondre droit et qui réclameront toute votre sagacité et tout votre flair clinique, en vue de savoir si cette masse, que vous cache souvent un embonpoint exagéré, est hépatique, rénale ou vésiculaire.

Ce seront encore ces grosses pierres qui ont trouvé leur voie dans l'intestin, par adhérence et rupture de la vésicule, déterminant une obstruction intestinale et qui seront une trouvaille pour le chirurgien lorsqu'il aura exploré l'abdomen et qu'il aura levé cet obstacle assez exceptionnel. Ce seront enfin ces cancers du foie, qui viennent compliquer les lithiases biliaires invétérées. Hanot et tant d'autres n'ont-ils pas démontré que la lithiase biliaire était la cause la plus prédisposante au développement du cancer du foie ?

Que nous sommes loin de notre molécule albuminoïde consommée en excès, et pourtant elle est la cause de bien des désordres fonctionnels chez ces malades, et en remontant étape par étape, il nous faut convenir que le péril initial provient de là, et qu'un peu plus de modération aurait évité toutes ces opérations de haute chirurgie, si habilement pratiquées, il est vrai, mais toujours si graves ; un peu plus de modération aurait évité ces saisons dispendieuses à Vichy, où une cure alcaline et de diurèse ne fait souvent que masquer l'ennemi qui est toujours là ; un peu plus de modération aurait évité ces crises de douleurs que seuls connaissent ceux qui ont accouché d'un calcul ; un peu plus de modération aurait prévenu ces crises interminables de lithiase vésiculaire, sans gros paroxymes douloureux, il est vrai, mais qui affaiblissent, qui minent, qui anémient, par les insommies, l'inanition, la petite fièvre et la douleur sourde de côté ; un peu de modération enfin dans le boire et le manger aurait retardé cette échéance fatale de tant de lithiasiques qui meurent à un âge où l'on doit espérer vivre encore plusieurs années.

*
* *

Arrivé au terme de cette étude des sus-normaux, que je viens de vous présenter sous des aspects différents et qui paraissent de prime abord si éloignés les uns des autres, je vous demande de vous graver dans l'esprit que l'obésité, la goutte, le diabète, les lithiases biliaire, rénale, et tous les désordres fonctionnels et organiques qui en dépendent ne reconnaissent qu'une seule et unique cause : une alimentation supérieure aux besoins caloriflques et énergétiques du sujet.

Voilà le fait fondamental, qui prime tout, qui est à l'origine de l'état sus-normal. Rappelez-vous seulement que tous les sus-normaux ne le seront pas à un même degré et tous ne présenteront pas les mêmes modalités cliniques, même en supposant qu'ils aient une ration alimentaire identique comme qualité et quantité, pour la raison que vous avez devinée déjà : qu'il ne peut exister deux sujets de structure identique.

Chacun de nous émane de générateurs différents ; chacun de nous a une dépense physique différente : le climat dans lequel nous évoluons est variable et implique une production ou une déperdition de chaleur qui ne sauraient être les mêmes ; enfin, suivant la perfection de nos organes, nous pourrons résister plus ou moins longtemps à tous les excès, et nous avons vu, en particulier, en ce qui concerne l'hyperuricémie, les moyens dont disposait le foie pour excréter l'acide urique consommé en excès, à l'état d'urée moins apte à être retenu dans l'organisme et moins nocif. Nous avons vu le rein se jouer, pendant des années, de l'excrétion de déchets de toutes sortes, rendant toute rétention difficile et impossible, jusqu'au jour où, cet organe fléchissant, les déchets s'accumulent dans le plasma d'abord, dans les tissus ensuite.

Par conséquent, il ne convient pas de citer comme argument contraire à la thèse que je soutiens et que je défends qu'il y a nombre de vieillards (ils ne sont pas si nombreux d'ailleurs) qui ont atteint un âge avancé, tout en étant sus-normaux et ne se refusant aucune des jouissances de la table. Ceux-là, étaient de rares privilégiés qui avaient hérité d'une bonne étoffe nerveuse, rénale et hépatique ; je dirai qu'ils ont vécu si vieux, non pas à cause de leur régime exagéré, mais malgré leur régime exagéré, et je reste convaincu qu'ils auraient eu une existence plus agréable et une vieillesse encore plus prolongée s'ils s'étaient souvenus que l'alimentation doit être en rapport strict avec les besoins de l'organisme, et que l'idéal à atteindre ne consiste pas à être sus-normal ni sous-normal : mais bien normal.

A côté de ces exceptions, et ce sont des exceptions, Humphry a prouvé par ses statistiques, auxquelles je vous prie de vous reporter, car elles sont dignes d'être méditées, que peu d'individus d'embonpoint exagérée vivaient vieux, et vous en comprenez aisément la raison si vous êtes bien pénétré de tout ce qui précède.

Mais à côté de ces exceptions, que de catastrophes soudaines, et imprévues pour le profane, mais prévues par celui qui connaît le danger d'une ration alimentaire exagérée ! Que de morts subites, que d'infirmités de toutes sortes, que de douleurs physiques parmi ce grand troupeau des sus-normaux, qui, s'étant engagés, par suite, encore une fois, d'une alimentation trop abondante, dans le sentier de l'obésité, de la goutte ou du diabète, arrivent par un de ces raidillons, à la mort à un âge qu'ils auraient pensé dépasser de beaucoup, en raison de leur robuste constitution et de leur énergie enviable!

Rappelez-vous donc le grand péril qui menace les sus-normaux. Nous tâcherons ultérieurement de vous donner quelques conseils pratiques, en vue de ne pas vous exposer à vous enrôler sous leur bannière, car il est plus facile de ne pas être compté parmi leurs membres que de s'en détacher, une fois que vous aurez signé un pacte avec eux; pénétrez-vous bien de cette vérité, qu'il n'y a rien au monde de plus difficile que de perdre une mauvaise habitude, et je n'en connais pas de plus dangereuse et de plus néfaste que celle de trop manger.

DEUXIÈME PARTIE

CHAPITRE VIII

LA FATIGUE

Maintenant que nous avons bien pris contact avec nos sous-normaux, nos normaux-anormaux et nos sus-normaux, je vous demanderai d'insister de nouveau sur quelques syndromes que vous rencontrerez au cours de l'étude des malades qui se présenteront à vous. Je voudrais vous faire partager ma conviction que le péril alimentaire est, à la base de leurs désordres fonctionnels, le *primum movens* des lésions organiques futures.

Parmi ces syndromes, les plus importants nous arrêteront, et je désirerais étudier avec vous, en quelques lignes, le mécanisme de la fatigue, de la douleur, des crises vasculaires, de l'hypotension, de l'hypertension artérielle et la densité de l'urine au réveil. Ainsi éduqués, nous serons bien préparés pour comprendre la cause de la mort chez nos malades et les moyens à mettre en œuvre pour la retarder.

Vous reportant à nos chapitres antérieurs, vous savez déjà qu'à l'état normal nous ne devons pas avoir conscience du fonctionnement de nos cellules, et que, chez le normal, la sensation de fatigue doit être inconnue, à moins qu'il ne se soit dépensé au delà de certaines limites ou qu'il n'ait pas trouvé, dans le repos de la nuit, le sommeil, le pouvoir de réparer ses pertes de la veille.

L'étude à laquelle nous allons nous livrer se rapporte à la fatigue de la cellule musculaire, mais il nous sera facile d'appliquer les mêmes données à la fatigue de la cellule cérébrale, médullaire, ou à celle de tout autre organe : cœur, foie, rein.

Réduite à sa plus simple expression, la cellule, vous vous le rappelez, est formée d'une masse de protoplasma à structure différenciée et d'un fonctionnement spécial pour chaque organe, entourée d'un lac vasculaire alimenté par une artère qui lui apporte ses matériaux de réparation et de travail, desservie par une veine et un réseau lymphatique qui assurent le transport de ses déchets, et enfin par un filet nerveux qui commande sa nutrition, en réglant les phénomènes de vaso-constriction et de vaso-dilatation à son niveau, — filet nerveux, qui l'unit d'autre part aux cellules les plus éloignées du corps, établissant la solidarité fonctionnelle des organes entre eux.

La cellule musculaire, celle que nous avons prise pour type de notre description, a pour fonction le mouvement, et son fonctionnement, ainsi que nous venons de le dire, doit se faire silencieusement, à la condition que sa capacité de travail ne soit pas dépassée. Toute sensation anormale caractérisée par le syndrome fatigue doit vous avertir que quelque chose d'insolite a lieu à son niveau, et il vous incombe immédiatement d'aller voir ce qui se passe afin d'y remédier de façon à vous conformer à cette loi fondamentale, que la cellule normale ne doit pas souffrir, ne doit pas crier.

L'interrogatoire de tout sujet fatigué vous permettra de vous rendre compte que le syndrome a toujours *une cause*, et il est indispensable de la rechercher, afin de la supprimer, si cela est en votre pouvoir. Il n'y a pas de fatigue physiologique : toute fatigue, toute sensation anormale au niveau d'une cellule musculaire, est pathologique et implique que les lois de la nature ont été violées.

Si vous questionnez le sujet chez lequel vous avez relevé le syndrome fatigue, il vous dira que la veille ou l'avant-veille il s'est livré à un exercice inaccoutumé, à un effort, en un mot à une contraction musculaire variable : ce sera une marche forcée, ou même modérée, chez un individu ayant peu l'habitude de se mouvoir ; une contraction musculaire violente pour soulever un lourd fardeau ; chez un médecin, des efforts soutenus pour terminer un accouchement par les fers. Il vous sera facile de reconnaître que la sensation de fatigue est limitée aux groupes musculaires qui auront le plus travaillé, déterminant chez le marcheur, une fatigue générale, plus accentuée au niveau des membres inférieurs et des reins; chez l'escrimeur, une courbature, limitée aux muscles de la cuisse; chez l'accoucheur, limitée aux muscles des bras. La fatigue sera donc générale ou locale, et vous en saisirez immédiatement la cause, qui dépend d'un hyperfonctionnement de la cellule; hyperfonctionnement qui a épuisé momentanément la capacité de travail de la cellule, amenant à son niveau une vaso-dilatation utile pour les matériaux de travail dont elle avait besoin, mais vaso-dilatation également nuisible, qui a fait affluer en même temps, en qualité variable, les déchets qui pouvaient exister dans le plasma, et enfin hyperfonctionnement qui a libéré des produits de désintégration cellulaire non excrétés suffisamment vite, déterminant l'imbibition du nerf et le faisant crier.

Fatigue en somme quasi physiologique par hyperfonctionnement, disparaissant en quelques jours, à la suite du repos, du sommeil, jusqu'à ce que les cellules se soient définitivement rechargées de matériaux de travail, que leur circulation péricellulaire se soit équilibrée et que tous les déchets aient été entraînés vers les émonctoires. Le filet sensitif de la cellule, après avoir crié, revient au silence, passant par des sensations de moins en moins pénibles, depuis la douleur accablante jusqu'à la sensation de courbature, qui s'atténue de plus en plus pour arriver à celle de bien-être, qui représente la cellule reposée. Ce n'est que dans le cas d'organes d'excrétion tarés par insuffisance congénitale ou acquise, que le retour à la santé est impossible parfois, par encombrement du plasma, par les déchets susceptibles de faire éclater les symptômes d'insuffisance urinaire et hépatique.

Qu'il s'agisse de la cellule musculaire, de la cellule cérébrale ou de toute autre, la sensation de fatigue, de courbature est un symptôme de protection de l'organisme, qui vous avise que la limite du travail est atteinte ou dépassée et qu'il convient de s'arrêter, afin que la loi de la nature, qui veut que tout travail soit suivi de repos, soit respectée, sinon le sujet s'expose à tous les accidents apyrétiques et fébriles qui résultent du surmenage dont l'aboutissant peut être la mort.

Beaucoup plus intéressante et plus complexe est la sensation de fatigue qui ne reconnaît pas pour cause immédiate un fonctionnement cellulaire exagéré, surtout cette fatigue qu'accusent les malades à leur réveil, alors qu'ils reconnaissent avoir bien dormi et qu'ils devraient éprouver cette sensation de bien-être, de délassement consécutif au repos complet, succédant à six et dix heures d'immobilité et de sommeil.

Si vous les questionnez au point de vue de l'intensité de cette sensation de fatigue et sur l'heure à laquelle elle apparaît, vous relèverez des différences notables. C'est ainsi que certains sujets accusent une sensation de lassitude peu accentuée, se dissipant dès le premier quart d'heure qui suit leur sortie du lit; d'autres vous diront qu'au réveil ils sont écrasés, représentant une masse inerte, sans force, se sentant incapables du moindre effort, mais que pourtant, faisant appel à toute leur énergie, ils peuvent vaquer à leurs occupations, se traînant misérablement, ne sentant plus leurs jambes, qui ont peine à les porter. Quelques-uns vous diront qu'au fur et à mesure que le jour s'achève, ils voient leurs sensations pénibles s'atténuer, au point que vers l'après-midi et la soirée, ils ont retrouvé toute leur énergie : ce sont ces malades qui se plaindront d'être beaucoup plus fatigués à leur réveil qu'à leur coucher. D'autres enfin ne connaîtront même pas cette demi-sensation de bien-être de l'après-midi et de la soirée; ils sont constamment exténués; leur état normal consiste à être épuisés, fatigués.

Vous trouverez chez vos malades toute une gamme de sensations et de modalités différentes de ce syndrome, qui dépendent de la cause qui entretient la fatigue, de la susceptibilité spéciale du système nerveux, plus ou moins impressionnable à ces mêmes causes, enfin de la mentalité du sujet, de la qualité de sa cellule cérébrale, qui enregistre les sensations anormales recueillies à la périphérie, sachant, dans certains cas, les interpréter exactement, dans d'autres cas, au contraire, les amplifiant, les déformant.

La fatigue, ne l'oubliez pas, est une sensation locale qui a évidemment une cause dont nous tâcherons, dans un instant, de saisir le mécanisme, mais l'interprétation que vous en donnera le sujet dépend de sa cellule cérébrale, qui saura la traduire de façon très différente, pour la raison que vous connaissez si bien : qu'il n'y a pas deux cellules cérébrales pensant et imageant de la même façon les sensations quelconques centrale et périphérique.

La cellule musculaire qui crie, qui accuse la sensation de

fatigue sans raison valable, sans hyperfonctionnement ni manque de sommeil, de repos, est une cellule qui ne trouve pas dans le plasma les matériaux dont elle a besoin pour son travail et pour se recharger, ou dont le plasma qui la baigne contient des substances normales en excès ou étrangères qui, polluant le lac sanguin péri-cellulaire, vicient ses échanges. Rappelez-vous cette loi formulée par Romberg et que la clinique vous permettra de vérifier chaque jour : tout nerf qui crie est une protestation d'un neurone qui n'a pas assez de matériaux de nutrition, qui a trop de matériaux de nutrition, ou qui est nourri par un plasma pollué par des déchets quelconques, cellulaires, alimentaires, ou par des toxines.

Donc si votre malade est un sous-normal, et vous n'avez qu'à le regarder et à le mettre sur la balance pour le classer, vous pouvez affirmer que sa cellule musculaire, pâle et flasque, crie parce qu'elle ne reçoit pas sa provision d'oxygène, par suite d'une hématose rendue difficile du fait des muscles inspirateurs, eux-mêmes atones, ou parce qu'elle ne reçoit pas sa provision d'albumine et de glucose, grâce à une inanition vraie par manque d'aliments, ou grâce à la matière première non amenée à un état où elle puisse être acceptée et utilisée par les machines digestives. Dans ce dernier cas, la mauvaise digestion résulte soit d'une alimentation exagérée, non en proportion avec la capacité des glandes digestives, soit d'un désordre central d'inhibition nerveuse, ainsi que cela se voit chez les neurasthéniques épuisés qui gaspillent leurs réserves cellulaires cérébrales par l'analyse outrée, exagérée, à laquelle ils soumettent leurs sensations périphériques et envoient ainsi aux différents segments du tube digestif un stimulus nerveux incapable de permettre une digestion utile.

Que ce soit par inanition vraie, par défaut d'alimentation et au cours de la convalescence des pyréxies qui ont épuisé toutes les réserves, ou par inanition relative, peu importe : le plasma est pauvre, ne contient pas en quantité suffisante les éléments de réparation et de travail, et la cellule musculaire, épuisée par le moindre fonctionnement, recevant des usines nerveuse cérébrale et médulaire un stimulus affaibli, insuffisant, crie et criera jusqu'au jour où, corrigeant le tube digestif de votre malade, lui donnant une alimentation en rapport avec sa capacité digestive, ou supprimant la cause centrale, — chagrins, tracas, préoccupations imaginaires ou réelles — qui inhibe sa digestion, vous permettrez au plasma de porter à la cellule les provisions qu'il lui faut de toute nécessité.

La fatigue du sous-normal n'est pas toujours due uniquement au manque de la molécule alimentaire : elle est souvent aussi d'ordre toxique. Ces malades sont des pauvres, nous l'avons dit : ils manquent de tonus général; tout est ralenti chez eux, et, en particulier, leur circulation, par atonie cardio-vasculaire et stimulus nerveux affaibli. Ainsi que nous le verrons plus tard, la note dominante chez eux, c'est l'*hypotension artérielle*, qui est cause que, dans une unité de temps, moins de molécules alimentaires sont amenées à leurs différentes cellules et moins de déchets transportés au niveau des différents émonctoires. Or, la vie cellulaire ne peut exister sans déchets; ajoutez à ces derniers ceux qui résultent d'un mauvais travail digestif inondant le plasma de molécules alimentaires non régulièrement transformées : songez enfin aux déchets normaux résultant de la transformation intra-organique des aliments, et vous comprendrez que, si le courant sanguin et lymphatique péricellulaire est ralenti, il y aura tendance à la stagnation à ce niveau, contact plus prolongé de la cellule et de son filet sensitif avec ce plasma pollué, et cela vous explique que la fatigue non causée par hyperfonctionnement chez le sous-normal est la conséquence d'un plasma appauvri et d'un plasma pollué.

Chez le normal-anormal et chez le sus-normal, ainsi que nous l'avons vu, le plasma est abondamment pourvu de matériaux; la molécule alimentaire est répandue à profusion dans le liquide nourricier; toutes les cellules n'ont qu'à prendre sans compter les molécules que charrie la voie vasculaire, et nous savons qu'elles ne s'en font pas faute, car nous connaissons la sensation de force, de vitalité de ces sujets, qui ne manquent ni d'oxygène, ni d'albumine, ni de corps ternaires. Si donc nous nous reportons à la loi de Romberg, il nous faut conclure que la fatigue, chez ces malades, ne tient pas à la pauvreté du plasma, mais bien à sa pollution par des déchets normaux ou anormaux, et vous savez, par ce qui précède, que l'urine de ces malades, fidèle image de leur sang, contient souvent, en excès, de l'urée, de l'acide urique, des chlorures — corps de désassimilation normaux — et des substances anormales : glycose, 'acétone, albumine, et tous les produits incomplètement oxydés du groupe des matières azotées et ternaires.

Peu importe leur nom au point de vue clinique ; il me suffit de les soupçonner, laissant à l'homme de laboratoire le soin de les étiqueter, et malgré les loisirs dont il dispose et ses instruments perfectionnés, le pourra-t-il jamais, car depuis combien d'années tente-t-on en vain de classer les corps responsables de l'intoxication urémique et de l'insuffisance hépatique ? Ce qui nous intéresse et ce que nous devons savoir, c'est que le sus-normal et le normal-anormal éprouvent la sensation de fatigue par suite d'un plasma pollué, et si, dans quelques circonstances, vous avez la satisfaction de trouver dans les urines de votre client de l'acide urique en excès, de l'albumine, du sucre ou de l'acétone, et que vous puissiez qualifier le syndrome fatigue, de fatigue par hyperuricémie, par albuminurie, par hyperglycémie, par acétonurie, le plus souvent vous devez vous contenter de la notion plus simple, mais aussi utile, de fatigue par pollution du plasma, et en ramenant à la normale votre sus-normal et votre normal-anormal, vous équilibrerez ainsi les recettes et les dépenses, et vous aurez fait œuvre utile, parce que vous vous serez attaqué à la cause.

Rappelez-vous donc la fatigue du sus-normal obèse, dont le cœur fatigué et la respiration insuffisante amènent de la faiblesse circulatoire, cause de la mauvaise nutrition des cellules et de la dépuration urinaire insuffisante.

Rappelez-vous la fatigue morbide du sus-normal glycosurique qui s'accentue de plus en plus au fur et à mesure que son sang est adultéré par des poisons de toxicité variable, véritable chaîne dont le premier chaînon est représenté par la sensation de la lassitude qu'il faut rechercher : c'est le glycosurique qui pisse 10 à 15 grammes de sucre par litre et dont le dernier est représenté par l'acétonurique, dont les traits tirés et l'affaissement physique expriment la fatigue poussée à ses dernières limites, par empoisonnement profond et, le plus souvent, irrémédiable.

Rappelez-vous la fatigue du brightique dont l'albuminurie, en témoignant de l'imperméabilité rénale, indique que d'autres corps normaux et anormaux sont retenus dans le sang et intoxiquent le malade.

Rappelez-vous la fatigue du suralimenté, du sus-normal

qui ne se dépense pas, à la phase pré-glycosurique, pré-uricémique ou pré-albuminurique, qui est intoxiqué par ses déchets cellulaires non éliminés par l'oxydation incomplète de ses molécules ternaires et albuminoïdes.

Dans tous ces cas, la fatigue matinale représente, encore une fois, le cri du système nerveux nourri par un sang impur, par un sang ne contenant pas les matériaux nutritifs qu'il devrait contenir, par un sang bref, surchargé, encombré de produits toxiques de toutes sortes, non rendus innocents du fait d'un foie surmené, et non éliminés par suite de l'insuffisance congénitale ou acquise du rein.

Rappelez-vous enfin la fatigue des sous-normaux, qui sont des inanitiés vrais ou des inanitiés par défaut d'assimilation, ce qui est identique pour les cellules qui ne reçoivent pas leurs matériaux nutritifs, et ainsi que nous l'avons démontré, c'est souvent un maigre qui n'assimile pas, parce qu'il mange trop.

La fatigue du sous-normal dépend de la pauvreté du plasma et souvent aussi de sa pollution, celle du normal anormal et du sus-normal, de sa pollution seulement ; dans les deux cas, l'alimentation, par son insuffisance ou son exagération, en est directement ou indirectement une des causes les plus efficientes, par le mécanisme que je viens d'ébaucher. La viciation du plasma dépendant de la rétention, dans le sang, de produits excrémentitiels qui devraient être expulsés par les émonctoires, le rein en particulier, vous comprendrez que toute excrétion rénale retardée ou rendue impossible par circulation gênée ou lésion matérielle, viendra accentuer le syndrome fatigue qui, je le répète de nouveau, a pour base, pour cause première, le déchet, dont le nombre et la virulence varient et dont l'interprétation dépend du système nerveux et de la façon dont la cellule centrale l'image.

Contact du filet nerveux et de la cellule musculaire avec le plasma contenant un déchet de désassimilation cellulaire et de désassimilation d'une molécule azotée ou ternaire, telle est la condition nécessaire du syndrome fatigue chez le malade. Nous gravant cela dans l'esprit, tâchons maintenant d'interpréter la sensation de fatigue ressentie par le sujet au réveil, sensation de fatigue qui se dissipe après sa sortie du lit et qui revient parfois dans le courant de la journée.

Faisons un instant une incursion dans le domaine physiologique, et nous constaterons que, pendant la période consacrée au sommeil, pendant la nuit, les actes de la vie sont réduits au minimum. C'est ainsi que par suite de l'inactivité, du repos musculaire, du ralentissement de la circulation et de la respiration, le corps produit très peu de calorique, ce qui explique la température basse du matin et son relèvement progressif au fur et à mesure que les oxydations prennent de l'importance et que la circulation devient de plus en plus active par tous les actes de la vie : travail cérébral et musculaire, digestion, etc.

Tout acte de la vie, ainsi que le nous verrons bientôt, détermine de l'hypertension artérielle, dont le but est d'apporter à la sphère du corps qui est le siège d'une plus grande activité cellulaire le liquide nourricier destiné à faire fonctionner la matière vivante, et qui assure en même temps le rejet des déchets. Ce n'est que pendant le sommeil et le repos horizontal (sans pensée) que la tension artérielle baisse et se maintient basse pendant plusieurs heures consécutives.

Pendant la nuit donc le cœur bat moins vite, la respiration se ralentit et le sang circule plus lentement; il y a hypotension physiologique et repos complet. Toute activité de la machine humaine est réduite à son minimum, et, par suite, de l'absence de tout stimulant sensoriel (ouïe, vision et sensibilité), le système nerveux sommeille. Il est privé de ses deux stimulants les plus essentiels, le stimulant sensoriel et sanguin, par faible circulation, sans compter également l'absence des stimulants automatiques d'habitude, qui n'agissent qu'à l'état de veille.

Ces considérations vous expliquent pourquoi, pendant le sommeil, il y a hypotension relative et diurèse moindre que pendant le jour. L'excrétion de l'eau de l'urine est en rapport avec la quantité de sang qui passe, dans une unité de temps, au travers du rein, indépendamment de toute cause d'obstruction rénale (congestion, œdème, etc.), vitesse du sang, qui, en dehors de son degré de viscosité, tient avant tout à la pression artérielle. C'est pourquoi, chez le sujet normal dans la résolution complète, sans aucune cause agissant pendant le sommeil pour élever la tension artérielle, la quantité d'urine sécrétée pendant la nuit est moindre que celle sécrétée pendant le jour.

Voilà les deux points qu'il convient de bien retenir : hypotension artérielle nocturne et excrétion diminuée de l'urine et de ses parties solides. Chez un sujet normal, dont les livres sont en ordre, dont les recettes sont proportionnées aux dépenses, avec des émonctoires fonctionnant normalement, la période de repos de la nuit, avec son hypotension physiologique, constitue une phase de calme, de travail réduit au minimum, au cours de laquelle toutes les cellules qui ont travaillé se rechargent en vue du labeur du lendemain. Au réveil, le sujet se trouve en possession d'une cellule cérébrale et médullaire chargée de potentiel, de stimulus, qu'elle va distribuer largement aux cellules musculaires et glandulaires, et la lessive du plasma ayant été faite par les émonctoires, l'individu, à son réveil, n'a aucune raison de se sentir fatigué ; tout au contraire, il doit représenter l'homme reposé et bien disposé à reprendre le travail de la vie.

Tout autres sont les conditions des normaux-anormaux et des sus-normaux, de ces malades dont le plasma est encombré de déchets de toutes sortes, azotés et ternaires, normaux et anormaux, dont l'équilibre est instable, dont le budget est en désordre, qui sont des arriérés, en un mot, et qui, par cellule rénale fatiguée ou encombrée de déchets quelconques, n'ont pu atteindre la soirée avec un plasma relativement pur. Ces malades, surpris par l'hypotension physiologique de la nuit et par la faible excrétion de l'urine, vont faire de la stagnation relative du sang, et leurs cellules nerveuses et musculaires, baignées pendant plusieurs heures de la nuit dans ce sang impur circulant sous très faible pression, se laisseront imprégner, imbiber par tous ces poisons, au point que leur vitalité en souffrira, et au réveil, au lieu de cette sensation de repos, de bien-être, qui caractérise l'état normal, ces sujets s'éveilleront tout soudés, meurtris, courbaturés, éprouvant des sensations anormales d'intensité variable, suivant la susceptibilité de leur système nerveux et suivant le degré de pollution de leur plasma.

Mais, ainsi que nous venons de le dire, tout acte de la vie s'accompagne d'hypertension physiologique ; aussi le fait de s'asseoir dans leur lit, de réfléchir à leurs occupations du jour, de prendre une tasse de café, de se livrer aux mouvements qu'exigent la toilette et le bain, relève la tension artérielle de ces sujets. Il y a immédiatement rénovation du liquide nourricier au niveau des extrémités nerveuses en souffrance, qui entraîne les déchets stagnants et vivifie les extrémités nerveuses par un sang mieux oxygéné, qui circule plus librement, et ce fait paradoxal de la fatigue qui se dissipe par le mouvement s'explique aisément. C'est ainsi que, par suite des mille occupations de la journée, de la stimulation produite par les sens, par les repas, par le mouvement, la fatigue se dissipe peu à peu, au point que le malade est souvent plein d'entrain, l'après-midi. ayant oublié cette sensation de fatigue qui le terrassait au réveil.

D'autres malades, au contraire, à tension artérielle basse, certains neurasthéniques sous-normaux dont la tension vasculaire est si insuffisante par suite de leur misère physiologique poussée à l'extrème, éprouvent, du fait de cette tension artérielle affaiblie, une sensation de lassitude excessive. Ce sont ces malades qui se plaignent d'une grande fatigue des reins, dont les muscles lombaires sont impuissants à soutenir le poids du tronc ; des épuisés qui n'éprouvent quelques minutes de bien-être qu'après la prise d'un aliment qui élève momentanément leur tension artérielle, ce qui les pousse à faire de fréquents et petits repas, chacun agissant à la façon d'une piqûre de caféine.

D'autres malades à tension basse, des fatigués chroniques, après la légère stimulation produite par le contact de l'aliment avec les extrémités nerveuses de l'estomac, sont exténués au cours des deux heures qui suivent les repas, et certaines ptosiques, notamment au grand lac splanchnique largement ouvert qui accapare tout le sang du corps, déterminant ainsi une tension artérielle minime au niveau du cerveau et des membres, ne se sentent un peu relevées que l'après-midi, après avoir serré leur corset et pris une tasse de thé. Constriction du corset qui exprime le sang de l'abdomen, le chassant à la périphérie, et tasse de thé qui agit comme tonique cardiovasculaire : les voilà remontées, capables de se livrer aux visites de l'après-midi.

Par suite de cette hypotension nocturne qui tient sous sa dépendance l'excrétion de l'urine de la nuit, nous verrons, au chapitre que nous consacrerons à l'étude de la densité urinaire au réveil, que les sous-normaux émettent le matin soit une urine d'une densité au-dessus de 1020, qui reflète leur hypotension — densité élevée en rapport avec le peu de liquide, — soit une densité de 1010 et au-dessous chez certains à nutrition très affaiblie, à température très basse au réveil, aux extrémités toujours glacées, témoignant d'une hypoazoturie qui est la signature de leur état de grande misère physiologique. Chez cette dernière catégorie de malades, malgré l'hypotension nocturne, la densité reste faible, par suite de la pauvreté de la partie solide de l'urine.

Chez nos sus-normaux et normaux-anormaux, par contre, dont la ration azotée et souvent globale est exagérée, la sensation de fatigue s'accompagne d'urines matinales parfois hautes en couleur, d'une densité de 1025, 1030 et même de 1035, qui est en même temps le témoin de l'hypotension artérielle et de la surcharge de l'urine en déchets azotés, urée et urates surtout.

Quoi qu'il en soit, ce qu'il importe de bien retenir chez ces fatigués, c'est ce fait qu'ils n'ont aucune émission d'urine entre celle du coucher et celle du réveil. Ce point a une importance capitale, ainsi que nous l'avons établi, et nous y reviendrons, attendu que cette absence d'émission d'urine, au milieu de la nuit, indique à coup sûr que l'hypotension artérielle nocturne est respectée, que les émonctoires sont encombrés, il est vrai, que le plasma est pollué, puisque la sensation d'abattement, de fatigue, le prouve, mais que le système nerveux n'a pas encore été sollicité à faire intervenir la fibre cardiaque pour élever la tension artérielle, en vue d'épurer le plasma par les départements du rein non encore lésés : en un mot, le malade est encore à une phase fonctionnelle, à une phase curable, contrairement à celui qui se réveille fatigué malgré qu'il pisse une, deux et trois fois la nuit, remplissant aux trois quarts son vase d'une urine d'une densité de 1015 et au-dessous, qui ne contient pas les matériaux solides, non parce qu'ils n'existent pas, comme chez le sous-normal hypoazoturique, mais parce qu'ils ne peuvent être excrétés, du fait de la faillite de certaines zones du rein, et c'est leur excrétion rendue difficile et insuffisante qui explique leur rétention et le syndrome fatigue.

Si, dans les deux cas, la pathogénie du syndrome fatigue est identique et tient au contact d'un plasma pollué, dans le premier cas l'imprégnation a lieu par hypotension, qui permet un contact prolongé du liquide nourricier avec les extrémités nerveuses pendant la nuit ; dans le deuxième, le contact a lieu malgré l'hypertension, qui est un symptôme de défense, de protection de l'organisme ; mais je n'ai pas besoin de vous dire combien le pronostic est différent dans les deux cas, et c'est précisément ce que je veux vous démontrer afin de vous mettre en garde contre les méfaits du péril alimentaire.

Vous devez éclairer vos clients, afin qu'ils n'éprouvent pas la sensation de fatigue — à l'exception de la fatigue physiologique dépendant d'un exercice inaccoutumé ou trop violent : — alors seulement ils pourront se déclarer normaux, et leur poids en rapport avec leur taille, leur densité urinaire, au réveil, pas trop élevée, seront des données certaines indiquant que leur alimentation est en rapport avec leurs besoins énergétique et calorifique. Mais, si vous constatez chez eux le syndrome fatigue, qu'elle soit matinale ou qu'elle se montre l'après-midi, qu'elle soit partielle, limitée aux reins, ou générale, accompagnée de brisement de tout le corps, prenez garde : cette fatigue, à l'exception d'un sang vicié par les toxines des maladies infectieuses qui ne nous occupent pas en ce moment, est le témoin d'un plasma pollué. Qui dit plasma pollué dit rétention ; le malade est un rétentionniste, et vous en aurez la preuve si vous le questionnez ; l'interrogatoire vous permettra de relever, au niveau de certaines cellules de son organisme, quelques symptômes de protestation que nous avons étudiés longuement au chapitre consacré aux sous-normaux et au sus-normaux. Sur cette voie de la rétention ils ne peuvent s'arrêter sans une intervention rigoureuse de votre part, qui consiste à leur faire payer d'abord leurs dettes, c'est-à-dire excréter, en même temps que leurs poisons quotidiens, leurs arriérés, sinon leur plasma se polluant de plus en plus, et par le mécanisme que nous étudierons bientôt, ils entreront dans la phase de la pré-sclérose, puis de la sclérose confirmée qui les mènera directement à la faillite cardio-rénale ou à l'hémorragie cérébrale.

En résumé, pendant le sommeil, la cellule nerveuse qui s'est dépensée la veille, qui a fourni aux différentes parties du corps les éléments, le potentiel nerveux dont elles avaient besoin, se recharge, c'est-à-dire puise dans le milieu qui l'entoure, le plasma, les matériaux de réparation et ceux qu'elle réclame pour sa besogne du lendemain. En même temps qu'elle s'approvisionne, elle s'épure et déverse dans ce même plasma ses déchets qui seront transportés à la partie rénale.

Si donc le syndrome fatigue est constaté au réveil, c'est que :

1° Le repos n'a pas eu lieu — surmenage, travail exagéré ; —

la recharge a été difficile ou incomplète. Telle la fatigue qui succède à une nuit d'insomnie.

2° Si la fatigue se montre malgré la nuit de repos absolu, c'est que :

a) La cellule a trop travaillé le ou les jours précédents et, malgré le repos, elle n'a pas retrouvé son équilibre : ce repos, par conséquent, a été insuffisant. Une deuxième ou une troisième nuit de bon sommeil rechargeront la pile nerveuse.

b) La cellule ne trouve pas dans son environnement, le plasma, les matériaux dont elle a besoin pour se recharger. C'est l'histoire du neurasthénique, du sous-normal par inanition vraie ou relative.

c) La cellule se trouve en contact avec un sang de mauvaise qualité, contenant des poisons quelconques, exogènes (infections diverses), endogènes (dus à la surproduction de poisons normaux ou anormaux), et il y a rétention par insuffisance relative — hypotension — ou absolue — hypertension — des émonctoires, du rein en particulier.

Je n'insiste pas et vous laisse le soin de conclure comment votre thérapeutique doit s'inspirer de ces données, car vous savez que le seul traitement utile est le traitement causal.

CHAPITRE IX

LA DOULEUR

Le malade et le médecin envisagent d'une façon différente le syndrome douleur : pour le premier, c'est une maladie dont il a hâte de se débarrasser par tous les moyens, et ; s'il implore l'assistance de l'homme de l'art, c'est afin de lui demander un calmant qui réduira au silence la douleur physique qui l'accable. Une fois soulagé, il se déclare satisfait et la curiosité ne lui vient pas un seul instant de rechercher pourquoi il a souffert et ce qu'il doit faire dans l'avenir afin de ne pas passer par les mêmes tortures. Tout autre doit être la signification de la douleur pour le médecin ; s'il convient d'abord de recourir aux moyens classiques pour soulager le patient, nous ne devons pas perdre de vue que ce cri de souffrance est un avertissement qu'il ne faut pas négliger. Il indique à coup sûr une protestation, une révolte d'un filet sensitif, et soyez bien certain que ce n'est pas sans raison que ce nerf crie. Il nous incombe absolument d'interroger le malade à fond, de l'examiner complètement, afin de rechercher cette cause pour la supprimer.

A l'état normal, vous le savez déjà, le fonctionnement de l'organisme se fait silencieusement, et nous devons éprouver une sensation de bien-être succédant au repos qui suit tout travail ; il convient, afin de bien comprendre le mécanisme de la douleur, de schématiser une cellule nerveuse et son neurone sensitif ; les explications qui suivront seront ainsi faciles à comprendre.

Si vous piquez un point du corps avec un instrument pointu, la sensation périphérique recueillie au niveau du neurone sensitif est immédiatement transportée par le filet nerveux à la cellule médullaire et cérébrale. Au contact de la première, il y a réponse par le filet moteur qui amène le retrait du membre afin de le soustraire à l'agent vulnérant ; c'est un acte de protection, de défense, qui a lieu même si la communication a été interrompue entre le point piqué et le cerveau, par section de la moelle. C'est le phénomène réflexe se produisant chez le sujet endormi incomplètement, qui ne perçoit pas la douleur physique, mais dont la cellule médullaire, pas tout à fait endormie, traduit son excitation par la secousse musculaire au niveau du point lésé. Si la sensation périphérique est transportée jusqu'à la cellule cérébrale, celle-ci interprète la sensation, la localise et perçoit son intensité.

Donc toute douleur implique un neurone périphérique recueillant le contact, un filet sensitif, voie de transport de la sensation périphérique, et une cellule centrale qui image la sensation et l'interprète. Ce petit appareil, composé d'une cellule centrale, d'un cordon nerveux et d'un neurone périphérique, *vit*, donc il s'use et produit des déchets ; par conséquent, ses différentes pièces, pour fonctionner, doivent recevoir des matériaux de réparation et de travail puisés dans le plasma qui l'entoure, provenant en dernier lieu de l'assimilation, au niveau du tube digestif, des matières alimentaires qui nous sont livrées par le monde animal et végétal, représentées, ainsi que nous le savons, par la molécule albuminoïde, ternaire, aqueuse et minérale.

Chaque cellule centrale et chaque neurone périphérique sont entourés d'un lac sanguin qui assure leur nutrition et le rejet de leurs déchets : phénomènes qui sont rendus possibles par le mécanisme de la vaso-constriction et de la vaso-dilatation, qui règle le débit du sang d'après les besoins de la cellule.

Par conséquent, à l'état normal, chez un sujet dont le poids est en rapport avec la taille, chez celui dont le travail est proportionné à la capacité de ses organes, qui trouve dans le sommeil le repos, les moyens de réparer l'usure cellulaire, dont le plasma contient en proportion exacte les molécules alimentaires de réparation et de travail en rapport avec l'âge, le climat et les besoins calorifique et énergétique, dont les émonctoires de bonne marque assurent l'expulsion, à l'extérieur, des déchets cellulaires et alimentaires, ce petit appareil que nous venons de schématiser, tout comme les autres cellules de l'organisme, doit fonctionner silencieusement, normalement. Le neurone n'a pas de raison de faire entendre un cri de protestation et il n'a cure de venir troubler la juste harmonie de l'organisme ; gardien vigilant et fidèle d'un travail normal et régulier, il se tait, et l'homme normal ignore la douleur physique.

Le jour où ce neurone crie, soyez certains que ce n'est pas une fausse alerte ; il ne peut se tromper, accourez au plus tôt, tâchez d'avoir assez de perspicacité pour découvrir la cause de sa protestation, et surtout remerciez-le, car, fidèle allié qu'il est, il vous rappelle que vous n'êtes plus un normal, puisque le fait d'être normal implique l'absence de toute douleur.

Or, ainsi que nous venons de le voir, il est nécessaire que tout travail soit suivi de repos, afin de donner le temps à la cellule de réparer son usure et de trouver dans le plasma les matériaux dont elle a besoin pour sa besogne du lendemain : repos au cours duquel a lieu la lessive de la cellule qui rejette dans le plasma les déchets de toutes sortes qui doivent être transportés aux émonctoires. Si donc la douleur se montre, assurez-vous tout d'abord que ce syndrome n'est pas un signe de protestation de l'organisme qui vous avise que la limite du travail a été dépassée, et vous n'avez qu'à vous reporter pour cela au chapitre précédent où nous avons traité de la pathogénie de la fatigue. Le surmenage représente un travail exagéré dont les chaînons sont des plus étendus : le premier est représenté par la sensation de courbature, de fatigue, et le dernier par la sensation de douleur, dont l'intensité est des plus variables, dépendant de la limite extrême à laquelle le surmenage aura été poussé et de la façon dont le système nerveux central enregistre la sensation périphérique.

Soulevez à bras tendu un poids de 5 kilogrammes : au début vous le ferez avec plaisir : arrêtez-vous à temps, laissez vos cellules et vos neurones se recharger, vous pourrez reprendre ainsi le travail, et, restant en deçà de la capacité de vos organes, la sensation de fatigue et de douleur sera inconnue. Persévérez pendant quelques minutes à soulever ce même poids : bientôt, plus ou moins vite, suivant la qualité de vos muscles et de votre système nerveux, suivant l'entraînement antérieur que vous aurez subi, vous éprouverez une sensation de courbature, de fatigue, qui vous indiquera que vous atteignez une limite que vous ne devez pas dépasser. Soyez sourd à cet avertissement, faites un effort, allez plus loin, concentrez toute votre volonté et votre énergie, insistez pour soulever encore une ou deux douzaines de fois ce léger fardeau, et il arrivera bientôt un moment où vous éprouverez une douleur aiguë qui vous arrêtera malgré vous, et je vous défie de continuer votre expérience. La nature est plus forte que vous ; elle vous clouera sur place, rabaissant votre vanité et votre orgueil, vous dictant ses lois qui veulent être respectées. Il y a une limite que vous ne sauriez, que vous ne pourriez dépasser malgré toute votre énergie, votre volonté, et le symptôme douleur vous le rappelle.

Donc l'hyperfonctionnement cellulaire nerveux se caractérise par la sensation de courbature, de fatigue, qui s'accuse, dans le cas d'hyperfonctionnement extrême, par le syndrome douleur. Cette douleur par travail exagéré peut se rencontrer chez tout individu, le sous-normal, le normal-anormal, le sus-normal ; elle apparaît plus rapidement chez le premier que chez le dernier, mais, dans tous les cas, sa pathogénie est simple, sa constatation est aisée et son traitement s'impose ; il suffit de faire machine en arrière, de donner le temps à la cellule de se recharger et de s'épurer, afin que peu à peu la sensation pénible disparaisse.

Tout autre est le mécanisme de la douleur chez les sujets dont le travail cellulaire n'a pas été exagéré, et il convient pour l'expliquer de se rappeler que ce petit appareil, neurone périphérique et cellule centrale, ne vaut quelque chose que grâce au plasma qui l'entoure. Si ce plasma, le liquide nourricier, le sang, est pur, c'est-à-dire contient en proportion exacte les matériaux dont il a besoin, sans addition de corps normaux en excès et de corps anormaux provenant soit d'une assimilation digestive rendue nocive par mauvais travail glandulaire, soit d'une insuffisance des émonctoires, la cellule centrale et le neurone trouveront dans ce plasma ce dont ils ont besoin, et pourront en même temps déverser dans ce plasma leurs déchets. Leur fonctionnement se fera silencieusement, et le syndrome douleur ne saurait se montrer.

Nous limitant strictement au plan que nous nous sommes tracé, nous devons faire abstraction de toute douleur de cause externe qui n'est qu'un accident impossible à éviter et capable d'atteindre l'homme le plus normal : nous faisons allusion aux causes extérieures qui peuvent venir froisser, tirailler, comprimer un filet nerveux, à la suite d'une plaie, d'une contusion, d'un choc, d'une compression par un fragment osseux. S'élimine, par conséquent, de cette étude toute douleur de cause chirurgicale, si je puis m'exprimer ainsi.

Le champ étant ainsi déblayé, et abstraction faite de la douleur par hyperfonctionnement dont nous venons de parler et de la douleur centrale des ataxiques, par dégénérescence des neurones des racines sensitives, toute algie est le cri de révolte, de protestation d'une cellule centrale, du filet sensitif ou du neurone périphérique, qui ne trouvent pas dans le plasma les éléments de réparation dont ils ont besoin, ou dont le plasma qui les nourrit contient des substances étrangères normales en excès ou anormales, qui gênent leurs échanges.

Pauvreté du plasma, pollution du plasma, tels sont les deux grands facteurs du syndrome douleur, qui tous deux reconnaissent pour cause une alimentation insuffisante ou exagérée, ayant entraîné, dans le deuxième cas, une rétention dans le plasma d'une partie des déchets non expulsés. Ces deux causes sont les plus importantes ; sans elles, le syndrome douleur n'existerait pas : elles sont donc essentielles, mais, ainsi que nous le verrons dans un instant, très souvent d'autres causes secondes que nous spécifierons viendront les renforcer et seront, dans une large mesure, responsables des paroxysmes et de leur durée.

Avant d'étudier plus complètement ces deux causes responsables du syndrome douleur, rappelons que la cellule nerveuse centrale ou périphérique est entourée d'un lac vasculaire susceptible de contenir plus ou moins de sang, grâce aux phénomènes de vaso-constriction et de vaso-dilatation dont est responsable le système vaso-moteur. Dans certains cas de folie vasculaire, par suite d'une vaso-constriction trop intense ou d'une vaso-dilatation exagérée, ces cellules seront ou sevrées de sang ou noyées sous un filet sanguin ; dans les deux cas, par pauvreté du plasma ou par trop grande abondance du plasma, le filet sensitif criera afin d'avertir du désordre de la circulation qui a lieu à son niveau, créant un complexus clinique que nous étudierons dans le chapitre suivant, sous le nom de crise vasculaire, de paroxysme vasculaire, d'ataxie vaso-motrice.

La route ainsi déblayée, nous nous trouvons en présence du syndrome douleur, qui implique : 1° que le plasma est trop pauvre ; 2° que le plasma est pollué.

Quelle sera l'intensité de cette douleur? Quel sera le siège de cette douleur?

Son intensité sera des plus variables. Qu'il s'agisse d'un sous-normal qui souffre d'une névralgie intercostale, d'un normal-anormal d'une crise de lumbago, ou d'un sus-normal glyco-surique qui se plaint d'une sciatique, vous ne rencontrerez jamais, jamais, entendez-vous, deux malades dont les sensations douloureuses seront superposables, d'abord parce que la cause périphérique — pauvreté du plasma, et poison quelconque — ne peut être la même, le dosage étant différent dans chaque cas, mais aussi et surtout parce que la cellule cérébrale qui recueille et traduit d'une façon vivante le sensation périphérique ne peut être identique, chacun ayant une hérédité différente et une susceptibilité particulière, une sensibilité variable, et que vous ne pouvez comparer la cellule périphérique et centrale d'une paysanne élevée à la dure, qui ne s'écoute pas, à celle de la petite maîtresse, de l'enfant dorloté, gâté, choyé, entouré de sollicitude exagérée, qui vit dans de la dentelle et de la soie.

La même excitation périphérique ne peut être traduite de la même façon, et la douleur est une sensation individuelle nullement comparable dans deux cas, et ne pouvant être comparée pour les mille causes précédemment invoquées. Chacun connaît sa douleur, c'est le cas de le rappeler, au point que pour quelques rares femmes le fait d'accoucher est presque un plaisir, c'est une ponte; pour d'autres, ce sont les tortures de l'enfer. Voilà les deux extrêmes, et vous pouvez ainsi cataloguer toute douleur.

Questionnez donc vos malades et contentez-vous d'invoquer leurs sensations individuelles; classez leur douleur sans perdre de vue ce fait important, que très souvent la lésion, la cause qui fait crier le nerf est minime, mais c'est la cellule centrale qui amplifie, qui déforme, qui hurle, alors qu'il y a à peine lieu de soupirer.

Quel est le siège de la douleur? Des plus variables, si vous vous souvenez qu'il n'y a pas un millimètre carré de la surface des corps, de la peau, comme des organes profonds, muscles, aponévroses, os, viscères, qui ne soit pourvu de neurones le mettant en communication avec le grand axe cérébro-médullaire. Donc, la douleur pourra être centrale au niveau des cellules cérébrales ; elle pourra être tronculaire au niveau de la voie nerveuse qui transporte la sensation ; elle pourra enfin être périphérique, et en ce cas être cutanée, sous-cutanée, musculaire, aponévrotique, veineuse, artérielle, osseuse, viscérale. Je le répète, il n'y a pas un point du corps qui ne soit susceptible d'être douloureux, pour la double raison impérieuse qu'il n'y a pas un point du corps qui ne soit pourvu de neurones sensitifs, et la douleur, ainsi que cela résulte de notre définition, étant due à la pauvreté du plasma ou à sa pollution, et le plasma pénétrant dans les moindres coins et recoins de l'organisme, il s'ensuit que le syndrome douleur peut affecter une partie quelconque de l'organisme et même plusieurs parties à la fois, grâce à la solidarité fonctionnelle du système nerveux, dont les différentes pièces sont réunies les unes aux autres par des anastomoses inextricables, que la dissection la plus minutieuse n'arrive pas à démêler.

Ce serait vraiment donner trop d'ampleur et d'étendue à ce travail que d'exposer tout au long la symptomatologie de la douleur centrale cérébrale, dont le type est la céphalée profonde ; de la douleur centrale médullaire, dont le type est la rachialgie ; de la douleur tronculaire, dont le type est la névralgie sciatique ; de la douleur musculaire et aponévrotique, dont le type est le lumbago ou le torticolis ; de la douleur articulaire, dont le type est la crise de goutte aiguë métatarso-phalangienne ; de la douleur viscérale, dont vous connaissez comme types la gastralgie, l'entéralgie, la cardialgie, l'ovaralgie, la cystalgie, etc. Ce serait pure perte de temps et encombrer votre mémoire sans profit, attendu que la clinique vous révélera toutes ces localisations différentes, toutes ces modalités variées de la façon de souffrir.

Questionnez le sujet, le malade, et, s'il y a quelques grandes lignes qui le font ressembler à son voisin, au malade examiné hier ou à celui qui le sera demain, dites-vous bien que sa douleur a son autonomie propre, sa raison d'être, sa cause particulière. A vous de la rechercher, de la trouver et de la supprimer. Il nous faut maintenant étudier brièvement la douleur chez nos sous-normaux, nos normaux-anormaux et nos sus-normaux, et nous devons insister sur les causes secondes capables de la faire apparaître, sur les causes qui en amèneront le retour, la récidive, sur sa conséquence enfin.

Ces quelques notions seront suffisantes pour vous permettre

de vous faire une idée du syndrome douleur et de la signification qu'il convient de lui attribuer. J'espère que vous y trouverez encore une fois la signature de ce péril alimentaire, dont
je ne vous ferai grâce d'aucun méfait,

Le sous-normal, je n'ai pas à vous le rappeler, représente
l'individu dont les recettes sont inférieures aux dépenses, et
vous savez que le plasma de ces malades ne contient pas les
matériaux de réparation et de travail, par suite d'une alimentation insuffisante ou d'une assimilation digestive rendue difficile
ou impossible par des causes centrales ou locales. Par conséquent, ces malades étant privés, dans une certaine mesure, de
leur ration de phosphore, de lécithine, de fer, d'albumine et de
molécule ternaire, sont, de ce fait, exposés à avoir une nutri-
trition défectueuse de toutes les cellules de leur organisme, et
particulièrement de leur appareil sensitif. La clinique fourmille d'exemples de ces sujets pâles, atones, anémiés, amaigris,
qui sont des victimes de ce que le profane appelle le rhumatisme, mais j'ajouterai immédiatement d'un rhumatisme d'allure
bénigne, pas comparable à ces gros paroxysmes des sus-normaux, qui réalisent la douleur par un autre mécanisme.

Rappelez vos souvenirs personnels, et immédiatement se
présentera à votre esprit l'observation de ces neurasthéniques
sous-normaux qui vivent avec des douleurs continuelles ; chez
celui-ci, ce sera une névralgie intercostale rebelle ; chez le
deuxième, une fatigue tellement accentuée des muscles sacro-
lombaires et des jambes, qu'elle en sera vraiment douloureuse ;
chez un troisième, ce seront des névralgies faciales répétées,
indépendantes de toute altération dentaire ; chez un dernier
enfin, ce seront des douleurs viscérales, au type gastralgique,
entéralgique, cardialgique.

Dans tous ces cas, ce sont des algies par pauvreté du plasma, par nutrition insuffisante, ainsi qu'en témoigne l'anhéla-
tion facile des malades, leur peu de résistance à la fatigue,
leurs palpitations, leur instabilité nerveuse, leurs réflexes
exagérés, leurs extrémités froides, leur densité urinaire du
matin excessivement faible par hypoazoturie. Très souvent
cette nutrition ralentie est cause en même temps d'une grande
asthénie cardio-vasculaire, responsable, dans une large mesure,
de leur faible irrigation rénale, expliquant ces urines matinales
rares, de densité élevée, témoignant d'un sang surchargé de

déchets qui s'éliminent mal, non en pas en raison d'une insuffisance du rein, mais par suite d'une circulation ralentie qui amène peu de déchets à la porte rénale, dans une unité de temps.

Toute algie chez ces malades provient donc de la pauvreté du plasma et de sa pollution relative, par le mécanisme que je viens d'indiquer. Le neurone crie parce qu'il est mal irrigué et surtout parce qu'il ne trouve pas dans le plasma les matériaux dont il a besoin pour se recharger, pour travailler, et il vous incombe de ne pas vous attarder à venir fatiguer l'estomac de votre malade avec des médicaments dont vous ignorez le plus souvent la composition et le mode d'action. Comprenez le cri de ce nerf qui réclame un sang plus pur, mieux adapté à ses besoins, et remaniant de fond en comble l'hygiène certainement défectueuse de votre malade, expliquez-lui que les meilleurs toniques sont l'oxygène et une alimentation bien assimilée. Alors, avec d'autres moyens plus puissants dont vous disposez, le changement d'air, le séjour dans une autre altitude, le massage, l'hydrothérapie savamment appliquée, vous activerez la circulation de votre sous-normal, et le neurone, trouvant dans le courant qui passe à sa portée ce dont il a besoin, se taira et vous saura gré d'avoir été compris.

Le sus-normal réalise le syndrome douleur par un autre mécanisme; il représente, vous le savez, le sujet au plasma bien achalandé, et s'il est exposé à voir ses neurones crier par de la stase sanguine à leur niveau, amenée par l'état pléthorique, dans l'immense majorité des cas la douleur du sus-normal est d'ordre toxique, et le neurone qui crie vous indique de la façon la plus certaine que le sang contient soit des corps normaux en excès, soit des corps anormaux.

Le fait d'être sus-normal implique, *a priori*, une alimentation exagérée, en tous cas une alimentation supérieure aux besoins stricts du sujet; vous savez que cet état de santé exubérante est compatible pendant assez longtemps avec un fonctionnement régulier des organes, et je vous ai cité de nombreux exemples de malades sus-normaux obèses chez lesquels, en dehors d'une excrétion rénale exagérée de produits normaux de désassimilation, caractérisée par une densité de 1025 et au-dessus de l'urine du réveil, il était impossible de relever un symptôme morbide quelconque.

Cet état d'immunité relative, ces malades le doivent uniquement à des émonctoires de bonne marque ; grâce à leur circulation active, au mouvement qu'ils se donnent, la voie pulmonaire, cutanée, intestinale, et surtout rénale, reçoit, dans une unité de temps, une grande quantité de sang, et le malade, doué d'émonctoires de qualité supérieure ou même moyenne, se joue de ces déchets dont est saturé son plasma, et puisqu'il peut momentanément les excréter, il n'y a pas de raison pour qu'ils y soient retenus et qu'à la faveur d'une des causes secondes dont nous parlerons dans un instant, ils soient déposés au niveau d'un point de l'organisme, irritant le neurone, gardien de ce département.

Ceci vous explique pourquoi la douleur rhumatismale est rare chez l'enfant, dont la ration, même exagérée, doit pourvoir à ses besoins calorique et énergétique, mais, en même temps, à son accroissement ; de plus l'enfant, l'adolescent, se dépensant beaucoup physiquement, a une circulation des plus actives ; ses émonctoires, le rein en particulier, étant neufs, ne sont pas encore usés, et c'est en vain que chez la plupart des enfants, vous rechercherez les phénomènes de rhumatisme, à moins d'une gêne momentanée de la porte rénale, amenant un peu d'encombrement et une pollution du plasma. A cet âge, l'excitabilité très vive du système nerveux, laquelle s'émousse ultérieurement, se traduira par une crise de migraine, un embarras gastrique, un accès de fièvre, qui, imposant la diète et un évacuant, rétablira parfois très vite l'équilibre. Si néanmoins vous constatez de bonne heure chez vos adolescents des accidents de rhumatisme comparables à ceux qui sont monnaie courante vers la cinquantaine, pensez à une insuffisance rénale de cause congénitale héréditaire ; j'en ai observé un exemple chez une jeune fille de seize ans, légèrement sus-normale, victime de la douleur dite rhumatismale. La moindre fatigue, le plus petit refroidissement, étaient prétexte à des douleurs vagues et parfois pénibles des muscles, des jointures, des gros troncs nerveux. Sa mère, à laquelle j'avais donné des soins, a eu dès ses premières grossesses de l'albuminurie et est morte d'artériosclérose.

Me reportant aux travaux de Castaigne, je suis disposé à admettre chez cette jeune malade l'existence d'un rein débile, partiellement insuffisant, sans pour cela qu'elle soit albuminurique, et je l'étiquetterai volontiers une faible du rein, comme il y a des faibles du cœur, des faibles du cerveau.

Rappelez-vous que ce n'est pas du jour au lendemain que le plasma se pollue ; c'est l'œuvre du temps, et la date d'apparition des premiers désordres, de la douleur dite rhumatismale, est éminemment variable et dépend de plusieurs facteurs : du degré de pollution du plasma, de l'activité de la circulation d'un chacun, de la qualité structurale et acquise des émonctoires, enfin et surtout de la sensibilité spéciale du système nerveux, de la susceptibilité plus ou moins vive du neurone, qui protestera plus ou moins tôt, suivant son caractère familial.

Quoi qu'il en soit, le sus-normal obèse, en voie de devenir glycosurique ou uricémique, avec les ans, par suite de sa sédentarité, de son inaction, de sa graisse abdominale qui contrarie la descente de son diaphragme, voit peu à peu sa circulation se ralentir. En même temps que sa circulation générale devient plus faible, moins de sang passe au travers de son rein dans les vingt-quatre heures ; il n'en résulterait aucun mal si ce sang était pur, si l'équilibre entre les entrées et les sorties était exact ; mais, ne l'oubliez pas, son plasma est pollué par des déchets de toutes sortes, déchets nés d'un milieu intestinal encombré, déchets ultimes des molécules azotées et ternaires non amenées à un état d'oxydation final par pauvreté d'oxygène et par trop grande abondance des molécules, rendant ce travail difficile et impossible.

La circulation est ralentie, la cellule rénale elle-même, sur la brèche depuis des années est, dans une certaine mesure, moins apte à faire un triage régulier et complet des déchets, dont le type n'est pas l'urée, la molécule la plus facilement dialysable, mais à côté de laquelle se rencontre toute la série de corps azotés et ternaires moins oxydés, et partant plus nocifs pour la cellule rénale ; la lessive du plasma est incomplète, et tel le verre qu'on ne vide pas complètement, chaque mois voit la proportion des déchets augmenter dans le sang, qui se pollue de plus en plus. Si à ce moment vous disposiez de réactifs perfectionnés, vous trouveriez dans ce plasma toute une série de produits de désintégration de la molécule azotée et ternaire. Je vous l'ai déjà dit, ce que l'on sait bien, c'est ceci : la molécule albuminoïde, représentée par les albumines diverses végétale et animale, subit dans l'organisme toute une série de transformations qui ont pour but de l'amener finalement à l'état d'urée, corps non hydratable, ni dédoublable, ni oxydable, qui représente un produit ultime non utilisable. De même toute molécule ternaire subit des désintégrations qui doivent l'amener à l'état d'eau et d'acide carbonique, qui représentent ses derniers termes d'oxydation. Mais entre ces extrêmes, que de produits intermédiaires, dont je vous fais grâce, ne voulant pas les énumérer ! Je vous demande seulement de ne pas oublier cette notion capitale, qu'ils existent et qu'ils sont, au même titre que l'urée, l'acide urique, l'albumine, le sucre, responsables, dans une certaine mesure, de la pollution du plasma. Encore une fois, qu'importe leur nom ; c'est leur rétention qui est à la base de toute protestation du système nerveux, et si parfois une névralgie quelconque présente certains caractères qui vous permettront de soupçonner chez votre malade une hyperuricémie ou une hyperglycémie, le plus souvent, je vous défie, rien que par le syndrome douleur, d'affirmer que vous vous trouvez en présence d'un goutteux ou d'un diabétique. Le plus souvent, votre malade ne sera qu'un pré-goutteux ou un pré-diabétique, et parfois il ne devra pas sa douleur à la pollution de son plasma par le sucre ou par l'acide urique, mais à un ou plusieurs autres produits de désintégration impossibles à classer.

Retenez donc ceci : c'est qu'avant d'être algique, votre malade est un rétentionniste, et s'il est rétentionniste, c'est que ses émonctoires ne peuvent plus être à la hauteur de leur tâche, par suite de l'encombrement qui a lieu à leur niveau, du fait de la circulation qui se ralentit forcément avec l'âge, pour les raisons précédemment invoquées et aussi par suite de départements du rein fatigués par usure antérieure, par surmenage. Le ralentissement de la circulation ne serait rien si le plasma n'était surchargé de déchets, et, s'il l'est chez le sus-normal obèse hyperuricémique et hyperglycémique, c'est que la ration alimentaire a été exagérée, a été supérieure aux besoins calorifique et énergétique du sujet. Voilà encore une fois le stade initial ; les autres faits s'enchaînent, découlent les uns des autres, mais le péril alimentaire est la base de tout.

Certains systèmes nerveux plus excitables se trouvent mal à l'aise de ce contact gênant avec le plasma ayant perdu ses qualités de pureté, et, avant toute douleur, vous verrez parfois quelques malades avoir des phénomènes de suppléance du côté des autres émonctoires, et la clinique vous fournira de nombreux

exemples de flux diarrhéiques chez quelques-uns ; chez d'autres,
ce seront des embarras gastriques fébriles, des accès bilieux ;
chez d'autres enfin, des poussées de congestion à la peau, se
caractérisant par des érythèmes variables, dont le type le plus
commun est l'eczéma. Dans tous ces cas, il faut voir, de la part
de l'organisme, un effort pour épurer le sang ; ce sont des phénomènes de suppléance qui peuvent, chez quelques malades,
retarder l'apparition du syndrome douleur, sans compter que
certains de ces sujets présenteront au cours de leur existence
ces crises vasculaires dont nous nous occuperons bientôt, lesquelles, par l'anorexie, les vomissements, la suppression de
l'alimentation et de l'assimilation, laissent le temps à l'organisme de s'épurer. Chacune des crises agit comme une sorte de
saignée protectrice, analogue à la menstruation chez la femme.

Ce qu'il y a de certain, c'est que la date d'apparition de toute
algie est des plus variables et dépend du facteur individuel,
impossible à prévoir et à préciser. Chaque organisme réagit à
sa façon, créant des complexus cliniques nombreux ; mais le
fait capital, indispensable, sans lequel l'élément douleur ne peut
exister, est celui-ci : *la pollution du plasma par suite de la rétention des déchets.*

Pollution du plasma par rétention des déchets, telle est la
première étape, et nous allons voir maintenant intervenir des
causes secondes qui vont permettre l'éclosion de la crise douloureuse, mais, je le souligne, causes secondes, dont l'effet
aurait été nul si le plasma avait été pur, ainsi qu'il l'est chez de
rares normaux.

La condition la plus favorable pour impressionner un neurone
sensitif, c'est le contact prolongé d'un sang pollué : plus ce
contact sera long, plus l'imprégnation du neurone sera complète, et plus il aura raison de protester. En étudiant le syndrome fatigue, nous avons insisté longuement sur la cause
de la fatigue matinale, que nous avons rapportée à la circulation ralentie de la nuit. Veuillez vous reporter à ces lignes,
et vous comprendrez l'éclosion de la crise de goutte qui réveille
en sursaut, vers deux heures du matin, le malheureux sus-
normal hyperuricémique, qui attend anxieusement votre arrivée
pour atténuer ses souffffrances atroces.

Ralentissement de la circulation pendant la nuit et contact
prolongé du plasma avec les neurones sensitifs, telle est l'expli-

cation de ces douleurs qui clouent certains malades sur le bord
de leur lit, dans une attitude comique, les uns se demandant
s'ils pourront remuer un bras, les autres s'ils réussiront à poser
le pied à terre, les derniers enfin n'osant tourner la tête ou
fléchir le tronc. Le moindre mouvement un peu étendu leur
arrache un cri ; peu à peu ils s'enhardissent, et tel le fatigué qui
recouvre son énergie l'après-midi, tels certains algiques voient
petit à petit leurs douleurs, je ne dirai pas disparaître, mais
s'atténuer avec le mouvement limité, la pression seulement ou
un mouvement trop étendu leur rappelant qu'ils ont perdu la
virginité de leurs muscles ou de leurs articulations.

A côté du repos de la nuit, je vous signalerai également le
froid, surtout le froid humide, qui détermine une vaso-constriction cutanée refoulant dans l'intérieur du corps le sang pollué
des normaux-anormaux et des sus-normaux, amenant une
vaso-dilatation au niveau des muqueuses, des articulations, des
muscles, créant un contact prolongé avec les neurones de ces
différents endroits du corps, des congestions locales, des stagna-
tions de sang, qui, au niveau des muqueuses, favorisent l'entrée
en scène des microorganismes tenus en respect par une circulation active, mais qui, à la faveur de la stase sanguine, voient leur
virulence s'exalter. Telle est la pathogénie de ces coryzas à
répétition, de ces angines, de ces rhinopharyngites des sus-
normaux, qui sont étiquetés grippe et qui n'ont de la grippe
que le nom.

A la faveur de la fièvre causée par les toxines agissant sur
les centres thermogènes, il y a exagération des combustions,
inondation du plasma par des déchets incomplètement oxydés
qui viennent s'ajouter à ceux préexistants, vaso-dilatation
cutanée due à la fièvre, et, de ce fait, hypotension rénale et
oligurie, accrue par les sueurs déterminées par l'aspirine ou le
pyramidon que le malade s'est empressé de prendre. Cette
pollution du plasma révèlera sa signature par cet état de fatigue
extrême, de courbature généralisée, de douleur parfois atroce,
présenté par ces fiévreux le matin à leur réveil. Ils se plaindront
d'avoir été rompus de coups, et leur vase de nuit contiendra
quelques centimètres cubes d'une urine de densité de 1030 et
même 1040, ainsi que j'en ai eu un exemple.

Ces poussées d'angines à répétition, de coryza, de trachéo-
bronchite, si elles sont déterminées par un agent microbien,

reconnaissent avant tout, pour cause prédisposante, une pollution du plasma.

Au niveau des articulations, des muscles, des aponévroses, des tendons et des viscères, le milieu étant stérile, la stagnation du sang sera incapable de réaliser la génération spontanée ; la congestion sera amicrobienne, mais les neurones témoigneront leur mécontentement par la douleur. Qui ne connaît la vie de martyrs que mènent certains normaux-anormaux et certains sus-normaux qui sont couturés de rhumatismes? Aujourd'hui ce sera une épaule, demain un coude, après-demain un genou, dans un mois un orteil. Ces malades accusent à juste titre le froid humide ; mais vous ne devez pas vous contenter de cette explication insuffisante ; reconnaissez derrière le froid humide un plasma pollué par rétention fonctionnelle ou organique du rein.

Chez d'autres malades rétentionnistes, ce sera une entorse, une marche forcée, le port d'une chaussure un peu étroite, un mouvement un peu brusque, qui agira comme un abcès de fixation et fera affluer, au niveau du point traumatisé, les déchets circulant dans le plasma. Qui de vous ne connaît des malades ayant dû leur première crise de goutte ou de rhumatisme à une entorse, à un effort ?

Le ralentissement nocturne de la circulation, la vaso-dilatation profonde, compensatrice de la vaso-constriction cutanée due au froid, les traumatismes, les entorses, les efforts, sont des causes secondes qui, en permettant un contact plus prolongé du sang pollué avec les neurones, les font crier. Par elles-mêmes, je le répète à dessein, ces causes ne peuvent rien, et le courant d'air, responsable de tant de jours passés au lit par suite d'angines et de soi-disant grippes, n'est dangereux que s'il atteint un rétentionniste, c'est-à-dire un sujet dont le plasma est pollué par suite d'une alimentation mal comprise comme qualité et comme quantité. J'en suis un exemple vivant, et alors que j'étais sus-normal obèse hyperuricémique, je payais un dur tribut aux algies articulaires et musculaires; deux fois par an, j'étais consigné à la chambre avec des poussées de trachéo-bronchite qui ont disparu depuis que j'ai ramené mon plasma à la normale ; je ne crains plus aujourd'hui le froid humide et le courant d'air, qui étaient autrefois mes deux pires ennemis.

Sous l'influence d'une des causes secondes précitées, vous

verrez donc votre normal anormal et votre sus-normal obèse, hyperuricémique ou hyperglycosurique, présenter toute la pléiade de symptômes que le profane appelle rhumatisme, et il n'est pas, je le répète, un neurone quelconque du corps qui ne puisse protester. Il n'y a pas un seul gros tronc nerveux de l'organisme qui ne soit susceptible de crier. Qui de vous ne connaît ces douleurs névralgiques faciales, dentaires, intercostales, lombaires, sciatiques ou crurales des albuminuriques, des goutteux et des diabétiques? Qui de vous ne connaît ces myalgies si pénibles, ces crampes des mollets, ces crises de lumbago et de torticolis, ces poussées articulaires se caractérisant par du gonflement, de la chaleur et de l'immobilité forcée? Névralgies, myalgies, arthralgies, sont des localisations diverses d'un plasma impur, dont je n'ai pas à préciser davantage ici la durée et la symptomatologie respective. Je veux simplement attirer votre attention sur les conséquences qui entraînent ces différentes localisations de processus toxiques responsables de l'algie.

Une névralgie simple est l'expression d'une pollution légère du plasma et se traduit cliniquement par des douleurs spontanées ou à la pression; mais si la cause qui l'a produite se maintient, si la rétention s'accuse de plus en plus par insuffisance progressive du rein, si d'autres produits toxiques nés d'un métabolisme cellulaire perverti viennent s'ajouter aux déchets exogènes, l'alcool en particulier, dont tant de sus-normaux usent et abusent, si enfin la cellule centrale dont émane le neurone sensitif appartient à une famille névropathique, le trouble fonctionnel dont la névralgie était la signature deviendra organique, et vous serez à même de relever chez certains de vos malades des symptômes de *névrite* qui indiquent un stade de pollution plus accentué.

Chez certains sus-normaux glycosuriques, en particulier, vous rencontrerez assez souvent, du côté des membres supérieurs et surtout du côté des membres inférieurs, des phénomènes douloureux dus à de la névrite d'un des nerfs sensitifs, cubital, radial, crural, lombaire et sciatique, se caractérisant par des crises de douleurs lancinantes, avec sensation de fourmillement, de picotement, de brûlure, des troubles de la sensibilité dont l'anesthésie, la paresthésie, sont les plus fréquents: les réflexes rotuliens seront diminués ou abolis, et, dans les formes extrêmes, vous rencontrerez des troubles trophiques de

la peau, dont une des signatures chez ces malades est le mal
perforant plantaire. La névrite est rarement localisée aux filets
sensitifs ; les filets moteurs sont aussi atteints, amenant de
l'atrophie musculaire légère, rendant le mouvement difficile et
déterminant d'une façon prématurée la sensation de courbature, de fatigue et d'impotence. La névrite périphérique
réalisée, je n'ai pas à suivre son évolution, vous référant à vos
traités classiques, et la clinique vous offrira plus d'une fois
l'occasion de constater les méfaits de la pollution du plasma
de cause alimentaire, sous forme de ces polynévrites généralisées, avec troubles secondaires de la cellule centrale, sous
forme de perte de mémoire, d'idéation faussée, et vous aurez
toutes les peines du monde à atténuer les paroxysmes douloureux de ces malades et à empêcher la déformation de leurs
membres par une rétraction musculaire, dont le type le plus
accentué est le pied bot névritique.

Les articulations sont un des sièges de prédilection des manifestations douloureuses qui caractérisent l'état rhumatismal, et
si, au début, une des parties constituantes de l'article — synoviale,
ligament, périoste — peut être le siège de la douleur, sans que
l'examen le plus attentif permette de trouver la cause anatomique
qui l'entretient, soyez persuadé néanmoins que cette cause existe.
Il y a vaso-dilatation à ce niveau, et cette vaso-dilatation est
rendue plus facile par un système vasculaire moins riche qu'ailleurs, avec des collatérales moins nombreuses, émanant souvent
à angle droit des troncs vasculaires principaux, conditions qui
sont éminemment favorables pour amener chez des sédentaires,
des inactifs à circulation générale et surtout locale ralentie, dont
le plasma est saturé de déchets quelconques, à la suite d'une
des causes secondes que nous connaissons — froid humide,
traumatisme, effort, — des stases sanguines articulaires et
périarticulaires qui laissent transsuder des substances toxiques
contenues dans le plasma, amenant de la compression des
extrémités nerveuses par œdème, infiltration de la gaine
nerveuse, et rétraction fibreuse secondaire étranglant le filet
sensitif. L'article a perdu à ce moment sa virginité, et ce point
de décharge va constituer une réserve que certains normaux-
anormaux et certains sus-normaux vont accroître peu à peu, au
point, dans quelques cas extrêmes, de réaliser un gros tophus de
chaux et de soude. Dans des circonstances moins accentuées,

il y aura simplement incrustation articulaire ainsi que cela a été constaté à la nécropsie de malades atteints de lésions rénales, manifestes ou latentes; incrustations qui sont la signature d'un plasma pollué par déchets trop abondants, non éliminés par une cellule rénale partiellement insuffisante.

Il n'est pas une seule articulation du corps qui soit à l'abri de ces dépôts de déchets, et si celles des extrémités, les doigts, les orteils, sont plus exposées par suite des conditions mécaniques de stase de sang plus facile à leur niveau, dites-vous bien que les articulations du coude, de l'épaule, de la hanche, du genou et des vertèbres cervicales, dorsales et lombaires, sont susceptibles également, par suite de certaines causes locales prédisposantes et d'autres qui nous échappent, de constituer le point d'appel de tous ces corps normaux en excès et anormaux qui circulent dans le plasma.

A côté de ces crises paroxystisques qui immobilisent une épaule ou un genou, il convient d'attirer votre attention sur ces douleurs plus supportables, mais plus continues, d'une ou de plusieurs articulations, qui, par l'inactivité de l'article, amènent peu à peu, en un temps des plus variables suivant les causes prédisposantes, le degré de perméabilité des émonctoires, le traitement mis en œuvre, ces pseudo-ankyloses qui, en restreignant le mouvement cause essentielle de l'activité circulatoire, aggravent et corsent les désordres anatomiques, amenant, avec le temps, ces atrophies musculaires, ces raccourcissements des muscles, des tendons, des ligaments, conduisant peu à peu ces malades à un état d'impotence absolue, les clouant sur leur lit de misère, livrés aux paroxysmes de douleurs causés par le moindre mouvement, par le moindre effort, et par toutes les conditions atmosphériques, dont le froid et l'humidité sont les plus nocives.

Qui de vous, faisant appel à ses souvenirs, ne pourrait citer de nombreux cas cliniques qui, au début, se sont caractérisés par un simple torticolis, dont le malade n'avait plus le souvenir quelques semaines après, et pourtant dont le retour périodique devait peu à peu immobiliser la colonne cervicale, soudant les articulations vertébrales, au point de rendre tout mouvement de flexion latérale et antéro-postérieure impossible?

Je pourrais remplir des pages et des pages avec l'observation de ces malades chez lesquels la colonne vertébrale lombaire s'est soudée, rendant tout mouvement de flexion du tronc impossible, et j'ai actuellement dans ma clientèle plusieurs goutteux ou rhumatisants, appelez-les comme vous le voudrez, qui sont rivés à leur fauteuil jour et nuit, au point de ne pouvoir même mettre un pied devant l'autre. Je vous fais grâce de la description de l'état anatomique de leurs articulations qui n'ont plus aucune forme : leurs membres sont déformés, tordus, et, aux extrémités de leurs doigts, vous rencontrerez ces légères incurvations de l'os, constituant, chez quelques-uns, de véritables nodosités, d'autant plus apparentes que la peau lisse et vernissée qui les recouvre en dessine les moindres détails. Que ce soit une hyperostose simple des parties constituantes de l'article, qu'il y ait à ce niveau des dépôts de chaux ou d'autres corps quelconques, dites-vous bien que le hasard seul n'en est pas responsable. Si la circulation de ces malades avait été active, si leur plasma avait contenu des matériaux de déchet en proportion avec la capacité de leurs émonctoires, ces déchets auraient peu à peu trouvé leur voie de sortie au niveau des reins ; ceux-ci, s'ils s'étaient montrés insuffisants, le seraient devenus à la période de sénilité confirmée, mais pas vers la quarantaine, diminuant peu à peu leur pouvoir d'excrétion, polluant le plasma et déversant vers les tissus, vers les parties les moins favorisées du système vasculaire, tous ces produits nés d'une alimentation mal comprise.

Dans toute la pathologie humaine, il n'y a pas de chapitre plus confus que celui consacré à l'étude des maladies dites rhumatismales, et pourtant, avec un peu de réflexion, il me semble qu'il serait facile de s'orienter dans ce dédale, de poser certains points de repère permettant au clinicien de marcher sur une base ferme, et lui dictant sa ligne de conduite.

Toute douleur, avons-nous dit, est le cri de protestation d'un neurone sensitif donnant l'alarme, indiquant que le sang qui circule à son niveau est appauvri ou pollué. Nous avons vu que le sang trop pauvre ne pouvait être que le lot des sous-normaux ; c'est la classe la moins intéressante, la moins nombreuse : n'insistons pas.

Chez le normal-anormal et le sus-normal, la douleur dite rhumatismale est la signature d'un plasma pollué. Or, si nous faisons abstraction de la pollution du plasma par les microorganismes, dont l'un est responsable de la maladie connue sous le nom de rhumatisme articulaire aigu, qui a sa symptomatologie et ses complications si caractéristiques; si nous faisons abstraction de tous les autres microorganismes connus, ceux de la fièvre typhoïde, de la diphtérie, de la dysenterie, de la lèpre, de la blennorragie, de la syphilis, de la tuberculose, de l'érysipèle, qui sont susceptibles, par eux mêmes ou par leurs toxines, de polluer le plasma et de déterminer, au niveau d'une ou de plusieurs articulations ou au niveau des extrémités nerveuses, des complexus cliniques variés, étiquetés rhumatisme infectieux, subaigu, chronique ou névrite; si nous faisons abstraction, dis-je, de tous ces cas, dont l'étiologie est facile à spécifier par un interrogatoire et un examen méthodique, nous nous trouvons en présence, chez nos normaux-anormaux et nos sus-normaux, de douleurs dites rhumatismales, à localisations variables — nerfs, muscles, aponévroses, articulations, pour ne citer que les plus importants — dont la cause déterminante peut être et est souvent un traumatisme, un effort, le froid humide, mais dont la cause prédisposante est une pollution du plasma, par trouble fonctionnel ou organique du rein, amenée par une alimentation solide et liquide, mal comprise.

Le fait que le sujet est normal-anormal ou sus-normal implique que sa ration n'est pas en rapport avec ses besoins calorifique et énergétique, et il charrie dans son plasma des corps qui dérivent de ses molécules albuminoïdes, ternaires, minérales, en quantité exagérée, les uns ayant subi un métabolisme complet, urée et acide urique en excès, les autres qui sont le plus souvent des corps intermédiaires ayant subi une oxydation insuffisante par pauvreté d'oxygène ou par oxydation rendue impossible du fait de l'exagération même du nombre de ces molécules. Et alors la crise de douleur, les formes monoarticulaire, polyarticulaire, le degré d'impotence, le retour périodique des poussées, les formes paroxystiques, aiguës, subaiguës, chroniques, progressives et déformantes et les conséquences qui en découlent sont trop variés et multiples pour que nous puissions tenter de les schématiser; je vous demande seulement de vous rappeler que chaque malade a son *cachet individuel* qu'il devra à son hérédité, à la qualité de ses émonctoires, à son genre d'existence, au climat dans lequel il vit, aux phénomènes de suppléance qu'il aura présentés, aux crises vasculaires qu'il aura eues au cours de son existence et qui l'auront plus ou moins épuré, aux moyens thérapeutiques dont il disposera ; mais si ces causes sont éminemment variables chez tous, chez tous, je le répète, vous retrouverez à la base, à l'origine de leurs désordres, si vous êtes clinicien clairvoyant, la signature de ce péril alimentaire, dont vous ne devez plus actuellement méconnaître les méfaits.

Comprenez donc une fois pour toutes la valeur du syndrome douleur et, au lieu de vous acharner à le combattre, vous privant ainsi de l'appui d'un des meilleurs gardiens qui veillent à ce que la bonne harmonie du corps soit respectée, remerciez ce neurone qui vous indique que le plasma est pollué, car, bien pénétré de ce que je vous ai si souvent ressassé, vous concluez immédiatement que pollution signifie rétention, et nous verrons bientôt plus en détail où mène la rétention et par quel mécanisme elle fait acheminer le normal-anormal et le sus-normal à la faillite cardio-rénale et aux désordres inhérents à l'hypertension artérielle, dont le plus grave est certainement l'hémorragie cérébrale.

Chez tout algique, tout rhumatisant, enquérez-vous, quel que soit son âge, s'il pisse une ou deux fois la nuit. N'attachez pas trop d'importance à la miction nocturne : si elle a lieu occasionnellement, elle n'a aucune valeur ; la douleur physique, en élevant la tension artérielle, en est souvent responsable, et d'autres causes passagères — froid, cauchemar, insomnie — peuvent également amener le malade à vider sa vessie une ou deux fois au milieu de la nuit. Mais, par contre, si la miction nocturne est *constante*, si chaque soir le malade est obligé d'uriner deux fois, vous pouvez être presque certain que votre sus-normal est atteint d'hypertension artérielle permanente : la densité faible de ses urines, sa légère dyspnée à la marche, son deuxième bruit clangoreux à l'orifice aortique, ses épistaxis, parfois un léger œdème prétibial l'après-midi, les modifications du pouls indiquées par la palpation attentive de sa radiale, les troubles du rythme cardiaque après quelques secondes de marche, seront la signature évidente d'une hypertension d'ordre rénal. Le rhumatisme dont est atteint votre malade est cause et effet de son insuffisance du rein. A force d'avoir fatigué son filtre rénal, il en a amené peu à peu l'insuffisance partielle, rendant l'excrétion des déchets de plus en plus difficile malgré l'aide du ventricule gauche, qui ne réussit à le faire excréter que de l'eau, orientant vers ses nodosités, ses tophus, ses incrustations articulaires, le *déchet*, qu'il continue à produire, mais qu'il ne peut plus éliminer.

En temps et lieux nous verrons ce que nous pouvons faire pour ces malades qui ont dépassé la phase fonctionnelle, la phase très longue pendant laquelle ils ne pissaient pas au milieu de la nuit, où ils émettaient à leur réveil une urine d'une densité supérieure à 1024. Pendant cette longue période, vous auriez pu peut-être espérer la *restitutio ad integrum*; en tout cas, vous auriez pu prévenir cette asystolie de cause périphérique, cette urémie, ou mieux cette insuffisance urinaire irrémédiable vers laquelle votre malade marche à grands pas : échéance fatale, terminus ultime du péril alimentaire.

CHAPITRE X

LES CRISES VASCULAIRES

En dehors du grand intérêt que procure l'étude de la médecine et de la curiosité qui nous pousse à résoudre les problèmes les plus compliqués présentés par la clinique, nous ne devons pas perdre de vue que le but final que nous cherchons à atteindre, c'est d'abord et avant tout de prévenir la maladie, et ensuite de la guérir. Or, il nous arrive souvent, dans la pratique journalière, de nous trouver face à face avec des syndromes dont il ne nous est pas toujours facile de nous expliquer la cause. Nous nous rejetons immédiatement sur la médication symptomatique, assurément utile dans bien des cas, mais incomplète le plus souvent, puisque, généralement, quelque temps après, nous voyons apparaître de nouveau le même trouble fonctionnel ou nous le voyons remplacé par un autre assez voisin; il n'en peut être autrement, puisque, comme vous le savez, la seule médication utile est la médication pathogénique.

Je voudrais donc réunir dans une étude d'ensemble quelques-uns de ces syndromes, non pas avec l'espoir de vous initier aux mille conditions capables de les faire apparaître et aux conséquences multiples qu'ils peuvent déterminer : mon rôle sera plus modeste, et je serai satisfait si je puis vous fournir un guide capable de vous orienter au milieu de ce dédale parfois inextricable, si inextricable, je le répète, que le plus souvent, faute de certains points de repère, le clinicien abandonne la lutte et se rejette sur le traitement symptomatique ; il en arrive ainsi, par habitude, par action réflexe, à se contenter de calmants, se trouvant dans l'impossibilité de remonter jusqu'à la notion étiologique.

Parmi ces symptômes, je dirai plutôt ces syndromes, je choisirai quelques-uns des plus communs, ceux qui se présenteront à vous chaque jour de votre pratique, et, avec les notions que je vous fournirai, vous pourrez compléter ce que j'aurai pu omettre ou laisser intentionnellement dans l'ombre. J'espère pouvoir vous convaincre que des états, en apparence si éloignés les uns des autres, tels que les convulsions, l'épilepsie, la laryngite striduleuse, l'asthme, les crises d'éternûments, les rhinites spasmodiques, les migraines, les vertiges, les syncopes, l'angine de poitrine, l'urticaire, le prurit, certaines hémorragies, certaines douleurs périphériques et viscérales, sont, au contraire, très voisins et reconnaissent pour cause première, ainsi que l'a dit Peter, un état de folie vasculaire, dépendant d'un dé-sordre du système vaso-moteur ; état de folie, de déséquilibre vasculaire, qui a été bien étudié par Pal sous le nom de crises vasculaires ; par Rapin et Ramsay Smith sous le nom d'angio-neuroses ; par Leiving et Hare, sous le nom de névroses paroxystiques ; par Cohen, sous le nom d'ataxie vaso-motrice; par Savill enfin sous celui de « vascular storms ».

Les étudier au point de vue de leur mécanisme, attirer votre attention sur certains de leurs caractères particuliers, vous convaincre de leur proche parenté et vous permettre parfois de remonter à leur cause première afin de la supprimer, si cela est possible, tel est le but que je vais chercher à atteindre, avec l'espoir, une fois encore, de vous faire reconnaître une autre signature de ce péril alimentaire auquel nous sommes redeva-bles de tant de désordres fonctionnels et organiques.

Fidèle à la méthode adoptée jusqu'ici, je vous demanderai tout d'abord de bien vous rendre compte de ce qu'est le système vaso-moteur ; c'est là la clef de la bonne intelligence de ce qui va suivre.

Vous savez déjà que tout organe se réduit à une juxtaposition de cellules ; une cellule quelconque vit, s'use et travaille. Elle est entourée d'un lac sanguin constitué par un capillaire. qui lui apporte ses matériaux de travail et de réparation ; et, dans ce même lac, elle s'épure par la veinule et le vaisseau lymphatique qui reçoivent ses déchets pour les transporter aux émonctoires. J'ai souvent attiré votre attention sur l'importance de ce système vasculaire, qui a pour mission de transporter au niveau de toutes les cellules, lesquelles sont fixes, le liquide nourricier, le plasma, lancé par le ventricule du cœur, plasma contenant les molécules alimentaires recueillies au niveau du tube digestif. Cette cellule, je vous l'ai déjà dit, quelque fixe qu'elle soit, est reliée à toutes les autres cellules du corps, d'une part, par son filet nerveux qui lui transmet, venu des usines cérébro-médullaires, le potentiel, le stimulus nerveux dont elle a besoin pour vivre, travailler et, d'autre part, par le plasma, le liquide nourricier, de composition égale, responsable de la nutrition et commun à tout l'organisme.

Rappelez-vous donc que, grâce à ce plasma, qui est commun à toutes les cellules de l'organisme, et grâce à leur filet nerveux, les cellules les plus éloignées les unes des autres, par suite de la solidarité fonctionnelle du plasma et du système nerveux, peuvent s'influencer réciproquement.

Une cellule vit et travaille ; elle doit donc se reposer, ainsi le veut la loi de la nature. Or, si le cœur, le ventricule gauche, à chaque systole, lançait dans la voie vasculaire une quantité égale de sang, la cellule, qu'elle soit à l'état de travail ou à celui de repos, recevrait jour et nuit la même quantité de plasma et contrarierait ainsi la période de repos cellulaire.

La quantité de sang contenue dans le corps est peu considérable par rapport à l'étendue des tissus ; par suite du fonctionnement des différents organes, lequel n'a pas lieu en même temps, et afin, d'autre part, d'aider le travail du cœur et de ménager cet organe, la nature a pourvu le système vasculaire périphérique d'une couche musculaire douée d'un appareil nerveux, capable, suivant les circonstances, de dilater le capillaire péricellulaire ou de le fermer suivant les besoins de la cellule : ce sont là les phénomènes de vaso-dilatation et de vaso-constriction faisant affluer le sang au niveau de la cellule qui travaille, et détournant le sang ailleurs pendant la période de repos de la même cellule.

Au système vasculaire péri-cellulaire aboutissent donc des filets nerveux, les uns vaso-constricteurs, les autres vaso-dilatateurs : ce sont les nerfs vaso-moteurs. Tout neurone périphérique n'étant que l'expansion d'une cellule centrale. les physiologistes se sont attachés à rechercher, au moyen d'expériences qu'il est inutile de vous rappeler, où se trouvait, au niveau du grand axe cérébro-rachidien, le centre vaso-moteur duquel émanaient les nerfs vaso-moteurs. Qu'il me suffise de vous dire que ces centres sont échelonnés tout le long du grand axe médullaire, mais que le principal se trouve au niveau du bulbe, et que d'autres également ont été reconnus au niveau des ganglions du sympathique et au niveau des différents ganglions qui, par leur réunion et leurs anastomoses, constituent les plexus thoraciques et abdominaux, et surtout le plexus solaire, ce cerveau abdominal qui tient sous sa dépendance, par les nerfs splanchniques, le réglage du sang dans ce vaste réseau capillaire de l'abdomen, capable à lui seul de contenir tout le sang du corps et appelé le grand lac abdominal, le lac splanchnique.

Par conséquent, réduit à sa plus simple expression, le système vaso-moteur se compose d'une cellule centrale, d'un neurone périphérique, situé au niveau de la cellule musculaire, du capillaire, et d'un filet intermédiaire qui relie la cellule centrale à la cellule périphérique. Toutes ces cellules centrales vaso-motrices sont reliées les unes aux autres par les communications sans nombre de tous les départements nerveux, et, d'autre part, leur nutrition est commune, puisqu'elle émane du plasma, du sang, qui est le même pour tout l'organisme.

Voilà les points essentiels qu'il convient de se rappeler et qui nous permettront de nous expliquer tout ce qui va suivre.

Quel est le rôle de ce système vaso-moteur? Il consiste à régler la circulation, c'est-à-dire à envoyer, au niveau des cellules qui en ont le plus besoin, le plasma, dans lequel elles puisent les matériaux de travail. Toute cellule en activité reçoit plus de sang qu'une autre à l'état de repos, et cette dérivation du plasma au niveau de la cellule qui travaille est ou active ou passive ; dans le premier cas, elle est due à l'action inhibitrice du nerf vaso-constricteur qui permet l'afflux sanguin, ou à la prédominance du nerf vaso-dilatateur, ainsi que cela a été démontré par Claude Bernard pour la corde du tympan, qui contient des fibres vaso-dilatatrices, faisant affluer, au moment de la mastication, une grande quantité de sang au niveau de la glande qui sécrète la salive. Il est à peu près certain que c'est ce qui se passe au niveau de la plupart des autres cellules du corps qui sont en activité.

Nous ne devons pas oublier, d'autre part, que les nerfs vaso-constricteurs sont les plus importants, les plus répandus, et si le centre vaso-moteur excité réagit à la périphérie dans un département quelconque, en amenant une vaso-constriction étendue, mécaniquement le sang sera chassé de ce point et se portera ailleurs. A la vaso-constriction d'un département succédera une vaso-dilatation compensatrice au niveau d'un autre ;

c'est ainsi, pour prendre un exemple, que le sang ne peut être à la fois à la tête, au ventre et aux pieds. Au cours d'un travail cérébral assidu, aride, réclamant tout le fonctionnement de votre intelligence, il y a afflux de sang à la tête, et les pieds sont froids ; de même, après un gros repas qui est cause d'un afflux considérable de sang au niveau du lac splanchnique, vous devenez somnolent par anémie cérébrale relative, et souvent enfin vous ne pouvez vous endormir le soir si vous avez les extrémités froides, car il y aura tendance à la congestion du cerveau, dont l'anémie relative est la condition la plus favorable au sommeil.

Il faut donc considérer le système vaso-moteur, avec sa cellule périphérique, son filet constricteur et dilatateur et son neurone au niveau de la cellule musculaire capillaire, comme un appareil inconscient, mais des plus intelligents, destiné à soulager le cœur, à rendre la circulation continue malgré le débit intermittent du ventricule : il faut surtout lui reconnaître le rôle le plus important au point de vue de la nutrition, car, grâce à lui, le plasma est amené en quantité suffisante au niveau des cellules qui en ont le plus besoin, et, pendant tout l'acte digestif, il sait fournir aux cellules glandulaires, depuis la cellule salivaire jusqu'à celle du pancréas et du foie, un courant suffisamment actif, dans lequel lesdites cellules puisent les matériaux dont elles ont besoin.

A certains moments, pendant le travail cérébral, ce même appareil saura faire affluer à votre cerveau le sang, ce stimulant grâce auquel vous pourrez élaborer le travail le plus ardu ; puis, lorsque vous quitterez votre table d'étude et que pour vous délasser vous irez faire une promenade, par un même mécanisme inconscient la cellule cérébrale, qui n'a plus de raison d'être irriguée aussi activement, verra sa ration de plasma diminuer, et ce sera vers les muscles qu'accourra le liquide nourricier avec sa provision de glycogène et d'autres molécules de travail. Dans les temps froids, le vaste réseau cutané se fermera, afin que le sang ne subisse pas les effets nocifs d'une température glaciale, et le plasma ira se cacher au niveau du lac splanchnique ; par les temps très chauds, au contraire, c'est vers la peau qu'affluera le sang : les capillaires se dilateront, et, si la chaleur est excessive et atteint un chiffre capable de compromettre la vitalité cellulaire, immédiatement vous verrez perler au niveau de la peau une sueur abondante qui, par son évaporation, rejettera à l'extérieur le trop-plein de calorique qui aurait pu devenir nuisible.

Ces exemples, qu'il me serait facile de multiplier à l'infini, suffisent à vous prouver cette vérité : l'importance du système vaso-moteur. Si la cellule vaso-motrice centrale émane de géné rateurs sains, si, en un mot, elle porte le cachet d'une bonne fabrique ; si cette cellule qui travaille se repose et n'atteint pas un degré d'hyperfonctionnement qui en amène l'épuisement, la fatigue ; si cette cellule vaso-motrice périphérique et cette cellule centrale trouvent dans le plasma de quoi se régénérer, travailler, et si ce même plasma ne contient pas en trop grande abondance des poisons exogènes et endogènes, normaux ou anormaux, qui puissent troubler leur fonctionnement, alors, mais alors seulement, ce travail sera régulier, inconscient, et le sujet normal, (ne l'ai-je pas montré?) ne devra éprouver de ce fonctionnement inconscient que la sensation de bien-être ; s'il use de modération, s'il a la chance d'avoir eu des générateurs sains, si ses émonctoires sont de bonne marque et si son plasma n'est pas trop pollué, il ignorera les tours de force de ce système vaso-moteur, gardien vigilant des besoins de l'orga- nisme, qui saura envoyer le sang en quantité suffisante là où il en faut (période d'activité cellulaire), et le retirer et le porter ailleurs lorsqu'il n'en faut plus (période de repos cellu- laire).

Du jour où ce petit appareil est faussé, et il peut l'être temporairement — phase fonctionnelle — ou d'une façon définitive — phase organique, — c'est alors l'anarchie vascu- laire, c'est la folie vasculaire, c'est la crise vasculaire : le sujet n'a plus cette sensation de bien-être ; il a conscience de cet état morbide, lequel se présentera avec des symptômes variables, suivant la localisation. le département au niveau duquel aura lieu la grève vaso-motrice, si je puis m'exprimer ainsi. La juste harmonie de ce système sera troublée, et il conviendra, afin d'y mettre un terme, d'aller jusqu'à la profon- deur des tissus, dans leur intimité, dans ce sentier obscur, s'orienter au moyen d'une lanterne, en scruter le fonctionne- ment, afin de ramener les grévistes au calme, et prendre des mesures pour l'avenir, afin que les mêmes désordres ne puissent se montrer. Véritable lutte qui s'engagera entre l'homme de l'art et les révoltés ; aussi convient-t-il de vous mettre entre les mains les moyens de remporter la victoire.

A l'état normal, nous venons de le voir, le rôle du système vaso-moteur consiste à répartir la masse du sang dans le corps, et, grâce à son bon fonctionnement, le liquide nourricier se porte en plus grande quantité au niveau des cellules pendant leur période d'activité, alors que, pendant celle du repos, le plasma se porte ailleurs. Ainsi que le fait remarquer Lauder Brunton, quatre grands départements sont susceptibles de recevoir presque la totalité du sang du corps : le lac splanchnique, la surface sous-cutanée, la couche musculaire et le cerveau ; c'est ce qui a permis à Pal de décrire des crises vasculaires abdominales, thoraciques et céphaliques. C'est l'exagération du fonctionnement vaso-moteur qui est responsable des phénomènes primitifs, auxquels peuvent faire suite des phénomènes secondaires.

Toute crise vasculaire se caractérise soit par une vaso-dilatation intense d'un département du corps, souvent localisée en un point, parfois plus généralisée, soit par une vaso-constriction également partielle ou étendue ; dans les deux cas, la vitalité cellulaire et surtout nerveuse est troublée par stase sanguine ou par privation de sang, et, dans les deux cas, le neurone sensitif, vivement impressionné, proteste par le phénomène douleur ou par un autre trouble fonctionnel.

Si vous posez à la base de votre doigt une ligature suffisamment serrée pour oblitérer la lumière veineuse, mais pas suffisante pour empêcher l'arrivée du sang artériel, vous ne tarderez pas à voir votre doigt devenir bleu, énorme, gonflé, en même temps que vous percevrez une sensation d'engourdissement qui deviendra peu à peu douloureuse, au point de vous faire cesser votre expérience. Ici la douleur a lieu par stase sanguine, et si l'expérience était poussée très loin, à la faveur de la distension capillaire, il y aurait transsudation et œdème périvasculaire, et vous comprenez que si le phénomène primitif peut cesser aussitôt la supression du lien constricteur il n'en sera pas de même de l'épanchement sanguin, auquel il faudra un certain temps pour se résorber.

Si, au lieu de produire des phénomènes de stase veineuse, vous faites de la compression du doigt, de l'extrémité à la racine, chassant le sang de la périphérie au centre, et si vous appliquez à la base du doigt un lien très serré, au point de prévenir l'arrivée de tout sang artériel, vous aurez de l'ischémie du doigt, lequel sera blanc, cadavérique, froid, et vous ne tarderez pas également à voir survenir des phénomènes douloureux de moins en moins supportables, qui vous obligeront à cesser l'expérience. Si néanmoins elle était continuée un certain temps encore, par privation du plasma, à la douleur initiale succéderait l'anesthésie, et la gangrène du doigt serait susceptible de se montrer.

Par conséquent, rappelez-vous que les neurones sensitifs, pour fonctionner silencieusement, doivent être pourvus d'une certaine quantité de sang ; trop de sang ou pas assez amène dans le premier cas, par le mécanisme de la vaso-dilatation, la douleur, comme phénomène primitif, et des phénomènes secondaires éminemment variables, suivant le rôle dévolu à tel département cellulaire, et, dans le second cas, amène, par le mécanisme de la vaso-constriction, de la douleur également par privation du plasma, et des phénomènes secondaires par ischémie trop prolongée.

Si vous transportez ces données au niveau d'un des quatre départements susceptibles de recevoir trop ou pas assez de sang, que constatez-vous ?

Voyez la cellule cérébrale avec sa texture délicate et sa circulation bien agencée. réglée de telle façon, grâce à la couche de liquide céphalo-rachidien, que toute systole ne vienne pas l'ébranler douloureusement. Aussi longtemps qu'elle recevra la provision de sang adéquate à ses besoins, vous ne relèverez à son niveau aucun phénomène de protestation ; mais qu'après une longue maladie au lit le système vaso-moteur se soit affaibli et ait perdu momentanément son mécanisme régulateur et que votre patient se mette debout, immédiatement, par suite de la gravitation du sang, tout le liquide nourricier se porte vers le lac splanchnique, qui, ayant perdu le pouvoir de se fermer pour empêcher que le sang des extrémités supérieures n'y afflue, laisse l'encéphale se vider. Il en résulte immédiatement un vertige, de la pâleur qui irait jusqu'à la syncope si vous n'étendiez immédiatement le sujet

Dans d'autres crises, ce n'est plus la privation du sang qui gène le fonctionnement cellulaire cérébral, c'est tout l'opposé. A la suite d'une crise vasculaire périphérique ou splanchnique, il y a, par vaso-constriction étendue d'un de ces grands dépar-partements, vaso-dilatation énorme des centres céphaliques qui se traduira par toute une gamme de désordres, dont le premier chaînon pourra être un simple vertige congestif, avec facies rouge, vultueux, yeux congestionnés, et le dernier, phéno-mène de coma, de convulsions, avec apoplexie séreuse et peut-être désorganisation définitive de certains départements, ainsi que cela se voit à la suite des crises d'hypertension chez certains urémiques et chez certains éclamptiques.

Au niveau de la peau, ce seront ces vaso-constrictions vus ou moins étendues, localisées à un doigt, donnant le phéno-mène de doigt mort, avec engourdissement et anesthésie, pou-vant amener, dans les cas extrêmes, de la gangrène digitale comme dans la maladie de Raynaud ; parfois ce sera une crise vaso-constrictive plus généralisée, amenant la sensation de froid intense aux extrémités, de chair de poule, allant jusqu'au frisson, lequel n'est pas suivi, comme dans les pyrexies, d'élé-vation de température. C'est un frisson purement nerveux, ainsi que j'en ai rapporté une très belle observation dans mon étude sur les *Déséquilibrés du système nerveux*; vaso-constriction cutanée intense, qui se caratérise par une vaso-dilatation pro-fonde d'un territoire quelconque, céphalique, abdominal ou thoracique, pouvant déterminer une simple lourdeur de tête, un vertige congestif, une crise de migraine ; du côté de l'abdo-men, des phénomènes de malaise, de douleur variable allant jus-qu'aux paroxysmes les plus pénibles de la gastralgie, avec phénomènes associés de vomissements et de constipation ; du côté du thorax, des phénomènes d'oppression, de manque d'air, et parfois de douleur angineuse.

Par suite de cette vaso-constriction intense, la pression arté-rielle s'élève, ainsi qu'en font foi le pouls, qui est petit, dur, serré, le deuxième bruit à la base, qui est clangoreux, et la crise se termine par une polyurie extrêmement abondante, signature la plus certaine de l'élévation momentanée de la pres-sion artérielle. Cette même hypertension artérielle est respon-sable, dans certains cas, de l'effort que fait le cœur pour lutter contre le barrage périphérique, et, si la vaso-dilatation abdomi-nale ou céphalique ne compense pas exactement la vaso-constric-tion périphérique, le syndrome angine de poitrine est suscep-tible de se faire voir par insuffisance partielle du ventricule gauche, par dilatation excentrique douloureuse du cœur.

Ce qui caractérise la crise vasculaire, c'est sa soudaineté, et l'exemple suivant vous le prouvera.

Il y a quelques années, j'assistais une multipare qui était sur le point d'avoir son sixième enfant. Sans vous narrer tous ses antécédents, qu'il me suffise de vous dire que c'était une victime de crises vasculaires. A différentes époques de son existence, elle avait éprouvé de la rhinite spasmodique, des migraines, de l'urticaire, et surtout de l'asthme, dont pourtant elle était débarrassée depuis trois ans. Cette dame était très anxieuse d'avoir un garçon, ses cinq grossesses antérieures ne lui ayant donné que des filles ; elle ne me dissimula pas ses anxiétés et son désespoir si je lui annonçais la venue d'une sixième fille. La dilatation suivit son cours : bientôt elle mit au monde une sixième fille, et c'est en plaisantant que je lui fis part de la chose, ne me doutant pas des conséquences immédiates qui allaient en résulter. En moins de *deux minutes,* cette malade se trouva dans une situation des plus alarmantes ; elle porta la main à sa gorge, déclarant qu'elle étouffait et qu'elle allait mourir ; elle se glaça, devint dyspnéique, et bientôt le diagnostic devint évident : cette malade était atteinte d'une crise d'asthme formidable, avec une intensité que je n'avais jamais vue antérieurement. Elle étouffait littéralement, était bleue, et je ne réussis à amener un peu de calme qu'en lui faisant plusieurs injections d'éther et une de morphine. Le raptus congestif avait été tellement intense — phénomène primitif — que le plasma s'était exsudé au niveau des bronches, et pendant plusieurs jours, bien que la crise d'asthme eût cédé, la malade conservait des râles muqueux broncho-pulmonaires.

Chez une autre de mes malades, sus-normale, obèse, torturée depuis huit à dix jours par une crise de rhumatisme du genou gauche, je suis appelé vers dix heures du soir, pour une douleur épigastrique excessivement pénible, accompagnée de sensation de constriction ; mains et pieds glacés ; le moindre frôlement de la peau de l'abdomen était insupportable ; mais, procédant avec précaution et douceur, j'arrivai à reconnaître, grâce à une grande laxité des parois du ventre produite par plusieurs grossesses, l'existence d'une aorte abdominale sensible, grosse et battant violemment. Pendant huit heures, la malade souffrit atrocement de son ventre, se souciant peu de sa douleur du genou qui avait presque disparu, et la sensibilité épigastrique cessa brusquement pour être remplacée de nouveau par la douleur du genou.

Très souvent ces crises de douleurs abdominales, qui ne sont que des angio-neuroses viscérales à point de départ gastrique, intestinal, hépatique, utérin, ovarique, vésical ou rénal, sont confondues avec des crises d'appendicite ou de lithiase biliaire et rénale. Je ne dis pas que le diagnostic soit toujours aisé, mais il convient de le faire, et rappelez-vous que nombre de ces algies abdominales, paroxystiques surtout, subaiguës parfois, sont des manifestations d'un trouble vaso-moteur. C'est une pathologie un peu spéciale qui commence à être mieux connue; ce sont les syndromes solaires étudiés par Laignel-Lavastine, et le nerf splanchnique en est le principal coupable.

Ces algies reconnaissent pour cause des vaso-constrictions; cherchez à la périphérie, au niveau de la peau ou du cerveau, des phénomènes compensateurs vaso-dilatateurs ou vaso-constricteurs et, votre attention attirée sur ce point, scrutez vos malades : vous trouverez l'explication de leurs crises vasculaires dans un état d'instabilité de leur système nerveux, qu'ils doivent à leur hérédité ou à leur état sous-normal ou sus-normal.

Il m'est impossible de poursuivre l'étude détaillée de chacun de ces syndromes; il me faudrait pour cela faire l'histoire complète de l'urticaire, des faux érysipèles, sortes d'œdèmes non fébriles, peu ou pas douloureux, dont une des localisations, au niveau de la glotte, est susceptible de se terminer par la mort subite, de l'angine de poitrine, des migraines, des vertiges et de toutes les névroses viscérales.

Je terminerai seulement cette nomenclature en vous relatant l'histoire d'une de mes malades qui, pendant vingt ans, fut sujette à des crises vasculaires qui me déroutèrent complètement ainsi que tous les confrères qui la virent avec moi. Ce fut seulement quelque temps avant sa mort que, réalisant le syndrome vasculaire, je pus rattacher à leur véritable cause les désordres qu'elle présentait; mais, à ce moment, mon intervention était inutile, car non seulement son système nerveux avait contracté l'habitude de réagir ainsi, mais ces crises vasculaires, par leur répétition, avaient déterminé une telle hypertension, que cette dernière, autrefois passagère, était devenue permanente ; la malade avait insensiblement passé de la phase fonctionnelle à la phase organique, et elle mourut subitement en quelques minutes d'une crise de collapsus cardiaque, avant que je pusse même tenter une piqûre d'éther.

Il s'agissait d'une malade qui appartenait à une famille névropathique, et dont l'histoire clinique était des plus intéressantes et difficiles à débrouiller. Sans nous arrêter à ses antécédents où il était facile de relever çà et là plusieurs manifestations d'instabilité du système nerveux, je m'attacherai seulement à décrire ses crises vasculaires, qui se caractérisaient par des attaques d'angine de poitrine toujours diurnes, survenant sans cause appréciable, surtout après le déjeuner ; excessivement pénibles, avec angoisse et suffocation, se terminant, après une ou deux heures, par une abondante émission d'urine limpide et mousseuse. Pendant sa crise d'angine, la malade était prise à certains intervalles de secousses musculaires à oscillations très rapides dans le bras droit et la cuisse gauche ; cette dernière était excessivement sensible, et la pression des masses musculaires arrachait des cris à la malade. Ces crises d'angine étaient subites, analogues à du mal comitial : la malade était arrêtée brusquement au milieu d'une conversation : elle poussait un cri et on avait juste le temps de la soutenir et de l'allonger ; pendant toute la durée du paroxysme, elle gardait les yeux clos, se plaignant tout en comprimant son cœur, mais conservant toute sa connaissance. Les mains étaient froides, marbrées de dilatations vasculaires témoignant d'une inertie de la circulation périphérique.

A côté de ces crises de jour plus ou moins fortes, si régulières et si identiques, se place une autre série d'accidents que la malade, ou mieux l'entourage, appelait les crises de nuit, qui différaient totalement des précédentes par des caractères bien tranchés. Elles apparaissaient environ tous les trente ou quarante jours : il y avait rarement plus d'une crise par nuit. Elle éclatait entre neuf et onze heures du soir : la malade, pendant qu'elle causait avec sa bonne, perdait connaissance, ou, si la crise avait lieu tardivement, la famille en était avertie par un ronflement spécial ; on accourait et on la trouvait dans un état de coma absolu, avec résolution complète de tous les membres et la respiration stertoreuse; la malade était insensible à toute excitation; c'était le véritable tableau de l'apoplexie. Vers le matin, elle revenait à elle, mais restait hébétée, la tête lourde, et ce n'est que vingt-quatre ou trente-six heures après que son équilibre était complet.

Cet état était caractérisé, ainsi que je viens de le dire, par une perte absolue de la connaissance, avec résolution complète des membres, rappelant l'apoplexie ou le coma, impossible de prime abord à différencier d'une congestion cérébrale ou d'un état comateux dépendant de quelque intoxication urémique ou diabétique, sans le concours des antécédents et de l'examen des urines.

Savill, qui a longuement étudié ces symptômes vaso-moteurs, nous dit que, quoique très variables et pouvant se montrer sous des modalités très diverses, ils peuvent être identifiés:

1° Ils sont paroxystiques, c'est-à-dire leur début et leur disparition se font rapidement; ils sont souvent fugaces et parfois difficiles à identifier;

2° S'ils sont localisés, ils ont tendance à être bilatéraux et symétriques;

3° Ils sont plus communs chez la femme que chez l'homme et se rencontrent particulièrement chez la femme à type émotif;

4° Ils ont tendance à se montrer au cours de toute la vie du sujet, sous une forme ou une autre, et dépendent d'une instabilité des centres et des nerfs vaso-moteurs, lesquels sont plus susceptibles d'être excités par des causes externes ou internes que chez les sujets normaux.

Je vous demande de bien vous rappeler ces quatre lois qui vous permettront de rapporter à un trouble vaso-moteur plusieurs de ces complexus cliniques dont le diagnostic vous sera ainsi rendu des plus faciles.

Ce qui importe le plus au malade qui viendra vers vous, ce n'est pas tant l'intérêt que vous portez à la découverte de ses crises vasculaires; si, dans certains cas, il vous faudra un flair clinique pour rapporter à un trouble vaso-moteur telle hémorragie, telle manifestation cutanée, telle douleur abdominale, très souvent votre malade a fait lui-même le diagnostic; il vous dira qu'il est atteint d'urticaire, de migraine, d'asthme ou d'angine de poitrine, et ce qu'il attend de vous, c'est, il est vrai, le plus souvent un palliatif; mais, plus conscient de votre devoir, vous ne devez vous déclarer satisfait que si vous pouvez prévenir ses crises futures.

Pal, qui a bien étudié les crises vasculaires, est peu consolant en ce qui concerne leur traitement; il recommande de combattre les manifestations vaso-dilatatrices par les vaso-constrictrices et ces dernières par les agents vaso-dilatateurs. Mais, ajoute-t-il, si dans les cas légers ces moyens agissent d'une façon assez durable, dans les crises sévères ou persistantes ils restent inefficaces, et il recommande dans les crises douloureuses le remède souverain qui est la piqûre de morphine. Je ne saurais trop vous mettre en garde contre ce médicament qui a à son actif tant de désastres; la crise vasculaire, rappelez-vous-le, a une très grande tendance à se répéter, et, si vous entrez dans la voie de la morphine, vous préparez à coup sûr le malade à devenir et déséquilibré vaso-moteur et morphinomane. Regardez autour de vous, et nombreux sont les cas que vous pourriez vous remémorer de ces vasculaires non guéris devenus des victimes de la morphine. Quant au traitement préventif, Pal ajoute que nous ne savons pas grand chose sur les facteurs d'excitation des centres ou des nerfs vaso-moteurs; les plus fréquents, pense-t-il, sont les poisons endogènes et exogènes.

Bien que le problème soit ardu, nous ne devons pas nous en désintéresser, et maintenant que vous connaissez les différents aspects sous lesquels se présente le «vascular storm», la crise vasculaire, voyons si nous ne pourrions trouver quelques points de repère capables de nous guider pour établir notre thérapeutique préventive, la plus importante de beaucoup, je le répète.

Le fait de constater chez un sujet quelconque — enfant, adolescent, homme, femme ou vieillard — un syndrome vaso-moteur indique à coup sûr que ce n'était pas un normal, puisque, de par nos études précédentes, nous avons défini l'homme normal celui dont le fonctionnement cellulaire devait se faire silencieusement. Donc toute crise vasculaire implique que le sujet n'est plus normal et, s'il ne l'est pas, il ne peut être qu'un sous-normal, un normal-anormal ou un sus-normal. Il s'agit, par conséquent, de vous livrer à une enquête sur l'hygiène de votre malade, afin de vous rendre compte si son état sous-normal ou sus-normal ne peut être responsable de l'instabilité de son système vaso-moteur. Cette enquête, à laquelle vous allez vous livrer, aura le double avantage de vous permettre de faire un diagnostic complet et souvent de mettre le doigt sur la *cause* qui est responsable du retour offensif de la folie vasculaire.

Qu'il s'agisse d'un sous-normal ou d'un sus-normal, rappelez-vous que, pour réaliser un syndrome vasculaire ou des syndromes vasculaires se suppléant les uns les autres, surtout s'ils sont tenaces, durables, il faut un état d'instabilité des centres et des nerfs vaso-moteurs, de cause héréditaire. La prédisposition héréditaire est des plus communes, il n'y a pas à en douter, et il suffit de questionner le malade sur ses ascendants pour retrouver chez eux des accidents similaires ou de même signification. Parfois, en l'absence de crises vasculaires elles-mêmes, vous retrouverez chez les générateurs des tares spéciales, syphilis, alcoolisme, néphrite gravidique, susceptibles d'engendrer un système vaso-moteur en état d'infériorité instable, qui, à la moindre provocation, tôt ou tard, réagira d'une façon anormale et amorcera la première crise vasculaire qui se répétera, grâce au mécanisme que je vous indiquerai.

Je suis médecin d'une famille, de tous les membres de laquelle je connais admirablement l'histoire pathologique, et je vous la citerai comme modèle du genre ; véritable petit musée où chacun a individualisé la crise vasculaire.

Le père est un sus-normal glycosurique ; la mère, femme très intelligente, est une véritable pile nerveuse ; une porte que l'on ferme violemment, la moindre émotion, la font sursauter. Au cours de son existence, elle a présenté à plusieurs reprises des crises de vertige extrêmement pénibles, accompagnées de constipation d'une durée de six à huit jours ; la réception d'un télégramme, un enfant qui faisait une chute, amenaient un état de grande pâleur, avec crise d'angine de poitrine typique ; enfin, elle présentait une susceptibilité particulière aux piqûres d'insectes, les puces en particulier. Rapin a insisté sur ce stigmate qui dénonce l'irritabilité toute spéciale de cette catégorie de sujets aux excitations externes et internes.

Le frère de cette malade a été toute sa vie un émotif, rougissant dès qu'il paraissait en société, ayant le cœur faible, comme dit le profane ; la vue d'une goutte de sang était capable de le faire pâlir et d'amener une syncope, syncope qu'il réalisa un jour, au moment où je lui ouvris un panaris superficiel du doigt. Enfin, ce même sujet faillit mourir empoisonné pour avoir absorbé 50 centigrammes d'antipyrine, idiosyncrasie médicamenteuse sur laquelle insiste également Rapin, et que j'ai rencontrée chez quelques malades prédisposés à cet état de folie vasculaire.

Voici, d'autre part, les divers accidents présentés par les cinq enfants issus des deux générateurs précédents. Le fils aîné, pendant son enfance et son adolescence, a eu plusieurs crises de laryngite striduleuse et des épistaxis à répétition; plus tard, au seuil de la trentaine, il a souffert de migraines, de vertiges et d'angine de poitrine toujours nocturne; la fille aînée a eu une enfance chétive; elle a eu également de la laryngite striduleuse, plus tard des vertiges, et chaque époque menstruelle était accompagnée de douleurs atroces, dysménorrhée douloureuse, signature de son système nerveux exalté; vers trente ans, elle eut plusieurs crises d'asthme, qui avaient souvent pour cause une fatigue physique exagérée. Au cours d'un embarras gastrique fébrile, 6 centigrammes de calomel donnés à doses fractionnées amenèrent une stomatite mercurielle intense qui réclama plus de trois semaines de traitement; enfin deux fois, au cours d'une vive émotion, je fus appelé à lui donner des soins pour une crise d'angine de poitrine des plus violentes.

Le frère cadet a une histoire non moins intéressante; il a souffert d'herpès à répétition de la lèvre inférieure, plus tard de migraines se répétant deux à trois fois la semaine, et enfin de crises vasculaires thoraciques et abdominales, les crises thoraciques sous forme d'angine de poitrine à crise nocturne et diurne, succédant à une émotion, et les crises abdominales, dont la première me fit craindre une appendicite, par sa brusquerie et son intensité. Il eut ultérieurement cinq à six autres crises, qui sont bien des épisodes vasculaires si on étudie de très près leur évolution. Le malade est pris subitement d'une douleur périombilicale dont l'intensité va croissant, s'accompagnant d'une sensation de léger refroidissement aux extrémités, et il suffit qu'il prenne la position horizontale, qu'il se couche, pour qu'en quelques instants la douleur s'atténue et disparaisse. Les premières crises ont duré quinze à vingt-cinq minutes, le malade n'ayant pas découvert l'effet calmant du repos, mais les cinq ou six dernières, sans aucun médicament, prenaient fin en cinq minutes aussitôt qu'il s'étendait. Ce même sujet est un grand émotif, supportant mal la douleur et la vue du sang, et, lui aussi, eut une syncope lors de l'ouverture d'un petit furoncle.

La sœur cadette a vivement préocupé un de mes confrères, qui était autrefois le médecin de la famille, et, si j'en juge d'après les doses énormes de bromure de potassium qui lui ont été prescrites, elle avait dû être considérée comme atteinte du petit mal. La mère me raconta que, pendant des années, sa fillette, à la suite d'une émotion, d'un reproche un peu vif, et surtout après une course rapide ou si elle se heurtait violemment, devenait d'une pâleur mortelle, une transpiration froide perlait sur son front, et deux fois même, ayant tardé à s'étendre, elle perdit connaissance. Vers l'âge de dix-neuf à vingt ans, ces accidents disparurent, mais, comme les trois autres membres précédents et comme la mère, elle eut plusieurs crises d'angine de poitrine des plus nettes.

Enfin, le dernier frère est atteint, depuis l'âge de quinze ans, de rhinite spasmodique, cause de crises d'éternûments répétés, et, depuis ces deux dernières années, il a présenté des accidents très pénibles d'éruption ortiée généralisée.

Cette lignée est vraiment des plus intéressantes et digne d'être méditée : état d'instabilité des centres et des nerfs vaso-moteurs, telle est la caractéristique de chacun de ces sujets. Sous l'influence de causes provocatrices qui n'auraient eu que peu ou pas d'effet chez un sujet normal, causes provocatrices, les unes réflexes, les autres centrales, et d'autres par plasma plus ou moins pollué, chacun réalise le syndrome vasculaire sous un aspect différent se conformant à la loi obligatoire de l'individualisation du type morbide ; quoique ces sujets soient frères et sœurs émanés des mêmes générateurs, les réactions sont différentes parce que l'excitabilité de leurs centres vaso-moteurs n'est pas la même et parce que les causes provocatrices diffèrent également.

Par conséquent, tout syndrome vasculaire doit vous obliger à remonter jusqu'aux ascendants, et, dans l'immense majorité des cas, vous vous expliquerez l'état d'irritabilité des centres vaso-moteurs par l'héritage paternel et maternel ; souvenez-vous que plus vous vous éléverez dans la hiérarchie sociale où les conditions d'hygiène sont plus défectueuses et plus les chances d'hériter d'un système nerveux instable seront fréquentes.

Le paysan, l'indien, sont des êtres qui vivent au grand air; leur système vaso-moteur cutané est aguerri contre les variations de température, et ils seront ainsi moins aptes à réaliser, sous l'influence du froid, une vaso-constriction cutanée, contrairement à nos enfants et aux sujets des classes aisées, qui sont calfeutrés, couverts de laine, et qui prennent prétexte du moindre courant d'air pour réaliser une vaso-dilatation centrale, cause prédisposante de ces angines, de ces bronchites, de ces adénoïdites à répétition, grâce à laquelle les micro-organismes acquièrent de la virulence par suite de la stagnation du sang et de l'inhibition momentanée des sécrétions glandulaires protectrices. Ces maladies désolent certaines mamans, et il n'est pas toujours facile de les convaincre que c'est l'excès de précaution dont elles entourent leurs enfants qui est responsable, dans une certaine mesure, de ces désordres circulatoires.

La nourriture chez les sujets de la classe inférieure est plus simple, moins recherchée que la nôtre; ils se dépensent davantage physiquement; leur système nerveux central, leurs cellules cérébrales ne sont pas sous pression du matin au soir; ce centre, chez eux, est plus latent qu'actif, et ils ont plus de chance de se rapprocher davantage de l'animal et de léguer à leurs descendants un système vaso-moteur moins ébranlable, moins excitable; de même, ainsi que nous l'avons vu, la douleur, qui n'est qu'une sensation périphérique centralisée et rendue vivante, atteint rarement chez l'enfant du peuple l'intensité, l'apogée qu'elle peut atteindre chez les enfants élevés dans le luxe: toutes les manifestations de la folie vasculaire seront également plus accentuées et durables chez les personnes de la classe aisée chez lesquelles les notions les plus élémentaires de l'hygiène sont méconnues.

A côté de cette prédisposition héréditaire, si importante puisque nous nous y sommes arrêtés si longtemps, ne perdons pas de vue que ce système vaso-moteur rudimentaire n'atteindra son complet développement que vers vingt ou vingt-cinq ans, lorsque la période de croissance sera terminée; donc, pendant cette phase de vingt années, ce développement ne pourra se faire que grâce à l'air que respire le sujet et aux matériaux alimentaires

que lui portera le plasma ; en un mot, ce que le système vaso-
moteur sera à vingt ans, il le devra à son milieu, à son environnement, et, si ce milieu est favorable, bien des petites tares
héréditaires seront susceptibles d'être corrigées, alors que,
toute prédisposition héréditaire mise à part, l'état d'irritabilité
vasculaire pourra être surtout acquis et dépendra presque exclusivement d'une hygiène alimentaire défectueuse.

Qu'il s'agisse d'un sus-normal ou d'un sous-normal, il y a
trois causes étiologiques qui leur sont communes et qu'il convient de rechercher chez tout malade atteint de crise vasculaire :

1° Une cause centrale. Tout phénomène vasculaire peut être
réalisé par une impulsion émanée d'une cellule cérébrale déséquilibrée. Qui ne connaît les bouffées de chaleur de l'émotif, la
petite toux sèche de la jeune fille nerveuse apparaissant aussitôt
qu'elle franchit le seuil d'une église, la syncope que réalise le
névropathe à heure fixe. Dans tous ces cas, il y a un élément
psychique qu'il ne faut pas perdre de vue, attendu que, si vous
corrigez l'hygiène du malade sans vous attacher à redresser le
fonctionnement faussé de sa cellule cérébrale, vous verrez les
accidents continuer leur évolution. Goodhart, dans son merveilleux petit livre sur les névroses, nous dit que lorsqu'un
cheval, sur une route, s'arrête et pointe sur un obstacle qui
l'effraie, il y a deux mauvaises façons de le corriger et une
bonne : les premières consistent, soit à lui faire prendre une
autre route, soit à l'obliger de passer malgré tout en le fouet-
tant vivement ; la dernière consiste à le tenir par la bride, à
l'encourager, à le faire marcher et lui montrer que l'obstacle en
question n'est pas si épouvantable ; le lendemain, il aura moins
peur et, le troisième jour, il n'y fera plus attention. N'est-ce pas
là l'image de la rééducation mentale, cause de l'apaisement des
centres vasculaires à l'état de folie ?

2° Chez tout malade atteint de crises vasculaires, scrutez son
hygiène et assurez-vous que le système nerveux n'a pas été
surmené. Il est reconnu que toute fatigue extrême du cerveau,
de la moelle, — fatigue cérébrale et physique, — est susceptible de faire naître un syndrome vasculaire chez un prédisposé.
A la suite de la fatigue, il y a toxémie plus grande du
plasma, il y a, d'autre part, instabilité des centres nerveux,
et la moindre cause occasionnelle surajoutée fera éclater un
paroxysme, surtout chez celui qui est prédisposé.

3° Chez tout malade sujet à un accident vasculaire quelconque, pensez à un phénomène d'ordre réflexe. Ne vous ai-je pas dit que toutes les cellules du corps étaient unies les unes aux autres par le plasma qui leur est commun et par leur filet nerveux qui relie tous les organes entre eux. Donc, toute irritation en un point quelconque du corps peut, chez un individu sus-normal ou sous-normal, aux centres vaso-moteurs excitables, amener une crise vasculaire. et en voici un exemple typique. Il y a quelques années, un de mes petits malades, âgé de neuf ans, eut un matin, vers dix heures, une convulsion terrible. Au bout d'une demi-heure, il était revenu à lui, et à onze heures et demie, au moment où il était à table s'apprêtant à déjeuner, il pâlit et eut une deuxième crise moins grave, au cours de laquelle il vomit un énorme lombric. Cet accès d'éclampsie fut unique ; il n'avait jamais eu de convulsion antérieurement et n'en eut pas d'autre depuis ; il a actuellement vingt ans. Mais son père et sa mère ont présenté des désordres variés d'angio-neurose, et lui-même, à seize ans, fut très tourmenté par des vertiges, du refroidissement des extrémités et de l'albuminurie orthostatique, qui est certainement un désordre vasculaire, une angio-neurose viscérale, rénale, par déséquilibre du splanchnique.

Un autre de mes malades fut guéri d'une toux spasmodique survenant par accès nocturnes, après un lavage d'oreille qui le débarrassa d'un gros bouchon de cérumen.

Les oculistes pourraient nous citer de nombreux cas de malades atteints de vices de réfraction des yeux, dont la correction a fait disparaître des vertiges et surtout des migraines.

Scrutez donc tous les appareils, l'ouïe, le nez, l'œil, les dents, dont la relation avec la pelade a été si nettement démontrée par Jacquet ; supprimez les végétations adénoïdes et le prépuce de certains enfants pisseurs au lit et épileptiques ; corrigez par un pessaire approprié l'utérus rétrofléchi de la jeune femme qui est migraineuse ou angineuse, et, sinon dans tous les cas, au moins quelquefois, vous aurez enlevé l'épine qui était responsable du gaspillage nerveux ou l'étincelle qui mettait le feu aux poudres, frappant de stérilité votre thérapeutique.

Une dernière cause responsable du déchaînement des centres vaso-moteurs, toute question de prédisposition héréditaire mise à part, c'est l'état du plasma, qui, je le répète, est commun à toutes les cellules. Or, ce plasma, chez le sous-normal, est souvent insuffisant par inanition vraie ou relative ; dans ce dernier cas, par suite d'une utilisation incomplète de molécules alimentaires, par mauvais fonctionnement du tube digestif, par dyspepsie. Nombreux, très nombreux sont les malades atteints de crises vasculaires par centres vaso-moteurs insuffisamment nourris, et rien ne prédispose davantage à l'instabilité nerveuse qu'un plasma appauvri ; vous n'avez qu'à examiner dans ce sens tous vos sous-normaux pour relever chez eux une instabilité nerveuse rendue évidente par ces réflexes souvent exagérés, par ces alternatives de pâleur et de bouffées de chaleur au visage, par ces extrémités glacées, par ces palpitations désordonnées. tous symptômes qui sont des indices révélateurs et certains d'une très grande instabilité des centres nerveux. Les centres vaso-moteurs ne peuvent fonctionner utilement qu'à la condition de puiser dans le plasma les matériaux de travail dont ils ont besoin ; s'ils ne trouvent pas en quantité suffisante les dits matériaux, ils deviennent instables, fonctionnent par à-coups ; la bonne harmonie de ce système est troublée, et l'apparition de tel syndrome vasculaire se réalisera au gré d'un caprice quelconque de tel ou tel département qui recevra trop ou pas assez de sang.

Cette notion est capitale : après vous être assuré que le malade, atteint d'une crise vasculaire quelconque, isolée ou à répétition, est sous-normal, et que la fatigue ou une autre cause réflexe est absente, acharnez-vous à rendre son plasma normal, et votre vertigineux anémique, votre migraineux. votre asthmatique, votre albuminurique orthostatique, grâce à une alimentation tonique réconfortante, à une cure d'altitude, à de l'hydrothérapie bien combinée, à du fer, de l'arsenic, verront peu à peu leurs centres nerveux s'assagir, et le jour où ces derniers trouveront dans le plasma de quoi assurer leur besogne ; ils cesseront de crier, si vous savez user de patience et de persévérance afin de leur faire perdre leur habitude morbide. Vous aurez calmé leur état de folie et ils entreront en repos.

Si, au contraire, votre angio-neurotique est un sus-normal, pensez à la pollution du plasma par des molécules alimentaires en excès. Les centres vaso-moteurs, s'ils ne s'accommodent pas d'un plasma trop pauvre, ne s'accommodent pas non plus d'un plasma trop riche. Qui de vous ne connaît les vertiges, les bouffées de chaleur à la face, les migraines des congestifs, des pléthoriques, des sus-normaux obèses, qui sont exposés à des crises vasculaires cutanées, thoraciques ou abdominales. Mon expérience, malgré tout, m'a démontré qu'à prédisposition héréditaire identique (si cela peut être), le sous-normal était plus exposé à l'état d'irritabilité de ses centres vaso-moteurs que le sus-normal. Le type de la femme nerveuse, pour ne prendre qu'un exemple, est représenté par la femme maigre, souvent ptosique du fait de deux ou trois grossesses qui ont effondré sa sangle abdominale ; c'est la sensitive qui réalisera plus facilement les crises de vertiges, les migraines, l'angine de poitrine, que sa voisine, la sus-normale apathique, dont les centres vaso-moteurs plus calmes se laisseront moins aisément mettre en branle.

Quoi qu'il en soit, rappelez-vous l'étape qui conduit le sus-normal obèse à la phase pré-glycémique, pré-uricémique, et plus tard à celle de la glycosurie et de l'uricémie confirmées ; il vous incombe, dans tous ces cas, de vous demander si la pollution du plasma par les déchets ternaires (sucre, acide lactique) et azotés (urée, acide urique, et tous les autres produits antécédents de ces déchets ultimes) n'est pas, dans une certaine mesure, responsable des crises vasculaires de votre malade; il convient, après avoir réglé son hygiène physique et cérébrale de façon à prévenir tout hyperfonctionnement, après avoir recherché et supprimé toute cause réflexe, après avoir fait la rééducation mentale du sujet, il convient, dis-je, par la réglementation stricte du régime alimentaire aidée de l'exercice bien gradué et de quelques laxatifs, de ramener le sus-normal à la normale. Corrigeant ainsi son plasma, le purgeant des déchets qui l'encombraient et qui le polluaient, vous assurerez la nutrition physiologique régulière de ses centres vaso-moteurs, et, si l'habitude morbide n'est pas trop enracinée, peut-être aurez-vous la chance d'amender ou de faire disparaître le syndrome.

Dans tous les cas, assurez-vous par les moyens cliniques que vous avez à votre disposition que la phase organique n'a pas encore sonné. Recherchez les symptômes de l'hypertension artérielle confirmée et surtout la polyurie nocturne, qui en est le signe révélateur le plus précoce. Je n'ai pas besoin de vous dire qu'aussi longtemps que le malade est à une phase fonctionnelle, vous pouvez espérer beaucoup, et, en tout cas, la crise vasculaire, si elle est pénible, réclamant parfois une thérapeutique d'urgence, est très rarement mortelle ; mais, lorsque la phase organique aura été atteinte, le traitement ne pourra, le plus souvent, être que palliatif, et votre malade est très exposé à ce que la crise vasculaire, si elle est étendue et non compensée par une vaso-dilatation abdominale, soit suivie de mort.

Rappelez-vous la malade qui a réalisé une crise vasculaire thoracique sous forme d'asthme avec extravasation de sang, à la suite de la vive émotion qu'elle a ressentie au moment de ses couches. Grâce à son âge relativement jeune et à un cœur encore résistant, son ventricule droit a pu faire face à cette grosse stase pulmonaire ; mais il n'en est pas de même lorsqu'il s'agit d'un sujet au voisinage de la cinquantaine, d'un hypertendu chronique, par conséquent d'un rénal, — puisque, ainsi que nous le verrons bientôt, toute hypertension permanente, comme l'a démontré Ambard, est de cause rénale, — donc d'un sujet possesseur d'un cœur déjà intéressé, ainsi qu'en témoigne la polyurie nocturne que seule peut réaliser une hypertrophie compensatrice du cœur.

Supposez une crise vasculaire thoracique chez ce malade dont le cœur est à la limite de son pouvoir de réserve, et si, dans ces conditions d'instabilité cardiaque, il survenait une crise vasculaire périphérique, avec vaso-dilatation pulmonaire et transsudation séreuse, ou une vaso-constriction étendue du territoire pulmonaire, vous verriez apparaître le syndrome œdème pulmonaire, apoplexie pulmonaire, accident suraigu, souvent foudroyant, qui est une crise vasculaire survenant chez un rénal hypertendu. Le cœur, déjà fatigué, surpris par cette gêne circulatoire pulmonaire, se laisse forcer, dilater, et le malade, à moins d'une assistance immédiate, d'une large saignée aidée de quelques toniques cardiaques héroïques, et même malgré la mise en œuvre de ces moyens, succombera sous vos yeux avant que vous vous soyez rendu compte de la gravité de la situation, si vous ne la connaissez à fond. C'est ainsi que j'ai vu mourir quatre de mes malades ; une autre put être sauvée grâce à une large saignée et à des ventouses lui couvrant tout le dos.

Nous avons vu que, si la crise vasculaire cutanée était quelque peu violente, le sang, chassé de la périphérie, devait se réfugier soit au niveau de l'extrémité céphalique, soit au niveau du lac splanchnique ou des vaisseaux thoraciques ; mais si la compensation n'est pas mathématique. il en résulte une hypertension artérielle, dont la polyurie est la signature. Or, beaucoup de ces malades sont déjà, je viens de le rappeler, des hypertendus chroniques, permanents, de cause rénale, et une hypertension surajoutée sera souvent responsable de la rupture de leur artère cérébrale ; n'est-ce pas là une notion étiologique banale, l'hémorragie cérébrale par les temps très froids, dont la cause dépend de la vaso-constriction cutanée et d'une artère cérébrale qui cède, ne pouvant plus supporter l'excès de pression qui en résulte.

De même, dans certains cas, un effort, le froid, une émotion un plasma pollué par des déchets quelconques, sucre ou acide urique, élèveront momentanément la pression artérielle déjà sus-normale, et si la vaso-constriction n'est pas exactement compensée, il en résultera une crise d'angine de poitrine, qui, chez un sujet jeune, n'aura comme conséquence qu'une dilatation douloureuse du cœur ; mais, chez un sujet qui approche de la soixantaine, l'usure organique est déjà plus ou moins amorcée, et si les coronaires se sont laissé oblitérer ou rétrécir par la rouille de la vie, par les poisons endogènes et exogènes, conséquences des états normal-anormal et sus-normal, cette crise vasculaire est susceptible de se terminer par la mort subite. La clinique fourmille de ces exemples.

De même, ces crises d'asthme à répétition chez les sujets jeunes, si elles sont angoissantes et des plus douloureuses, cèdent à du repos, à des inhalations médicamenteuses, à une piqûre de morphine ; le ventricule droit encore sain, puissant, peut résister à cette gêne circulatoire et il en triomphe, mais, avec les tares de l'âge, il devient de moins en moins résistant. Que de crises vasculaires thoraciques à signature asthmatique ont été responsables de l'insuffisance du cœur droit, et, par rétrécissement progressif du champ vasculaire du poumon, ont fait franchir au malade la ligne de démarcation si nette qui sépare la phase fonctionnelle de la phase organique.

Chez le sous-normal ou le sus-normal, par pauvreté du plasma dans le premier cas, par sa trop grande richesse ou par sa pollution dans le second, les centres vaso-moteurs peuvent, à la faveur de ces causes prédisposantes, être excités et mis en état de révolte par des poisons exogènes de nature infectieuse, et, à côté des microbes de la tuberculose, de la grippe, dont l'action hypertensive est bien connue, il y a d'autres toxines susceptibles de créer des complexus vasculaires formidables ; mais, quelque graves qu'ils paraissent, la guérison survient le plus souvent, à moins que les phénomènes secondaires dépendant de la crise vasculaire n'aient causé des désordres organiques irréparables. Quoi qu'il en soit, très souvent les centres vasomoteurs restent plus fragiles après une atteinte infectieuse quelconque, et vous n'avez qu'à faire appel à vos souvenirs pour vous remémorer tel syndrome vasculaire dont le début remonte à une grippe ou à une fièvre typhoïde.

Un dernier point sur lequel je désire attirer votre attention est celui-ci : il n'est pas toujours facile de bien saisir la cause de telle localisation du syndrome vasculaire ; mais, ce qu'il y a de certain, c'est qu'une fois une crise vasculaire réalisée, elle aura bien des chances de se reproduire, d'abord à la suite de la même cause occasionnelle, et ultérieurement à la suite d'autres causes. Pourquoi ce retour du même syndrome ?. Pourquoi cette même localisation vasculaire ? L'Anglais les caractérise d'un mot très net : par suite du *memory of the body*, c'est-à-dire de la mémoire du corps. Tel malade, qui devra sa première migraine à une indigestion, aura de nouveau la migraine à la suite d'un autre trouble digestif, par *memory of the boby* ; plus tard, si vous ne prenez pas des mesures rigoureuses afin de calmer cet état d'irritabilité des centres vaso-moteurs, la céphalalgie, la migraine, deviendront une habitude de réagir de la part des centres vasculaires, et peu à peu vous verrez le malade prendre prétexte de la moindre cause pour réaliser de nouveau une migraine : ce sera une émotion, une fatigue physique, un refroidissement, la période des règles, une mauvaise digestion, une tasse de café dont il aura été privé ; tout deviendra, je le répète, prétexte au mal de tête ; vous comprenez combien il est difficile de guérir de tels malades habitués à réagir ainsi à toutes les causes d'excitation externes et internes. Il faudrait, pour cela, supprimer toutes ces causes d'excitation, dont plusieurs sont physiologiques ; mais pourrez-vous jamais faire vivre votre malade dans une atmosphère où il ne sera pas exposé à éprouver une émotion quelconque ? Pourrez-vous éviter la sensation du froid, une des causes les plus puissantes de la vaso-constriction cutanée ? Pourrez-vous supprimer la menstruation, qui est un acte physiologique et périodique? Pourrez-vous éviter tout mouvement, tout déplacement, toute excitation digestive, causes suffisamment provocatrices pour mettre le feu aux poudres chez le malade dont les centres, par habitude, sont devenus hyperexcitables?|Après m'être acharné à vouloir guérir les migraines de certaines vasculaires âgées, malgré leur bonne volonté, une réglementation stricte de leur hygiène, je n'y suis pas toujours parvenu, et si parfois, chez quelques-unes, j'ai pu amender tel ou tel syndrome vasculaire, je n'ai pas toujours réussi à les en débarrasser complètement.

J'ai pour habitude de dire ceci à mes malades : il y a dans la vie de bonnes et de mauvaises habitudes ; les premières, conservez-les religieusement ; les secondes, empressez-vous de les perdre le plus tôt possible, car si vous les laissez s'implanter, vous aurez de grandes difficultés à les faire disparaître, et souvent même vous n'y parviendrez pas. Pendant que je tenais ce raisonnement à une de mes clientes, j'observais du coin de l'œil sa petite fille, âgée de dix ans, qui, tout en m'écoutant, suçait amoureusement son pouce. « Tenez, Madame, lui dis-je, voici une démonstration : voyez votre fillette ; si, la surprenant à téter son pouce quinze jours après sa naissance, vous aviez dit à sa bonne : « Dans huit jours, si bébé continue à téter son pouce, je vous remercie », soyez persuadée que la leçon aurait été profitable et l'enfant corrigé dès le début, alors qu'après dix ans vous aurez toutes les peines du monde à lui faire perdre cette habitude *incrustée* aujourd'hui dans ses cellules cérébrales. — Combien vous avez raison, répondit cette dame, je devais justement vous demander un médicament pour enduire le pouce de l'enfant, car jusqu'ici, récompenses, punitions, menaces, rien n'a réussi. »

Je terminerai ce chapitre, déjà trop long, en vous priant de vous remémorer l'histoire de la fillette et de son pouce. Acharnez-vous à supprimer dès le début tout syndrome vasculaire en vous ingéniant à en trouver la cause, sinon le malheureux sous-normal, le normal-anormal ou le sus-normal sont livrés aux caprices du hasard, et toute leur vie ils ont chance de rester migraineux, épileptiques, asthmatiques ou martyrs de l'urticaire. Il est vrai qu'en vieillissant, par l'intervention d'un système nerveux dont l'excitation s'émousse avec l'âge, ils auront quelque chance de voir leurs symptômes vasculaires, migraine, vertige ou urti-

caire, s'atténuer, disparaître même : mais entre temps ils se
seront mariés, ils auront créé une famille, et, grâce au péril
alimentaire qui les aura rendus sus-normaux ou sous-normaux,
et qui aura ainsi été responsable, dans une large mesure, de
l'instabilité de leurs centres vaso-moteurs, ils verront leurs migraines, leur épilepsie, leur asthme ou une manifestion analogue revivre chez leurs enfants et, au jour où ils se croiront
débarrassés des crises vasculaires qui auront empoisonné leur
existence, leur plasma pollué, responsable de l'irritabilité de
leurs centres, aura amorcé au niveau de leurs reins de la
dégénérescence scléreuse. N'est-elle pas banale l'histoire du sus-
normal migraineux qui finit cardio-rénal, urémique, ou asysto-
lique par dilatation du cœur, par cœur forcé de cause périphérique, si une crise hypertensive ne l'a pas au préalable fauché
au moyen d'une apoplexie cérébrale, d'une crise d'œdème
suraigu du poumon ou d'une angine de poitrine.

CHAPITRE XI

L'HYPOTENSION ET L'HYPERTENSION ARTÉRIELLE

Toute cellule, avons-nous maintes fois répété, vit, travaille, s'use, ce qui signifie qu'elle doit trouver dans le plasma qui l'entoure les matériaux de réparation et de fonctionnement dont elle a besoin, et qu'elle doit également y déverser ses déchets. Nous avons déjà insisté sur le point suivant : quelles que soient la qualité et la quantité de la molécule alimentaire dont le sujet peut disposer du fait d'une assimilation digestive parfaite, cette molécule ne peut être utilisée par les différentes cellules qu'à la condition absolue qu'elle soit amenée à leur contact. C'est là l'œuvre du système vasculaire, voie de transport des matériaux ; c'est vous dire que la vitalité de la cellule est intimement liée à l'intégrité de la voie vasculaire à laquelle elle est redevable de la bonne distribution, en temps voulu, des matériaux dont elle a besoin. Pas d'assimilation cellulaire possible si cette canalisation est en mauvais état ; d'autre part, c'est cette même voie vasculaire qui est chargée d'amener aux différents émonctoires les déchets de toutes sortes — endogènes et exogènes — nés de la vie cellulaire. Par conséquent, pas d'épuration possible de la cellule si cette voie vasculaire est défectueuse.

Ainsi que vous le voyez, toute question d'assimilation digestive mise à part, la vitalité cellulaire est liée de la façon la plus étroite au fonctionnement du système vasculaire, et si, dans une unité de temps, la cellule reçoit ce dont elle a besoin, et, en même temps, si elle rejette ses déchets dans le plasma, l'équilibre vital de la cellule sera conservé et son fonctionnement se fera silencieusement.

Ce système vasculaire se compose d'une cellule musculaire cardiaque, d'un ventricule charnu, épais, qui, à chaque systole, lance dans l'arbre artériel une certaine quantité de sang. Cette force contractile du cœur serait bien vite épuisée sans la couche élastique des grosses artères et la couche musculaire contractile des artérioles, qui, distendues par l'ondée sanguine, facilitent, en revenant sur elles-mêmes, la progression du sang vers le point où la résistance est moindre, c'est-à-dire vers la périphérie, rendant la circulation, d'intermittente qu'elle est au niveau du cœur, continue vers l'extrémité de l'arbre artériel.

Le liquide nourricier, le sang, est maintenu sous pression dans l'arbre vasculaire par suite de deux forces musculaires représentées par le muscle cardiaque, d'une part, et le tonus musculaire artériel, d'autre part. Si nous faisons abstraction de la couche élastique qui prédomine dans la tunique moyenne des grosses artères, nous voyons que la circulation est sous la dépendance d'un muscle, du muscle cardiaque à une des extrémités de l'arbre artériel, et du muscle artériel à l'autre extrémité de l'arbre vasculaire.

Tout muscle est contractile ; il a la propriété de se contracter et de se relâcher, et, en dehors de ses qualités intrinsèques, le muscle ne vaut quelque chose que par le filet nerveux qui l'anime. Si vous vous reportez à vos souvenirs anatomiques, vous verrez combien ce long muscle artériel est pourvu de neurones, qui, au niveau du cœur, émanent, d'une part, du système cérébral, par l'intermédiaire du pneumogastrique, et, d'autre part, du système sympathique, dont les anastomoses des plus multiples constituent le plexus cardiaque. A l'autre extrémité de l'arbre vasculaire, la couche musculaire artérielle est innervée par le sympathique, par l'intermédiaire de deux fibres antagonistes, les nerfs vaso-constricteurs et les nerfs vaso-dilatateurs, qui, à l'état normal, se balancent, amenant un certain tonus du système artériel ; ce n'est que dans certaines conditions physiologiques et pathologiques qu'il y a prédominance des filets constricteurs ou dilatateurs, amenant soit une occlusion presque complète des vaisseaux, soit leur très grande béance.

Grâce à ce système nerveux vigilant, le mécanisme de la circulation est assuré et une communication incessante existe entre le muscle cardiaque et le muscle périphérique qui s'entr'aident l'un l'autre ; sinon, dans certains cas, le muscle artériel se fermerait, au point de ne plus permettre l'écoulement du

sang, et le ventricule, débordé, surpris par cette tension énorme,
s'arrêterait ou se laisserait dilater. Dans d'autres circonstances,
si le réseau périphérique devenait très béant, non seulement
tout le sang s'écoulerait vers le système veineux, mais le cœur
ne pourrait plus suffire, et certaines parties du corps, le cerveau
notamment, souffriraient immédiatement de cette anémie relative. Toute vaso-constriction périphérique, si elle n'est pas compensée par une vaso-dilatation égale, détermine un ralentissement des contractions du cœur, comme toute vaso-dilatation
étendue, si elle n'est pas compensée par une vaso-constriction
d'un autre département, amènera une accélération des battements du cœur. Enfin, lorsque la tension périphérique est trop
forte et que le cœur est gêné pour son débit, grâce au nerf
dépresseur de Cyon, il y a vaso-dilatation du lac splanchnique,
qui vient ainsi en aide au ventricule incapable de faire face à
cet excès de pression.

Nous avons vu, en étudiant les crises vasculaires, comment
les centres vaso-moteurs, par leur intervention, réglaient les
circulations locales, déterminant, au niveau des organes en
pleine activité, des vaso-dilatations grâce auxquelles le plasma
était abondamment amené au niveau des cellules en plein fonctionnement, alors que, pendant la période de repos, le sang
était détourné ailleurs, et nous avons insisté sur le rôle immense du grand lac splanchnique, qui constituait la réserve de
laquelle nous tirions le plasma pour nos besoins cérébraux,
musculaires, digestifs.

Grâce à la bonne harmonie de ce système vasculaire représenté d'une part par le muscle artériel et le système nerveux,
constituant le contenant, et, d'autre part, la quantité du plasma
constituant le contenu, la vie cellulaire est possible, utile,
agréable.

Afin que la cellule reçoive dans une unité de temps les matériaux dont elle a besoin et qu'elle puisse également s'épurer,
il faut de toute nécessité que la tension vasculaire, qui est
responsable de la bonne circulation, soit normale, c'est-à-dire
que la cellule vasculaire soit apte, par sa bonne contraction, à
assurer une circulation régulière ; il faut également que le système nerveux, bien équilibré, puisse, par une vaso-dilatation
utile, amener au niveau de l'organe en activité la quantité de
plasma nécessaire ; il faut enfin que le liquide qui parcourt les

voies vasculaires soit dans un état tel que sa progression soit régulière, qu'il ne soit ni trop aqueux ni trop visqueux : alors la tension artérielle, qui dépend, d'une part, du cœur, du système artériel, du système nerveux, et, d'autre part, de la masse de sang à mouvoir, sera normale, et le sujet aura une bonne circulation.

La sensation de bien-être physique et intellectuel dépend d'une circulation régulière, puisque, je le répète, le sang est le meilleur stimulant de la cellule : c'est lui qui porte à cette dernière ses matériaux d'assimilation, son oxygène, ses molécules alimentaires, et c'est lui également qui la débarrasse de ses déchets, ce qui revient à dire que, si la circulation est trop pauvre, la cellule souffrira, parce que non seulement elle s'épurera difficilement et que le contact avec ses déchets sera trop prolongé, mais, d'autre part, parce qu'elle ne recevra pas à temps ses éléments nutritifs. De même, si la circulation est trop active, la cellule n'aura pas le temps de s'incorporer les molécules dont elle a besoin, et, par un autre mécanisme, elle souffrira. Ici encore comme partout ailleurs, il faut un moyen terme qui est *la modération* ; la tension vasculaire doit être normale : si elle est trop faible, ce sera l'hypotension ; si elle est trop forte, ce sera l'hypertension. Nous verrons dans un instant les conséquences qui en résulteront et les causes responsables de ces états.

La tension vasculaire moyenne représente l'état ordinaire de la circulation dans les conditions de travail régulier de la machine humaine, mais elle serait insuffisante pour assurer la nutrition des cellules lorsque leur activité bat son plein ; alors, par des stimulants naturels, la tension s'élève, il y a hypertension physiologique momentanée, qui revient à la normale aussitôt que le travail est réduit ; dans un cas seulement, à l'état normal, il y a hypotension complète, c'est pendant le sommeil, le repos de la nuit. Durant cette phase nocturne, l'activité de l'organisme se trouve réduite à un minimum ; tout est arrêté : la respiration se ralentit, la circulation se modère, le pouls bat soixante fois à la minute, les échanges sont réduits dans la plus grande mesure ; c'est le repos non seulement de tout l'édifice humain, mais du système vasculaire et du système nerveux.

Tout acte de la vie élève dans une certaine mesure la tension artérielle, qui ne s'abaisse réellement que par le repos horizontal pendant le sommeil complet, à la condition que la circulation ne soit pas rendue trop active par la zone inconsciente cérébrale, ainsi que cela se voit au cours de rêves et de certains cauchemars.

Tension artérielle moyenne, à certains moments exagération constituant l'hypertension physiologique diurne, et hypotension nocturne, telles doivent être les conditions de la circulation chez le sujet normal, celui dont le poids est en rapport avec la taille. Cette tension artérielle moyenne implique que le plasma, qui est responsable de la vitalité de la cellule musculaire vasculaire et de celle du neurone qui l'anime, contient en quantité suffisante les molécules alimentaires dont ces cellules ont besoin, car, ainsi que toute cellule, elles vivent, travaillent et s'usent; donc elles assimilent et désassimilent, et c'est par l'intermédiaire du plasma qu'elles reçoivent leurs matériaux et qu'elles rejettent leurs déchets. L'hypertension physiologique des stimulants normaux, si elle est momentanée, si la tension moyenne lui succède, implique que ces stimulants n'ont pas été exagérés; enfin, si l'hypotension de la nuit est normale, ainsi qu'en témoignent le sommeil calme, réparateur, et l'absence de toute émission d'urine autre que celle du matin au réveil, d'une densité de 1022, on est certain, si, d'autre part, le poids est en rapport avec la taille et si le fonctionnement de l'organisme se fait silencieusement, si le réveil est facile, non accompagné de cette fatigue matinale, indice le plus sûr de la pollution du plasma, si toute douleur physique est absente, indice le plus sûr de l'absence de toute rétention de déchets par insuffisance rénale, on est certain, dis-je, que le sujet est un normal. Sa tension vasculaire est moyenne, et la vie lui sera agréable parce que, sa circulation étant bonne, il en éprouvera un bien-être physique et intellectuel, et sa tension artérielle n'étant pas exagérée, il n'usera pas prématurément sa canalisation, ce qui est le gros danger menaçant ceux atteints d'hypertension permanente.

L'hypotension et l'hypertension, tels sont les deux états que je voudrais étudier avec vous, avec l'espérance de vous convaincre que l'hypotension est généralement le lot des sous-normaux, dépendant d'une alimentation trop pauvre ou mal assimilée. L'hypotension, si elle ne les expose pas à la dégénérescence précoce de leur arbre vasculaire, est néanmoins responsable de l'état de misère physiologique dans lequel ces malades vivent, contrairement aux sus-normaux qui, par suite d'une alimentation trop abondante, jouissent d'une circulation active leur donnant pendant des années l'illusion de la santé, jusqu'au jour où les organes fatigués, usés, dégénèrent et amènent, par le mécanisme que nous spécifierons, la rigidité de leur arbre artériel. Dans les deux cas, le sujet s'est écarté de la modération, qui seule est compatible avec l'état de santé normal. Par alimentation trop réduite ou par alimentation excessive, il a réalisé les états d'hypotension et d'hypertension artérielles avec les conséquences qui en découlent directement, et sur lesquelles je veux rapidement attirer votre attention.

Le sous-normal, ainsi que nous l'avons établi antérieurement, est un inanitié vrai ou relatif par mauvais tube digestif ; dans les deux cas, par un mécanisme différent, il est vrai, le résultat est le même : son plasma est appauvri et ne contient pas en quantité suffisante les matériaux de réparation et de travail de la cellule. D'autre part, ainsi que nous venons de le dire, la tension artérielle dépend du muscle vasculaire, représenté par le cœur et la couche musculaire artérielle, et aussi de la qualité et de la quantité de la masse liquide à mouvoir. Or, le sous-normal à plasma appauvri offre un contenu, un liquide nourricier aqueux, peu riche en globules, par suite peu visqueux, circulant très vite ; un contenant, le muscle vasculaire, atone, mal nourri, n'ayant pas par conséquent la vigueur suffisante pour lancer l'ondée sanguine dans l'arbre vasculaire, et un muscle artériel périphérique mou, atone également, se laissant dilater et offrant peu de résistance, peu de tonicité à la poussée sanguine. Tout concourt donc chez le sous-normal à amener de l'hypotension artérielle, laquelle hypotension est responsable de la faible circulation de ces malades, et est en même temps cause et effet de leur état de déchéance.

Elle est cause de leur état de déchéance si on réfléchit aux conditions qui règlent la nutrition des cellules. Vous ne devez pas perdre de vue que les artères grosses, moyennes et petites, ne sont que des voies de transport des matériaux alimentaires, et ce n'est qu'aux confins du système vasculaire, au niveau des capillaires réduits à une couche endothéliale, qu'il y a, sous l'influence de la pression sanguine, filtration des matériaux qui remplissent les espaces lymphatiques dont la cellule s'approprie le *paululum vitæ*. La lymphe péri-cellulaire représente la partie du plasma exsudée au travers de la paroi capillaire, et pendant longtemps on s'est demandé si cette lymphe était un produit de sécrétion ou dépendait de la pression vasculaire. Si les physiologistes ont été autrefois divisés sur cette question, aujourd'hui, grâce aux travaux de Starling, Ludwig, et surtout aux belles recherches d'Olliver, ce point a été définitivement établi, et je vous recommande de vous référer aux travaux d'Olliver sur le sang et la pression artérielle ; vous y trouverez décrits avec un très grand luxe de détails tous les faits se rapportant à cette question intéressante.

Olliver a démontré qu'entre la paroi capillaire et la cellule, il y avait une « circulation intermédiaire », comme il l'appelle. Toute pression artérielle, ainsi que cela a lieu dès le début de l'acte digestif, amène la réplétion de ce grand lac, qui se trouve ainsi abondamment pourvu de matériaux dont les éléments cellulaires pourront disposer. A la poussée de pression artérielle succède, plus ou moins vite, suivant la cause stimulante, une hypotension qui permet le retour dans le sang ou dans les voies lymphatiques des déchets cellulaires, qui gagnent les émonctoires par la voie veineuse et lymphatique. Véritable flux et reflux incessant portant aux cellules les matériaux de travail, de réparation, et enlevant des cellules leurs déchets.

Par des expériences très ingénieuses, Olliver a étudié cette question à fond, faisant voir comment le mouvement, le massage, l'exercice, en particulier, déterminait au niveau des membres, par la contraction musculaire, une véritable expression de la lymphe, activant la circulation sanguine, lymphatique et veineuse, favorisant ainsi les échanges. Ces expériences parfaitement scientifiques ont marqué d'un sceau définitif les données imprescriptibles de l'observation, car, depuis très longtemps, on sait que là où le sang circule bien et vite, les parties du corps sont bien nourries par le sang artériel, et les déchets entraînés au fur et à mesure de leur production. Les éléments cellulaires ne restent pas en contact, ne baignent pas dans un sang impur ; la nutrition est, de ce fait, active ; la cheminée, l'arbre pulmonaire, tire bien, et les produits ultimes d'oxydation sont expulsés au dehors, sous forme d'eau et d'acide carbonique, et au niveau des reins sous forme d'urée, terme ultime de l'oxydation des matières azotées. Le sang circulant vite et facilement, il y a, dans une unité de temps, plus d'oxygène en contact avec nos éléments; les oxydations sont plus faciles, plus complètes, d'où absence de congestions locales et de troubles morbides consécutifs.

La bonne circulation assure et la nutrition des cellules et l'enlèvement de leurs déchets. L'homme paresseux qui ne travaille pas, qui ne lit pas, aura de la déchéance cérébrale plus vite que celui qui travaille avec modération. L'inactivité cérébrale, comme celle des jambes, amène la stagnation du sang, l'atrophie des parties, par suite du mauvais renouvellement des matières nutritives et de la stagnation des produits de désassimilation.

Tout acte de la vie, travail cérébral, mouvement, digestion, amène une élévation de la pression artérielle, favorisant ainsi l'exsudation lymphatique, activant la nutrition, et facilitant l'élimination des déchets, mais cela à la condition expresse que le travail, comme l'exercice, soient proportionnés à l'âge et aux aptitudes individuelles. L'inactivité est aussi pernicieuse que le surmenage; dans ce dernier cas, non seulement il y a hypotension due à la fatigue, mais usure de la cellule et surtout encombrement du milieu intérieur par les déchets qui ne peuvent être éliminés avec assez de rapidité.

Une bonne circulation est donc nécessaire au bien-être physique et intellectuel du sujet ; qui de vous ne connaît l'action d'un ennui, d'une contrariété, sur l'état psychique et sur le fonctionnement gastrique ? Vous êtes maussade, de mauvaise humeur : tout vous paraît noir, vous êtes découragé, las de vivre, incapable de vouloir et de réagir ; mais si, au contraire, les choses s'arrangent, si ce que vous appréhendiez ne se réalise pas, vous êtes gai, heureux de vivre, tout vous sourit et la vie vous semble bonne. Le noir et le rose sont des états qui dépendent d'une mauvaise ou d'une bonne circulation. Il y a un acte vasculaire en jeu : le maussade, le découragé a une pression artérielle basse, le stimulus circulatoire est languissant, la cellule est mal irriguée, le tonus musculaire est amoindri, l'idéation est somnolente, et le sujet est fatigué physiquement et psychiquement par circulation ralentie, par nutrition insuffisante de la cellule et par stagnation des déchets. Au contraire, la joie de vivre, un événement heureux, une espérance, une joie, stimulent la circulation : la pression artérielle s'élève, s'accroît, et il survient une sensation de bien-être par un effet justement opposé à celui que nous venons de décrire.

L'hypotension artérielle est cause de l'état de déchéance des sous-normaux, et vous en avez la preuve en songeant aux conditions défectueuses de la circulation chez ces malades. Non seulement le plasma est appauvri par inanition vraie ou relative, mais les rares matériaux de réparation et de travail qu'il contient ne peuvent guère, par suite de la tension artérielle basse, être déversés au niveau des espaces lymphatiques et cela vous indique pourquoi votre malade est un amaigri, à la mine souffreteuse, en état de grande misère physiologique. Sa circulation ralentie vous donne la clef de son anémie, du refroidissement de ses extrémités, de son asthénie, de son état psychique qui en fait souvent un émotif, un timoré, un craintif, un impressionnable, un pessimiste, un phobique. La mauvaise nutrition de son système nerveux l'expose aux crises vasculaires, et vous savez déjà combien de ces malades sont des vertigineux, des algiques, sujets aux bouffées de chaleur et autres désordres circulatoires.

Par suite de la mauvaise nutrition de leurs muscles, tout mouvement leur est pénible ; ce sont des *fatigués chroniques*, et légion sont ces malades dont les muscles de la masse sacrolombaire ne peuvent plus assurer leur situation assise ; ce sont des algiques des reins ; que ce soit à leur réveil ou l'aprèsmidi, ces sous-normaux hypotendus sont des exténués, et je vous rappelle que leur hypotension, par suite de la faible circulation dont elle est responsable, est la cause première de leur état d'asthénie ; pour vous en convaincre, je vous demande de vous remémorer ce qui a lieu dans ce complexus si particulier, l'insuffisance surrénale, qui a été l'objet de travaux si intéressants.

Vous savez que la glande surrénale est une glande close à sécrétion interne qui déverse dans la circulation un produit, l'adrénaline, dont la fonction principale est d'assurer le tonus vasculaire. Toute insuffisance de ces glandes, de cause infectieuse ou autre, s'accompagne d'un état d'hypotension vasculaire, qui a pour conséquence obligatoire l'état de fatigue, d'asthénie, dont le tableau a ainsi été tracé par Sergent, qui nous dit que : « l'hypotension artérielle est l'expression clinique la plus nette de la diminution de la fonction tonivasculaire des surrénales » ;

et il ajoute un peu plus loin : « l'asthénie est le symptôme dominant de l'insuffisance surrénale. Redoutant le moindre effort, impuissant d'ailleurs à le fournir, conscient, mais n'ayant plus la force de vouloir ni la volonté d'agir, le malade n'est plus qu'un être inerte, dépourvu de toute activité physique et morale. »

Sans continuer cette description de tous les symptômes que vous rencontrerez chez les sous-normaux et que je vous ai décrits antérieurement, je voulais simplement vous montrer comment cette hypotension était cause de l'état de déchéance musculaire, nerveuse et cérébrale de ces malades, et l'hypotension est également l'effet de leur état sous-normal.

Le tube digestif ne vaut quelque chose que par sa musculature et ses appareils glandulaires, qui ont pour but d'amener à l'état d'être utilisées les différentes molécules alimentaires livrées par le monde végétal et animal ; or, l'hypotension, par suite de la faiblesse de circulation qui la caractérise, prive le muscle digestif de ses matériaux de travail et n'amène pas, dans une unité de temps, aux glandes salivaires, gastriques et pancréatiques les matières azotées d'où sont élaborés les ferments digestifs. Il en résulte une assimilation insuffisante, qui contrarie la digestion, entretient l'état d'inanition du sujet et est responsable de la pauvreté du plasma, cause de l'hypotension artérielle. Le malheureux sous-normal tourne dans un cercle vicieux ; son inanition relative en fait un hypotendu, et son hypotension est cause qu'il ne peut assurer son assimilation ; tout est contre lui, et il n'est pas étonnant que beaucoup de ces malades, incompris de leur médecin, restent toute leur vie des parias de la société, au budget nutritif toujours en souffrance, des martyrs de ce syndrome protéiforme, l'état neurasthénique, qui n'est qu'une insuffisance nerveuse, des victimes de la tuberculose ou de toute autre infection, qui auront vite fait de réduire au silence leurs centres nerveux instables, leurs muscles atones.

Faut-il vous servir d'un de ces appareils inventés pour mesurer la tension artérielle pour déclarer votre malade hypotendu ? Leur nombre considérable nous fait craindre qu'il n'en existe pas un seul au-dessus de toute critique, et l'existence enfiévrée du praticien ne lui permet pas toujours d'avoir le loisir de pratiquer ces vérifications qui resteront les procédés d'une clinique bien organisée. Je vous conseille de vous fier à vos propres sensations, et si, ne vous contentant pas d'un seul symptôme, vous savez grouper un faisceau de signes, vous aurez toute chance de faire cliniquement le diagnostic d'hypotension.

L'hypotendu, à moins qu'il ne le soit secondairement par insuffisance cardiaque, à la phase ultime de l'hypertension des sus-normaux, ou momentanément, à la suite de fatigue, de chaleurs excessives, d'émotions, de grandes douleurs physiques ou morales, de collapsus succédant aux grandes hémorragies, au choc opératoire, à une diarrhée profuse, ou enfin au cours d'un état infectieux, tuberculose, fièvre typhoïde, l'hypotendu primitif, dis-je, est généralement un sous-normal à circulation instable. Son pouls est petit, compressible, rapide ; le moindre mouvement, le moindre effort augmentent immédiatement le nombre de ses pulsations. Si vous élevez son bras dans la station verticale, c'est à peine si parfois vous pouvez percevoir la sensation de l'ondée sanguine ; le pouls disparaît souvent dans cette position ; en tout cas, vous avez la sensation très nette que la paroi de l'artère revient sur elle-même pendant la diastole du cœur, contrairement au pouls de l'hypertendu qui conserve une artère pleine. Le cœur est petit, non augmenté de volume ; la pointe bat en dedans du mamelon ; le timbre en est souvent métallique, et c'est en vain que vous chercheriez au niveau du deuxième espace intercostal droit le bruit clangoreux si caractéristique de l'hypertension artérielle.

Ces malades ont un faible pouvoir de réserve de leur muscle cardiaque ; quoique hypotendus, ils sont exposés à de la vaso-constriction périphérique par le froid, à la suite d'une douleur vive, mais de courte durée, et si leur vaso-constriction n'est pas compensée par une vaso-dilatation égale, contrairement à l'hypertendu, dont le cœur vigoureux, plein de vitalité, luttera contre cette vaso-constriction par une ondée puissante, mais ralentie, vous verrez votre hypotendu, à la suite d'une crise vaso-constrictive, avoir un cœur affolé, désordonné, tachycardique, un cœur tellement affaibli, tellement atone, qu'il n'essaiera même pas de lutter contre le barrage périphérique. Par ses palpitations et ses constrictions tumultueuses, il vous signalera immédiatement sa faiblesse, son insuffisance.

Enfin et surtout, questionnez votre malade sur ses habitudes vésicales, et il vous dira qu'il ne se réveille jamais au milieu de la nuit pour uriner. Il pisse en se couchant et au réveil, ou s'il vide sa vessie occasionnellement au milieu de la nuit, c'est qu'une cause hypertensive momentanée, rêve, cauchemar, froid, douleur physique, préoccupation cérébrale, aura élevé sa tension artérielle d'une façon passagère ; autrement il n'urine qu'au réveil, et au chapitre suivant nous expliquerons pourquoi ses urines sont parfois très denses, aux environs de 1030, et quelquefois d'une densité de 1010.

L'hypotendu est donc surtout un inanitié ; il est rarement un intoxiqué, ou s'il l'est, c'est un intoxiqué mineur, et le plus souvent ses algies sont le cri d'un nerf qui proteste parce qu'il est mal nourri plutôt que parce qu'il subit le contact d'un plasma pollué. Donc, par suite de l'atonie de son muscle vasculaire (cœur et artères), de sa faible masse de liquide à mouvoir, il est peu exposé à fatiguer son arbre artériel ; par suite de la pauvreté de son plasma, il réussit presque toujours à amener, malgré sa mauvaise circulation, ses déchets à la porte rénale, et il est rarement rétentionniste, j'entends rétentionniste au point d'exalter son centre vaso-moteur et de faire de la vaso-constriction d'ordre toxique. Par manque de vigueur de son appareil musculaire cardiaque, par usure minime de son rein, il a très peu de chances de réaliser l'*hypertension permanente*, qui, ainsi que nous le verrons, est de cause rénale, et très souvent le malheureux hypotendu succombe à une des si nombreuses causes de mort, sans jamais avoir connu la sensation de force, de vigueur, qui est l'apanage momentané du sus-normal hypertendu.

Sans empiéter sur ce que j'aurai à dire au chapitre Traitement, je ne puis résister au désir d'attirer immédiatement votre attention sur l'utilité de votre intervention chez ces malades, qu'il convient, de ramener, par tous les moyens, à la normale : et si vous êtes bien pénétrés de la cause qui entretient, aggrave et leur état sous-normal et leur hypotension, vous ne vous contenterez pas de leur prescrire du fer et de la suralimentation. Non, vous vous ingénierez, par de l'entraînement progressif, régulier, sans atteindre la fatigue, à doser leur travail musculaire et cérébral, deux moyens précieux d'élever leur tension artérielle. Vous tirerez parti des effets hypertenseurs de l'hydrothérapie bien comprise, du massage sous forme d'effleurage, qui élève la tension, alors que le pétrissage l'abaisse ; vous vous adresserez à tous les moyens physiologiques, dont plusieurs sont des agents hypertenseurs de premier ordre, qui, bien maniés, vous réussiront mieux que les toniques chimiques dont beaucoup sont capables d'aggraver leur dyspepsie. De ces moyens, sachez demander à la joie, l'espérance, la confiance et la foi, le relèvement de la tension artérielle de ces malades ; songez aux effets si salutaires de ce que l'Anglais appelle avec tant de pittoresque « *a change* », qui comprend : le voyage, la distraction, le « *bracing climate* », l'oubli, en un mot, des préoccupations et des idées tristes. Enfin, une fois que vous aurez, par tous les moyens précités, tenté de relever progressivement la tension artérielle de votre sous-normal, aidé au besoin discrètement par quelques toniques dont nous parlerons plus tard, portez toute votre attention sur l'hygiène alimentaire du malade. L'anorexie est son pire ennemi ; le jour où il mangera avec plaisir, il digérera ce qu'il ingérera, et, si vous savez combiner ses menus en songeant toujours au facteur individuel, c'est-à-dire en respectant les goûts et les habitudes de votre malade, vous aurez fait un pas décisif, et la sensation de bien-être qu'il éprouvera, son meilleur teint, sa circulation plus active, une urine du matin plus dense par élévation de la proportion d'urée, témoin d'un métabolisme normal, seront des indices certains que la tension artérielle de votre malade s'est relevée. Ingéniez-vous pour que cette amélioration soit durable et non passagère, et efforcez-vous de maintenir normal votre sous-normal. Veillez à ce que le péril alimentaire, qui est souvent à l'origine des états sous-normaux hypotenseurs, par alimentation trop réduite ou trop abondante, soit définitivement conjuré en adaptant la ration alimentaire du malade à sa capacité digestive et à ses besoins stricts, qui dépendent de son âge, de ses occupations, et du climat qu'il habite.

Le sang artériel, muni de sa charge d'oxygène et de matériaux puisés dans l'alimentation et rendus assimilables par le tractus gastro-intestinal et les glandes qui y sont annexées, est le meilleur stimulus de la cellule. Si donc la circulation est active, si la tension artérielle est normale, et même légèrement exagérée, grâce à un muscle cardio-artériel sain, bien actionné par le système nerveux, si enfin le contenu, le plasma, est aussi normal que possible, contenant peu de déchets et rien que des matériaux utiles, le sujet doit éprouver une sensation de bien-être, dont le point culminant représente l'état de santé et cette sensation indéfinissable, la joie de vivre.

C'est pourquoi toutes les causes qui s'accompagnent d'hypertension physiologique, en activant la circulation, procurent cette sensation que l'on recherche lorsqu'on la sent faillir. Or, si tout acte de la vie, accompli en deçà de l'excès, élève la tension, il faut néanmoins que cette hypertension soit possible, soit réalisable, et nous avons vu antérieurement que la tension artérielle était fonction de la force contractile du muscle cardio-artériel et de la masse de sang à mouvoir. Ne sont-ce pas là les conditions qui caractérisent l'état sus-normal ; celui du sujet, qui, grâce à de bonnes machines digestives, consomme plus qu'il n'a besoin pour ses fonctions calorifiques et énergétiques, qui a un plasma abondamment pourvu de matériaux alimentaires, grâce auxquels toutes les cellules du corps — cellules nerveuses et cellules musculaires vasculaires (cœur, artères) — sont bien nourries, au point que, contrairement au sous-normal, la cellule musculaire est douée de grande vigueur, de vitalité parfois même exagérée, et le sus-normal pourvu d'une bonne étoffe vasculaire, d'une bande élastique et musculaire bien capable d'emmagasiner la force émanée de la contraction du ventricule. Il en résulte que la circulation du sus-normal est active ; sa tension artérielle est au-dessus de la moyenne, et, grâce aux parties constituantes de son appareil vasculaire bien pourvues de matières nutritives, il peut lancer aux confins de l'organisme, aux cellules les plus éloignées du centre cardiaque, une ondée sanguine vigoureuse qui ira leur porter les matériaux alimentaires dont elles ont besoin. Grâce à sa pression artérielle bien soutenue, les espaces lymphatiques, origines de la circulation intermédiaire d'Olliver, seront toujours bien irrigués, et les cellules du sus-normal trouveront dans le lac péricellulaire tout ce dont elles peuvent avoir besoin. Aussi, chez ces sujets, la circulation est-elle active, les extrémités chaudes, la conception idéatrice vive, l'appétit soutenu, les digestions faciles, la musculature puissante, le mouvement aisé, et pendant longtemps, grâce à des émonctoires largement irrigués, les déchets sont entraînés au dehors ; malgré des densités urinaires élevées, témoignant d'une exagération de la partie solide de l'urine, la cellule rénale purge le milieu intérieur, prévient toute rétention, et les algies, la fatigue d'ordre toxique sont inconnues, jusqu'au jour où une cause seconde viendra troubler momentanément le débit du rein, ou lorsque, par son insuffisance progressive, le plasma aura été pollué au point d'exalter la susceptibilité du système nerveux et d'amener une réaction sous forme d'une crise vasculaire, ou d'un autre trouble fonctionnel quelconque dû à l'exode extravasculaire des déchets non expulsés par le rein.

Cette hypertension passagère, effet, ainsi que nous venons de le voir, d'une bonne irrigation sanguine, est non seulement appréciée par le sujet, mais, lorsqu'à l'hypertension momentanée succède l'hypotension avec son cortège plus ou moins accentué, dont l'asthénie est le type, le sus-normal recherche un stimulant qui lui rendra sa sensation de bien-être, en élevant sa tension artérielle. Or, de tous les stimulants qu'il a à sa disposition, si, dans certaines circonstances, il s'adresse à un travail cérébral, à un exercice modéré, qui, ainsi que vous le savez, ont la propriété d'élever la tension artérielle, le plus souvent il se contente d'excitants non seulement plus à sa portée, mais souvent plus agréables, et parmi ceux-là, en première ligne, c'est l'alimentation qui est le meilleur stimulant de la circulation. Tout repas augmente la tension artérielle, non pas, ainsi qu'on pourrait le supposer, par suite de l'absorption de la molécule alimentaire, mais par simple contact de l'aliment avec les extrémités nerveuses de l'estomac. Qui de vous n'a éprouvé cette sensation de force, de vitalité, cinq minutes après avoir commencé un repas, alors qu'aucune parcelle alimentaire n'est entrée encore dans la circulation. La prise de tout aliment, la mastication même et surtout l'usage de certaines boissons, notamment de l'alcool, du thé, du café, ont pour effet immédiat d'élever la tension artérielle et de donner à l'individu une sensation de bien-être, de force, de vitalité, qui a son utilité et son danger. Son utilité, en ce sens que l'homme fatigué, épuisé, harassé, en état d'hypotension physiologique succédant à l'hypertension d'un acte quelconque, peut trouver et trouve dans l'usage de l'aliment, du thé, du café, voire de l'alcool consommé avec modération, un moyen efficace de relever sa tension artérielle, qui est indispensable pour assurer la nutrition de ses cellules, puisque, ainsi que nous l'avons prouvé, la nutrition cellulaire est fonction de la pression vasculaire, pour alimenter les espaces lymphatiques péri-cellulaires.

Toute question de stimulants liquides à part, le sus-normal est l'esclave de son gros repas auquel il doit sa sensation de bien-être, et si, pour une raison ou une autre, on le prive totalement ou partiellement de sa ration, il se trouve dans la situation du malade que l'on sèvre de sa morphine, et il éprouve immédiatement des sensations de fatigue intense, au point de supposer qu'il va s'éteindre, qu'il va succomber à la faiblesse. Ces considérations vous expliquent pourquoi le jeûne, par la suppression de la stimulation due à l'aliment, est cause de sensation de défaillance, d'affaiblissement, par l'hypotension qui en résulte. M. Fadden, qui, à plusieurs reprises, a accompli des périodes de jeûne de huit jours, insiste avec force sur ces pénibles sensations des premières quarante-huit heures qui succèdent à la privation de l'aliment. J'ai souvent questionné les Musulmans, qui font une fois l'an un carême très rigoureux : ils se contentent d'une demi-bouteille de lait à deux heures du matin et d'un gros repas à six heures du soir. Rien pendant ces intervalles, pas même un verre d'eau. Or, ils sont excessivement déprimés et fatigués pendant les quatre ou cinq premiers jours, puis ils s'y font, et ils m'ont déclaré qu'il leur serait facile, après quarante jours, de prolonger leur jeûne un mois de plus. On sait d'ailleurs que, pendant l'inanition, la plus grande perte de poids quotidienne a lieu pendant les deux ou trois premiers jours, puis elle devient minime ; le corps réduit ses besoins, puise dans ses réserves, mais modère ses dépenses. Cette sensation de défaillance vous explique également pourquoi un jour de jeûne et d'abstinence coûte tellement à certains sujets, qui vous déclarent de bonne foi qu'ils ne se sentent plus ; la privation de leur plat de viande ou de leur tasse de café leur fait pousser de grands cris, et pour un peu ils croiraient qu'ils vont mourir de faim. Il faut, dans certains cas, user de grande persuasion pour leur démontrer qu'on ne meurt pas facilement d'inanition.

Cette sensation de fatigue, de défaillance, de perte de courage, d'inaptitude au travail, qui suit toute restriction de l'alimentation et qui s'accompagne de perte de poids chez l'individu sus-normal que l'on veut progressivement ramener à l'état normal, est tellement intense qu'elle inquiète le sujet et lui fait souvent abandonner la cure. J'ai un de mes amis médecin, tellement éloigné de moi que je n'ai pu jusqu'ici avoir avec lui que de très sommaires conversations, pas assez étendues pour le convaincre. Lui reprochant souvent son embonpoint et le mettant en garde contre le danger qui le menace du fait de son état sus-normal, je lui ai quelquefois prêché la bonne morale, mais en vain. A nos rencontres très courtes, il me déclarait qu'il avait dû mettre de côté tout régime, attendu qu'au bout de quinze à vingt jours, il était tellement exténué, tellement défaillant, qu'il pouvait à peine se livrer à ses occupations. Je suis persuadé que, lorsque ces lignes lui tomberont sous les yeux, après s'être reconnu au chapitre consacré aux sus-normaux et après avoir médité sur les dangers auxquels sont exposés ces malades, dangers dont je préciserai bientôt le mécanisme, je suis convaincu, dis-je, qu'il comprendra que sa défaillance et son asthénie ne sont pas l'indice d'une mort prochaine, mais d'une tension vasculaire qui s'abaisse du fait de la restriction alimentaire. S'il sait résister à ces premières sensations qui prouvent que le régime agit et s'il veut, au moyen de la balance, maigrir *scientifiquement* d'un kilogramme par mois, après qu'il aura déposé les 20 kilogrammes de surcharge qui le handicapent fortement, il se convaincra, par les sensations de légèreté qu'il éprouvera et par une meilleure circulation due à son système vasculaire qui se sera adapté à son nouveau régime, que la restriction de l'alimentation, loin de l'affaiblir, lui aura donné une vitalité qu'il ne soupçonnait pas.

Cette tendance, que nous avons tous à rechercher dans l'alimentation solide et liquide les moyens de relever notre tension artérielle, a été magistralement étudiée par Lauder Brunton, qui fait voir que, si la consommation de l'alcool, du thé, du café, du cacao, du tabac, est permise et même recommandable, il faut nous mettre en garde contre l'abus qui succède si facilement à l'usage modéré. La plupart de ces substances, ajoute-t-il, sont des poisons, et grâce à l'accoutumance, nous arrivons, malgré nous, insensiblement, à dépasser les limites permises, et une fois sur cette pente, surtout si nous avons quelque prédisposition héréditaire, il est très difficile, souvent même impossible de s'arrêter.

Qui ne connaît les effets de l'hypotension artérielle avec

son cortège de misères physiques et morales, qui succède aux chagrins, aux préoccupations, aux pertes d'argent, aux déceptions de toutes sortes, aux fatigues physiques et cérébrales exagérées! Ces sensations sont si différentes de celles éprouvées antérieurement par le sujet, qu'il recherche dans l'usage d'un stimulant le moyen de relever sa tension artérielle. Regardez autour de vous, et vous trouverez là l'origine, le point de départ des habitudes alcooliques, plus rarement théiques et caféiques, de votre malade. A la suite de pertes d'argent, de chagrins, il a relevé sa tension artérielle par un verre d'alcool ; au bout d'un certain temps, un verre n'a plus suffi, il en a pris deux, puis trois, et il a abouti finalement à la dégradation physique et cérébrale, épave de la société, que guettent la tuberculose, la névrite périphérique, la cirrhose ou le delirium tremens : péril alimentaire, liquide flagrant dont je n'ai pas à faire le procès ; il a eu entre les mains de nos maîtres des juges assez autorisés pour le clouer au pilori.

L'hypertension exagérée a une autre conséquence sur laquelle je veux immédiatement attirer votre attention. A la suite d'une crise d'hypertension, le sujet rendra des urines claires, abondantes, de faible densité, pauvres en urée. Certes, ce n'est pas grave si cette hypertension est passagère ; les prochaines mictions donneront, par compensation, une urine plus dense et contenant les matières solides non expulsées par la miction précédente par suite de la trop grande vitesse de la circulation qui n'a pas donné le temps aux cellules du rein de faire le triage des matériaux solides ; mais si cette hypertension devenait permanente, il en résulterait, ainsi que vous le devinez, un gros danger.

Si l'hypotendu est généralement un inanitié, l'hypertendu est, au contraire, un riche, et, s'il jouit pendant un certain nombre d'années d'une santé relativement satisfaisante, il le doit à sa bonne circulation, qui inonde ses cellules d'un plasma bien achalandé, et à ses émonctoires, son rein, en particulier, qui l'épure facilement grâce à la grande quantité de sang qui passe à son niveau dans une unité de temps. Les deux sujets sont à plaindre : le premier est en état de misère physiologique, c'est le vrai pauvre ; le second est un riche prodigue qui dépense sans compter, mais qui, par une autre route plus dangereuse, arrivera également à la pauvreté, à la misère, par faillite de son cœur.

Ce qu'il faut, c'est une tension normale en rapport avec les besoins stricts, et, pour l'obtenir, il faut ramener à la normale l'hypotendu sous-normal et l'hypertendu sus-normal.

Je viens en quelques lignes de vous mettre en garde contre l'hypertension passagère — qui a ses attraits —; mais, si la cause qui en est responsable (douleur physique, émotion, froid, exercice, joie, espérance, aliments stimulants de toutes sortes) ne dépasse pas une certaine intensité, et surtout si par accoutumance, par habitude, et par alimentation consommée en excès, vous ne transformez pas cette hypertension passagère en hypertension permanente, le danger n'est pas très grand ; c'est la phase d'hypertension que je qualifierai de fonctionnelle, de réductible. Il me reste maintenant à étudier à fond les dangers de *l'hypertension permanente*, qui, ainsi que l'a démontré Ambard, est toujours de *cause rénale*.

Je vous ai souvent, au cours de l'étude des sus-normaux prévenus du danger de faillite cardiaque et de rupture vasculaire, qui menaçait nos sus-normaux obèses, glycosuriques et uricémiques ; c'est le moment d'étudier complètement cette question ; c'est là le chapitre le plus intéressant de toute cette étude ; c'est là que j'espère vous faire toucher du doigt le gros danger qui menace les sus-normaux. En étudiant la cause de la mort chez vos malades, j'espère à tout jamais vous convertir à la thèse que je défends, et vous faire constater les méfaits irréparables du péril alimentaire.

CHAPITRE XII

L'ARTÉRIO-SCLÉROSE

Je vous l'ai dit antérieurement, je n'aurais pas entrepris cette étude s'il s'était agi simplement de vous préserver des différents troubles fonctionnels susceptibles de contrarier l'existence des sous-normaux et des sus-normaux, et la vie serait encore assez supportable si nous n'avions à compter qu'avec une migraine ou une légère crise de rhumatisme de temps à autre. Le vrai péril n'est pas celui-là, mais bien ces catastrophes, ces morts subites qui assaillent l'homme entre quarante et soixante ans, morts qui sont d'autant plus inexplicables qu'elles atteignent précisément des sus-normaux, des individus qui, quelques années auparavant, jouissaient d'une santé exubérante, des constitutions robustes qu'on aurait cru capables d'arriver à un âge très avancé.

De toutes les maladies susceptibles d'abréger l'existence et d'amener la mort, soit subite, soit après des incidents des plus nombreux et douloureux, pendant cette double décade qui s'étend de quarante-cinq à soixante-cinq ans, aucune assurément n'est plus fréquente que ce processus morbide, ce syndrome qui a nom artério-sclérose et qui est caractérisé par un épaississement des tuniques vasculaires rendant peu à peu la canalisation artérielle impropre à remplir sa double fonction de transport de matériaux aux cellules et de transfert de déchets aux émonctoires, viciant et faussant les phénomènes de nutrition par assimilation imparfaite et par pollution du plasma.

La cellule, qu'il s'agisse de celle du cerveau, du foie, du rein, est fixe ; elle ne peut vivre et se régénérer qu'à la condition de recevoir les molécules alimentaires élaborées au niveau du tractus digestif ; d'autre part, ses déchets l'encombreraient très vite s'ils n'étaient repris par la même voie vasculaire et transportés au niveau des différents émonctoires. Nous avons vu que ce service de transport était sous la dépendance d'un muscle artériel représenté à l'une des extrémités de l'arbre vasculaire par un ventricule épais, charnu, capable de lancer dans l'aorte une ondée sanguine vigoureuse, intermittente, laquelle, grâce au muscle artériel périphérique, est rendue continue par suite de sa tonicité, qui maintient sous une certaine pression l'ondée sanguine et la dirige vers le point où la pression est plus basse, c'est-à-dire vers le réseau capillaire périphérique.

Sans nous préoccuper outre mesure des différences qui séparent les segments de la voie vasculaire, différenciée ici par du tissu élastique prédominant dans les grosses et moyennes artères, et là par une couche musculaire au niveau des artères de plus petit calibre, j'attirerai votre attention sur ce point très important, que ce long muscle artériel, responsable de la progression du sang, peut être schématiquement réduit à une cellule musculaire, qui, pour travailler utilement, doit se reposer et trouver dans le plasma les matériaux dont elle a besoin pour son fonctionnement et sa régénération.

La vitalité de cette cellule au niveau du cœur est assurée par une artère, la coronaire, qui se détache de l'aorte au niveau de son embouchure, chemine dans le sillon interventriculaire du cœur, se subdivise de plus en plus, et amène à la cellule musculaire cardiaque les matériaux de travail dont elle a besoin; matériaux de travail représentés par l'oxygène et les molécules alimentaires puisées dans le règne minéral et végétal, élaborées et rendues assimilables par le tube digestif. A cette cellule musculaire cardiaque est annexé également un système veineux et lymphatique qui assure le retour, dans la circulation veineuse générale, des déchets qui seront transportés aux différents émonctoires.

La cellule musculaire vasculaire périphérique ne peut se passer, elle non plus, de matériaux nutritifs, et si la tunique interne de la canalisation artérielle est dépourvue de vaisseaux nourriciers, puisant directement, au niveau du plasma qui la parcourt et qui l'imbibe, les matériaux dont elle a besoin, il n'en est pas de même des tuniques moyenne et externe de l'arbre vasculaire, dont la nutrition est assurée par un système de vaisseaux — artère, veine et lymphatique — qui cheminent entre elles, se subdivisant pour amener au contact de la cellule musculaire contractile ses matériaux. Les conditions de la circulation au niveau des *vasa-vasorum*, c'est-à-dire au niveau des petits vaisseaux intrapariétaux qui assurent la nutrition des différentes parties de l'arbre artériel, ont été bien étudiées par Lauder-Brunton, qui a fait voir que si l'ondée sanguine, par la distension périphérique qu'elle imposait aux tuniques contractiles du vaisseau et par son retrait pendant la diastole, était utile à la progression du sang artériel et veineux, il n'en était plus de même lorsque, par suite d'une tension excentrique maxima due à une masse de liquide vivement poussée contre la paroi interne, cette dernière, distendue, avait peine à revenir sur elle-même. Dans ces conditions, les différentes tuniques de l'artère sont tassées les unes contre les autres ; la progression du sang dans les *vasa-vasorum* est ainsi rendue difficile : il y a tendance à la stase dans le système veineux et lymphatique des vaisseaux nourriciers et irrigation incomplète de la cellule musculaire vasculaire, d'où, d'une part, assimilation moindre des matériaux utiles et, d'autre part, moins de transport, hors du lac veineux et lymphatique, des déchets de travail de cette cellule.

Je vous demande de bien vous graver ce fait dans l'esprit ; nous en saisirons tout à l'heure l'importance. Si le mouvement d'expansion et de retrait de la paroi artérielle est utile, aide même, dans une certaine mesure, la progression du sang dans le système des *vasa-vasorum* qui est responsable de la nutrition et de l'épuration des parois, des artères, par contre, toute distension exagérée de ces mêmes parois, amenée soit par une trop forte contraction de leur couche musculaire, soit par une distension causée par une ondée sanguine trop violente, détermine, je le répète, des conditions défavorables pour la circulation du sang dans ces vaisseaux responsables de la bonne nutrition de cette cellule musculaire contractile.

Ce système vasculaire, représenté par un long muscle dont nous venons d'étudier les conditions de nutrition, est uni de la façon la plus étroite au système nerveux, auquel il est redevable de ses fonctions. Nous avons vu qu'au niveau du cœur, la cellule musculaire tenait son innervation du système nerveux central, par le pneumogastrique, et du système nerveux de la vie végétative, par le sympathique, alors qu'à la périphérie, la cellule musculaire reçoit un stimulus nerveux de deux ordres de fibres : les filets vaso-constricteurs et vaso-dilatateurs, reliés aux centres vaso-moteurs bulbaires et à ceux des ganglions du sympathique, qui, à l'état normal, assurent un certain degré de tonicité de la couche musculaire des vaisseaux, mais qui, dans certaines conditions physiologiques et pathologiques, grâce à la prédominance d'un des deux nerfs ou par inhibition de l'un d'eux, peuvent amener soit une occlusion presque complète des vaisseaux, soit une très grande béance, réalisant les phénomènes de vaso-constriction et de vaso-dilatation que nous avons étudiés précédemment.

La voie vasculaire est donc représentée par une cellule musculaire pourvue d'un système artériel, veineux et lymphatique, qui assure sa nutrition et son épuration ; d'autre part, elle possède un filet nerveux qui règle sa nutrition par les phénomènes de vaso-constriction et de vaso-dilatation de ses vaisseaux, suivant la période d'activité ou de repos relatif. Cette cellule vasculaire a pour but de transporter aux éléments du corps tout entier les molécules alimentaires dont ils ont besoin pour travailler et se régénérer : c'est la partie artérielle du système vasculaire, la partie veineuse étant réservée spécialement au transport, au niveau des émonctoires, de tous les déchets qui résultent de la vie cellulaire. Ce simple aperçu vous indique l'*importance extrême* de cette voie vasculaire, puisque, grâce à son bon fonctionnement, les cellules, dans une unité de temps, recevront les matériaux dont elles auront besoin, et, dans une même unité de temps, les déchets seront enlevés et amenés aux différentes portes des émonctoires.

Par quel mécanisme une alimentation mal comprise peut-elle venir fausser le travail de ce département, et dans quelle mesure peut-elle être responsable de la faillite de l'organisme ? C'est ce que je voudrais étudier avec vous.

Nous avons vu qu'à l'état adulte, un sujet ne pouvait être que normal, sous-normal ou sus-normal. Je vous rappelle que l'homme normal est celui dont le budget est bien équilibré, celui dont chaque cellule se repose après tout travail et trouve dans le plasma tout ce dont elle a besoin, en quantité suffisante pour assurer et son fonctionnement et sa recharge, et dont les déchets non exagérés sont repris par la voie veineuse et amenés au niveau de l'émonctoire, lequel, n'ayant pas à accomplir un travail au-dessus de sa capacité, assure régulièrement l'épuration du plasma et en prévient toute pollution. Grâce à une assimilation suffisante des matériaux alimentaires et à une épuration régulière du plasma, le liquide nourricier est pur, dépourvu de toute pollution et, puisqu'il est commun à tout l'organisme, il assure le fonctionnement silencieux de la machine : la cellule trouvant dans le plasma ce dont elle a besoin, et rien que ce dont elle a besoin, n'a aucune raison de protester, et c'est en vain que vous rechercheriez à son niveau un cri de protestation quelconque. Le système nerveux, gardien vigilant de la nutrition, règle inconsciemment le débit du sang ; les phénomènes de vaso-constriction et de vaso-dilatation se succèdent sans heurt, au gré des besoins des différentes cellules qui réclament plus ou moins le sang : encore une fois, rien ne saurait troubler la merveilleuse harmonie de ce système où tout marche à souhait. C'est ainsi que les choses continueraient et devraient continuer jusqu'au jour où la cellule, à force de travailler, subirait l'usure du temps, obéissant à cette loi inexorable qui veut que toute cellule doive vivre, travailler et mourir.

A une période que les physiologistes ont fixée aux abords de la centaine, je dis bien, aux abords de cent ans, la cellule vasculaire, fatiguée d'avoir tant vécu, dégénérerait par usure véritable ; son protoplasma et son noyau vieillis par l'âge subiraient une sorte de dégénérescence, par suite, d'une part, de leur vitalité intime affaiblie et, d'autre part, par apport de la molécule alimentaire elle-même moins assimilable et moins facilement amenée à son niveau par le sytème vasculaire qui, lui aussi, a subi des ans l'irréparable outrage ; enfin, par un certain degré de pollution du plasma, amené par usure des émonctoires, celle du rein en particulier. Alors, par usure propre de la cellule, par assimilation défectueuse et par pollution du plasma, nous devrions voir et nous voyons la cellule vasculaire, dans sa zone élastique, perdre ses qualités, s'incruster de déchets calcaires ; nous voyons la cellule musculaire, au niveau de l'extrémité périphérique, subir la dégénérescence graisseuse et fibreuse, et peu à peu, lentement, progressivement, après des années, se tranformer en un système moins souple, ayant perdu ses merveilleuses qualités d'antan : la canalisation vasculaire devient de plus en plus rigide : elle est atteinte d'*athérome*, c'est-à-dire d'*usure physiologique*. L'athérome, ainsi que le dit si excellemment Tessier, est un état d'*évolution*, une fin naturelle de la cellule vasculaire,

qui sera plus ou moins généralisée, affectant plus particulièrement certaines parties du système vasculaire ayant le plus
travaillé au cours de l'existence, ce qu'avait si bien dit Peter
lorsqu'il décrivait l'usure des parois artérielles par coudure,
flexion, etc. En tous cas, cet athérome, cette dégénérescence de
l'arbre vasculaire est un accident obligatoire de la sénilité,
s'accompagnant d'une sorte d'atrophie de tous les organes, qui,
eux aussi, subissent l'influence des ans, athérome responsable
de la faible circulation du sang, prédisposant aux thromboses,
aux embolies, aux gangrènes, et toutes les cellules du corps,
par usure due au temps, par faible irrigation sanguine due aux
aux conditions défectueuses de la canalisation, s'atrophient au
point que leur fonctionnement rendu difficile est cause de leur
arrêt, et le sujet meurt, telle une lampe qui s'éteint faute d'huile.

C'est ainsi que nous devrions tous mourir; ce serait la mort
par usure naturelle : le corps devrait rentrer dans le repos éternel par suite du fonctionnement de ses cellules rendu impossible,
par régénération cellulaire devenue irréalisable. Voilà ce que
devrait être la fin de l'homme normal; le fait que nous connaissons des centenaires indique que l'homme peut atteindre cet
âge, et ce sont seules les conditions défectueuses d'hygiène qui
sont responsables et des maladies qui l'assaillent en cours de
route, avec cette pléiade de symptômes de toutes sortes que nous
avons relevés, et de sa mort au seuil de la soixantaine, par le
mécanisme que nous allons étudier.

Nous venons de voir que la dégénérescence de la cellule musculaire de l'arbre artériel devrait être le résultat de la sénilité
confirmée, de l'extrême vieillesse, évoluant parallèlement avec
l'usure et l'atrophie de toutes les autres cellules de l'organisme,
et cela est si vrai que nombreux sont les exemples de vieillards,
succombant à un âge relativement avancé, chez lesquels on ne
relève pas de lésions étendues de l'arbre artériel, à l'exception
de quelques points de dégénérescence, qui répondent à des traumatismes locaux de l'endartère produits par un choc de l'ondée
sanguine trop répété par suite d'une coudure physiologique du
vaisseau, ou par travail local plus exagéré dû au fonctionnement
de telle ou telle partie du corps qui aura le plus travaillé.

Quel est donc le mécanisme de cette *dégénérescence précoce*
du muscle artériel, de ce canal vasculaire dont la souplesse élastique et contractile diminue peu à peu, au point de se transfor-

mer en un tuyau rigide qui gêne la progression du sang et qui, secondairement, amène de la part de la cellule centrale cardiaque un surcroît de besogne afin de vaincre cette résistance du lac sanguin périphérique? En un mot, quelle est la cause de cette maladie, de ce syndrome artério-scléreux qui est responsable de la mort prématurée de tant de malades à un âge relativement jeune, à la suite d'affections en apparence si éloignées les unes des autres, telles que l'urémie, l'asystolie, les gangrènes, l'apoplexie, mais unies par un lien commun qui est l'altération vasculaire?

Cette dégénérescence précoce de la cellule vasculaire ne peut se montrer que chez deux catégories de sujets : les sous-normaux et les sus-normaux. Afin de ne pas nous exposer à des redites, étudions d'abord le mécanisme de l'artério-sclérose ; nous verrons ensuite en quoi et comment les états sous-normaux et sus-normaux sont responsables de cette altération vasculaire.

La cellule musculaire vasculaire, comme toute cellule, doit travailler, se régénérer et mourir. Chez l'homme normal, si le travail est proportionné à ses qualités intimes structurales, si une période de repos suffisant succède à tout travail afin de lui permettre de se régénérer, si enfin elle trouve dans le plasma ce dont elle a besoin pour son fonctionnement, et rien que ce dont elle a besoin, ce qui implique un plasma pur et non pollué, la durée de la période utile de cette cellule n'aura pour limite extrême que sa dégénérescence sénile et sa mort. La dégénérescence précoce de cette cellule aura donc pour cause soit un *hyperfonctionnement*, soit une *régénération défectueuse* provenant d'un plasma trop pauvre, trop abondant, ou pollué par des poisons exogènes ou endogènes. Toute l'étiologie de l'artério-sclérose tient dans ces quelques axiomes, qu'il me suffira de développer pour vous en démontrer l'exactitude.

Je vous ferai tout d'abord remarquer que cette cellule vasculaire — il est bien entendu que je comprends sous cette dénomination le cœur, le système artériel, capillaire, veineux, et même le rein, qui est une expansion de l'arbre vasculaire et dont l'importance en ce qui concerne la production de l'artério-sclérose ne vous échappera pas, lorsque j'aurai attiré votre attention sur le rôle qu'il joue dans la détermination de ce processus, — cette cellule vasculaire, dis-je, est essentiellement variable comme qualité structurale ; chacun de nous hérite d'une cellule d'origine différente, et, s'il y a des forts vasculaires, il y a des moyens et des faibles ; ce qui revient à dire que, même en supposant que des *causes nocives identiques* (ce qui d'ailleurs est irréalisable) viennent affaiblir la vitalité de la cellule vasculaire par pollution du plasma, il y a des cellules qui dégénéreraient plus tôt que d'autres. La clinique, à laquelle il faut toujours faire appel en dernier ressort, fourmille d'exemples de familles chez lesquelles les tares vasculaires, sous forme d'apoplexie, de mort subite par angine coronarienne, d'affection cardiaque d'origine artérielle, sont précoces et déflent toute thérapeutique préventive, reconnaissant pour cause, ainsi que le dit Osler, un *bad tubing*, ce que je traduirai dans notre langue par : mauvaise étoffe vasculaire.

Ne perdez donc jamais de vue cette notion de l'hérédité qui, ici comme pour tous les autres organes, est capitale, et cela vous expliquera pourquoi dans certaines familles, malgré une hygiène déplorable, quelques membres vivent assez vieux. Je vous l'ai déjà dit, s'ils vivent vieux, ce n'est pas à cause de leur mauvaise hygiène, mais malgré leur mauvaise hygiène, et cette impunité, ils la doivent à une excellente étoffe vasculaire, à un bon cœur, à des reins de premier ordre leur permettant de se jouer des causes nocives qui arrêtent au seuil de la cinquantaine ou de la soixantaine leur voisin qui, lui, a hérité d'une cellule vasculaire de marque inférieure. Mais puisque vous ne savez jamais la qualité réelle de cette étoffe, il vous incombe, si vous ne voulez pas compter sur le hasard, de vous placer dans les conditions les plus favorables pour qu'elle dure le plus longtemps possible.

Or, l'usure d'une cellule est surtout amenée par son hyperfonctionnement, et c'est le cas pour la cellule vasculaire, dont l'hyperfonctionnement amène la dégénérescence précoce, par un mécanisme facile à comprendre. A l'état normal, la cellule musculaire vasculaire a pour but de transporter aux éléments du corps les matériaux dont ils ont besoin ; pour cela, il faut, d'une part, un certain degré de contractilité du cœur et du muscle artériel afin de réaliser un certain degré de pression vasculaire capable de faire cheminer le sang du centre à la périphérie. La tension vasculaire représente donc la force nécessaire pour maintenir le sang sous pression dans l'arbre vasculaire, et cette tension sera proportionnée au degré de contraction du cœur, à sa vigueur et à la tonicité des parois artérielles ; de plus, il faudra compter également avec la nature du liquide, du contenu, qui s'écoulera d'autant plus facilement qu'il sera moins visqueux, et d'autant plus difficilement qu'il sera plus visqueux.

L'usure de la cellule musculaire vasculaire sera minime si la tension artérielle est modérée, si, à l'hypertension passagère, nécessaire au travail du corps qui réclame une plus grande quantité de sang, succède une hypotension secondaire de repos, si, enfin, le liquide, le sang n'est pas trop visqueux et peut s'écouler facilement. Par suite de la tension moyenne et de l'hypotension relative qui succède à l'hypertension de nécessité, la circulation dans les *vasa-vasorum* ne sera pas gênée, et la cellule musculaire vasculaire, bien irriguée par le plasma qui circule aisément dans les *vasa-vasorum* et pouvant se reposer après chaque acte fonctionnel qui représente son travail actif, durera aussi longtemps que le permettront ses qualités structurales héréditaires.

Le danger pour la cellule musculaire de l'arbre artériel, c'est son travail exagéré, son hyperfonctionnement qui, dans l'espèce, est représenté par *l'hypertension trop souvent répétée ou permanente*. Voilà le point initial d'où découleront les conséquences sans nombre de la dégénérescence de cette cellule.

Il nous faut donc voir comment l'hypertension peut être responsable de l'usure précoce de la cellule musculaire, vasculaire, et immédiatement vous pourrez vous rendre compte que, si l'artério-sclérose est une, c'est-à-dire une dégénérescence de la cellule musculaire, les causes susceptibles de lui donner naissance sont infiniment variées ; mais, malgré leur diversité, j'espère vous démontrer que le facteur le plus puissant, le plus important, celui qui est responsable, c'est l'hygiène alimentaire défectueuse. C'est bien le péril le plus grave, le plus menaçant.

Avant de faire appel à l'observation clinique, je vous demanderai de vous rappeler que la nature prévoyante, afin d'assurer un certain degré de tension artérielle nécessaire, indispensable à notre nutrition et à notre épuration, nous a pourvus d'une glande close, la glande surrénale, déversant dans le plasma un produit spécial, l'adrénaline, qui a pour but de maintenir le tonus artériel. Cette sécrétion, lorsqu'elle a lieu modérément, assure le fonctionnement régulier de la cellule vasculaire, et nous avons vu antérieurement comment, dans certains cas d'insuffisance de cette glande, à la suite de maladies infectieuses, sa sécrétion était diminuée au point d'amener une asthénie effrayante dépendant d'une hypotension vasculaire rendant difficile et même impossible toute circulation. De même l'exagération de cette sécrétion est responsable d'un état d'éréthisme vasculaire, d'une hypertension énorme, qui amène rapidement l'usure et la dégénérescence de la paroi artérielle. Certains auteurs, Josué notamment, qui, a le plus étudié cette question, ont pu réaliser expérimentalement chez les animaux des lésions d'athérome et d'artério-sclérose plus ou moins généralisées par l'injection intraveineuse quotidienne d'une certaine quantité d'adrénaline. On s'est demandé tout d'abord si la sclérose expérimentale ainsi déterminée était la conséquence d'une action toxique de ce produit, ou si la dégénérescence de la paroi artérielle par hypertension extrème pouvait en être le résultat. Je dois dire que si ce point particulier n'est pas tout à fait élucidé, la plupart des auteurs, en rapprochant ce fait d'autres que la clinique nous avait révélés, ont tendance à admettre que l'hypertension est la cause responsable de la dégénérescence de la cellule, car d'autres expérimentateurs n'ont pas réussi à amener des lésions du système artériel à la suite de manœuvres destinées à élever la pression artérielle. C'est ainsi que Biedl et Braun ont fait connaître qu'ils avaient pu provoquer chez le lapin sain de graves lésions de l'aorte thoracique, surtout dans sa partie ascendante, en comprimant l'aorte abdominale contre la colonne vertébrale pendant environ deux minutes chaque jour. Harvey a aussi réussi à déterminer par la compression de l'aorte abdominale des lésions de l'aorte thoracique au-dessus du point comprimé, sans amener aucune altération dans la paroi artérielle du segment sous-jacent, et il affirme que ces lésions sont identiques à celles amenées par l'injection d'adrénaline.

De par l'élévation de la tension artérielle produite par la compression mécanique d'un point de l'artère et par l'injection d'adrénaline, la substance la plus hypertensive connue, il n'y a pas de doute que les parois artérielles subissent une dégénérescence dont le mécanisme intime ne peut être dû qu'à une cause mécanique et à une cause nutritive. Sous l'influence de l'élévation de la pression artérielle, les parois de l'artère sont distendues et subissent une dilatation excentrique à laquelle elles résistent par un état de tonicité de leur couche musculaire : ainsi que le fait remarquer Josué, c'est une *réaction de défense* de l'artère. Par suite de ce travail exagéré auquel est soumise cette cellule musculaire, elle s'hypertrophie : c'est l'évolution obligatoire de toute cellule qui travaille trop : mais cette hypertrophie n'est possible qu'à la condition expresse que cette cellule puisse trouver dans le plasma les matériaux aptes à lui permettre d'augmenter son protoplasma. Or, malheureusement, du fait de cette hypertension qui distend les parois artérielles, les *vasa-vasorum* qui circulent entre les tuniques externe et moyenne de l'artère sont plus ou moins aplatis, la circulation à leur intérieur est ralentie, et, dans une unité de temps, la cellule musculaire reçoit moins de liquide nourricier ; d'autre part, nous verrons tout à l'heure qu'une des causes les plus communes de l'hypertension artérielle réside dans la pollution du plasma amenée par une insuffisance fonctionnelle ou définitive de la cellule rénale. Que pourra donc valoir la nutrition de cette cellule artérielle si, d'une part, elle reçoit dans une unité de temps moins de sang, par suite de la gêne circulatoire entretenue par l'hypertension, et si ce plasma, d'autre part, est pollué ? La conséquence obligatoire, c'est que cette formation élastique des grosses artères et cette cellule musculaire des moyennes et des petites étant mal pourvues de sang, et d'un sang plus ou moins pollué, s'hypertrophieront dans de mauvaises conditions, et à cette hypertrophie compensatrice succédera plus ou moins rapidement l'hyperplasie de la cellule, aboutissant à sa dégénérescence, représentée au niveau des grosses artères par l'infiltration calcaire, et au niveau des petites artérioles par l'infiltration graisseuse et hyaline.

L'hypertension, voilà le chaînon initial qui mène à la dégénérescence par suite de l'hyperfonctionnement de la cellule musculaire de l'arbre vasculaire, dont l'hypertrophie, si elle est possible pendant un certain temps, devient insuffisante par mauvaise irrigation sanguine et par pollution du plasma qui assure sa nutrition, si la cause première de l'hypertension est d'origine rénale, ainsi que cela a lieu très fréquemment.

Pour que l'hypertension puisse être un danger, il faut qu'elle soit plus ou moins permanente et que surtout elle soit *réalisable*, et il suffit de nous reporter à l'histoire de nos sous-normaux pour voir combien ces malades sont peu exposés à faire de l'hypertension permanente, par suite de leur plasma appauvri du fait de leur inanition absolue ou relative. Toutes leurs cellules sont nourries parcimonieusement, et en particulier leur cellule vasculaire ; vous vous souvenez de l'apparence chétive et misérable de ces malades. qui doivent justement leur grande asthénie à leur hypotension artérielle, laquelle est responsable de leurs extrémités glacées par faible circulation. Leur cœur est pâle, mou, leur plasma peu abondant, et la tension vasculaire étant le résultat du degré de contraction du muscle cardiaque et du muscle artériel périphérique, on comprend, si l'on songe, d'autre part, au peu de volume de la masse totale de leur sang. combien ces malades sont peu exposés à réaliser le syndrome hypertension poussé au point d'amener l'hypertrophie et l'hyperplasie de leur tunique artérielle. Il est vrai pourtant que leur état d'instabilité nerveuse, leur excitabilité par pauvreté du plasma, leur anémie, cause de l'irritabilité de leurs nerfs cutanés, sont souvent responsables d'un certain degré d'hypertension, qui ne saurait être durable par suite de leur muscle vasculaire si atone, si pauvre, qu'il ne peut, par tonicité exagérée, réaliser le symptôme hypertension.

D'autre part, si l'hypertension de cause extrarénale est irréalisable, le plus souvent, l'hypertension de cause rénale le sera encore moins, d'abord pour la même raison, mais ensuite parce que le plasma peu abondant de ces malades, malgré leur état d'hypotension relative dû à leur faible circulation, trouve une cellule rénale si peu encombrée de déchets que l'épuration sera toujours facile ; je le répète, l'état de misère physiologique de ces sujets n'est pas tellement dû à la pollution de leur plasma qu'à sa pauvreté en molécules utiles et utilisables, par suite d'une consommation inférieure aux dépenses, due soit à une alimentation qui n'est pas en rapport avec le travail physique et cérébral à accomplir, soit, le plus souvent, à une insuffisance du tube digestif incapable d'amener la molécule alimentaire à un état où elle puisse être acceptée.

Il ne faudrait pas croire pourtant que jamais vous ne rencontrerez le syndrome artério-sclérose chez des sous-normaux ; Olliver insiste sur ce fait qu'il y a des malades sous-normaux, peu alimentés. à nutrition ralentie, atteints d'épaississement artériel, et Biedl et Braun ont réussi, de leur côté, à déterminer des lésions de sclérose de toutes les artères chez le lapin par le jeûne absolu. Vous pouvez donc relever de l'artério-sclérose chez certains sous-normaux ; mais ce seront des artérioscléreux à tension artérielle basse, attendu que leur système musculaire vasculaire ne leur permet pas de réaliser l'hypertension et ils doivent justement la dégénérescence de la paroi de leurs artères à la mauvaise nutrition de leurs cellules musculaires vasculaires, à la mauvaise nutrition de leur cœur et de leurs artères. Si l'hypertension est nuisible, l'hypotension l'est autant, en gênant la progression du sang dans les *vasa-vasorum*, et la cellule vasculaire recevant, d'autre part, un plasma trop pauvre et ne contenant pas en quantité suffisante les matériaux de réparation et de travail dont elle a besoin, s'atrophiera et dégénérera. Ici, c'est l'artério-sclérose, par pauvreté du plasma, par hypotension; et lorsqu'une cause physiologique quelconque vient momentanément amener une vaso-constriction périphérique susceptible d'élever la tension artérielle, si cette vaso-constriction n'est pas compensée mathématiquement par une vaso-dilatation égale, on voit ce pauvre cœur mou, flasque et atone, lutter désespérément par des mouvements irréguliers, précipités (si opposés à cette contraction ventriculaire puissante des sus-normaux). C'est là le tableau des palpitations des sous-normaux, à la suite des émotions, de la moindre marche, du froid, de toute cause enfin d'hypertension.

Rappelez-vous donc que l'hypertension permanente est des plus rares chez les sous-normaux, et comme conséquence obligatoire, l'artério-sclérose est une rareté, puisque, dans l'immense majorité des cas, ainsi que je vous l'ai démontré, l'artério-sclérose a pour antécédent l'hypertension. Les cas exceptionnels d'artério-sclérose que vous rencontrerez chez vos sous-normaux seront dus à la pauvreté de leur plasma et à leur hypotension, les deux conditions aptes à amener l'atrophie et la dégénérescence calcaire ou graisseuse de leur cellule vasculaire, par nutrition insuffisante.

Par contre, chez nos sus-normaux obèses, nos sus-normaux glycosuriques, nos sus-normaux uricémiques, malades qui doivent leur état sus-normal à une alimentation exagérée, l'hypertension passagère, répétée, de cause extra-rénale, ou permanente et de cause rénale, est plus facilement réalisable, et légion sont les sus-normaux qui sont des artério-scléreux; je dirai même que c'est la fin la plus naturelle qui les attend, et vous allez en juger.

Si vous vous reportez au chapitre que nous avons consacré à

l'étude des sus-normaux, vous verrez que ce qui caractérise ces malades, c'est un plasma abondant qu'ils doivent à une alimentation exagérée, d'une part, et à de bonnes machines, d'autre part, leur permettant d'assimiler utilement toutes les molécules que leur livrent le règne animal et végétal. Grâce à un liquide nourricier abondamment pourvu de tous les matériaux dont les cellules peuvent avoir besoin, ces sujets incarnent la force, la vitalité, et ils ont des muscles puissants, capables de fournir un travail habituel exagéré, même pendant un certain temps. Nous avons longuement insisté sur cette phase que nous avons qualifiée de phase floride de l'obèse, au cours de laquelle le sujet possède un *summum* de vitalité qu'il doit à sa circulation active et à son plasma luxueux. Je vous ai fait suivre pas à pas le sentier dans lequel s'était engagé le sus-normal obèse, et je vous ai fait voir que, s'il était susceptible de rester sus-normal obèse toute sa vie, le plus souvent, par exagération de sa ration hydro-carbonée ou globale, il déterminait le fléchissement de sa cellule hépatique et rénale, évoluant alors vers la glycosurie ou l'uricémie, et je n'ai pas manqué d'attirer votre attention sur les symptômes particuliers qui découlaient de ces états.

Je vous demande donc de bien vous pénétrer de ce fait, que le sus-normal obèse hyperglycémique et hyperuricémique, grâce à un plasma très riche, possède une bonne circulation et une musculature puissante, par conséquent un cœur vigoureux et une cellule musculaire artérielle douée d'une bonne tonicité, et, contrairement au sous-normal atone, il peut aisément réaliser le syndrome hypertension, si les conditions génératrices de cet état se montrent chez lui. Or, j'espère vous démontrer que l'hypertension est, dans l'immense majorité des cas, responsable de l'artério-sclérose chez les sus-normaux et que c'est là la cause qui les arrêtera au seuil de la soixantaine, soit par une insuffisance rénale ou cardiaque, soit par un accident plus directement en rapport avec l'hypertension : je fais allusion à l'hémorragie cérébrale.

Tout acte de la vie détermine de l'hypertension : l'exercice, le travail musculaire et cérébral, l'émotion, la digestion, et j'ajouterai certaines influences climatériques, le froid en particulier; mais il s'agit d'une hypertension passagère, de nécessité, ainsi que je vous l'ai dit, qui est suivie d'une hypotension au cours de laquelle le muscle cardiaque et le muscle artériel, qui ont été sollicités d'agir plus vivement, se rechargent pendant le repos. Il est bien évident que certains sus-normaux doués de grande vitalité, s'ils se surmènent physiquement, s'ils se livrent à des travaux manuels qui exigent de grosses dépenses musculaires, peuvent, par la répétition de l'hypertension qui en découle, friser, en quelque sorte, l'hypertension presque permanente, et, par un hyperfonctionnement relatif, fatiguer la paroi artérielle et gêner, d'autre part, la nutrition des tuniques vasculaires par la circulation ralentie dans les *vasa-vasorum*, amenée, ainsi que je vous l'ai expliqué, par l'éréthisme vasculaire. G. Pierracini a publié une étude dans laquelle il démontre que le travail est une cause d'artério-sclérose, et, au moyen de radiographies, il a fait voir des infiltrations calcaires de l'artère radiale chez certains ouvriers droitiers tailleurs de pierres ; dans un autre cas, il s'agissait d'un gaucher chez lequel les lésions étaient plus accentuées à gauche. Teissier a insisté également sur les hypertensions localisées, en particulier sur l'hypertension de la temporale chez les penseurs, les intellectuels, au niveau des organes qui travaillent le plus. C'est là une loi générale qui veut que tout organe en activité reçoive plus de sang qu'un autre qui travaille moins, et il ne serait pas étonnant que ces hypertensions un peu fortes, locales, souvent répétées, puissent, dans une certaine mesure, amener une fatigue du système vasculaire souvent sous pression. De même, certaines personnes, des nerveux, ne peuvent éprouver une émotion, une contrariété, sans pâlir et ressentir une douleur sourde au cœur, indice d'un ventricule qui lutte contre un barrage périphérique. Corvisart a bien étudié ces influences du physique sur le moral; Peter avait également insisté sur l'influence néfaste des émotions de tous genres chez les cardiopathes.

Ces faits sont des plus intéressants, mais je ne pense pas qu'ils puissent par eux-mêmes réaliser de toutes pièces une artério-sclérose généralisée; le plus souvent, ces scléroses vasculaires survenant chez de grands travailleurs des muscles et de la pensée sont associées à une autre cause qu'il convient de chercher du côté de la table : l'homme qui se dépense beaucoup physiquement est généralement doué d'un gros appétit; il a de bonnes machines, et, sa dépense physique aiguisant sa faim, il consomme beaucoup, et c'est, j'en suis persuadé, par ce mécanisme qu'il encrasse sa canalisation et qu'il réalise l'hypertension par son rein, ainsi que nous le verrons dans un instant. De même, le grand travailleur cérébral qui devient artério-scléreux est un sédentaire, une émotif qui recherche, assez souvent dans le thé, le café, l'alcool et le tabac, des excitants pour sa circulation ; d'autre part, les bons dîners auxquels il participe sont pour beaucoup, croyez-moi, dans son artério-sclérose, qu'il localise de préférence au niveau de son cerveau, par suite de l'activité plus grande de ce département de son organisme.

Par conséquent, l'émotion, le froid, la digestion, le travail physique et cérébral, sont des petits ruisseaux qui contribuent à faire grossir la rivière et qui auront leur part de responsabilité dans la production de l'artério-sclérose ; mais leur influence est minime comparativement à l'état du plasma, qui, par un double mécanisme, est gravement responsable de l'hypertension et de l'artério-sclérose consécutive. Néanmoins, rappelez-vous que si les conditions précitées sont peu aptes à réaliser de toutes pièces l'artério-sclérose, par contre, chez nos sus-normaux hypertendus permanents de cause rénale, elles peuvent venir corser l'hypertension préexistante, et nombreux sont les artério-scléreux qui, à la suite du froid, d'un exercice violent, d'un travail cérébral exagéré, d'un gros repas, ont vu leur hypertension s'accentuer, au point de déterminer une crise d'angine de poitrine mortelle, un œdème suraigu du poumon ou la rupture de leur sylvienne.

La route ainsi déblayée, nous nous trouvons en présence d'un malade dont l'hypertension est due à un plasma pollué : je vous prie de bien vous pénétrer de cette vérité, attendu que c'est là la cause de beaucoup la plus fréquente de l'artério-sclérose, soit par altération primitive directe de la paroi interne du vaisseau, imbibée par le liquide nourricier, soit par le plasma que distribuent à ces parois les *vasa-vasorum*, ou encore par altération secondaire des tuniques vasculaires, dépendant de l'hypertension.

Ce plasma peut être pollué de deux façons : ou par des poisons exogènes, ou par des poisons endogènes. Parmi les premiers, il convient de citer les toxines. qui, au cours des maladies microbiennes, sont susceptibles d'amener des altérations de la paroi artérielle, une endartérite, qui, s'étendant à la paroi moyenne de l'artère, peut amorcer l'artério-sclérose ; certains auteurs ont publié des cas de sclérose vasculaire qui reconnaissaient pour cause première le rhumatisme articulaire aigu, la fièvre typhoïde, la diphtérie, la rougeole. Sans nier ces assertions, je me crois autorisé à ne pas attacher une grande importance à ces artério-scléroses d'origine microbienne et, d'après mon expérience personnelle, je suis convaincu que les cas d'artério-sclérose qui reconnaissent cette cause, cette *unique cause*, sont des plus rares. Je crois à l'endartérite localisée de la fémorale, de l'aorte, due à la pullulation, en un point de l'artère, d'une colonie microbienne qui détermine sur place une plaque d'artérite ; mais une artério-sclérose généralisée d'ordre microbien est une rareté, et l'influence nocive des maladies microbiennes, si elle est réelle, a pour mécanisme le suivant : Sous l'influence d'une infection quelconque, le rein, l'organe principal vers lequel s'écoulent tous les déchets de l'organisme, est susceptible de subir une altération massive qui sera responsable de la mort du sujet ; dans d'autres circonstances, l'altération rénale sera plus discrète : il y aura une lésion parcellaire du parenchyme rénal, diminuant dans une proportion variable la zone utile du rein, et, certainement alors, si les causes dont il me reste à vous entretenir interviennent du fait de ce rein lésé antérieurement, l'hypertension, par le mécanisme de la *rétention* des déchets de l'organisme, se fera plus aisément, et ainsi, indirectement, l'infection microbienne qui aura touché le sujet, un, cinq, et dix ans auparavant sera, dans une certaine mesure, responsable de son artério-sclérose. L'infection microbienne, au même titre que le surmenage physique, les émotions, le travail fonctionnel exagéré, est un petit ruisseau qui, lui aussi, vient grossir la rivière ; c'est une des nombreuses causes de ce processus dont nous cherchons à percer la pathogénie.

A côté des poisons exogènes d'ordre microbien, il convient immédiatement de citer les poisons minéraux ; j'attire votre attention uniquement sur le plomb, dont l'influence nocive sur le système artériel est indéniable ; à différentes époques, les auteurs n'ont pas manqué d'insister sur ce point. Vous connaissez la goutte saturnine ; vous n'ignorez pas la fréquence de la néphrite saturnine, et vous savez combien ces malades sont exposés aux encéphalopathies urémiques, aux névrites, aux paralysies des extenseurs de l'avant-bras et aux dégénérescences artérielles. Or, ces différents symptômes, ces malades les doivent à l'action élective du plomb sur la cellule rénale.

Charcot et Gombault ont bien attiré l'attention sur ce fait que le rein ne dégénérait pas en masse, mais par territoires séparés, et, à côté de zones perdues pour la dépuration urinaire, il en existait d'autres intactes. Le saturnin est donc un malade à rein touché, et, comme le sujet à territoire rénal diminué par infection microbienne, mais plus que lui, par suite de l'action élective toute particulière du plomb sur le rein, il est exposé à faire de la *rétention*, d'abord de ses poisons endogènes, et, par pollution du plasma, à réaliser l'hypertension qui le conduira à l'artério-scélérose.

Nous avons vu comment la cellule musculaire vasculaire, par hyperfonctionnement, était susceptible de dégénérer ; nous avons vu comment cette même cellule, chez les sous-normaux, par hypertension et plasma appauvri, était susceptible de perdre ses qualités physiologiques ; nous venons de voir comment le plasma pollué par des poisons chimiques et microbiens de provenance exogène était susceptible, soit par altération directe de la paroi vasculaire, soit par hypertension secondaire due à une insuffisance du rein, d'amorcer l'artério-sclérose. Il nous reste maintenant à vous montrer comment le plasma qui a perdu ses qualités normales par trop grande viscosité, ou par pollution due aux déchets normaux en excès ou anormaux, est susceptible de réaliser l'artério-sclérose, par le mécanisme le plus fréquent de l'hypertension.

Nous savons que la circulation n'est possible qu'à la condition que le sang, le plasma contenu dans le système vasculaire, soit sous une certaine pression, laquelle représente la tension artérielle qui dépend, d'une part, de la force contractile du ventricule gauche, du degré de tonicité de la paroi artérielle et de la masse de sang en circulation. Enfin, rappelons que le système nerveux, par ses filets vaso-constricteurs et vaso-dilatateurs, est responsable des phénomènes de vaso-constriction, qui, lorsqu'ils sont étendus et non compensés par une vaso-dilatation égale, sont une des causes puissantes de l'élévation de la pression vasculaire.

Nous avons étudié le mécanisme de l'hypertension de cause atmosphérique par le froid, l'hypertension des actes de la vie, la digestion, le travail physique et cérébral, et nous avons vu dans quelle mesure cette hypertension était responsable de l'artério-sclérose ; il nous reste maintenant à vous initier au mécanisme de l'hypertension due à l'état du plasma.

Le sus-normal est un riche ; il a des vaisseaux en état de réplétion exagérée ; c'est, en un mot, un pléthorique, et un moment de réflexion suffit pour se rendre compte qu'il faudra de la part du muscle cardiaque une dépense plus considérable d'énergie pour mettre en mouvement cette grosse masse de liquide ; d'autre part, cet état de réplétion du système vasculaire, même en supposant qu'il s'agisse d'un plasma impeccable, ce qui ne peut être, sera cause que la paroi artérielle sera dans un état de distension plus ou moins continu qui la fatiguera dans une certaine mesure et qui contrariera la circulation de ses *vasa-vasorum*. Mais il y a plus : en dehors de la quantité du plasma, il y a à compter avec sa qualité, et, depuis ces dernières années, on s'est beaucoup occupé de ce qu'on a appelé l'état de viscosité du sang et de savoir dans quelle mesure la composition du plasma pouvait faciliter ou contrarier la circulation dans l'arbre vasculaire.

Boveri, auquel nous devons une excellente étude sur ce sujet, nous dit qu'il « existe un parallélisme entre le nombre des hématies et la viscosité du sang, cette dernière augmentant et diminuant parallèlement avec l'augmentation et la diminution des globules rouges ». L'hyperviscosité a été démontrée par Russell, Burton, Opitz, chez des chiens nourris exclusivement à la viande, alors qu'il y avait viscosité normale et même hypo-viscosité chez ceux nourris avec un régime pauvre en matières albuminoïdes, régime qui augmente le plus le nombre des hématies. Boveri a également constaté une hyperviscosité constante chez les individus pléthoriques, gros buveurs et mangeurs, uricémiques. Or, la viscosité du liquide nourricier joue un grand rôle dans le mécanisme de la circulation ; c'est ainsi que, lorsqu'on a injecté à un animal du sérum artificiel, la viscosité du sang devient plus faible par dilution des hématies, la résistance opposée par le vaisseau au cours du sang diminue également, et le cœur peut se vider plus facilement, alors que, si on injecte du sang défibriné, qui est un liquide hypervisqueux, la circulation sanguine se ralentit, la pression vasculaire s'élève, et le cœur est obligé de lutter plus activement contre ce barrage périphérique.

Par conséquent, l'état du plasma est une grande cause d'hypertension artérielle, et ce n'est pas chez les sous-normaux mal nourris que vous avez chance de rencontrer une augmentation du nombre des hématies capable de gêner leur circulation ; aussi, chez ces malades, le sang s'écoule si rapidement que le cœur est obligé de se contracter très vite, afin d'empêcher que le système capillaire ne se vide complètement, et cet état d'hypotension artérielle est cause, ainsi que nous l'avons vu, que les espaces lymphatiques sont peu pourvus de suc nourricier, par suite de la pression artérielle trop basse. Par contre, nos sus-normaux obèses hyperglycémiques et hyperuricémiques, au plasma abondamment pourvu de globules de sang, auront, du fait de leur plasma hypervisqueux, une tension artérielle exagérée ; pendant quelque temps, grâce à cette hypertension, leur circulation intermédiaire (Olliver) sera bien pourvue de sang, le sérum sera chassé dans les espaces lymphatiques, et, si une salutaire hypotension de retour ne ramène pas dans la circulation le sérum exsudé, il en résultera un plasma trop riche en hématies, hypervisqueux, qui sera responsable d'un état d'hypertension, plus ou moins permanent, état d'hypertension des sus-normaux obèses, des sus-normaux hyperglycémiques et hyper-uricémiques, qui, par distension constante de la paroi vasculaire et par la gêne circulatoire dans les *vasa-vasorum*, fatiguera la cellule musculaire de l'artère, amorcera l'hypertrophie compensatrice, qui deviendra ensuite de l'hyperplasie. C'est par ce mécanisme que le sus-normal, par alimentation exagérée, par consommation supérieure à ses dépenses, aura un sang trop riche, trop épais, trop visqueux, qui usera le contenant, préparant de longue date la poche anévrysmale aortique ou l'anévrysme miliaire qui inondera le ventricule latéral. Le jour où ce malade râlera par apoplexie, vous en aurez oublié l'origine première, et pourtant remontez étape par étape : cette paroi friable s'est rompue sous l'influence d'une cause hypertensive surajoutée (froid, émotion, etc.) grâce à ce sang hypervisqueux, résultat de l'alimentation exagérée.

A côté de l'hypertension par hyperfonctionnement, de l'hypertension par viscosité exagérée du sang, il convient d'attirer votre attention sur les crises d'hypertension paroxystique passagères qui sont susceptibles, dans une certaine mesure, par leur répétition, d'amener un ébranlement des parois artérielles et de constituer, elles aussi, une cause prédisposante aux lésions scléreuses. Je vous demande de vous reporter au chapitre que j'ai consacré à l'étude des crises vasculaires : vous verrez que le système nerveux, le centre vaso-moteur bulbaire, lorsqu'il est impressionné par un plasma pollué, suivant sa prédisposition héréditaire et acquise, peut amener par l'intermédiaire de ses filets vaso-constricteurs une vaso-constriction étendue d'un département quelconque du grand lac sanguin cutané, musculaire, splanchnique ou céphalique. Si cette vaso-constriction n'est pas compensée, il en résulte une élévation de la tension artérielle : je vous ai cité l'observation de cette grande vasculaire ayant eu, pendant des années, des crises d'hypertension ; par le mécanisme des coups circulatoires, des tensions maxima, auxquels étaient soumises ses parois artérielles, celles-ci avaient peu à peu dégénéré, et cette malade, vous vous le rappelez, a succombé à du collapsus cardiaque, à une asystolie de cause artérielle. Toutes les crises vasculaires, parmi lesquelles la migraine est un des types les plus communs, élèvent la tension artérielle, ébranlent et fatiguent par conséquent l'étoffe vasculaire, et prédisposent à l'artério-sclérose par la crise hypertensive. Mais je vous ferai remarquer que ces crises vasculaires sont surtout nocives et des plus dangereuses chez l'hypertendu permanent, chez lequel cette exagération de la pression artérielle est susceptible de produire une crise d'éclampsie, une crise d'*angor pectoris* mortelle, ou une rupture vasculaire.

Il me reste maintenant à vous faire voir en un dernier chapitre, le plus intéressant à coup sûr, parce qu'il est le plus important, par quel mécanisme la cellule rénale est responsable, chez les sus-normaux, de l'hypertension artérielle qui conduira le malade au champ de l'artério-sclérose, avec tous les sentiers qui en partent.

La cellule rénale constitue un des émonctoires les plus importants de l'organisme. Ainsi que vous le savez, elle est fixe ; il faut donc de toute nécessité que les déchets lui soient apportés par la voie vasculaire et, lors du passage du sang à son niveau, elle opère une sorte de triage, débarrassant ainsi le plasma de tout ce qui est devenu inutilisable et de tout ce qui est nuisible.

Réduite à sa plus simple expression, elle se compose d'un appareil glomérulaire, au niveau duquel les physiologistes supposent que la filtration de l'eau de l'urine a lieu, et d'un système de tubes aboutissant finalement au niveau du bassinet, pourvu de cellules spéciales qui ont pour rôle d'extraire du sang les déchets de la vie cellulaire et ceux qui résultent de la transformation intra-organique des aliments. Sans nous perdre dans les détails du mécanisme intime de la sécrétion urinaire, dont plusieurs points ne sont pas complètement étudiés, retenons simplement ce fait : la cellule rénale a pour fonction d'épurer le plasma, et le travail qu'elle accomplit dépendra, d'une part, de sa qualité structurale et, d'autre part, de la qualité et de la quantité de matériaux qu'elle aura à excréter. Ce qui revient à dire qu'il y a des forts en matière de cellule rénale, comme il y a des faibles, et je vous demande de ne jamais perdre de vue cette notion, qui seule peut vous expliquer pourquoi certaines cellules rénales résistent à tous les assauts que leur imposent certains sus-normaux, alors que chez d'autres elles fléchissent de bonne heure à la suite d'une infection microbienne bénigne, et parfois enfin, vers l'âge de quarante ou soixante ans, sans gros abus, elles refusent le service, par structure héréditaire ou acquise défectueuse.

Quoi qu'il en soit, avec une origine moyenne, s'il s'agit d'un sujet normal dont la ligne de conduite en matière d'hygiène est la modération, les déchets qui se présentent à la porte rénale ne seront pas en quantité telle qu'elle ne pourra accomplir facilement et complètement sa tâche dans le cycle des vingt-quatre heures, extrayant du plasma tout ce qu'il y a à extraire et rendant, de ce fait, toute pollution de ce liquide impossible.

Nous avons vu que le sous-normal par inanition relative ou absolue avait un plasma appauvri, et ici encore, à moins d'une cellule rénale bien tarée par hérédité, grâce à la petite quantité de matériaux à excréter, cette cellule sera généralement à la hauteur de sa tâche, et assez rarement vous rencontrerez chez cette catégorie de malades une pollution du plasma susceptible de conduire le sujet à une hypertension de défense.

Il n'en est pas de même du sus-normal, qui, ainsi que vous vous le rappelez, est un sujet doué de bonnes machines, assimilant tout ce qu'il ingère, et dont les recettes, supérieures aux dépenses ont amené précisément cet état sus-normal, lequel, ainsi que je vous l'ai surabondamment prouvé, reste rarement pur. Dans un avenir plus ou moins éloigné, par exagération de la ration globale, le sus-normal obèse devient un sus-normal hyperuricémique, soit par fléchissement de ses moyens de défense du foie, soit par ingestion plus accentuée de sa molécule hydro-carbonée, un hyperglycémique et un glycosurique.

Chez ces sus-normaux, il y a dans la circulation abondance de matériaux, et toute molécule hydrocarbonée, albuminoïde, minérale et aqueuse, doit suivre ses différentes étapes de désintégration afin d'être expulsée finalement par les émonctoires préposés à cet effet. Nous avons vu comment chez ces malades, grâce à des organes abondamment pourvus de plasma par une circulation active, la santé relative pouvait se maintenir pendant des années, et c'est à peine si, à la suite d'un interrogatoire minutieux et serré, il est possible, en dehors de l'apparence sus-normale du sujet qui indique à coup sûr qu'il consomme plus qu'il ne dépense, de relever chez eux le moindre symptôme morbide. Cette immunité relative, encore une fois, ils la doivent à des cellules de bonne marque, et aussi longtemps que toute pollution du plasma est rendue impossible du fait des émonctoires fonctionnant bien, épurant le liquide nourricier, il n'y a pas de rétention, et le système nerveux, non imprégné par les déchets qui s'écoulent à l'extérieur au fur et à mesure de leur production, n'a pas de raison pour protester, et très souvent il ne proteste pas. Mais, à ce jeu d'être toujours sous pression, d'être en état d'hyperfonctionnement, la cellule s'use, et tôt ou tard sonnera l'heure où elle accomplira sa tâche moins facilement, et son insuffisance relative deviendra bientôt totale. Or, si vous vous rappelez que la voie rénale est la porte de sortie principale des déchets azotés, dont le type le mieux adapté à la dialyse est l'urée, et dont les autres, acide urique, créatine, etc., représentent des stades antécédents à l'urée, moins facilement adaptés à l'excrétion rénale, vous comprendrez que c'est surtout le sus-normal uricémique, par exagération de sa ration globale, et le normal-anormal, par exagération de sa ration albuminoïde, qui représentent les deux classes de sujets dont le plasma contient en abondance des déchets qui, à toute heure du jour et de la nuit, s'acheminent vers la porte rénale, leur unique porte de sortie.

Pendant les quarante premières années de la vie, avec des cellules rénales de valeur moyenne et, grâce à l'activité de la circulation chez l'homme jeune, qui se dépense facilement et dont l'obésité peu accentuée ne vient pas encore ralentir les mouvements, la circulation rénale est facile ; les déchets sont transportés sans irrégularité à la barrière rénale, et, pendant des années, je le répète, sauf une émission d'urine matinale généralement haute en couleur, d'une densité de 1025 et au-dessus, témoignant de la forte proportion de la partie solide de l'urine — azote, sous forme d'urée et d'urates, — rien par ailleurs ne vient avertir le sujet du danger vers lequel il s'achemine.

Activité de la circulation au niveau de la cellule rénale et cellule à la hauteur de sa tâche, telles sont les deux sauvegardes chez les sus-normaux hyperuricémiques, et aussi longtemps qu'ils pourront compter sur cette protection, ils jouiront d'une immunité relative ; je dis relative, car, à certains jours, sous l'influence de causes secondes, froid, transpirations excessives, traumatisme ou hypotension due à une émotion, un chagrin, il y aura trouble fonctionnel de leurs cellules rénales, rétention passagère de déchets dans leur plasma, pollution qui sera à même d'exciter leur système nerveux et de faire éclater une crise vasculaire — migraine ou autre — ou quelques phénomènes de suppléance, sous forme de vomissement, de diarrhée ou d'eczéma. Si, dans une certaine mesure, ainsi que je vous l'ai dit, ces symptômes de suppléance sont en quelque sorte salu-taires, en ce sens qu'ils purgent le milieu intérieur des déchets qui y sont contenus, le plus souvent ils sont incapables de soulager définitivement la cellule rénale, qui peu à peu va succomber sous le poids du travail exagéré qu'elle a à accomplir.

Vers trente-cinq, quarante ans, par suite des progrès de l'âge, du développement de l'abdomen, de la rouille qui commence à faire perdre aux jambes leur souplesse d'antan, la circulation aura grande tendance à devenir de moins en moins active, et le sus-normal sera exposé à faire de la stase relative.

Si vous vous reportez au chapitre où j'ai tâché de vous initier à la cause réelle de la fatigue matinale, vous verrez que j'ai attribué cette fatigue du réveil à l'imbibition des filets nerveux par un plasma pollué, et je vous ai expliqué pourquoi, grâce à l'immobilité, à la faible descente du diaphragme et au repos de toutes les cellules, la circulation se ralentissait. Je vous ai dit que si ce ralentissement de la circulation n'avait aucun inconvénient et était même utile chez le normal, par contre, il était dangereux chez le sus-normal, dont le plasma encombré de déchets de toutes sortes pouvait impressionner plus vivement les éléments, par suite de la stase à leur niveau de ces poisons de toutes sortes ; vous vous souvenez de l'importance d'une circulation active chez ces malades, qui voient au réveil, par l'hypertension de la pensée et du mouvement, les extrémités nerveuses cesser de se plaindre aussitôt que le sang circule plus vite à leur niveau.

Or, que se passe-t-il au niveau de la cellule rénale chez un normal? Par suite de la circulation générale et locale ralentie, il y a, pendant le cycle consacré au sommeil, excrétion diminuée de la partie liquide 'et solide de l'urine, ainsi qu'en témoigne chez le sujet une émission matinale, la première après celle du coucher, d'une urine généralement un peu plus colorée que celle de l'après-midi, d'une densité plus élevée qui témoigne d'une excrétion d'eau un peu diminuée du fait de *l'hypotension nocturne physiologique*. Pendant les six à huit heures consacrées au sommeil, il a une stagnation relative du sang au niveau du rein ; mais, s'il s'agit d'un normal dont le plasma ne contient pas en excès des déchets, cette stagnation ne peut être nuisible, au contraire, elle est utile, puisqu'elle aura permis à la cellule rénale de se reposer et celle-ci ne travaillera que mieux le lendemain, lorsque, par suite de l'hypertension d'un des actes de la vie, la circulation au niveau du rein deviendra plus active.

Il n'en est plus de même si ce plasma est encombré de déchets, et je n'ai pas à vous rappeler combien il est riche en déchets normaux et anormaux et en déchets hydrocarbonés normaux et anormaux chez les sus-normaux hyperuricémiques et hyperglycémiques. Le sus-normal hyperuricémique, par suite de la faible circulation de la nuit, permettra donc à sa cellule d'être imprégnée par un sang surchargé de matériaux de désassimilation azotés. Or, rien n'est plus dangereux pour la cellule qu'un contact prolongé avec un plasma surchargé d'impuretés, et vous n'avez qu'à vous reporter aux travaux d'anatomie pathologique pour vous rendre compte où conduit la stase. Le plasma pollué du sus-normal hyperuricémique va progressivement encrasser la cellule rénale, permettant à des produits de s'infiltrer peu à peu et d'oblitérer les portes de sortie de l'urine : par suite de la stase, il se produira des exsudations péricellulaires de la partie liquide du sang, je veux dire du sérum, et, ainsi que le dit excellemment Merklen, par suite de cette stase rénale et du contact des éléments du rein avec le plasma pollué, il y aura en même temps dégénérescence de l'épithélium sécréteur et œdème interstitiel sclérosant.

Le sus-normal, qu'il soit obèse, hyperuricémique ou hyperglycémique, ainsi que je vous l'ai dit, contrairement au sousnormal possédant un petit foie, a généralement cet organe augmenté de volume. Cette hypertrophie du foie, par la gêne qu'elle amène dans la circulation de retour du sang veineux de l'estomac, de l'intestin, de la rate, est cause qu'il y a hypertension portale, stagnation du sang dans le grand lac splanchnique et dans la circulation veineuse de retour des veines caves, dont les veines rénales sont tributaires. Il y a donc, chez les sus-normaux, stase rénale due à l'hypotension nocturne et rendue plus complète par l'hypertension portale d'un sang pollué qui est cause de la dégénérescence de la cellule rénale déjà fatiguée, surmenée antérieurement par hyperfonctionnement, et de l'œdème sclérosant par extravasation du sérum, amenant secondairement une réaction de défense du tissu conjonctif péricellulaire, qui, impressionné par ce plasma impur, dégénérera, s'hypertrophiera d'abord, s'atrophiera ensuite.

Par hyperfonctionnement, par stase nocturne et contact prolongé avec un plasma très pollué, contenant des déchets azotés et hydro-carbonés en excès, et par prolifération du tissu conjonctif, qui l'entoure, la cellule rénale *peu à peu* perd ses fonctions de bonne cellule sécrétante, remplissant sa tâche aux trois-quarts, à demi, et finalement son insuffisance, de partielle qu'elle était, devient totale: elle est perdue en tant qu'agent capable d'épurer le plasma.

Notez bien que c'est là le sort qui attend toute cellule rénale qui, après avoir vécu et travaillé, doit mourir, mais par usure due à l'âge — sa fin naturelle — et non par usure prématurée due aux excès. Ce qui est contre nature, ce qui est pathologique, c'est sa mort à un âge relativement peu avancé; sauf sa détérioration hâtive par mauvaise qualité structurale, il n'y a qu'un plasma pollué qui soit capable de la mettre hors de service; je voudrais vous faire entrevoir les conséquences qui proviendront de son insuffisance, car de son insuffisance vont résulter la pollution du plasma et la rétention des déchets.

Le rein se compose d'un nombre incalculable de cellules qui, par leur réunion, constituent l'organe. Le plasma leur porte incessamment les matériaux dont elles ont charge de débarrasser l'organisme. Or, dans certains états infectieux ou toxiques, à la suite, par exemple, d'une infection violente due au bacille de Löffler ou à la suite d'un empoisonnement par le mercure, il y a rapidement, en quelques jours, voire en quelques heures, une désorganisation en bloc de tout le rein, dont toutes les cellules, en masse, sont frappées de dégénérescence, de mort. Infection massive du rein, qui se traduit d'abord par une anurie plus ou moins complète ; cette première phase a une durée plus ou moins longue ; mais, par suite de la rétention dans le plasma des déchets qui ne peuvent plus être expulsés par les cellules rénales frappées de mort, on voit bientôt survenir des symptômes d'intoxication, avec des localisations variables du côté du système nerveux, des œdèmes, des crises de convulsions, et parfois des phénomènes de suppléance du côté de la grande voie intestinale, sous forme de diarrhée incoercible et parfois sanglante. Le plasma, encombré de matières toxiques de toutes sortes, devient inapte à assurer la vitalité des cellules de l'organisme ; ce dernier, surpris par cette quantité énorme de déchets, n'a pas le temps de mobiliser ses forces actives de défense, et le sujet meurt intoxiqué, à moins que peu à peu il ne puisse guérir soit intégralement, soit le plus fréquemment, en conservant une tare indélébile du côté de son rein, tare qui se traduira par une grosse albuminurie, signature de la perte définitive de quelques cellules rénales.

Mais les choses ne se passent pas toujours ainsi — excepté dans les formes infectieuses et toxiques suraiguës ; — le plus souvent, comme l'ont démontré Cornil et Brault pour les néphrites cantharidiennes subaiguës, certains sytèmes glomérulaires sont frappés de dégénérescence, tandis que d'autres à côté sont épargnés ; je vous ai dit aussi que Charcot et Gombault, ayant réussi à reproduire expérimentalement la néphrite saturnine, avaient insisté sur ce fait, que les territoires rénaux se prenaient les uns après les autres ; enfin Castaigne et Rathery ont montré à leur tour qu'il s'agissait là d'une loi générale et que, sauf les intoxications suraiguës, les autres infections aiguës, et surtout lentes, donnaient lieu à des *lésions parcellaires*, avec intégrité complète des zones voisines.

Cette notion est de la plus grande importance, et je vous demande de vous la graver dans l'esprit : elle est capitale pour la bonne intelligence de ce qui va suivre.

Le plasma, le liquide nourricier, ainsi que vous le savez, a pour unique fonction de porter aux cellules les matériaux dont elles ont besoin pour se régénérer et pour fonctionner; ces échanges ont lieu au niveau du lac péricellulaire, et afin que les phénomènes d'endosmose et d'exosmose puissent avoir lieu et permettre ces différentes opérations, il est indispensable que la composition du sang soit assez stable; il faut, en un mot, au plasma un certain degré d'isotonie, et si cette composition du plasma était livrée au simple hasard, à nos caprices si variés dans notre alimentation solide et liquide, ce liquide nourricier serait bien vite ou trop riche ou trop pauvre, et la vitalité cellulaire serait, dans un court laps de temps, rendue impossible. Ces notions sont prouvées par les expériences de tous ceux qui ont tenté d'injecter dans le sang des solutions étrangères au plasma ou d'introduire une proportion plus abondante de certaines parties constituantes; *immédiatement* ces substances étrangères sont chassées hors du plasma et entraînées à l'extérieur, ou déposées au niveau des tissus en certains endroits où elles ne peuvent gêner les échanges.

Voyez ce qui se passe pour le chlorure de sodium; vous savez que le plasma en contient une proportion de $0^{gr},55$ p. 100; aussitôt que cette proportion augmente, immédiatement le surplus est entraîné par la circulation au niveau de la voie rénale et rejeté par les urines. Si vous consommez 10, 15 ou 25 grammes de sel par vingt-quatre heures, ce corps ne séjournera dans le plasma que juste le temps nécessaire pour être amené au rein, qui l'expulsera afin de laisser au sang sa teneur régulière et égale de chlorure de sodium; et grâce au soin jaloux que le sérum a de conserver sa composition stable, dans le cas où le rein, par suite d'une insuffisance, ne pourra plus expulser le trop-plein de chlorure de sodium consommé, ce sera au niveau des organes profonds, dans les espaces lymphatiques, que ce sel ira se déposer, entraînant à sa suite les molécules d'eau, origine des augmentations de poids rapides, révélateurs du préœdème, qui se traduira un peu plus tard à notre observation par ces énormes infiltrations des jambes.

De même, si vous injectez du glucose dans le sang, immédiatement le malade émettra une urine dans laquelle vous retrouverez le sucre, qui, étant un corps étranger pour le plasma, sera tout de suite excrété.

Dans une fort belle leçon clinique sur la dégénérescence amyloïde des reins, Castaigne, auquel nous devons des notions si utiles en ce qui concerne la pathologie rénale, insiste sur ce fait, que, lorsqu'une albumine hétérogène est introduite dans le sang, il se produit tout de suite une réaction de l'organisme qui, discernant avec plus de sûreté qu'un réactif chimique les albumines qui lui appartiennent et celles qui lui sont étrangères, garde les unes et expulse les autres. Le mécanisme régulateur de la composition du plasma s'exerce contre elles de la même façon qu'Achard et Loeper l'ont décrite pour les autres substances.

A la faveur de ces notions fondamentales (touchant la tendance qu'a le plasma à maintenir fixe sa composition et à se débarrasser immédiatement de toute substance étrangère), tâchons de comprendre le mécanisme de l'hypertension des sus-normaux, qui amorcera des lésions artério-scléreuses irrémédiables, et voyons pourquoi l'hypertension ne se montre pas dans toutes les dégénérescences du rein, pourquoi elle est surtout fréquente dans les intoxications chroniques et comment il convient d'expliquer son absence dans les néphrites à grosse albuminurie.

D'après les exemples qui précèdent, il ressort clairement que le sérum tend constamment à avoir une composition fixe, ce qui revient à dire que chaque fois qu'il contient en *excès* des substances qui lui sont étrangères, immédiatement la nature, par des procédés qui lui sont spéciaux, fait la chasse à l'ennemi et emploie tous les moyens à sa disposition afin de rétablir l'équilibre de la composition du sang, le liquide vital par excellence. Or, ces éléments étrangers, capables de gêner les échanges du sang, sont ou des substances introduites du dehors ou des substances nées sur place à l'intérieur de l'organisme, à la suite des opérations cellulaires, et non expulsées par les émonctoires. Ces substances peuvent, par leur trop grande abondance et une gêne momentanée de leur expulsion par trouble fonctionnel du rein, s'accumuler dans le sang, au point de troubler sa composition, et en ce cas l'organisme tend à s'en débarrasser, soit en les déversant au niveau d'un tissu quelconque de l'économie, ainsi que cela se voit dans certaines crises de rhumatisme, de goutte, soit en accélérant le cours du sang, afin que, dans une unité de temps, il en passe davantage au niveau du rein; et, de fait, il résulte une plus grande excrétion d'urine, contenant en excès les corps à expulser. Depuis longtemps, Huchard a attiré l'attention sur ce qu'il a appelé les urines alternantes des uricémiques : il s'agit ici de malades dont le sérum est surchargé de déchets uratiques, qui se caractérisent par ces urines denses, hautes en couleur, laissant parfois déposer des urates ; or, à certains moments, le système nerveux, impressionné par le contact trop abondant de ces déchets, grâce à l'intervention du centre vaso-moteur, détermine une crise d'hypertension qui amène cette polyurie claire, libératrice. Malheureusement, la cause persiste, les effets sont durables, et la nature ne réussit pas toujours complètement à épurer l'organisme.

Il faut voir également de la part de l'organisme un moyen de s'épurer dans toutes les crises vasculaires, qui s'accompagnent le plus souvent d'hypertension, avec urines plus abondantes, et de densité faible, témoignant de la grande quantité de sang qui passe au travers du rein dans une unité de temps ; crise vasculaire qui, par l'anorexie qu'elle détermine, arrête momentanément les recettes et, dans une certaine mesure, permet ainsi au corps de liquider ses arriérés. C'est donc par le mécanisme de l'hypertension que l'organisme peut chasser à l'extérieur les déchets qui l'encombrent ; par ce moyen, il augmente la circulation au niveau des émonctoires, et, dans une unité de temps, il y fait passer un tiers de plus de sang ou le double qu'à l'état normal ; si, dans ce laps de temps, le sujet pisse deux litres d'urine au lieu d'un seul, il aura plus de chance d'excréter une portion plus considérable de la partie solide de l'urine. Mais l'hypertension, vous le savez, est fonction d'un cœur puissant, vigoureux, et d'un muscle artériel assez contractile ; ces deux conditions réunies permettent en quelque sorte une hypertension, qui est libératrice.

Ceci étant admis, que voyons-nous chez nos sous-normaux ? Ce sont des malades à plasma appauvri, dont les déchets sont peu abondants ; ils sont peu exposés, par conséquent, à faire de la rétention, parce que leur rein, non encombré, suffit généralement à accomplir sa tâche, à moins d'insuffisance hérédi-taire : mais, même lorsque le rein ne peut remplir son office, par l'hypertension en quelque sorte forcée chez ces malades, s'il y a rétention passagère, le sujet, par suite de la faiblesse de son muscle ventriculaire et de l'atonie de son muscle artériel, se trouve dans les conditions les plus défectueuses pour réaliser une crise d'hypertension ; de fait, il la réalise rarement, ce qui nous explique pourquoi, par suite de son plasma pauvre en déchets et de l'impossibilité dans laquelle il se trouve de réaliser l'hypertension, l'artério-sclérose est une rareté chez le sous-normal.

Il n'en est pas de même chez le normal-anormal et le sus-normal hyperuricémique ; ici, nous nous trouvons en présence d'un sujet dont la ration albuminoïde est exagérée ; si pendant plusieurs années le déchet azoté peut trouver sa voie au niveau du rein, par son abondance il finit peu à peu par fatiguer le filtre rénal, il le fatiguera plus ou moins vite suivant la ration particulière du malade — vous savez que chacun ne consomme pas de la même façon — ; il le fatiguera plus ou moins vite suivant la qualité de la cellule rénale léguée par hérédité ; il la fatiguera enfin plus ou moins vite suivant les atteintes antérieures qui auront touché au rein, sous forme d'une infection microbienne discrète ou étendue.

Quoi qu'il en soit, dès 1888, Gaucher avait étudié les néphrites par auto-intoxication et avait précisé l'influence nocive de l'ingestion des matières extractives ; plus récemment, pour ne citer qu'un auteur, Gouget n'a-t-il pas montré également l'action nocive sur le rein des matières extractives, des sels ammoniacaux, de l'acide lactique, des peptones, de l'urée et des urates ? Ces malades, ces sus-normaux obèses et hyperuricémiques ont un sang hypervisqueux, surchargé de déchets de toutes sortes, et, à la faveur de la stase physiologique de la nuit, ils soumettent leurs tubes urinifères à un hyperfonctionnement d'autant plus nocif que nombre d'entre eux, petits buveurs d'eau ou transpirant beaucoup, ont un sérum très épais, donc une urine très concentrée, pas assez diluée, qui use le filtre au passage et qui, par contact trop prolongé avec toutes ces matières nocives, amène peu à peu la perte fonctionnelle d'abord, puis anatomique, de certaines cellules du rein. Ici, contrairement aux infections massives microbiennes, qui, du jour au lendemain, détruisent la totalité ou les deux tiers du rein, il s'agit d'un processus éminemment chronique ; c'est par parcelles que le rein se ferme ; le terme de néphrite parcellaire rend admirablement la pensée, et, à ce moment, chez ce malade, sus-normal obèse hyperuricémique, incarnant la santé, il vous est impossible, par tous vos moyens chimiques et même par ceux du laboratoire, de déceler la détérioration minime du parenchyme rénal. Je le souligne : rien à ce moment, absolument rien ne vous permet de faire ce diagnostic anatomique : pas d'albumine dans les urines, aucun symptôme révélateur pour vous guider et vous indiquer ce qui se passe dans la profondeur de ce parenchyme rénal. A ce stade auquel nous faisons allusion, le malade, car c'en est un, ne pisse jamais la nuit ; sa miction du réveil est souvent rare, parfois brûlante, d'une densité très élevée, surtout au lendemain d'un gros repas, d'une fatigue exagérée, d'un voyage en chemin de fer ou d'une partie de chasse. Cette absence d'émission d'urine au milieu de la nuit et cette densité élevée du réveil témoignent et de la stase du sang au niveau du rein pendant la nuit, et de l'existence d'un sang hypervisqueux, dont les éléments normaux ou anormaux, en contact avec la trame délicate des cellules urinifères, sont en train de la léser. OEuvre de temps : tel l'insecte qui creuse sa demeure dans le bois, tels tous ces déchets en trop grand nombre, résultant d'une alimentation exagérée, amorcent des îlots de tissu conjonctif qu'irrite le sérum extravasé, éminemment toxique ; peu à peu, la zone utile du rein se circonscrit de plus en plus, et, si le sujet continue à vivre de la même existence, c'est-à-dire à avoir une consommation exagérée, par production trop abondante de déchets, d'une part, et par lésions parcellaires s'étendant chaque jour, d'autre part, il arrivera fatalement tôt ou tard un moment où l'équilibre sera rompu et où le plasma ne pourra plus être épuré complètement ; il arrivera un moment, dis-je, où la rétention va s'amorcer. Au début, il y aura peut-être des crises libératrices par accès de goutte, par urines alternantes, par crises vasculaires, par phénomènes de suppléance du côté des autres émonctoires : mais, peu à peu, lentement, le plasma sera tellement saturé de déchets que le centre vaso-moteur, plus ou moins impressionné suivant les individus, réagira, et, par le mécanisme de l'hypertension, tâchera de demander aux cellules du rein restées encore saines de compenser le travail des parties à tout jamais perdues.

Le problème consiste, de la part de l'organisme, à faire passer au niveau des parties saines du rein plus de sang dans une unité de temps, afin d'épurer le plasma qui s'encombre de plus en plus de déchets ; ce desideratum ne peut être réalisé que par l'élévation de la pression artérielle, capable d'amener plus de sang au niveau du rein, et ce processus d'hypertension, le sujet le réalise d'autant mieux qu'il est doué d'un cœur résistant et d'un muscle artériel de grande tonicité ; c'est ainsi qu'il amorce l'hypertension définitive, qui, si elle est salutaire pendant quelques années, mènera le sujet *infailliblement* à la faillite cardiaque. Cette hypertension est d'abord nocturne, et je tâcherai de vous en expliquer bientôt la raison ; qu'il me suffise de vous dire que l'hypertension plus ou moins continue, nécessaire à l'épuration du sang, par suite de l'ébranlement communiqué à la paroi artérielle et par la gêne qu'elle impose à la circulation dans les *vasa-vasorum*, ne tarde pas à amener, suivant la qualité vasculaire de chacun, des lésions d'hypertrophie musculaire, qui aboutissent, ainsi que nous l'avons vu, à l'hyperplasie, à la dégénérescence. Peu à peu la paroi artérielle perd ses qualités de contractilité, imposant un travail de plus en plus exagéré au muscle cardiaque, à la pompe centrale.

A côté de cette action toute mécanique, responsable, dans une grande mesure, de l'artério-sclérose définitive qui s'amorce d'abord par hypertrophie de la paroi artérielle, ne perdez pas de vue que ce plasma qui nourrit la tunique interne de l'artère, par imbibition, et les tuniques moyenne et externe, ainsi que le cœur lui-même, est pollué, puisque c'est cette pollution première qui est responsable de l'hypertension ; il ne serait donc pas étonnant qu'elle soit responsable, dans une certaine mesure, comme le veulent Lancereaux et Chantemesse, des lésions de dégénérescence de la paroi artérielle, ce qui a permis à ces cliniciens d'édifier leur théorie de l'artério-sclérose par lésion *primitive* des artères, alors que la majorité des auteurs, Huchard en particulier, admettent l'altération *secondaire* des artères par le mécanisme de l'hypertension.

Peu importe l'origine de tout ce processus qui aboutit *après des années* à l'insuffisance progressive et totale du rein, à la perte d'élasticité progressive de la paroi artérielle, aux troubles de nutrition du cœur, qui s'hypertrophie d'abord pour réaliser l'hypertension compensatrice, mais qui peu à peu s'use par l'assistance qui diminue de jour en jour du cœur périphérique, et dont la fibre musculaire elle-même est mal nourrie par un sérum pollué. Ce cœur hypertrophié, hyperplasié, finit par se laisser dilater, et la tension, d'élevée qu'elle était pendant des années, baisse peu à peu ; à l'hypertension succède l'hypotension par dilatation cardiaque, avec ses œdèmes périphériques, et le malade, rénal depuis longtemps, devient un cardio-rénal, avec des symptômes dus en partie à l'insuffisance du rein, en partie à l'insuffisance du cœur.

Par suite de cette hypertension continue, à certains jours, sous l'influence du froid, de troubles circulatoires momentanés du côté du rein, il y a parfois surélévation de la tension artérielle, et souvent le muscle artériel, déjà hyperplasié, incrusté de sels calcaires, ne peut supporter cet excès de pression et se rompt : tel est le mécanisme de l'apoplexie cérébrale, qui reconnaît pour cause première un rein qui s'est fermé par abus de l'alimentation.

Huchard a donc raison lorsqu'il dit que l'artério-sclérose commence par une intoxication, continue par une intoxication, et finit par une intoxication ; Bouveret, de son côté, avec un grand flair clinique, n'avait-il pas soutenu que l'artério-sclérose n'était qu'une néphrite interstitielle, voulant dire par là qu'à l'origine de ce processus, il fallait voir une lésion rénale, ce qui cadre absolument avec nos idées. Certes, ainsi que nous l'avons vu, il y a plusieurs routes qui mènent à l'artério-sclérose, mais aucune n'est plus directe que l'hypertension, qui est un moyen de protection que met en avant l'organisme pour s'épurer, par suite d'un plasma qui s'est pollué parce que le déchet à excréter était supérieur à la capacité de la cellule rénale. Si l'hypertension est responsable de la perte de l'élasticité de l'artère et de la faillite cardiaque, elle n'aurait pas existé si la ration alimentaire du sujet avait toujours été en proportion directe avec ses besoins réels, en un mot si le sujet avait été un normal. Le sus-normal, en particulier le sus-normal hyperuricémique, par ration globale exagérée, en présentant à la porte rénale une quantité trop considérable de déchets azotés, amorce par le mécanisme de la néphrite parcellaire l'hypertension et l'artério-sclérose. Toutes les statistiques ont prouvé de la façon la plus péremptoire que la goutte, l'uricémie, était le facteur le plus puissant et de la néphrite interstitielle et de l'artério-sclérose, et je souscris sans restriction à cette loi posée par Huchard et vérifiée chaque jour au lit du malade :

la goutte est aux artères ce que le rhumatisme est au cœur.

Le sus-normal hyperglycémique paie, lui aussi, un lourd, tribut à l'artério-sclérose, mais plus tardivement. Au début, par suite de la quantité exagérée de glucose dans son sérum, il fait de la polyurie dans le but de se débarrasser par le rein de son excès de sucre ; cette polyurie, il la réalise, non pas par le mécanisme de l'hypertension, mais par sa soif qui, le poussant à boire beaucoup, lui permet de pisser abondamment. Par suite de cette grande quantité d'eau dont il dispose, la stase rénale nocturne et la détérioration de son filtre rénal sont moins précoces que chez le sus-normal obèse hyperuricémique ; mais, avec le temps, ce n'est pas impunément qu'il laisse passer au travers de son rein tant de corps hydrocarbonés — glucose et autres —, et souvent, très souvent, il devient, sur le tard, lui aussi, un rénal ; du jour où il commence à faire de la néphrite interstitielle parcellaire, par le même mécanisme, mais plus tard, je le répète, il fera, comme l'hyperuricémique, de l'hypertension qui le conduira à l'artério-sclérose, s'il en a le temps, c'est-à-dire s'il n'est pas arrêté en cours de route par un accident mortel dû à sa glycosurie.

Dans le prochain chapitre, en étudiant la densité des urines de nos malades sous-normaux et sus-normaux, je tâcherai de vous expliquer pourquoi chez l'artério-scléreux, à la phase de présclérose, il existe de la polyurie nocturne. J'attirerai d'autant plus votre attention sur ce point, que je considère que c'est le symptôme le plus important, le plus constant de l'hypertension artérielle ; c'est, en quelque sorte, la barrière qui sépare l'hypertension passagère, curable, de l'hypertension définitive, incurable. Aussi longtemps que le malade normal, anormal ou sus-normal, vous dira qu'il ne pisse pas au milieu de la nuit ou qu'il pisse occasionnellement, vous avez la preuve certaine que son hypertension est passagère, qu'elle est de cause *extra-rénale*, dépendant d'un effort momentané de la part de l'organisme pour épurer le plasma : c'est la phase de l'urine alternante de Huchard. A cette période, le processus artério-scléreux — l'hypertension et l'hypertrophie artérielle — n'est pas amorcé, et vous pouvez tout pour arrêter la maladie. Plus tard, lorsque le malade vous dira que régulièrement il pisse une, deux et trois fois chaque nuit, soyez certains que la phase fonctionnelle est dépassée : l'hypertension est permanente, elle est de cause rénale (Ambard), les lésions scléreuses du côté du système artériel et du cœur sont amorcées, et *rien* ne pourra les arrêter. Tout ce que vous pourrez faire, ce sera de modérer leur extension, de prévenir l'intoxication du malade par un régime approprié, et surtout d'éviter toute cause hypertensive nouvelle qui pourrait venir accroître l'hypertension pré-existante.

À la lueur des données précédentes, il nous est facile de comprendre pourquoi l'artério-sclérose est une lésion de l'âge mûr, plus fréquente chez l'homme que chez la femme, atteignant surtout le sus-normal hyperuricémique, constituant une rareté chez le sous-normal et les malades dont l'alimentation est faiblement azotée.

Si vous avez, en effet, bien assimilé ce qui précède, vous comprendrez que l'artério-sclérose n'est pas la maladie de l'enfance, ni celle de l'adolescence. Si, dans certains cas exceptionnels, vous la rencontrez aux abords de la trentaine, c'est par suite d'une cellule rénale de marque inférieure ou qui aura subi une atteinte légère, mais néanmoins capable de permettre à l'organisme de se défendre par l'hypertension de protection. Vers l'âge de quarante à cinquante ans, l'activité de la circulation générale et rénale, ainsi que l'intégrité fonctionnelle du rein, ne sont plus comparables à celles des premières années, et si le sujet demande un trop gros travail à sa cellule rénale, et secondairement à sa cellule musculaire vasculaire, ce sera pendant cette période de quarante à soixante ans que s'amorceront les lésions artérioscléreuses qui, une fois commencées, suivront plus ou moins vite, mais sûrement, leur évolution que rien ne saurait arrêter lorsque la phase organique aura succédé à la phase fonctionnelle.

Aux abords de soixante-dix ans, l'artério-sclérose, si elle n'est plus amorcée, se montre très rarement, et cela pour deux raisons. À cet âge, les faibles vasculaires et les faibles du rein n'existent plus, ils ont été semés en cours de route; seuls surnagent les moyens, ceux dont la ligne de conduite a été la modération, et les forts et extra-forts, ceux qui résistent malgré les abus de toute sorte, qui doivent l'impunité dont ils jouissent à des organes de tout premier ordre, des sujets dont les ascendants sont morts par accident ou ont vécu très vieux, léguant à leurs descendants des cellules capables de résister à tous les chocs d'une existence mal réglée.

Au point de vue du sexe, il est bien évident, pour celui qui a un peu de pratique, que l'artério-sclérose est infiniment moins fréquente chez la femme que chez l'homme, et ce privilège, le sexe faible le doit à ses habitudes alimentaires, car le plus souvent la femme est plus modérée en ce qui concerne la ration solide et liquide. Si elle est très souvent sus-normale obèse, ce n'est pas en général par alimentation exagérée; le plus souvent, c'est par sédentarité, du moins à l'île Maurice, où la femme se dépense généralement peu physiquement, ce qui, avec la température élevée, est la grande cause responsable de l'embonpoint exagéré de la créole. Son état sus-normal obèse est le fait d'une dépense physique réduite, et parfois d'une ration hydrocarbonée trop abondante qui accentue son état d'obésité et la fait très souvent évoluer vers l'hyperglycémie; c'est pourquoi la glycosurie est très fréquente chez la femme. De ce fait, à la phase terminale de cet état, lorsque la cellule rénale a été fatiguée et usée par le passage incessant de ces matières sucrées, on voit assez souvent survenir une albuminurie légère terminale, indice d'une lésion rénale qui peut parfois, par le mécanisme de l'hypertension, amorcer une artério-sclérose, mais cela à la condition que la phase cachectique du diabète n'ait pas sonné, car alors, du fait de la mauvaise nutrition générale, le cœur ne peut plus trouver dans le milieu ambiant de quoi s'hypertrophier et réaliser l'hypertension qui mène à l'artériosclérose.

Quoi qu'il en soit, l'artério-sclérose se rencontre rarement chez la femme avec la même netteté que chez l'homme susnormal hyperuricémique, la goutte, avec ses manifestations typiques, est relativement rare chez elle ; elle est moins exposée au saturnisme; elle peut moins facilement réaliser l'hypertension d'effort, étant moins adonnée que l'homme aux travaux musculaires exagérés. Si, par son système nerveux plus excitable, elle réalise plus aisément, à la suite d'émotions diverses, l'hypertension par vaso-constriction périphérique, du fait de ce même système nerveux plus excitable, elle est plus sujette aux crises vasculaires, qui, par leur répétition, peuvent être douloureuses et pénibles, mais qui sont salutaires par le mécanisme que nous avons décrit. Enfin, malgré les atteintes légères des maladies microbiennes, malgré les grossesses qui sont si souvent le point de départ de néphrites latentes qui s'accuseront dans l'avenir, la femme doit, en dehors des raisons précitées, le privilège d'échapper très souvent à l'artério-sclérose, à sa saignée mensuelle qui l'épure, soulage le rein et qui, jusqu'aux approches de la ménopause, la protège contre toutes les influences nocives qui peuvent l'assaillir. Mais je vous demande de bien vous graver dans l'esprit que c'est grâce à sa ration azotée généralement moins abondante que celle de l'homme qu'elle échappe surtout à la goutte et à l'insuffisance partielle de la cellule rénale, l'antichambre de l'artério-sclérose.

Il me reste enfin à vous parler de la fréquence de l'artério-sclérose suivant les races, et je ne crains pas de me tromper en affirmant que cette maladie, ce grand processus morbide éminemment destructeur, est l'apanage de l'Européen, dont la nourriture mixte et fortement carnée est un des facteurs les plus puissants de son développement. La maladie une fois réalisée, ce qui implique un état toxique du plasma, il est facile de comprendre l'influence énorme de l'hérédité, qui constitue une grande cause prédisposante, un terrain tout favorable sur lequel, à la faveur des excès commis par les descendants, vous verrez se reproduire l'artério-sclérose similaire ou sous une forme anatomique variée.

Afin de confirmer ce que je viens de vous dire, vous me permettrez de vous initier aux habitudes alimentaires de l'Indien, de cette race bien spéciale, qui constitue les deux tiers de la population de l'île Maurice; voyons comment il convient d'interpréter l'immunité presque complète de ce type vis-à-vis de l'artério-sclérose. Mon expérience à ce sujet est assez grande parce que j'ai eu occasion d'étudier et leurs habitudes et leurs maladies; mais, afin de donner plus de poids aux faits que je vais avancer, je me suis adressé à certains de mes confrères dont la clientèle est surtout composée d'Indiens. Par leur situation comme médecins des propriétés sucrières, des hôpitaux publics et des dispensaires, ils ont eu plus souvent l'occasion de se trouver en contact avec ces malades et de pratiquer des autopsies, élément d'étude important qui m'a fait défaut. J'ai donc adressé à mes distingués confrères, Clarenc, Ménagé, Rouget, Guérin, Senneville, Ulcoq, Lesur, de Chazal et Vinson, le questionnaire suivant, et je les remercie sincèrement de l'empressement qu'ils ont mis à me répondre et à me faire bénéficier de leur grande expérience clinique.

1° L'obésité est-elle fréquente chez l'Indien?

2° L'artério-sclérose avec ses manifestations rénale et cardiaque (affection cardiaque de cause vasculaire), est-elle commune chez l'Indien?

3° L'Indien meurt-il souvent d'hémorragie cérébrale ?

4° Fréquence du diabète et de la goutte ?

Avant de vous faire part de l'opinion de mes confrères, permettez-moi, en quelques mots, de vous initier aux habitudes de ce peuple, remarquable par ses qualités d'endurance et de travail.

L'Indien est le pivot de l'agriculture à Maurice ; c'est à lui que nous devons la richesse de notre sol, et il faut voir ce qu'il peut faire d'un champ inculte, souvent rocheux, couvert de brousse, pour se rendre compte de sa vigueur sous un climat brûlant où le thermomètre accuse souvent 30° à 33° C à l'ombre. Nombre d'entre eux, après avoir accompli la tâche due à leur maître, cultivent leur lopin de terre l'après-midi, fournissant ainsi un travail physique énorme. Or, cette grosse dépense musculaire, l'Indien l'accomplit avec une alimentation qui est en général la suivante : à son réveil, à quatre heures du matin, il consomme 250 grammes de riz, avec une portion de dholl (une fécule analogue à la lentille), le tout froid, cuit de la veille.

A dix heures, 250 grammes de riz avec du dholl chaud, et parfois un peu de poisson salé.

Le soir, 250 grammes de riz, avec un légume vert quelconque accommodé avec du safran.

On lui alloue de plus une certaine quantité d'huile de coco, qui constitue sa ration de matière grasse, et, pendant la saison de la récolte, il fait une assez grande consommation de sucre en mangeant chaque jour une ou deux cannes.

Cela est le menu des hommes de «grande bande», c'est-à-dire de ceux qui accomplissent la plus forte tâche. L'alimentation de ceux qui travaillent moins, et des femmes, tout en étant la même, est plus réduite comme quantité.

L'Indien consomme *exceptionnellement* de la viande ou du poisson ; certaines sectes n'en mangent *jamais*. Nombre d'entre eux, je dirai même la plupart, n'usent pas de lait, de pain, d'œufs, de fromage, non parce qu'ils n'aiment pas ces produits, mais en raison de leurs salaires réduits.

Enfin, j'ajouterai que l'Indien est généralement sobre, grand buveur d'eau, et fumant peu.

Il y a certainement des exceptions, mais tels sont le régime et le *modus vivendi* de la plupart d'entre eux. Il suffit de lire avec attention ce qui précède pour conclure que la ration de l'Indien est très fortement hydro-carbonée, mais *très pauvre en albumine*. Retenez ce fait, il a une grande importance.

Or, la réponse de tous mes confrères est unanime sur le point suivant :

L'obésité est inconnue chez l'Indien qui travaille; elle ne se rencontre que chez l'Indien aisé, sédentaire, paresseux, et chez certaines femmes. Donc, premier point : l'état sus-normal (obésité) est une rareté chez l'Indien, ce qui implique que l'obésité de cause glandulaire de Carnot est assez exceptionnelle chez cette race, et il convient de tirer l'enseignement précieux, que, dans la très grande majorité des cas, elle est le résultat d'une alimentation supérieure aux besoins de l'organisme, d'une consommation trop abondante par rapport aux dépenses.

Le diabète se rencontre assez souvent chez l'Indien, et cela ne saurait nous étonner, puisque sa ration hydrocarbonée est très riche, et l'Indien ou l'Indienne, obèses, sédentaires, s'ils consomment en excès la molécule hydro-carbonée sous forme de l'amidon du riz, sont exposés à voir cette molécule, *inutilisée* à certains moments, encombrer leur plasma, au point d'être expulsée par la voie rénale, et de se traduire sous forme de gly-cosurie. Donc, le diabète, sans être d'une très grande fréquence, se rencontre chez l'Indien, contrairement à la goutte, qui est une *rareté*, et il n'en peut être autrement. A la goutte est associé intimement le métabolisme de la molécule azotée; or, cette molécule est très peu abondante dans la ration de l'Indien, et grâce à son activité physique énorme, à sa vie au grand air qui lui fournit une ample provision d'oxygène, il est capable d'amener à un état d'oxydation complet sa molécule azotée, qui quitte l'organisme sous forme d'urée, produit des plus facilement dialysables, le produit type adapté à l'excrétion rénale. L'Indien, d'autre part, n'a pas les préoccupations cérébrales de l'Européen, capables d'annihiler le ferment uréogénique du foie; il est ennemi de l'alcool, et, étant grand buveur d'eau il ne donne pas à la cellule rénale la possibilité de s'encrasser. L'hyperuricémie, l'uricémie, c'est-à-dire la goutte classique, pas plus que la lithiase urique rénale et la goutte latente, ne se voient chez l'Indien, et, si cela est exact, l'hypertension qui conduit à l'artério-sclérose par le processus que nous avons indiqué, et l'hémorragie cérébrale, qui est l'expression et de l'artério-sclérose et d'une crise d'hypertension surajoutée, doivent être également assez rares chez l'Indien, et tel est le cas.

Voici d'abord l'opinion du Dr Rouget, qui nous dit : « qu'il a très rarement rencontré chez l'Indien l'artério-sclérose, avec phénomènes cardiaques». Plus loin, ce même médecin ajoute : «L'hémorragie cérébrale est excessivement rare chez l'Indien. Je ne pense pas l'avoir rencontrée plus d'une demi-douzaine de fois pendant dix-huit ans de pratique». Cette assertion, émanée d'un de nos confrères dirigeant le plus grand établissement hospitalier de Maurice, a un immense poids.

Voici encore l'opinion du Dr Ménagé : «La néphrite interstitielle ou néphrite artérielle est très rare chez cette race, ainsi que les cardiopathies artérielles ; l'hémorragie cérébrale est peu fréquente ». Tel est le résultat d'une expérience de vingt années comme médecin des propriétés sucrières et d'un hôpital public dont la clientèle est recrutée principalement parmi les Indiens.

Je ne vous citerai pas les extraits des lettres de mes autres confrères, Guérin, de Senneville, Clarenc, et les communications orales des Drs Harel et Tennant. C'est le même refrain : rareté de l'artério-sclérose et de ses manifestations rénales et cardiaques, rareté de l'hémorragie cérébrale. Parmi l'opinion de mes confrères, j'attache une très grande importance à celle du Dr Tennant, ancien externe de Huchard, qui, poussé par la foi que lui a communiquée son ancien maître, aurait pu voir l'artério-sclérose là où elle n'existe pas. Son opinion négative témoigne et de son bon sens clinique et de la rareté de ce processus chez cette race.

Je dois dire que trois autres de mes confrères, les Drs Ulcoq, Lesur et Vinson, me disent avoir rencontré un peu plus fréquemment l'artério-sclérose et l'hémorragie cérébrale chez l'Indien ; mais, sans être aussi catégoriques que les premiers, ils ajoutent néanmoins que cette maladie leur semble infiniment moins fréquente que dans les autres classes de la société.

Enfin, mon confrère le Dr de Chazal, dont l'expérience est très grande, nous dit ceci : « J'ai souvent remarqué que l'Indien vieillissait tôt, tout en maigrissant et en perdant sa vigueur.

L'épaississement des artères est commun chez cette classe d'individus. S'il y a une différence entre l'hathérone et l'artériosclérose, je dirai que l'Indien est assez fréquemment athéromateux. La localisation rénale de l'artério-sclérose me paraît rare chez lui.

Cette opinion du Dr de Chazal semble vraie, et j'ai remarqué comme lui que l'Indien était très vigoureux vers quarante et cinquante ans ; il maigrissait et vieillissait tôt, et encore ici il est facile d'expliquer cette sénilité précoce par son genre d'alimentation. Au cours de l'état adulte, le plasma de l'Indien, peu encombré de matériaux albuminoïdes, l'expose peu à la fatigue matinale, aux douleurs de toutes sortes (à l'exception de celles dues à l'hyperfonctionnement de ses cellules) ; son plasma hypovisqueux lui assure une circulation très active, et le liquide nourricier, très abondamment pourvu de la molécule hydrocarbonée, qui est la molécule nécessaire à la fabrication du calorique et de l'énergie, lui permet de se livrer à un rude travail, auquel ne pourrait se soumettre l'Européen, gros mangeur de viande, dont la fatigue matinale et les algies de toutes sortes sont la signature d'un plasma hypervisqueux, pollué par des matériaux albuminoïdes en excès. La ration hydrocarbonée de l'Indien explique sa vigueur, mais, ainsi que vous pouvez vous en convaincre, sa ration albuminoïde est très pauvre ; or, si cette ration peut assurer pendant quelque temps le fonctionnement de ses glandes digestives et de ses cellules musculaires, elle est trop restreinte et elle ne suffit pas pour la régénération de son protoplasma, dont la composition intime, vous le savez, est l'albumine de constitution.

La régénération insuffisante de la molécule albuminoïde chez l'Indien, nous explique pourquoi, ainsi que l'a remarqué avec raison le Dr de Chazal, il vieillit tôt, quoique étant, à une certaine période de son existence, très vigoureux. Il faudrait, je crois, un moyen terme, qui serait le suivant : un peu d'albumine à l'Indien et un peu moins, je devrais dire beaucoup moins, à l'Européen ; mais, quoi qu'il en soit, j'espère vous avoir démontré la rareté du processus artério-scléreux chez cette race qui pourtant n'échappe pas aux infections diverses, à la syphilis, à la malaria notamment, à la grippe, et enfin à la gale, si souvent cause chez l'Indien de ces infections rénales massives qui se traduisent par une grosse albuminurie, laissant souvent des tares rénales du type néphrite épithéliale et mixte. Malgré ces prédispositions, grâce à leur existence au grand air, au peu de tension de leurs cellules cérébrales, à leur sobriété relative, au peu d'abus du tabac, au privilège dont ils jouissent de ne pas manier de plomb, dont l'action sur le rein est si néfaste, et à leur ration *peu azotée*, ils paient un faible tribut à l'artério-sclérose, qui est surtout l'apanage, je le *répète* et le *souligne*, du *sus-normal obèse hyperuricémique*, c'est-à-dire du pléthorique, gros mangeur, buveur, goutteux larvé ou manifeste.

Je m'excuse d'avoir retenu votre attention aussi longtemps, mais, ainsi que je vous le disais au début de ce chapitre, une migraine, un lumbago, voire une colique néphrétique, ne sont rien, on n'en meurt pas; mais l'artério-sclérose et ses aboutissants dont je n'ai pas à vous faire l'histoire clinique, représentés par la néphrite interstitielle et l'urémie terminale, l'hypertrophie du cœur, avec l'angine de poitrine vraie, et l'insuffisance cardiaque par dilatation et dégénérescence du myocarde, et les autres manifestations vasculaires pulmonaires et cérébrales, dont la plus grave est l'apoplexie par rupture de la sylvienne, sont des états *incurables* quoique susceptibles, dans certains cas, de permettre une légère survie, mais au prix de quelles souffrances et de quels sacrifices!

J'espère vous avoir convaincus, et je voudrai que vous puissiez imprimer en caractères indélébiles cette vérité absolue que, s'il y a plusieurs routes qui mènent à l'artério-sclérose, aucune n'y conduit plus directement, plus sûrement, que l'état sus-normal hyperuricémique, et que si l'artério-sclérose est une maladie incurable, c'est, par contre, une des affections les plus faciles à prévenir; c'est à l'*hygiène seule* qu'il faut demander ce secret, et non à la pharmacie, dont l'iodure n'est qu'un trompe-l'œil, pas plus qu'aux courants de haute fréquence, qui ne seront qu'un palliatif et non une médication pathogénique, c'est-à-dire causale.

CHAPITRE XIII

LA DENSITÉ DE L'URINE AU RÉVEIL

Au cours de mes études, depuis ces dernières années, je n'ai pas manqué d'avoir constamment l'attention attirée sur un organe dont je n'ai pas à faire comprendre l'importance et dont l'intégrité m'a paru indispensable pour le maintien de la santé : je veux parler du rein. Je viens d'insister dans le chapitre précédent sur le rôle que joue l'insuffisance rénale parcellaire dans la production de ce grand processus artério-scléreux, et je vous ai fait voir que dans certains cas ce syndrome était l'aboutissant d'une réaction de défense de l'organisme, l'hypertension artérielle, qui a pour but de libérer un plasma pollué. Je voudrais encore attirer votre attention sur le fonctionnement de la cellule rénale et vous mettre entre les mains un moyen simple, pratique, de vous assurer que le budget de votre malade est bien équilibré, et poser quelques bornes indicatrices, vous permettant de prévoir de bonne heure que le malade s'achemine vers des lésions irréparables.

Je n'ai nullement l'intention d'étudier avec vous l'urine et toutes les altérations susceptibles de venir fausser sa composition normale ; un volume tout entier n'y suffirait pas, et dans vos traités classiques, vous trouverez tout ce qui se rapporte aux analyses quantitatives et qualitatives de ce liquide. Je veux simplement vous permettre d'expertiser tout sujet, au point de vous assurer si son assimilation et sa désassimilation sont normales.

Dans un des premiers chapitres, je vous ai défini l'homme normal, et je vous ai montré que tout sujet adulte devait avoir un poids en rapport avec sa taille, ce qui signifie que dans les conditions de l'existence où il se trouve, — climat et travail, — il avait à sa disposition suffisamment de matériaux alimentaires pour la régénération de ses cellules et pour lui permettre de fabriquer le calorique et l'énergie dont il avait besoin. Je n'ai pas manqué d'attirer votre attention sur ce point très important, que de nombreux sujets, malgré un poids en rapport avec leur taille, présentaient des désordres multiples et variés, indices d'un plasma pollué impressionnant les filets nerveux sensitifs et les centres vaso-moteurs; vous vous souvenez que je les ai appelés les normaux-anormaux, et que j'ai rattaché leurs désordres à une ration albuminoïde exagérée, dont nous avons la preuve par l'excrétion élevée de l'urée et des urates, les aboutissants ultimes de la désintégration de la molécule albuminoïde.

Nous connaissons assez l'histoire de nos sous-normaux pour que je puisse étudier avec profit un point tout spécial de l'excrétion urinaire de nos malades : je veux parler de l'étude de la densité de l'urine émise au premier réveil du sujet, entre quatre et six heures du matin.

Je ne termine jamais l'interrogatoire d'un malade sans lui poser la question suivante : Vous urinez, n'est-ce pas, en vous couchant et à votre réveil ? Voulez-vous me dire si, dans l'intervalle de ces deux mictions, celle du soir et celle du matin, vous urinez également. Il faut bien préciser cette question, afin que le malade vous comprenne et vous donne une réponse catégorique.

Trois cas sont à envisager : certains malades vous diront qu'ils n'ont jamais aucune miction entre celle du coucher et celle du réveil ; d'autres vous diront qu'ils sont *occasionnellement* éveillés pour uriner au milieu de la nuit; les derniers enfin vous diront qu'ils urinent une, deux et trois fois la nuit.

Pour le moment, nous nous occuperons du premier groupe de malades qui n'urinent qu'au coucher et au réveil. Je leur recommande de m'adresser pendant trois jours consécutifs, ou à trois reprises différentes, de deux jours en deux jours, toute la quantité d'urine émise au réveil sans mélange avec ce qui aura été fait au coucher, et l'étude de la densité de cette urine du réveil m'a fourni, dans certains cas, des indications des plus importantes, ainsi que vous pourrez en juger bientôt.

Auparavant, je vous demanderai de me permettre de vous rappeler ce qu'est l'urine et ce qu'est la cellule rénale qui la sécrète.

L'urine est une solution aqueuse qui contient la plupart des déchets de l'organisme, dont les uns représentent les produits excrémentitiels de la vie cellulaire : ce sont les déchets endogènes ; les autres, la transformation ultime des désintégrations des molécules alimentaires : ce sont les déchets exogènes.

La cellule rénale, réduite à sa plus simple expression, a une structure toute spéciale. Elle a pour mission d'extraire du sang et l'eau qui représente la partie liquide de l'urine et les déchets dont nous venons de parler, qui en représentent la partie solide. Par déchets, j'entends tout ce qui est inutile et inutilisable pour l'organisme. Cette cellule est fixe ; le sang dont elle doit extraire l'urine lui est apporté par la voie vasculaire, laquelle est pourvue d'un appareil nerveux vaso-constricteur et vaso-dilatateur émané du système sympathique, et qui lui arrive par la voie des splanchniques.

Ces quelques données suffisent pour vous rendre compte de la complexité du mécanisme de la sécrétion urinaire, qui dépend de plusieurs facteurs :

1° De la qualité de la cellule rénale ; peu importe par quel mécanisme a lieu cette sécrétion ; il suffit de retenir qu'elle ne sera possible et effective qu'à la condition absolue que la cellule rénale ait une structure normale.

2° De la qualité du plasma ; suivant sa viscosité plus ou moins grande, la sécrétion de l'urine sera plus ou moins facile.

3° Du système nerveux rénal et général, capable d'élever ou d'abaisser la tension artérielle, cause que, dans une unité de temps, il passera beaucoup ou peu de sang au travers du rein.

La sécrétion de l'urine ne sera donc possible qu'à la condition absolue que la cellule rénale soit saine et qu'il y ait suffisamment de sang qui l'aborde dans une unité de temps, afin qu'elle puisse accomplir sa tâche de cellule sécrétante.

La cellule rénale n'est qu'un des émonctoires de l'organisme, qui, avec la voie pulmonaire, intestinale et cutanée, est chargée de rejeter au dehors les déchets de toutes sortes ; mais à elle est dévolu le rôle principal d'expulser au dehors les quatre cinquièmes de l'azote introduit dans l'organisme. Toute molécule albuminoïde, après avoir parcouru son cycle de désintégration dans l'économie, est expulsée au dehors sous forme d'urée d'une part, et, d'autre part, sous forme d'acide urique et d'urates, qui représentent, vous vous en souvenez, la désintégration des nucléo-albumines, les unes d'origine endogène, les autres d'origine exogène. De plus, à l'état normal, la presque totalité des éléments minéraux éliminés par l'organisme se trouve dans l'urine.

La densité de l'urine permet de se rendre compte du poids des matières solides contenues en dissolution dans ce liquide, et, à l'état normal, on peut dire qu'elle est commandée par la quantité d'urée et d'urates qu'il contient, abstraction faite des éléments minéraux, et surtout du sucre, qui en constitue un élément étranger et qu'il convient d'écarter.

En un mot, nous pouvons dire qu'une urine très dense, si nous nous sommes assuré qu'elle ne renferme pas de sucre, contient une forte proportion de déchets azotés, sous forme d'urée et d'urates, et, inversement, toute urine peu dense contient une très faible proportion de ces substances. C'est ainsi, par exemple, que l'urine des carnivores, de densité très élevée, est très riche en urée et en acide urique, alors que celle des herbivores, peu dense, contient beaucoup d'acide hippurique, mais peu d'urée, et peu ou pas d'acide urique.

Pendant près de trois ans, je me suis astreint presque régulièrement à prendre ma densité urinaire au réveil, et cela m'a permis tout d'abord de confirmer cette belle loi posée par le Professeur Roger : « Tous les phénomènes biologiques s'accomplissent suivant un rythme comportant des ondulations plus ou moins accentuées ». Cela ne peut être autrement si vous vous reportez aux conditions qui influent la sécrétion urinaire ; je ne parle pas des différences énormes qui séparaient mes densités l'une de l'autre, lorsque je m'étais fatigué la veille à la suite d'un exercice physique un peu exagéré, ou à la suite d'une nuit blanche passée auprès d'une parturiente, mais même lorsque, pendant quelques jours consécutifs, je prenais à peu près la même ration solide et une quantité égale de liquide, ma densité d'un jour au réveil n'était pas exactement celle de la veille et du lendemain : cela pour la raison bien simple que le métabolisme cellulaire n'est pas comparable chaque jour, tant de causes insensibles pouvant augmenter ou diminuer la tension artérielle, laquelle est directement responsable de la circulation du sang au niveau du rein, et règle ainsi l'excrétion de l'eau dont la plus ou moins grande abondance diminue ou augmente la densité de l'urine, en supposant que l'élément solide soit le même.

Néanmoins, ces écarts ne sont pas si considérables, et nous avons pu nous arrêter à une donnée suffisamment pratique, capable de nous orienter et de tirer quelques déductions qui me paraissent être du plus haut intérêt.

Je me suis servi pour mes études d'un densimètre de petit calibre, et, afin d'être certain de sa précision, je l'ai vérifié avec un densimètre perfectionné de la maison Gallois, contrôlé par la régie. Ce petit densimètre a l'avantage de nous permettre d'opérer sur un échantillon de 100 grammes d'urine, quantité qui souvent n'est pas dépassée par certains malades à hypotension très accusée, en une miction du réveil.

Depuis trois ans, j'ai donc pris systématiquement la densité de l'urine du réveil de la plupart des malades qui m'ont consulté et de toutes mes parturientes, et j'ai étudié une fois par semaine la densité de ces dernières jusqu'au moment de leur délivrance. J'ai pu ainsi recueillir un certain nombre de matériaux qui vont me permettre de soumettre à votre bienveillante attention quelques enseignements dont, je l'espère, vous apprécierez la portée.

Il est bien entendu que la densité de l'urine émise au réveil ne préjuge en rien celle qui sera rendue par le malade deux heures plus tard ou après son déjeuner, et même l'après-midi. Je n'ai pas la prétention, rien qu'avec cette unique densité du matin, de juger de la diurèse totale du malade pendant les vingt-quatre heures et de savoir exactement la proportion de matériaux solides qu'il excrète. La vie du médecin est assez bien remplie et assez compliquée pour que nous profitions d'une donnée clinique capable de nous éclairer, et j'espère que l'étude seule de la densité de l'urine du malade au réveil, complétée parfois par celle de l'urine émise quatre heures après le déjeuner, nous donnera certains indices capables de nous guider dans notre thérapeutique et aptes à nous faire comprendre les symptômes éprouvés par le malade, symptômes révélateurs d'où découleront quelques conseils pouvant les soulager momentanément et prévenir des désordres plus graves pour l'avenir.

Je me suis adressé à la première émission du matin, attendu que c'est celle qui représente le mieux le travail intime cellulaire, avec une tension artérielle moyenne. Pendant le jour, tous les actes de la vie, la pensée, une émotion, la digestion, la marche, l'exercice plus ou moins continu, la transpiration, sont des conditions qui modifient dans de trop grandes proportions la tension artérielle, et secondairement l'excrétion de l'eau de l'urine ; il ne serait pas possible d'avoir un point de repère aussi constant que celui du matin.

Je vous rappelle que sir William Roberts, CH. Richet et Gley, dès 1888, ont prouvé que pendant le cycle de la nuit la quantité d'urine sécrétée était moindre que celle rendue pendant la période diurne, et l'absence de tout stimulant organique et sensoriel pendant le sommeil vous explique, en effet, pourquoi la circulation générale et rénale se ralentit, d'où moins de sang qui passe au travers du rein et émission d'une urine d'une densité plus élevée que celle du jour, contenant proportionnellement plus de solides. Gravez-vous cela dans l'esprit: pendant les douze heures de la nuit, le sujet normal doit rendre un peu moins d'urine que pendant les douze heures du jour.

Un deuxième point sur lequel j'attire votre attention est le suivant: la densité d'une urine n'est pas en rapport avec sa coloration, il est incontestable que certaines urines d'apparence hépatique, riches en urates déposant même parfois, vous permettront de prédire que leur densité est très élevée, comme certaines autres d'apparence aqueuse vous laisseront préjuger que leur densité est basse. Mais, malgré l'habitude que j'ai de relever les densités, j'ai été souvent induit en erreur, et en comparant une urine colorée avec une autre transparente, j'ai été très surpris de trouver cette dernière d'une densité plus élevée, alors même qu'elle ne contenait pas de glucose. C'est ainsi, pour ne citer qu'un exemple, que certaines urines ictériques, dont vous connaissez l'apparence, auront une densité très basse, ce qui permet de conclure que la matière colorante, à elle seule, n'est pour rien dans le chiffre de densité, qui est uniquement en rapport avec la plus ou moins grande partie de l'élément solide de l'urine.

La densité urinaire varie dans de très grandes limites, entre 1000 et 1040; cela tient, je le répète, à la proportion respective de l'eau et des matériaux solides.

Afin de nous orienter dans l'étude à laquelle nous allons nous livrer, j'ai dû classer la densité de tous mes malades en trois catégories, qui nous laissent une marge suffisante capable de nous permettre *dans certains cas,* je ne dis pas dans tous, de tirer une déduction pronostique utile pour le malade, immédiatement, et surtout pour son avenir.

Pour ce qui va suivre, nous aurons d'abord en vue le malade qui ne pisse pas entre la miction du coucher et celle du réveil. Tout à l'heure nous nous occuperons de la deuxième classe de sujets, ceux qui urinent occasionnellement la nuit, ceux qui pissent une, deux ou trois fois.

Cette première constatation que votre malade n'urine pas la nuit est d'abord des plus rassurantes : cela vous indique qu'il n'a pas d'hypertension permanente de cause rénale. Le fait de n'être pas réveillé vous permet d'affirmer que l'hypertension physiologique nocturne est respectée chez lui.

Si vous étudiez la densité de son urine au réveil, vous relèverez au densimètre une densité que j'appellerai :

Moyenne, entre 1015 et 1022 ;

Faible, au-dessous de 1015 ;

Forte, au-dessus de 1022 ;

Il est bien entendu que tous ces chiffres sont rapportés à la température de + 15° C. Le tableau qui accompagne le densimètre permet facilement de faire ces corrections.

A l'état normal, le sujet idéal ou supposé tel, dont le poids est en rapport avec la taille, ce qui implique qu'il n'est ni inanitié ni suralimenté, doit avoir au réveil une urine de densité moyenne, aux environs de 1018, 1020, 1022, à la condition qu'il ne soit pas fébrile, qu'il ne se soit pas livré à un exercice physique exagéré, qu'il n'ait pas beaucoup transpiré, qu'il n'ait eu ni diarrhée, ni vomissement, et à la condition enfin que sa ration d'eau ait été suffisante. Sa densité aux environs de 1020 indique qu'il existe dans l'urine une quantité de matériaux solides en rapport avec la ration alimentaire, que le métabolisme a été suffisant, qu'il y a eu, en un mot, quelque chose à métaboliser, que le rein a bien travaillé, que le filtre est bon, et enfin qu'une quantité suffisante d'eau a passé au travers des glomérules ; par conséquent, que la pression qui règle le cours du sang en général, et au travers du rein en particulier, a été normale.

Ce sujet, dont le poids est en rapport avec la taille, représente donc le sujet à nutrition suffisante, à excrétion suffisante. Vous ne devez relever chez lui aucun phénomène morbide, pas de phénomènes de rétention, sous forme de douleur, de fatigue ; pas de symptômes de suppléance du côté de l'estomac, sous forme de vomissements ; du côté de l'intestin, sous forme de diarrhée ; du côté de la peau, sous forme d'eczéma ; c'est celui qui, grâce à une circulation régulière et active, est peu exposé aux infections : c'est, en un mot, l'homme normal.

Je n'ai pas besoin de vous dire que vous rencontrerez rarement ce type, car non seulement il est une exception, mais, même s'il existait, il ne viendrait pas vers vous, attendu que, ne présentant aucun symptôme morbide, il n'aurait cure de solliciter vos conseils ; par conséquent, le malade que vous aurez à examiner, et dont vous étudierez la densité urinaire au réveil, ne pourra être qu'un normal-anormal, un sous-normal ou un sus-normal. Tâchons de voir ce que sera la densité de l'urine du réveil chez les différents malades de ces trois variétés.

Lorsque la densité est moyenne, aux environs de 1020, les indications sont médiocres et n'ont pas l'importance des densités basses et élevées. Aussi, faisant abstraction des densités moyennes, voyons l'enseignement qui se dégage de celles qui sont fortes ou basses.

Une densité, élevée au-dessus de 1022, soit de 1025, 1030, 1035, et exceptionnellement de 1040, doit immédiatement vous faire penser :

1° Que la partie solide de l'urine est augmentée ;

2° Que la partie liquide est diminuée :

Il convient néanmoins de vous assurer que le malade n'est pas un fiévreux, car, ainsi que vous le savez, au cours des processus fébriles, de certains d'entre eux tout au moins, il y a exagération des combustions organiques, mise en liberté d'un grand nombre de déchets incomplètement oxydés, d'autant plus capables d'augmenter la proportion de la partie solide de l'urine que le malade, très souvent, a pris de l'antipyrine, qui abaisse la tension artérielle et amène une sudation venant encore diminuer l'eau disponible qui devrait être excrétée par le rein.

Assurez-vous que le malade ne s'est pas dépensé d'une façon exagérée la veille ou l'avant-veille : tout hyperfonctionnement cellulaire, surtout musculaire, libère un grand nombre de déchets venant élever la densité par augmentation de la partie solide de l'urine et par l'hypotension qui succède généralement à tout exercice physique un peu violent et de longue durée. Mise en liberté de déchets incomplètement oxydés et hypotension consécutive, avec urines très denses, hautes en couleur, témoignent de l'état du sang, qui ne peut s'épurer dans une unité de temps par la cellule rénale encombrée, d'une part, par les déchets trop abondants, dont plusieurs sont peu adaptés à l'excrétion rénale, et par l'hypotension vasculaire, d'autre part. Par imbibition des nerfs avec ce plasma pollué, dont l'épuration est rendu difficile, les neurones crient, d'où l'origine de ces douleurs et de cette sensation qui succèdent à l'hyperfonctionnement cellulaire chez le sujet non entraîné, plus ou moins rétentionniste, du fait d'une alimentation mal comprise.

Assurez-vous aussi que le malade dont la densité urinaire est élevée le matin n'a pas une concentration relative de ses urines par déperdition exagérée d'eau par un des autres émonctoires, ainsi que cela se voit lorsque pour une raison ou une autre le malade a transpiré abondamment la veille, a eu de la diarrhée spontanée ou consécutive à un purgatif, a eu des vomissements. Assurez-vous également que la température n'a pas été trop élevée : toute question de déperdition d'eau par la voie pulmonaire ou cutanée mise à part, l'élévation de la température est cause d'hypotension qui contrarie, dans une certaine mesure, la circulation générale et rénale.

Enfin, bien que l'apparence uratique des urines, leur coloration foncée témoignent d'une augmentation de la proportion des déchets azotés, vous devez, afin d'éviter toute cause d'erreur, rechercher la présence du sucre dans toute urine de densité élevée, surtout si elle est légèrement mousseuse et si elle est transparente ; avec une certaine habitude, on peut, presque à coup sûr, rien que par l'inspection du liquide et la constatation d'une densité élevée, prédire qu'il contient du sucre.

La route étant ainsi déblayée, nous nous trouvons en présence d'une émission d'urine matinale de densité élevée, 1025, 1030 et au-dessus, ne pouvant appartenir qu'à un normal dont la densité élevée relève d'une des causes que nous venons d'étudier (fièvre, fatigue physique exagérée, chaleur), à un sous-normal, à un normal-anormal, ou enfin à un sus-normal. Dans l'étude qui va suivre, ce qui sera dit s'applique également à l'homme et à la femme ; nous ferons remarquer seulement que l'urine de cette dernière est en général moins dense que celle de l'homme, la partie solide de l'urine étant moins forte chez elle du fait de son alimentation un peu moins abondante, surtout sa ration albuminoïde.

Lorsque l'urine du réveil, de densité élevée, appartient à un sous-normal, c'est-à-dire à un inanitié relatif ou absolu, il est bien évident que cette densité forte ne peut être due à une exagération de la partie solide de l'urine, attendu que ce qui caractérise l'état du plasma, chez cette catégorie de malades, c'est justement la pauvreté de leur liquide nourricier. Ces malades, soit qu'ils aient peu de molécules alimentaires à leur disposition, par pauvreté ou par toute autre cause, soit qu'ils se trouvent dans l'incapacité d'assimiler la molécule alimentaire consommée en trop grande abondance par suite d'un état d'infériorité du tube digestif, laissent entrer dans le plasma peu de matériaux utiles dont la désintégration finale pourrait constituer une grosse proportion de l'élément solide de l'urine. Si donc leur densité du matin est élevée, et elle l'est assez souvent, c'est que parfois leur ration liquide est dérisoire ; l'interrogatoire vous apprendra, en effet, que certains de ces malades, des femmes notamment, boivent à peine quelques gorgées d'eau à chaque repas ; si vous songez qu'il y a toujours une certaine perte d'eau par la transpiration insensible, par l'expiration pulmonaire, vous ne serez nullement étonnés de constater chez ces malades sous-normaux une densité urinaire du matin très élevée par manque d'eau.

Le plus souvent, en dehors de cette cause, la densité élevée du matin des sous-normaux tient avant tout et surtout à leur hypotension artérielle très accusée. Ainsi que je vous le disais plus haut en schématisant les fonctions de la cellule rénale, c'est la tension artérielle qui règle le débit du sang au niveau du rein, et l'excrétion de l'eau de l'urine est directement en rapport avec la pression artérielle. Or. vous connaissez assez l'histoire de vos sous-normaux pour vous rappeler que la note dominante, chez ces malades, c'est précisément l'hypotension artérielle par muscle cardio-vasculaire atone, mou, peu vigoureux, et par sytème nerveux lui-même atone : atonie générale des cellules nerveuses et vasculaires. qui dépend d'un plasma précisément pauvre par inanition relative ou absolue. Il n'est donc pas étonnant que ces malades en état d'hypotension presque constant voient cette hypotension s'accuser encore davantage du fait de l'immobilité et du sommeil, au point que leur circulation rénale est si ralentie que nombre d'entre eux, à leur réveil, n'éprouvent même pas le besoin d'uriner et attendent jusqu'à huit et neuf heures du matin avant d'émettre quelques grammes d'urine très colorée, d'une densité de 1030, uniquement par faible proportion d'eau, laquelle tient à leur tension artérielle si basse.

A ces malades, l'hypotension de la nuit est néfaste; pour relever leur tension artérielle et augmenter dans une certaine mesure les urines de la journée, il faut une certaine hypertension qu'ils trouvent dans les mouvements qui succèdent au réveil et après tout acte digestif. Ces sujets sont mieux après la tasse de thé de la journée, par les temps frais; en un mot, toutes les causes susceptibles d'augmenter leur tension artérielle les améliorent parce que, non seulement ils peuvent s'épurer du fait de l'hypertension, mais l'activité de leur circulation, en apportant à leurs cellules le liquide nourricier, leur fait éprouver cette sensation de bien-être, qui dépend précisément d'une bonne circulation. Au contraire, toutes les causes d'hypotension viennent corser leur hypotension préexistante, et toute dépression physique ou morale vient accentuer le ralentissement de leur circulation, qui se caractérise par une urine d'une densité encore plus élevée; vous vous souvenez de l'état d'inertie dans lequel se trouvent certains malades sous-normaux le matin au réveil; état d'inertie, d'incapacité fonctionnelle absolue, qui dépend, d'une part, d'un plasma appauvri et, d'autre part, d'une imprégnation toxique relative de leurs extrémités nerveuses, pendant la nuit, par un sang stagnant, ce dont nous avons la preuve par la densité urinaire du matin, qui est de 1025 et au-dessus.

Quoi qu'il en soit, cette densité élevée des sous-normaux, le matin, témoigne, ainsi que je viens de vous le dire, non pas d'une proportion exagérée de la partie solide de l'urine, mais d'une faible excrétion d'eau par hypotension nocturne. Si, pendant la nuit, le filtre rénal a été quelque peu gêné pour son travail d'excrétion, il ne saurait être, de ce fait, lésé par des matériaux qui ne paraissent abondants que par manque relatif d'eau, et la stagnation, au niveau des épithéliums rénaux, de ce sang appauvri, ne peut d'une part détériorer la cellule noble et amener, d'autre part, de l'œdème interstitiel sclérosant. Durant le cours de la journée, par l'hypertension relative des actes de la vie, la circulation générale et rénale reprend son cours plus activement; la cellule rénale a tout le temps de rejeter au dehors les déchets des vingt-quatre heures de la vie cellulaire et ceux provenant de la désintégration ultime des molécules alimentaires; déchets peu abondants, je le répète, puisque l'hypoazoturie est très fréquente, sinon la règle, chez le sous-normal.

Il en résulte que. malgré cette densité très élevée du matin chez certains sous-normaux, la pollution du plasma est peu à craindre; la rétention des déchets n'est que nocturne; le plasma s'épure pendant la journée et conserve ainsi sa composition stable, au point que l'organisme a peu de tendance à déposer au niveau des tissus les déchets non susceptibles d'être expulsés au dehors.

Tout autres sont les conditions responsables des densités matinales élevées chez les normaux-anormaux et les sus-normaux. Chez les sus-normaux obèses hyperuricémiques, les densités de 1025, 1030 et 1040 témoignent d'une proportion exagérée de la partie solide de l'urine, et l'analyse quantitative faite par votre chimiste vous révélera des proportions énormes d'urée et d'acide urique pouvant atteindre, pour l'urée, 40 grammes par litre, et pour l'acide urique, un gramme par litre.

La densité élevée des sus-normaux témoigne d'un plasma très riche en matières albuminoïdes, dont les termes ultimes de désintégration sont l'urée et l'acide urique. Ces malades ont, contrairement aux sous-normaux, trois raisons pour avoir une urine très dense le matin.

1° L'hypotension physiologique de la nuit diminue la proportion de l'eau de leur urine pendant le cycle du sommeil ;

2° L'état hypervisqueux de leur plasma ralentit le cours du sang au niveau de leurs cellules rénales et contrarie la filtration ;

3° Le plasma, surchargé de matériaux à excréter, ne peut laisser filtrer qu'une urine très dense, précisément parce qu'il contient des solides en excès.

Ces trois conditions, qui sont responsables chaque jour de la densité élevée de l'émission du matin, vont être corsées dans certains cas chez les malades qui auront de la fièvre, qui se seront surmenés physiquement la veille, chez ceux qui auront une diarrhée ou des vomissements, ou enfin chez ceux qui ont transpiré plus que de coutume ; je dis plus que de coutume, attendu que la transpiration est l'état ordinaire du sus-normal, puisque, ainsi que nous l'avons vu, c'est un moyen pour lui de se libérer de son excès de calorique.

Quoi qu'il en soit, les déchets libérés du fait de la fièvre et du travail physique exagéré vont venir s'ajouter à ceux que contient déjà en abondance le plasma du sus-normal; les plus hautes densités, vous les rencontrerez chez ces malades précisément au lendemain d'un accès de fièvre ou d'une partie de chasse, et cette densité de 1035, témoin irrécusable d'un plasma surchargé de déchets des plus multiples, de variété très grande, non classables, sera responsable de l'état de courbature, de fatigue, d'endolorissement poussé à l'extrême chez ces malades dont tout le système nerveux sensitif aura été imbibé, imprégné de ces déchets pendant la phase d'hypotension physiologique nocturne qui aura permis un contact plus prolongé par ralentissement du cours du sang.

Ces malades, contrairement aux sous-normaux, ne peuvent pas toujours s'épurer pendant la phase diurne, par suite de l'encombrement de leur plasma, et la cellule rénale n'arrive pas régulièrement, pendant le cycle de la journée, à équilibrer leur budget. C'est ainsi que lentement, peu à peu, le sus-normal s'endette, accentuant sa charge de déchets, faisant de la rétention de plus en plus accentuée, au point que le plasma trop encombré, ne pouvant maintenir la stabilité qui lui est nécessaire, cherche à se débarrasser de cet excédent de matériaux nuisibles qui contrarie ses phénomènes d'osmose; et il y parvient en les déversant au niveau des tissus, en donnant naissance à ces nodosités, ces infiltrations péri- et intra-articulaires, tendineuses, aponévrotiques. Ou encore un certain nombre de ces déchets, ayant des propriétés vaso-constrictives, agissant sur les centres vaso-moteurs ou les nerfs périphériques et réalisant ainsi une crise d'hypertension qui amène votre malade, parfois au lendemain ou au surlendemain d'une urine de densité de 1035, à rendre une urine abondante, claire, de 1020 et au-dessus : c'est l'urine alternante de Huchard, véritable crise libératrice d'un plasma qui se polluait de plus en plus et qui cherche, par un des moyens les plus puissants dont il dispose, à se purifier.

Mais ce qui menace le plus sérieusement ce sus-normal à urine très dense du matin, 1025 et au-dessus, densité qui s'accentue davantage à la suite de fatigues, des temps chauds,

des transpirations profuses, des gros repas accompagnés de
consommation de liqueurs et de vins, toutes causes qui augmentent la proportion des urates et rendent le plasma de plus
en plus visqueux, c'est la stagnation de ce sang pollué au
niveau de la cellule rénale pendant le cycle de la nuit, et, sans
crainte de nous tromper, en s'adressant au simple bon sens,
n'est-il pas évident qu'une cellule rénale se fatiguera et s'usera
plus prématurément si elle filtre une urine d'une densité 1030 que
si elle sécrétait une urine d'une densité de 1018? Je ne pense pas
qu'il y ait lieu d'insister sur ce point : une urine de densité de
1030 au réveil, si elle se rencontre occasionnellement, n'a aucune
importance ; la cellule rénale peut faire cet effort de temps à
autre ; c'est une qualité qu'elle possède, comme toutes les autres
cellules du corps, de pouvoir faire momentanément un travail
exagéré ; mais ce qui est grave, c'est l'*hyperfonctionnement
continu* d'une cellule, et, dans le cas particulier, de la cellule
rénale. A ce jeu de filtrer pendant des mois, des années, un
plasma hypervisqueux, la cellule noble s'altère, s'incruste de
particules uratiques; le filtre perd ses bonnes qualités, devient
insuffisant d'une façon insensible (néphrite parcellaire), et la
stagnation favorise l'exsudation interstitielle de ce plasma ultra-
pollué, amenant les premières traînées de réaction pathologique
de ce tissu conjonctif péri-cellulaire. Ce sont les premières pierres
de cet édifice qui, une fois construit, représentera un jour le petit
rein rouge contracté de la néphrite interstitielle, le rein goutteux.

Comme les cellules rénales se perdent de plus en plus, la
pollution du plasma s'accuse, la rétention s'accentue davantage; c'est la phase si longue, si fertile en accidents de toutes
sortes auxquels est exposé le sus-normal : symptômes de suppléance sous forme de bronchorrhée, de diarrhée, de vomissements, d'eczéma; symptômes de rétention sous forme de courbature, de fatigue, d'algies de toutes sortes, de siège et d'intensité
variables, répondant au complexus clinique du rhumatisme et
et de la goutte; symptômes vasculaires enfin sous forme de
crises d'asthme, de migraines, d'angine de poitrine, d'urticaire,
qui sont la signature irrécusable d'un plasma pollué qui cherche
à s'épurer en déversant au niveau des voies extravasculaires
les déchets qui l'encombrent et qui le gênent, ou qui amènent
de l'anorexie au cours de la crise vasculaire, permettant ainsi
au plasma de se libérer.

Quoi qu'il en soit, pendant longtemps, très longtemps, la note dominante chez ces malades sera l'absence d'émission d'urine pendant la nuit, et émission le matin d'une urine d'une densité de 1025 et au-dessus, avec des périodes meilleures qui succéderont au froid de l'hiver, à l'épuration momentanée des phases de suppléance au cours des crises vasculaires et des crises de goutte. Pendant la saison froide, à la suite d'une crise de goutte, le malade rendra pendant quelque temps une urine matinale de 1020, souvent même 1015 ; mais cette si faible densité est trop belle pour être honnête et témoigne souvent d'une crise d'hypertension, cri de révolte d'un plasma trop pollué.

Peu à peu, insensiblement, vous verrez votre malade avec la même ration solide, avec la même ration liquide, avec le même travail physique, sous le même climat, vous le verrez, dis-je, être éveillé une ou deux heures plus tôt et émettre une urine qui, de mois en mois, plutôt d'année en année, *insensiblement*, aura une densité de plus en plus faible ; de même un tracé de dothiénentérie sur lequel vous voyez la température diminuer chaque jour, de même vous constaterez d'année en année la densité de l'urine du réveil baisser à 1023, 1021 1018, 1017, 1016. En même temps que cette densité s'abaissera, vous apprendrez que le malade a tendance à prendre son vase une fois au milieu de la nuit, puis deux fois. Cette densité du matin, qui devient faible alors que l'hygiène du malade est la même que celle qu'il suivait antérieurement, ne s'accompagne pas, ainsi que vous pourriez le supposer, d'une amélioration parallèle de son état général : s'il était goutteux ou rhumatisant, il reste goutteux ou rhumatisant, et, à la faveur d'un écart de régime, d'un refroidissement, d'un léger traumatisme, vous verrez de nouveau ses nerfs crier. Non, si sa densité baisse, c'est que son rein se perd de plus en plus ; sa néphrite parcellaire fait tache d'huile ; elle s'étend de jour en jour, lentement, et à certains moments de la journée, vers trois ou quatre heures de l'après-midi, pendant le stade de stase qui succède à la digestion, à cette période où il y a plus de matières alimentaires dans le plasma, ou au lendemain d'une dépense physique exagérée, d'une partie de chasse, vous aurez quelque chance de trouver des traces d'albumine dans cette urine, qui, à la faveur de la stase plus accentuée, laissera transsuder du sérum, du fait d'une cellule rénale qui a perdu ses bonnes qualités de barrière protectrice.

L'urine peu dense du matin témoigne, chez ces sus-normaux, d'un plasma pollué par suite de la rétention des déchets, laquelle s'accentue par usure du filtre rénal, dont plusieurs cellules sont déjà hors d'usage, etc'est ce plasma pollué qui, agissant sur le centre vaso-moteur central ou sur les nerfs vasculaires périphériques, élève la tension artérielle de façon à demander aux cellules rénales restées encore saines de venir suppléer celles qui ont été perdues à force d'hyperfonctionnement, à force de filtrer ce plasma hypervisqueux. C'est ainsi que le ventricule gauche s'hypertrophie, et je vous ai dit que cette hypertrophie de protection, de défense, devait fatalement aboutir à l'hyperplasie et à l'atrophie du système vasculaire; par là, j'entends aussi bien le cœur, les vaisseaux et les cellules rénales. Plus ou moins vite, suivant la prédisposition de chacun, suivant la qualité structurale du rein et du cœur, le sujet deviendra un cardiaque ou un rénal, s'il n'est arrêté au préalable en cours de route par une crise d'hypertension surajoutée, qui peut le tuer par hémorragie cérébrale ou par angine de poitrine.

Ce qu'il y a d'intéressant, c'est que la densité nous permet à coup sûr de nous rendre compte de la phase de désorganisation rénale à laquelle se trouve notre sujet. Aussi longtemps que le malade ne pisse pas la nuit et qu'il rend du 1030 au réveil, je le répète, quoique sus-normal fatigué, endolori du matin, il a tout à espérer de l'hygiène : il est à la phase curable. Plus grave est sa situation s'il est éveillé à quatre heures du matin et s'il émet du 1020, et enfin, de prérénal qu'il était à 1030, il est devenu un rénal confirmé lorsqu'il pisse régulièrement une ou deux fois la nuit, ou même une seule fois à trois heures du matin, pour ne rendre que du 1012.

Dans ma clientèle si riche en sus-normaux, malades à budget instable, dont la consommation est supérieure aux besoins, ceux, en particulier, dont la ration globale et surtout albuminoïde est exagérée, j'ai rencontré toute la gamme des densités, et je puis dès à présent prédire que tel sus-normal, qui a une densité de 1028 à suivre, s'achemine vers la goutte et plus tard vers la néphrite parcellaire, antichambre de l'artério-sclérose à localisation variable. J'ai ainsi des malades du premier, deuxième et troisième degré, pour parler en terme odontologique;

le densimètre et la balance sont mes deux instruments de précision qui me permettent d'expertiser à fond mon malade et de suivre les progrès de la cure, ainsi que je vous en fournirai quelques exemples au chapitre consacré au traitement.

Quoi qu'il en soit, rappelez-vous que tout sujet dont la densité du matin est au-dessus de 1025 n'est pas un normal : il s'agit ou d'un individu dont la tension artérielle est trop basse, ou d'un sujet dont la partie solide de l'urine est trop abondante par consommation albuminoïde exagérée. Peu importe que ce soit un sous-normal, un normal-anormal ou un sus-normal, dites-vous bien que son excrétion urinaire est faussée, et c'est à profusion que vous relèverez chez lui des phénomènes qui dépendent de la pollution de son plasma. C'est un rétentionniste, et ses phénomènes de suppléance ne sont que l'effort que fait son organisme pour s'épurer. Ce malade à densité du matin de 1025 et au-dessus est constamment un fatigué, un douloureux, un algique ; il n'en peut être autrement, puisque cette densité élevée témoigne d'un plasma surchargé de déchets, qui, à la faveur de l'hypotension de la nuit, a trop vivement impressionné les centres nerveux.

Il vous faut, de toute nécessité, faire tous vos efforts pour ramener le sujet à une densité matinale de 1020, soit en relevant sa tension artérielle, en l'alimentant davantage, ou tout au moins en lui permettant de mieux assimiler sa ration, si c'est un sous-normal. Dans le premier cas, vous aurez rendu l'existence plus agréable à cette grande classe de malades, les sous-normaux, la pépinière des tuberculeux et des neurasthéniques : dans le deuxième cas, vous aurez fait œuvre autrement utile ; vous aurez sauvegardé à temps une cellule rénale qui se perdait chaque jour ; vous aurez vraiment reculé l'échéance fatale qui sûrement aurait conduit le sus-normal et le normal-anormal à l'artério-sclérose, par le mécanisme de l'hypertension.

Voyons maintenant comment il convient d'interpréter les densités basses du réveil chez les malades de la même catégorie, c'est-à-dire ceux qui n'ont aucune miction entre celle du coucher et du réveil. Cela nous permettra d'ébaucher une théorie, ou mieux la pathogénie de la polyurie nocturne des artério-scléreux, de ces malades à émission d'urine répétée une à trois fois chaque nuit, avec des densités très souvent au-dessous de 1010.

Si la densité urinaire du sujet est faible le matin, cela indique que cette urine contient beaucoup d'eau et peu de solides. Il n'y a pas grand mal si son alimentation est lactée ou lacto-végétarienne, car alors l'aliment, et partant le sang, sont peu toxiques. Mais, si l'alimentation est riche en albuminoïdes, dont les déchets ultimes azotés n'ont que le rein comme unique porte de sortie, une faible densité indique qu'il y a rétention dans le sang de produits susceptibles de déterminer des accident plus ou moins graves.

Voici un exemple d'une faible densité le matin chez une sus-normale qui vint me consulter, il y a deux ans, afin d'avoir des verres pour corriger sa présbytie. J'en profitai pour l'examiner plus complètement, et je pris pendant cinq jours consécutifs sa densité du réveil, qui me donna constamment 1010 et 1011.

Il s'agit d'une femme de quarante-trois ans, manifestement sus-normale, qui dort bien, n'a jamais de migraine, qui se réveille fraîche et alerte, sans fatigue matinale. Pas de rhumatisme, aucune douleur de reins.

Quelques palpitations quand elle marche un peu vite, mais cela est dû à son abdomen un peu développé. Bon estomac, digestions faciles ; une selle quotidienne.

Je recherche chez elle les symptômes révélateurs de l'artériosclérose, notamment le bruit clangoreux de la base, mais je ne constate rien d'anormal et il me faut conclure que sa faible densité tient à son alimentation, qui, par suite des faibles ressources dont elle dispose, est la suivante. Le matin, café au lait ; elle déjeune et dîne d'une assiettée de riz, avec des légumes verts ou des lentilles ; pas de pain, ni viande, ni œufs, ni poisson ; de temps à autre, un dessert sous forme de compote ou de sirop de canne. Un verre d'eau à chaque repas et un peu d'eau sucrée en se couchant.

En somme, *alimentation ridicule* ; malgré tout, par suite de la température chaude de l'île Maurice et de sa vie sédentaire (assise une grande partie de la journée à la couture et marchant peu), elle trouve moyen d'être sus-normale du fait de ses hydrocarbones largement représentés dans sa ration et qu'elle assimile complètement, ayant de bonnes machines. Voilà ce qui explique son embonpoint, et, à la rigueur, son alimentation pourrait encore être plus réduite.

Cette femme boit peu, trois verres d'eau par jour, et cela ne l'empêche pas d'avoir une densité faible, parce que ses albuminoïdes sont peu représentés dans l'alimentation et qu'elle a peu de déchets azotés à excréter ; les produits de combustion ultimes de sa molécule hydrocarbonée, sous forme d'eau et d'acide carbonique, s'éliminent, l'eau par le poumon, le rein et la peau, et l'acide carbonique par le poumon. Ses trois verres d'eau lui suffisent, et elle pisse le matin du 1012 ; son sérum contient peu de déchets, elle n'a pas de raison pour faire de la rétention ni des phénomènes de suppléance. Aussi n'en fait-elle pas, alors qu'autrefois, du temps où vivait son père et où elle consommait force viande et buvait du vin, elle se réveillait brisée de douleurs et souffrait de migraines à répétition.

Ce qui manque à cette femme, c'est un peu d'exercice qui l'empêcherait de faire de l'épargne et la sauverait de son embonpoint. Voilà donc un exemple typique d'une faible densité matinale chez une malade sus-normale, dépendant d'une molécule albuminoïde réduite, et dont l'état sus-normal tient à sa sédentarité et à sa molécule hydrocarbonée consommée en excès.

Il y a deux ans, j'étais consulté par une dame de cinquante-cinq ans, qui me demandait un conseil au sujet d'un vertige lui ayant fait appréhender une congestion cérébrale. Sa densité prise quatre fois, à deux jours d'intervalle, me donne constamment 1006. *A priori*, on pourrait la croire atteinte d'hypertension artérielle, polyurique, ou touchée par la néphrite interstitielle, puisqu'elle élimine surtout de l'eau et très peu d'éléments solides de l'urine. Mais ici encore, si elle excrète peu de solides, c'est qu'elle n'en a qu'une faible quantité à éliminer, attendu que son alimentation ne comporte pas beaucoup de molécules albuminoïdes.

Au réveil et à trois heures, elle prend une tasse de café au lait ; à chaque repas, du riz, des tomates, des légumes verts ; exceptionnellement, des féculents. Dessert : une banane ou une compote de fruits. Un verre et demi d'eau à chaque repas, et un autre au coucher.

Pas de viande, de poisson, d'œufs, de féculents, de fromage. Très peu d'albumine, dont l'excrétion se fait par le rein, sous forme d'urée et de matières xanthiques. A la faveur de ce sang hypovisqueux, de sa ration liquide suffisante, de son activité dévorante, sa circulation générale et rénale sont des plus régulières et elle rend une urine très peu dense.

Malgré cette alimentation, en apparence des plus minimes, et précisément en raison de son alimentation restreinte, cette femme n'est jamais malade, mais, contrairement à la précédente, elle se dépense tellement physiquement qu'elle brûle ses hydro-carbones, et elle est légèrement sous-normale.

Elle dort bien, n'est jamais fatiguée, ignore ce que peuvent être le mal de tête et le rhumatisme, et étonne tout son entourage par sa vivacité et le travail physique qu'elle accomplit.

Il y a des années, alors qu'elle mangeait de la viande, elle a été atteinte d'un eczéma chronique de la nuque, qui a résisté à tous les traitements et qui a disparu plusieurs mois seulement après son changement de régime.

Cette observation me permet d'attirer l'attention sur un point d'actualité, depuis que Burlureaux a dénoncé les abus de la médication purgative, qui pousse les malades, hantés par le spectre de l'apoplexie ou de l'auto-intoxication intestinale, à user et à abuser de bains internes et de laxatifs variés. Cette femme, pendant toute son existence, n'a jamais été à la selle plus d'une fois par semaine, et sauf *peut-être* quelques vertiges que l'on pourrait rattacher à cet état, il m'a été impossible de relever chez elle aucun symptôme morbide dépendant de cette stagnation prolongée de matières. Jamais de douleur abdominale, de crise de diarrhée, ni d'entérite membraneuse. La flore intestinale, d'ailleurs, a été démontrée moins riche chez le constipé chronique que chez le diarrhéique; par suite d'un tube digestif fonctionnant bien, par suite de putréfactions et de fermentations réduites à leur minimum, le microbisme intestinal est latent chez cette femme, et le terrain est peu propice aux pullulations microbiennes. Ses selles sont relativement stériles par comparaison avec les deux garde-robes molles, fétides et souvent liquides du gros mangeur sus-normal obèse hyperuricémique dont les déchets alimentaires, les détritus non assimilés, constituent un terrain de culture des plus favorables aux micro-organismes.

Ce qui fait la sauvegarde de cette malade, en dehors de son alimentation juste suffisante pour ses besoins, c'est son activité extraordinaire. Une cellule quelconque de l'organisme ne vit que grâce aux matériaux qu'elle reçoit; mais de plus, puisqu'elle vit et travaille, elle a des déchets. Donc, si vous êtes sédentaire, votre cellule reçoit moins de matériaux dans une unité de temps, et les déchets ne sont pas enlevés. Je vous l'ai dit, si tout pousse dans l'eau stagnante, rien ne croît dans l'eau courante, et rappelez-vous cette formule : *l'activité, c'est la vie; l'immobilité, c'est la mort.*

J'ai eu souvent l'occasion d'examiner l'urine du réveil de l'Indien, dont la consommation, ainsi que je vous l'ai dit, est presque exclusivement hydrocarbonée. Or, chez ces sujets, j'ai régulièrement trouvé une densité au-dessous de 1015, qui dépend de la petite quantité de matériaux solides de l'urine.

A côté de ces deux malades que nous venons d'étudier, qui peuvent se dépenser par suite d'une ration hydrocarbonée non seulement suffisante, mais assimilable, il existe toute une catégorie de sujets : des sous-normaux aux extrémités glacées, aux réflexes rotuliens exagérés, des palpitants, des anémiques, des neurasthéniques, des déprimés du réveil, des algiques de toutes sortes, chez lesquels, par suite d'une ration globale pauvre, insuffisante, ou par suite d'un mauvais fonctionnement du tube digestif (les faibles de l'estomac), les matériaux utiles n'entrent pas dans la circulation et ne subissent pas leur cycle complet de désintégration.

L'urine solide n'étant que l'expression quantitative et qualitative des mutations qui ont lieu au niveau des tissus, si les **organes** préposés au travail cellulaire sont au-dessous de leur tâche, il y aura assimilation défectueuse, désassimilation défectueuse, nutrition défectueuse, dont la signature sera une densité faible, témoin de l'hypoazoturie du malade. Vous savez que Peter a dit que « le coefficient de vitalité d'un individu pouvait en quelque sorte se mesurer par sa température et son excrétion d'urée ». Or, les mains froides des sous-normaux, leur température basse, leur mauvaise circulation, leur hypoazoturie, dépendant de leur inaction, de leur assimilation défectueuse, vous expliquent pourquoi leur densité du matin est faible. Il y a évidemment peu d'usure de leurs cellules rénales, mais ce sont des pauvres qu'il convient d'enrichir par tous les moyens, et il est impérieux, par une alimentation *plus albuminoïde*, graduée, progressive, de relever leur densité, qui vous donnera la certitude que leur assimilation est meilleure.

Chez les trois catégories de malades que nous venons d'étudier, la faible densité est le témoin d'une ration azotée pauvre. Peut-on constater une densité basse le matin chez un sus-normal obèse hyperuricémique chez lequel la consommation globale est exagérée, notamment la ration albuminoïde, dont les déchets, urée et urates, sont, comme vous le savez, responsables de la haute densité urinaire? Je ne pense pas que, chez ces malades, vous puissiez constater une densité faible le matin, à moins d'un trouble fonctionnel circulatoire ou d'une lésion organique de leurs cellules rénales, faisant que le déchet azoté qui se présente à la barrière rénale est retenu dans le plasma, dirigé vers d'autres émonctoires, ou déposé enfin au niveau d'un tissu quelconque de l'économie, sous forme d'une concrétion tophacée.

Mais, si ces malades ne sont pas susceptibles, avec une cellule rénale saine, d'avoir des densités faibles à suivre, par contre, sous l'influence de certaines causes d'hypertension, ils peuvent momentanément avoir le matin une urine très peu dense. Ce n'est qu'une rétention passagère de leurs déchets, et la ou les prochaines mictions de la journée seront plus denses et témoigneront de leur expulsion qui n'a pu avoir lieu lors de la miction du matin, parce que l'hypertension artérielle avait augmenté l'élément liquide de leur urine. Cette hypertension pourra être le fait d'une température basse, d'une insomnie de cause quelconque, au cours de laquelle le sujet aura fait travailler sa cellule cérébrale, d'une douleur physique, d'une émotion un peu vive, d'un cauchemar. Dans tous ces cas, je le répète, l'élément solide est à profusion dans le plasma, et s'il n'est pas excrété, c'est par suite de la trop grande vitesse de la circulation au niveau du rein ; cette vitesse dépend de l'hypertension artérielle, faisant que, dans une unité de temps, il passe trop de sang dans cet organe. Il vous est arrivé à tous pendant une insomnie, à la suite d'une préoccupation quelconque, au cours d'une névralgie dentaire, par une nuit un peu froide, d'être obligés de descendre constamment du lit et d'émettre à chaque instant une urine très claire : hypertension de cause passagère, à laquelle succède une émission d'urine peu dense, passagère également.

Quelques-uns de ces malades sont responsables de leur faible densité par la grande quantité de boisson qu'ils consomment, bien que vous deviez vous souvenir que l'excrétion de l'eau l'urinaire *n'est pas toujours proportionnée* à la quantité de liquide absorbé. Certains hypertendus permanents, quoique buvant peu, pissent beaucoup, et certains malades au gros foie, faisant barrage au sang du lac splanchnique, pisseront très peu malgré qu'ils boivent beaucoup ; du fait de l'augmentation de volume du foie, la circulation porte se fait difficilement, et cette hypertension portale est cause que le sang aura tendance à stagner au niveau du vaste réseau veineux abdominal. Néanmoins, vous ne devez pas perdre de vue ce facteur, et vous devez toujours vous assurer de la ration liquide de votre malade, afin de vous rendre compte si elle est, dans une certaine mesure, responsable de la faible densité du matin.

Il me reste maintenant à vous dire quelques mots des malades qui reconnaissent être régulièrement réveillés une, deux et trois fois la nuit pour uriner. Si vous recueillez leurs émissions dans des récipients différents, vous constatez que toutes accusent une densité faible, au-dessous de 1015, quoique la deuxième et la troisième soient souvent un peu plus denses que la première, celle qui aura été émise vers minuit. Vous ne devez attacher aucune importance à ce fait, s'il survient *occasionnellement*, et je viens de vous rappeler que tous, nous étions exposés, au cours d'une cause d'hypertension quelconque, à uriner un peu plus la nuit. Mais, s'il s'agit d'un sujet âgé, aux environs de la cinquantaine, s'il vous dit que ce phénomène est constant, que cette habitude d'uriner, une, deux ou trois fois la nuit, a été progressive ; s'il vous dit, après que vous aurez bien spécifié, qu'il lui semble que la quantité d'urine émise la nuit est supérieure à celle qu'il excrète durant le jour (et, s'il y a doute, faites procéder à une mensuration) ; s'il vous dit qu'autrefois, il y a cinq, dix et quinze ans, il émettait des urines rares le matin, très hautes en couleur, par conséquent de densité larvée ; si vous retrouvez dans ses antécédents des signes certains de rétention, sous forme de lithiase rénale, de goutte typique ou larvée, et des symptômes de suppléance, indice d'un plasma pollué qui tentait de se libérer par d'autres émonctoires ; si vous retrouvez dans son passé, enfin, des crises vasculaires, témoins d'un système nerveux qui protestait bruyamment contre la pollution du plasma, alors dites-vous bien que cette densité faible de la nuit, que ces mictions répétées, sont le fait d'une hypertension permanente, laquelle est de cause *rénale*. Votre malade, fût-il un sous-normal, un normal-anormal ou un sus-normal, est arrivé à cette phase de dégénérescence de ses cellules rénales où la *restitutio ad integrum* est devenue impossible ; il restera toute sa vie hypertendu rénal et il verra ses lésions de néphrite interstitielle s'accentuer progressivement, au point de faire, dans un avenir prochain, une crise d'urémie, s'il ne succombe pas auparavant par faillite cardiaque ou par hémorragie cérébrale.

Il faut considérer la densité faible de l'urine et la polyurie nocturne comme un des symptômes les plus *précoces* et les plus *sûrs* de l'hypertension artérielle permanente et de l'artério-sclérose qui en résulte. Il suffira de rechercher chez le malade les autres symptômes de l'hypertension : dyspnée d'effort, épistaxis ou autre hémorragie, deuxième bruit aortique clangoreux, artère radiale bondissante et distendue pendant la diastole, troubles du rythme cardiaque à la marche, pour s'assurer que le malade est dûment un hypertendu, un artério-scléreux, processus qu'il doit, je vous l'ai démontré dans le chapitre précédent, à une alimentation trop abondante, qui a été cause qu'à la faveur de la stase nocturne, la cellule rénale, en contact trop intime avec ce sang qu'elle avait pour mission d'épurer, s'est laissé dégénérer ; le champ du rein s'est fermé de plus en plus, la néphrite parcellaire s'étendant chaque jour, et nous avons vu par quel mécanisme les centres vaso-moteurs, sollicités d'agir, du fait du sang pollué, avaient amené l'hypertension artérielle par contraction du muscle artériel et du ventricule, et comment enfin cette hypertension avait abouti à la dégénérescence précoce de cet appareil vasculaire.

La polyurie nocturne de l'hypertendu permanent, de l'artérioscléreux, avec faible densité de l'urine est un fait clinique *indéniable* ; mais, pendant de longs jours, j'ai médité sur ce point et je me suis demandé quelle pouvait en être la cause. Je me suis adressé à Oliver, qui a longuement étudié la tension artérielle à l'état normal et à l'état pathologique : il m'a répondu que cette question l'avait vivement préoccupé, mais qu'il n'était en demeure de me donner une réponse satisfaisante.

Je me suis adressé également à Vaquez, à qui ses études sur l'hypertension auraient peut-être permis d'élucider ce point, et voici ce qu'il m'écrivit à ce sujet : « Elle est bien délicate, la question que vous m'avez soumise, et elle m'a bien occupé. Dans des recherches que je poursuis sur ce point, il me paraît que les malades hypertendus ont surtout de l'oligurie orthostatique. Habituellement, les conditions mécaniques de la station debout n'ont que peu d'influence sur la diurèse, mais elles agissent efficacement sur un rein dont la perméabilité est diminuée. Pour vous en rendre compte, il n'y a qu'à faire absorber un matin à neuf heures (comme première boisson et la vessie étant préalablement bien vide) trois verres d'eau, à dix minutes d'intervalle, et voir ce qui sera rendu en *deux heures*, le malade étant couché le premier jour, debout le deuxième. Vous verrez que la diurèse provoquée est moindre que chez un sujet normal, surtout dans la station debout. Je crois donc que l'hypertendu rend la nuit ce qu'il n'a pu rendre le jour. C'est d'ailleurs un signe très précoce d'hypertension. »

Le professeur Gilbert et ses élèves ont étudié aussi cette question, et ils ont décrit, sous le nom d'*opsiurie*, la modification de la diurèse, caractérisée par un retard de l'élimination des liquides ingérés, qui fait que la quantité des urines émise pendant la nuit est plus grande que celle émise pendant le jour, et ces observateurs ont noté ce fait chez les hépatiques, les artério-scléreux et les rénaux. Pour le professeur Gilbert, il convient de faire intervenir le changement de direction de la veine porte, qui, de verticale, devient horizontale dans la position couchée et favorise ainsi la traversée du foie. Cependant, comme le fait remarquer Romme, « chez le sujet sain ce changement de direction n'exerce plus aucun effet sur le rythme de l'élimination urinaire ». A la théorie qui soutient que la pression dans les artères serait plus élevée chez un sujet couché que chez ce même sujet debout, Romme fait remarquer que « Amblard n'a jamais pu constater avec son sphygmométroscope des variations très appréciables de la tension artérielle par le passage de la position debout à la position horizontale ».

Je vous demande de vous exposer mes idées sur ce sujet ; ce ne sont que des hypothèses, mais comme elles satisfont mon esprit, je les livre à vos méditations en attendant que des données scientifiques certaines viennent expliquer ce point si particulier, qui, évidemment, a une cause, puisque rien n'est livré au hasard ici-bas.

Je vous ai dit que le plasma tendait à avoir toujours une composition stable, et je vous ai cité des exemples où l'organisme se hâtait d'expulser au dehors, par les moyens dont il peut disposer, toute molécule glycosique injectée dans le sang et toute albumine de composition étrangère au plasma. Chez le normal, l'épuration du liquide nourricier se fait en partie la nuit et en partie le jour. Lorsque, par suite d'une alimentation exagérée, les déchets deviennent trop abondants et que le filtre rénal se perd peu à peu par le mécanisme précédemment étudié de la stase nocturne, il arrive un jour où la rétention des déchets s'accuse de plus en plus, et le plasma se pollue au point d'impressionner le système nerveux : c'est la phase d'hypertension compensatrice en vue de permettre aux cellules rénales restées saines de suppléer celles qui se sont perdues, et le rôle de l'organisme consiste à faire passer, dans une unité de temps, plus de sang au niveau des cellules rénales saines, afin d'augmenter la diurèse. Or, *pendant le jour,* la masse du sang, à certaines heures, est accaparée par le cerveau au cours de la période consacrée au travail, aux affaires, à l'élaboration de la pensée ; un peu plus tard, par l'estomac et les glandes digestives au cours de la digestion et de l'assimilation ; par le département musculaire enfin, pendant la marche et le mouvement. Si vous songez que le sang ne peut être à la fois au cerveau et au rein, à l'estomac et au rein, aux muscles et au rein, vous comprendrez que, pendant la période d'activité de ces organes, malgré l'hypertension artérielle, il n'en passe pas beaucoup au travers du rein, ainsi qu'en témoigne la densité urinaire des polyuriques nocturnes, qui, pendant la journée, est notablement plus élevée que la nuit. J'ai une de mes malades, artério-scléreuse évidente, qui pisse un demi-litre la nuit, d'une urine de 1010, et qui, le jour, émet une urine d'une densité de 1018, albumineuse, alors que celle du réveil, de densité de 1010, ne contient jamais d'albumine. C'est la stase rénale diurne nécessitée par l'accaparement du sang par les autres organes en activité, qui permet à l'albumine de filtrer au niveau de ses cellules rénales malades, et cette faible progression du sang au niveau de son rein est rendue manifeste par une filtration moindre, d'une densité plus élevée.

C'est ainsi que, la nuit, le malade se retrouve avec son plasma pollué, d'autant plus pollué que la cellule rénale dégénérée a fait peu de service pendant le jour. Survient le sommeil, et tous les organes entrent en repos ; il ne reste plus qu'un sang pollué imbibant le système nerveux ; c'est alors que, par suite de la non-activité des organes — cerveau, estomac, et muscles — la circulation rénale peut retrouver toute son intégrité, et il en résulte une action locale de défense, d'épuration, qui se traduit par l'émission de ces urines abondantes, de densité très faible. Voilà une des façons d'expliquer la polyurie nocturne des hypertendus artérioscléreux.

Il faut, de plus, faire intervenir les conditions mécaniques de la circulation. A côté de l'accaparement du sang pendant le jour, ne perdez pas de vue que la station debout est peu favorable à la progression du sang des extrémités vers le cœur, et partant vers le rein ; ces malades sont âgés ; leur muscle cardiaque n'a plus la vigueur des premières années ; la *vis a tergo* est affaiblie, et si, vers cinq ou six heures de l'après-midi, vous examinez avec soin leur crête tibiale, souvent, très souvent, vous constaterez un léger œdème péri-malléolaire ou pré-tibial, indice d'une circulation veineuse ralentie, qui est cause que le rein fait de la stase. émettant des urines plus denses et parfois légèrement albumineuses pendant les dernières heures de la journée.

Par suite du décubitus du coucher, les conditions de la circulation s'améliorent, ainsi qu'en témoignent et les jambes sèches du matin et la meilleure irrigation du rein, qui peut émettre plus d'urine, mais qui, malheureusement, n'excrète que l'eau, car l'élément solide passe en faible quantité du fait que la cellule rénale se perd de plus en plus.

Quoi qu'il en soit, rappelez-vous que la densité faible de la nuit, avec hypertension permanente, est un des symptômes les plus précoces et les plus sûrs de l'artério-sclérose qui s'amorce et qui réduira peu à peu le rein à néant. Le densimètre permet de suivre cette évolution chez le sus-normal hyperuricémique, qui, pendant des années, rendra des urines de 1030 avec des urines occasionnelles de 1015, au cours des crises vasculaires ; plus tard la densité baisse de plus en plus, jusqu'à ce qu'elle atteigne 1013, 1010, 1008, et elle se maintiendra à ce taux aussi longtemps que le cœur pourra résister au barrage périphérique. Mais, fidèles aux données de votre densimètre et confiants dans son utilité, vous verrez de temps à autre la densité s'élever brusquement à 1030, avec urines très rares, albumineuses, contenant une forte proportion d'urée, et une grosse hypertension, responsable souvent de crises éclamptiques, avec céphalée intense. J'ai relevé ces troubles à trois reprises différentes chez une de mes malades, artério-scléreuse, rénale, qui, à la suite d'un refroidissement ou d'un gros écart de régime, faisait de la congestion rénale, avec oligurie, hypertension énorme et coma ; le tout guérissant par des drastiques et la réduction des liquides.

A côté de ces augmentations brusques de densité qui reflètent une congestion rénale suraiguë, parfois mortelle, avec crises d'éclampsie, très souvent vous verrez la densité de l'urine de la nuit se relever peu à peu, progressivement ; en même temps, la dyspnée d'effort du malade s'accentuer, ses jambes rester œdémateuses le matin, ses bases pulmonaires s'engouer, son foie devenir sensible spontanément, mais surtout à la pression, au niveau de la région épigastrique. La densité élevée vient témoigner de la dilatation cardiaque, le cœur refuse la tâche : le malade n'est plus un rénal, il est devenu un cardiaque, justiciable de la digitaline, qui peut permettre parfois le relèvement momentané de sa fibre musculaire cardiaque ; mais le sujet d'antan, à santé exubérante, à densité de 1030 au réveil, au cœur vigoureux, aux muscles puissants, n'est plus qu'une loque humaine qui étouffe, en partie par suite de son insuffisance cardiaque, en partie par suite de son insuffisance rénale, et c'est à peine si les purgatifs répétés, la diète strictement lactée ou achlorurique, peuvent lui permettre de respirer et trouver quelques instants de calme et de sommeil. Il lutte et luttera pendant des nuits et des nuits, et c'est bien de ce malade qu'on pourrait dire avec Peter : « Ses organes s'altèrent d'une telle façon qu'à un moment donné de son existence il a subi la suppression du tiers, puis de la moitié de ses poumons, de son foie, de sa rate ; de sorte qu'il a en lui une portion de lui-même vivante et l'autre morte. C'est ainsi que, graduellement, parallèlement, il meurt pièce à pièce, molécule à molécule, à chacun des jours de sa pénible existence ; et, quand il a cessé de vivre, il n'a fait en réalité que *cesser de mourir.* »

On ne saurait mieux dire, et je m'incline devant ce tableau tracé de main de maître, et je vous prie de vous souvenir de cette étape à laquelle conduit si souvent le péril alimentaire.

Je voudrais en ce chapitre vous avoir démontré l'utilité et la nécessité d'avoir le matin au réveil une *densité moyenne,* qui seule indique, avec un poids stable, en rapport avec la taille, que votre assimilation et votre désassimilation ont été suffisantes.

Méfiez-vous des densités trop faibles, et surtout des densités très élevées ; l'une et l'autre sont traîtresses, et par tous les moyens dont vous disposez, tâchez de ramener aux environs de 1020 les densités élevées et basses ; œuvre nécessaire et impérieuse, qui ne sera possible qu'en remaniant du tout au tout l'hygiène alimentaire de votre malade.

TROISIÈME PARTIE

CHAPITRE XIV

LE PÉRIL ALIMENTAIRE AU COURS DE LA GROSSESSE.

Je pense vous avoir initiés, dans les chapitres précédents, à la plupart des accidents qui menacent les sous-normaux et les sus-normaux au cours de leur existence, mais, avant de nous porter sur le terrain pratique, le seul vraiment intéressant pour le malade, je voudrais au préalable, afin de rendre cette étude aussi complète que possible, vous faire toucher du doigt le péril alimentaire qui menace la femme enceinte, le fébricitant, et certains malades sus-normaux à la phase albuminurique ou glycosurique confirmée. Il y a là certains points intéressants qui n'ont pu trouver place dans nos descriptions antérieures, et leur étude sera en quelque sorte l'antichambre des mesures thérapeutiques que nous aurons à employer pour prévenir et guérir les états sous-normaux et sus-normaux.

Je veux dans ce premier chapitre arrêter votre attention sur trois faits de ma pratique obstétricale. Je vous les rapporterai d'abord dans toute leur simplicité, et nous verrons ensuite les conséquences pratiques qui s'en dégagent.

Il y a quatre ans, arrivait à Curc-Pipe une primipare de trente-cinq ans environ qui me demandait de l'assister au moment de ses couches. Il s'agissait d'une femme plutôt petite, d'un embonpoint exagéré, au facies vultueux, au pouls rapide, avec un œdème accentué des membres inférieurs. Plusieurs examens d'urine pratiqués pendant les deux derniers mois avaient été négatifs au point de vue de l'albumine.

La malade était enceinte de huit mois et demi. J'appréhendais avec raison les couches de cette primipare âgée. Pendant deux jours j'assistai aux efforts inutiles qu'elle fit pour se débarrasser de son enfant, mais rien n'y fit et, secondé par mon ami Chevreau, je finis, avec beaucoup de difficulté, par extraire un enfant énorme, dont la tête volumineuse était arrêtée au niveau du détroit moyen. Malgré tous nos soins, nous ne réussîmes pas à le ranimer.

Cette extraction, des plus pénibles, ne se fit pas sans une légère déchirure du périnée. A part cette complication, les suites furent heureuses, la malade conservant seulement pendant quelque temps un pouls très rapide.

Je perdis cette femme de vue. Dix-huit mois après je la retrouvai encore enceinte de huit mois, se présentant à moi dans les mêmes conditions que précédemment : essoufflée au moindre mouvement, les jambes enflées et un cœur rapide, à 120 à la minute.

Cette fois encore, malgré un périnée qui avait cédé en partie, les choses ne se passèrent pas simplement. Le travail fut long, pénible, le cœur affolé battait 120 à 130 fois à la minute ; des transpirations profuses affaiblissaient la malade qui ne cessait de réclamer une assistance par les fers. Après dilatation complète et après une lutte inouïe, infructueuse, de la part de cette malheureuse, je réussis, non sans peine, à extraire un très gros enfant que j'eus la satisfaction de sauver.

La mère était épuisée, et j'eus un instant la crainte de la voir succomber à du collapsus cardiaque. A 3 heures du matin, j'appelai à mon aide mon confrère Chevreau. La malade était haletante, baignée de sueurs glacées, avec un pouls qui battait 160 à la minute, petit et misérable. Grâce à des boules d'eau chaude, à des injections de strychnine et de caféine, elle se remonta, mais garda pendant plusieurs jours cette folie du cœur.

Voilà deux grossesses consécutives qui avaient évolué chez cette femme, à deux ans d'intervalle. La première avait coûté la vie à son enfant et avait en partie effondré son périnée ; la deuxième avait été aussi pénible, le bébé avait été à deux doigts de la mort et la mère avait présenté des symptômes d'insuffisance cardiaque. Aucune cause ne pouvait expliquer tout cela ; pas d'albuminurie, pas d'hémorragie ; le seul coupable était un enfant hors de proportion avec la taille de la mère et hors de proportion également avec sa filière génitale. De plus, ce gros enfant, par la compression qu'il déterminait au niveau des veines rénales et des plexus veineux de l'abdomen, était responsable de l'œdème des membres inférieurs, et la gêne circulatoire, ainsi créée, expliquait l'état d'insuffisance de ce cœur qui n'était plus jeune, qui menaçait de se dilater, et qui trahissait sa faiblesse par de la tachycardie.

Quelle pouvait être la cause du développement exagéré de ces deux enfants au moment de leur naissance? Un peu de réflexion devait me conduire à rechercher si, au cours de leur vie intra-utérine, ils ne recevaient pas trop de matériaux et s'ils ne faisaient pas en quelque sorte, passez-moi cette hypothèse, de l'obésité intra-utérine.

L'enfant, au cours de la grossesse, est un parasite dont l'évolution et l'accroissement sont intimement liés à la nutrition de la mère, et tout laisse supposer qu'une assimilation parfaite et exagérée doit conduire à terme un enfant plus vivace et plus volumineux 'qu'un autre dont le plasma maternel serait moins riche. Or, il m'a suffi d'interroger ma cliente pour apprendre qu'ainsi que la plupart des personnes de la classe aisée, elle était ennemie de tout exercice, lequel, vers la fin de sa grossesse, était rendu d'abord difficile, puis impossible, en raison de l'état de ses jambes et de la pesanteur abdominale.

Elle a un très bon estomac, un excellent appétit. L'aliment, dont le but final est de pourvoir chez l'enfant à la ration de croissance et d'entretien, et à cette dernière seulement chez l'adulte, n'a pas à fournir chez cette femme un nombre considérable de calories, attendu que sa dépense physique est quasi nulle et que sa température moyenne de 37° est presque celle de l'air ambiant.

A quoi pouvait donc servir cette ration alimentaire exagérée, qui se composait, le matin, d'une grande tasse de café au lait et de pain beurré ; à 9 heures, d'une tasse de chocolat ; à 3 heures, de thé au lait, biscuit et beurre, sans compter les deux principaux repas où le pain, le riz, la viande et les féculents figuraient régulièrement. Ces matériaux, ne trouvant pas d'emploi chez la mère, étaient utilisés par l'enfant qui pesait au moment de sa naissance neuf livres environ. Nous sommes loin des six à sept livres qui représentent le poids moyen des enfants des femmes du peuple, dont la nourriture est moins riche, moins abondante, et dont les matériaux nutritifs couvrent en partie les frais de leur dépense physique, car vous savez que la plupart, jusqu'au jour où elles prennent le lit pour accoucher, font les gros travaux de la maison, portent de l'eau, frottent les appartements, etc.

J'expliquai de mon mieux à la jeune mère pourquoi elle avait eu deux enfants de volume exagéré, et je lui indiquai comment elle devait se nourrir, au cas où elle se trouverait de nouveau enceinte.

Un an après, elle m'écrivait qu'elle commençait une nouvelle grossesse, et elle ajoutait : « Je suis encore terrorisée, mon cher Docteur, et j'ai trop présent à la mémoire le souvenir de mes deux dernières couches pour ne pas tout mettre en œuvre afin d'éviter un pareil martyre. Je serai à Cure-Pipe au début de mon neuvième mois de grossesse, et vous ne me reconnaîtrez pas. »

Je ne la reconnus pas, en effet. Je me trouvai en présence d'une femme à l'abdomen modérément développé; la figure était plutôt amaigrie, les jambes sèches, à peine un peu plus développées l'après-midi après la marche, qui était facile sans essoufflement. Le pouls était à 88, témoignant d'un cœur qui n'avait pas à lutter contre le barrage périphérique.

Les couches furent celles que j'avais pronostiquées : le travail fut régulier, la dilatation marcha sans encombre, et après quatre heures de douleurs, la malade accoucha spontanément d'un enfant paraissant évidemment petit à côté des deux précédents, mais qui avait néanmoins un poids moyen. Les suites furent excellentes, la mère, bonne nourrice, put allaiter le bébé qui est actuellement aussi bien que possible.

Exagérant mes instructions, cette femme s'était mise, à partir du cinquième mois de sa grossesse, au régime suivant : le matin, une tasse de café au lait très peu sucré; pour le déjeuner, à 10 heures, un plat de viande et un peu de pain; à 3 heures, parfois une tasse de lait, souvent rien qu'un verre d'eau; à 7 heures, un potage ou un œuf, un légume vert et du pain.

Voici un second fait dont l'issue fut malheureuse grâce à l'ignorance de la jeune mère.

Il y a dix-huit mois, je fus appelé auprès d'une malade âgée de vingt-sept ans, enceinte de huit mois et demi, primipare, qui habitait le littoral et qui n'avait jamais consulté un médecin depuis le début de sa grossesse. Je fus frappé de sa pâleur cireuse et de sa bouffissure. Elle avait un abdomen très volumineux, un œdème généralisé, surtout accentué au niveau des membres inférieurs, un pouls rapide, de l'insomnie et des maux de tête. L'examen des urines avait été pratiqué plusieurs fois par un infirmier, et aucune trace d'albumine n'avait été relevée. Peu satisfait de cet examen, je fis sur-le-champ une analyse qui donna un gros précipité d'albumine.

Il n'y avait pas de temps à perdre, et, si un traitement énergique n'était pas immédiatement mis en œuvre, cette malade risquait de perdre son enfant et elle était menacée, à brève échéance, de crises d'éclampsie. Je la mis au régime lacté absolu, la purgeai, et lui fis prendre chaque jour deux cachets de théobromine. Le résultat fut décisif : trois jours après, les œdèmes avaient diminué, le sommeil avait reparu, le mal de tête avait cédé. J'étais rassuré et, maître de la situation, en tant qu'éclampsie, mais, pressentant une couche laborieuse, je me demandais anxieusement quel sort était réservé à l'enfant. Vivrait-il, et surtout naîtrait-il viable ?

Mes prévisions devaient malheureusement se réaliser. Le travail débuta à 3 heures du matin par la rupture de la poche des eaux; les douleurs devinrent rapidement très vives et très rapprochées, mais, hélas! la dilatation ne marchait pas, la tête restait stationnaire au niveau du détroit moyen. Peu à peu, le muscle utérin, fatigué, devint inerte, les contractions se ralentirent, il y avait disproportion évidente entre le contenant et le contenu, et, vers 1 heure de l'après-midi, les douleurs cessèrent complètement. Le Dʳ Chevreau vint voir la malade avec moi: nous essayâmes de ranimer les contractions par une injection d'un gramme de bichlorhydrate de quinine. Une heure après, l'action ocytocique de la quinine se montrait; les douleurs devinrent très fortes, arrachant des cris à la malade, mais, à 6 heures, la dilatation n'était pas suffisante pour permettre une extraction, et je reculai devant les conséquences d'une déchirure étendue du col.

Je patientai encore; à 6ʰ,30 la malade sentit des mouvements désordonnés du fœtus et me dit : « Docteur, mon enfant a des convulsions et il est en train de mourir. » Son pressentiment était juste : quinze minutes après, je cherchai en vain les bruits du cœur. A 8 heures, impressionné par l'état d'épuisement de cette jeune femme, je priai Chevreau de lui donner du chloroforme. Je procédai avec prudence à la dilatation manuelle du col, et non, sans de très grandes difficultés, je réussis à extraire un énorme enfant qu'il nous fut impossible de ramener à la vie.

Suites bonnes ; pourtant, rétention d'urine qui nécessita un cathétérisme trois fois par jour, et qui, malgré les plus grandes précautions, se compliqua de cystite. Deux mois après ses couches, la malade quittait le quartier, guérie de sa cystite, mais ayant encore de l'albumine dans ses urines. Je la mis en garde contre le danger qui la menaçait, du fait de cette albuminurie persistante ; je lui expliquai le régime à suivre et lui donnai des instructions formelles, au cas où elle se trouverait de nouveau enceinte.

Ici encore, voici une grossesse qui se termina par la naissance d'un enfant mort, qui se compliqua de cystite, et qui laissera peut-être une tare rénale à cette jeune femme.

Au cours de sa grossesse, elle ne fit jamais le moindre exercice. Peu habituée à en faire, jeune fille, ce n'est pas avec les malaises des quatre premiers mois et l'enflure de ses jambes, pendant les cinq derniers mois, qu'elle aurait commencé ce genre de sport. Quoique ne se dépensant en aucune façon, elle était imbue de cette idée qu'étant enceinte, il fallait **manger** pour deux ; elle ne s'en privait pas et consommait, à toute heure de la journée, du sucre, du chocolat, du lait, etc., etc.

A six mois, elle était déjà œdématiée. Pourquoi ? L'œdème n'était pas de cause cardiaque. Celui des membres inférieurs pouvait être d'origine mécanique, par compression de l'utérus gravide ; celui de la face et des membres supérieurs était peut-être dû à une insuffisance rénale, par congestion passive et rétention des chlorures ; peut-être également était-il dû en partie à la pléthore d'origine alimentaire.

Quoi qu'il en soit, la stase rénale favorise la congestion et la néphrite. Je ne sais quel était l'état antérieur de ses reins, mais l'albuminurie n'ayant pas cédé immédiatement après les couches et existant encore deux mois après, il faut craindre le développement d'une néphrite parcellaire, ce qui met cette malade dans un état de grande infériorité pour l'avenir, surtout au cours d'autres grossesses.

Dans le cas actuel, cette alimentation exagérée, sans exercice pour compenser cette forte consommation, a créé de nombreux dangers ; le péril alimentaire est ici flagrant : enfant volumineux, compression des plexus veineux, œdème, stase rénale, inflammation glomérulaire et néphrite parcellaire, inertie utérine par disproportion entre le contenant et le contenu, mort de l'enfant, cystite et risques d'infection puerpérale par manœuvres digitales prolongées.

De plus, même si cette jeune femme avait eu la chance de conserver son enfant, du fait de son albuminurie et de sa lésion rénale, son plasma aurait été encombré de substances néphrotoxiques, bien mises en évidence dans un mémoire de Castaigne, qui nous dit : « La clinique nous apprend que des mères atteintes de néphrite donnent naissance à des enfants dont les reins sont moins résistants aux infections et aux intoxications (débilité rénale, albuminurie héréditaire et familiale). Toute malade atteinte de néphrite présente dans son sérum des substances très toxiques pour le rein, et le fœtus baigné par ces humeurs néphro-toxiques conserve souvent un rein taré pour l'avenir. »

Je vous citerai, pour terminer, une dernière observation, non moins intéressante. Il y a dix-huit mois, je fus appelé à Rose-Belle, par mes confrères Chauvin, Guérin et Senneville, auprès d'une jeune primipare dont la situation était des plus critiques. Depuis deux jours elle luttait en vain pour mettre son enfant au monde. Je me trouvai en présence d'une femme grêle, frêle, avec un ventre volumineux, dont le pouls petit, incomptable, témoignait de la profonde dépression dans laquelle elle se trouvait, par suite de deux nuits sans sommeil, de deux tentatives d'extraction faites sous chloroforme et d'une hémorragie assez abondante.

La situation était tellement grave que nous nous demandâmes un moment s'il ne valait pas mieux la laisser mourir, ne sachant pas si elle aurait la force de supporter une troisième anesthésie. Finalement, songeant que notre ultime but est toujours d'essayer de guérir, même dans les cas les plus graves et désespérés, nous décidâmes de recourir à une dernière chloroformisation qui me permit, grâce à une basiotripsie, d'extraire un très gros enfant qui malheureusement n'a pas été pesé, mais dont le poids, d'après nos estimations, n'était pas inférieur à neuf ou dix livres.

En dehors de certains incidents des plus pénibles, qu'il n'y a pas lieu de rapporter, et après une convalescence des plus longues, cette jeune femme finit par reprendre le dessus, n'ayant connu que les douleurs de la maternité, sans aucune compensation.

Il y avait chez cette jeune femme disproportion évidente entre l'enfant et la filière génitale, et de plus le muscle utérin ne pouvait avoir la puissance voulue pour le faire descendre. L'enfant n'avait aucune malformation, aucune cause de dystocie, si ce n'est des dimensions exagérées qui provenaient, sans nul doute, de l'hygiène de la malade qui n'a pas marché deux kilomètres au cours de sa grossesse, et qui, dès le cinquième mois, après la période des malaises, poussée par son entourage, par ses croyances fausses et par un appétit vorace, avait l'ordinaire suivant transcrit de sa propre main :

Au réveil, une grande tasse de café au lait et un demi-pain; à 10 heures, glycéro-phosphate de chaux, une large assiettée de riz, un quart de bœuf, légumes et du porter; à 2 heures, un filet, un demi-pain, une tasse de thé au lait; au dîner, repas identique à celui du déjeuner, et avant le coucher, une tasse de lait.

Avec un tel régime, à sept mois elle était lourde au point de ne se mouvoir qu'avec les plus grandes difficultés, et les suites ont été celles rapportées précédemment.

Ayant examiné la malade quelques mois après, bien convaincu que ses couches laborieuses ne tenaient pas à un rétrécissement du bassin, mais bien à un développement exagéré de son enfant, je la soumis au régime suivant, dès le sixième mois de sa deuxième grossesse:

Au réveil, une tasse de café au lait.

A 10 heures, un plat de viande, deux légumes, un dessert et quatre à cinq petites tranches de pain.

A 2 heures, une tasse de thé au lait.

Dîner identique au déjeuner, et petite tasse de lait au coucher afin de respecter une vieille habitude.

Ma malade atteignit son terme avec un ventre de volume moitié moindre que la première fois; elle marchait avec aisance, dormait bien et, comme récompense de l'hygiène qu'elle avait suivie, elle accoucha spontanément, après trois heures de douleurs seulement, d'un garçon de volume moyen, pesant sept livres.

Est-ce là l'effet du pur hasard ou devons-nous admettre qu'une bonne direction hygiénique avait préparé ce résultat favorable que j'avais prévu? Examinez avec soin les deux tableaux alimentaires, celui de la première et celui de la deuxième grossesse, et il vous faudra de toute nécessité admettre que la ration alimentaire, exagérée la première fois, restreinte la deuxième fois, nous explique et nous donne la clef de l'issue différente des deux grossesses et de leurs suites.

Je crois inutile de multiplier ces exemples et d'abuser ainsi de votre attention. Je voulais seulement par ces trois observations typiques vous faire toucher du doigt les méfaits du péril alimentaire au cours de la grossesse : péril alimentaire cause de la mort de l'enfant, cause de troubles fonctionnels et de désordres fonctionnels chez la mère, sans compter les insuffisances hépatiques et rénales éloignées que nous ne connaissons pas, mais qu'il est facile de se représenter

L'enfant à terme représente un bloc de six à huit livres, fabriqué exclusivement avec les matériaux élaborés par la mère. Si cette dernière fait de l'exercice, a une bonne circulation, un plasma bien pourvu d'oxygène, et si elle a une alimentation bien réglée comme quantité et qualité, elle aura toute chance d'avoir un sang normal dont le résultat sera un enfant qui naîtra vivace, vigoureux, avec des tares ultérieures plus acquises qu'héréditaires.

Toute alimentation exagérée, mal comprise, qui n'est pas en rapport avec les besoins stricts de l'organisme, amène de la surcharge gastro-intestinale, une assimilation défectueuse, une excrétion rénale insuffisante, et un plasma dont le degré de toxicité représente une très longue chaîne, à chaînons multiples.

Depuis ces dernières années, de tous côtés surgissent des travaux qui ont pour but de régler la ration alimentaire, et dans ceux de Pascault, de Bardet, de Gautier, de Maurel, pour n'en citer que quelques-uns, est consignée la valeur des différents aliments gras, albuminoïdes et hydrocarbonés, en calories. Certes, au point de vue scientifique, ces données sont des plus intéressantes et instructives. mais, en pratique, nous avons déjà tant de peine à faire accepter nos idées au point de vue de de la réglementation du régime, que je ne me dissimule pas combien nous serons encore moins écoutés si nous voulons astreindre nos clients à peser leurs aliments.

Il faut, à mon avis, se contenter d'un à peu près et, pour ma part, je me suis arrêté depuis longtemps à l'apparence du sujet, à son degré d'embonpoint, et je classe tout sujet en normal, sus-normal ou sous-normal, suivant qu'il a un poids suffisant en rapport avec sa taille, ou exagéré, ou enfin insuffisant. L'étude de sa densité urinaire me fournit, d'autre part, une donnée suffisante sur son métabolisme. Ces considérations ont trouvé place ailleurs ; qu'il me suffise, pour le moment, de vous dire comment je schématise la ration alimentaire de mes gestantes.

Pendant les quatre premiers mois, aucune règle à poser. C'est la phase des caprices alimentaires, des dégoûts, des nausées ; il faut, de toute nécessité, respecter les habitudes de chaque malade et la laisser libre de conduire son alimentation à son gré, n'intervenant que si une indication précise se présente.

Pendant les cinquième et sixième mois, l'estomac devient plus tolérant : à l'amaigrissement du début succède un peu d'embonpoint : les malaises ont cessé ; la tension artérielle s'est relevée et le danger de la surcharge alimentaire ne commence réellement qu'au début du septième mois. C'est alors, pendant le dernier trimestre, que, grâce à la circulation plus active et à l'alimentation exagérée, le fœtus s'accroît. C'est alors, à mon avis, qu'il faut conseiller à la future mère un régime restreint, d'où seront bannis les féculents, les sucreries, le pain en excès, le riz, et l'alimentation sera composée comme suit, avec les variantes individuelles :

Le matin, café au lait, peu sucré.

A 3 heures, légère collation : thé au lait ou pain et confitures.

A chaque repas, un plat de viande ou de poisson, ou deux œufs, au choix. Deux légumes verts de préférence, des fruits au déjeuner, et un laitage, crème ou gâteau léger au dîner.

Je suis tout disposé à laisser une certaine latitude à mes malades et à respecter leurs habitudes, autorisant plutôt le riz ou le pain, suivant leurs goûts personnels. La chose à laquelle je tiens le plus, ce n'est pas tant la qualité de l'aliment, mais la *quantité*, que je cherche à mettre en rapport avec le genre de vie, la sédentarité, l'exercice, etc.

Il est bien entendu que ce régime ne doit pas être appliqué indistinctement, sans discernement, à toutes les femmes enceintes. Il y a, avant tout, l'indication à poser : l'hygiène alimentaire est individuelle et non pas collective. Toute formule uniforme est défectueuse.

Le régime alimentaire n'est pas le même pour la primipare de dix-huit ans et celle de trente-cinq ans, pour la jeune femme active, faisant de l'exercice, et celle confinée à sa chaise longue, pour celle qui est sous-normale comme poids et celle qui est sus-normale, pour la primipare dont on ne connaît jamais les aptitudes au moment du travail et la multipare qui a déjà fait ses preuves et dont l'accouchement se fait en deux poussées, pour la jeune fille dyspeptique enfin, délicate, à laquelle rien ne profite, et celle aux machines puissantes qui mange de tout, digère tout et assimile tout.

Il suffit d'attirer l'attention sur ce point sans avoir, je pense, à y insister davantage.

C'est en vain que j'ai cherché dans les traités d'obstétrique que je possède quelques conseils au sujet de la ration alimentaire chez les gestantes. Cazeaux et Auvard sont muets sur ce point; quant à Ribemont-Dessaignes et Lepage, ils jugent la question en une ligne: « L'alimentation, disent-ils, doit être substantielle sans être trop abondante »; et ils terminent en faisant cette citation, empruntée à Pinard : « La femme pendant la grossesse doit manger ce qui lui plaît: le *quid sapit nutrit* est surtout applicable à la période de gestation ».

Si ces auteurs n'ont pas insisté davantage sur ce point, c'est que, sans doute, leur expérience reflète leurs souvenirs d'hôpital. La femme du peuple, en France, travaille jusqu'à la fin de sa grossesse; son alimentation n'est pas exagérée, et le climat froid d'Europe nécessite une plus grande quantité de calories, afin d'assurer la température moyenne du corps qui est de 37° C. toutes conditions, je le répète, qui ne se rencontrent pas chez la femme des classes aisées des tropiques, qui vit dans l'immobilité la plus absolue et chez laquelle l'alimentation exagérée est un vrai péril, ainsi que le démontrent les exemples rapportés ci-dessus.

Il ressort des tableaux donnés par Cazeaux, Ribemont et Auvard, que le poids moyen d'un fœtus est de 3 000 à 3 500 gr. Que ce soit là l'objectif qui nous guide. Encore une fois, mieux vaut un enfant de 3 000 grammes viable qu'un autre de 4 500 à 5 000 grammes, qui parfois meurt avant sa naissance et souvent laisse à sa mère une signature indélébile du côté de sa sangle abdominale, de son périnée ou de ses reins.

CHAPITRE XV

LE PÉRIL ALIMENTAIRE CHEZ L'ENFANT

Dans les chapitres précédents, nous avons étudié l'homme à l'état adulte ; je vous ai fait voir comment une alimentation, mal comprise comme qualité et comme quantité, non adaptée exactement à ses besoins calorifique et énergétique, était responsable et de la pléiade de symptômes qu'il présentait au cours de son existence, et de sa mort à un âge relativement peu avancé.

Je voudrais maintenant prendre l'homme à son berceau et vous faire voir également le grand péril qui menace le bébé et l'enfant pendant cette double période qui s'étend, la première, de sa naissance à deux ans et demi, période au cours de laquelle il complète sa première dentition, et la deuxième jusqu'aux abords de l'âge adulte, période au cours de laquelle il s'accroît pour devenir l'homme à l'état de maturité.

Je vous ai dit au début de cette étude que la conception était le résultat de la fusion de deux cellules, mâle et femelle, et que, depuis le moment précis où l'être existe jusqu'au terme de sa naissance, l'enfant n'est qu'un parasite greffé sur les tissus maternels ; par l'intermédiaire de la circulation utéro-placentaire, il s'approprie les éléments que lui livre sa mère et qui en feront à sa naissance un bloc de sept à dix livres. Le péril commence pour l'enfant dès sa conception, et nul ne nous dira jamais dans quelle proportion les misères de toutes sortes qui atteindront l'homme au cours de sa carrière, dans quelle proportion ses prédispositions à contracter telle ou telle maladie, ses chances de mourir jeune, dans quelle proportion enfin ses désordres fonctionnels et organiques tiendront au plasma qu'il aura puisé dans le sein maternel et à celui qu'il aura élaboré par ses propres moyens, après sa naissance.

Sans pouvoir donner une preuve absolue de ce que sera l'avenir morbide d'un enfant et d'un homme, le raisonnement nous indique que ces deux cellules génératrices, qui présentent à leur origine un volume à peine de la grosseur d'une tête d'épingle, s'accroissent aux dépens des matériaux élaborés par la mère, et la perfection des cellules de l'enfant, pendant sa vie intra-utérine, sera en proportion directe de la bonne qualité des matériaux dont ces cellules émanent. Ne savons-nous pas qu'à la naissance déjà, il y a des forts, des moyens, et des enfants atteints de faiblesse congénitale, faiblesse congénitale que quelques-uns doivent à la mauvaise santé de la mère? Qui de nous ne connaît ces produits issus de certains organismes syphilitiques, de certaines albuminuriques, de certaines tuberleuses qui reflètent le plasma maternel, produits dont quelques-uns succombent avant même d'être nés, n'ayant pas droit à la vie ; d'autres que les ressources de l'art sont impuissantes à sauver et qui, vers deux, quatre, douze mois, tombent dans un état de marasme, de cachexie, parce que leurs cellules, façonnées avec des matériaux de qualité inférieure, sont inaptes à évoluer par elles-mêmes, malgré que nous tentions de les orienter le mieux possible.

Dès sa naissance, l'enfant est sevré de ses attaches maternelles; il faut qu'il subisse la loi commune; il faut qu'il travaille pour vivre, et, que ce soit par le lait de la mère qui l'unit pendant quelque temps encore au plasma dont il s'est détaché, que ce soit par le lait de vache ou toute autre nourriture, il doit s'assimiler les matériaux alimentaires en vue de pourvoir à ses besoins de calorification, d'énergie et d'accroissement. C'est là la différence capitale qui sépare l'enfant de l'adulte: si tous deux ont à trouver dans la molécule alimentaire le combustible nécessaire pour se défendre contre la température extérieure et les éléments pour assurer l'énergie dont ils ont besoin, l'adulte doit se contenter d'une molécule très minime en vue d'assurer la régénération des cellules qui ont été usées par le travail, usure des plus minimes, ainsi que nous l'avons établi, alors que, chez l'enfant, la portion réservée à son développement est des plus importantes, et chaque jour, depuis sa conception jusqu'à l'âge de vingt-cinq ans, il doit assimiler une partie de la molécule alimentaire en vue de s'accroître.

Ne perdez jamais de vue que l'enfant, à sa naissance, a un poids de six à huit livres, et qu'à vingt-cinq ans, il représentera un homme de 160 à 180 livres. Le milieu dans lequel il vit comprend l'oxygène et la molécule alimentaire, qui sont les deux ressources dont il dispose pour construire ses cellules, en vue de leur donner à vingt-cinq ans ce poids moyen de 160 livres.

Ce simple aperçu vous indique la très grande importance d'une aération et d'une alimentation bien comprises chez l'enfant. Si l'adulte peut se livrer à quelque écart du régime sans grand dommage, il n'en est pas de même pour l'enfant, dont la ration devrait être impeccable, attendu que son alimentation de chaque jour doit pourvoir à l'édification d'une partie de ses cellules, et que leur perfection ne vaudra quelque chose qu'autant que leur plasma leur portera des matériaux de bonne marque. Dites-vous bien que ce que l'enfant sèmera pendant vingt ans, il le récoltera plus tard ; c'est là une vérité absolue. L'homme adulte, à trente ans, représente, d'une part, une unité qui le rapproche de ses ascendants ; il porte la marque de fabrique de ses générateurs, bonne ou mauvaise, suivant l'état des cellules qui l'auront procréé, ce qui constitue sa prédisposition héréditaire ; d'autre part, cette prédisposition héréditaire, il l'aura améliorée ou rendue plus nocive, suivant la façon dont il aura édifié ses cellules pendant son enfance et son adolescence. De même qu'une demeure achevée n'a de valeur que par la solidité des bois de construction, de même la cellule adulte reflète les matériaux dont elle émane, et si l'adulte peut se livrer à quelques écarts, il n'en est pas de même de l'enfant pendant sa période de croissance. Il vous incombe d'ancrer ces idées dans l'esprit des mères, de leur expliquer l'importance d'une ration alimentaire bien comprise pour leurs enfants, d'où dépendront leur bien-être physique, moral, et leur mort à un âge avancé.

Il me paraît nécessaire de scinder ce chapitre en deux parties, afin de vous faire mieux toucher du doigt les méfaits du péril alimentaire chez les tout petits, et chez l'enfant au delà de trois ans.

Si nous suivons le même sentier que nous avons parcouru en étudiant l'homme adulte, nous voyons que le bébé, s'il trouve dans le milieu qui l'entoure, lait maternel ou autre alimentation quelconque, une ration suffisante pour pourvoir à ses besoins calorifique et énergétique et pour s'accroître, doit être *normal*. S'il n'est pas normal, de même que l'adulte, il ne peut être que sous-normal ou sus-normal, faisant abstraction de de l'état normal-anormal, qui ne se juge que par l'examen des urines, condition qui nous manque chez les tout jeunes, par suite de l'impossibilité de recueillir ce liquide d'excrétion.

Afin d'avoir un terme de comparaison, je vous demanderai d'abord de vous graver dans l'esprit ce que doit être un bébé normal, et sans me préoccuper de ce qu'il prend, je puis affirmer qu'il a assez de matériaux, et des matériaux de bonne qualité quelle que soit leur provenance, si l'on me présente un enfant donc le poids paraît être en rapport avec la taille. Vous vous souvenez que, dans la définition de ce que j'ai appelé l'état normal, j'ai attaché une grande importance à la pesée et je vous ai fourni plusieurs tableaux qui pouvaient vous permettre d'obtenir certains points de repère, en vue de savoir quel devait être le poids d'un adulte par rapport à sa taille. Ce point a également attiré l'attention des pédiatres, et en ce qui concerne les bébés vous trouverez dans vos traités classiques des données qui vous renseigneront à cet égard.

Pour ma part, si je me reporte à ces chiffres et si je sais en faire usage à l'occasion, je pèse très rarement les bébés qui me sont confiés, parce que j'ai remarqué l'état d'affolement dans lequel se trouvaient les mamans lorsque la balance, après huit ou quinze jours, accusait un poids stationnaire ou même une perte de poids, et très souvent, incapables de comprendre ces écarts, elles avaient tendance, afin de rattraper le temps perdu, à corser l'alimentation de l'enfant. Le résultat le plus sûr était une aggravation de l'état sous-normal, et, vous savez combien il est difficile de déraciner de l'esprit du profane que toute diminution de poids ou tout poids stationnaire n'a qu'un seul traitement : une augmentation de la ration alimentaire, sans se préoccuper si cette augmentation est en rapport avec la capacité digestive et si l'estomac et l'intestin sont consentants.

Je vous demande donc de vous habituer à faire le diagnostic de « bébé normal » sans recourir à la balance ; l'inspection du petit sujet et l'interrogatoire de la mère vous fourniront à cet égard quelques données des plus suffisantes.

Je considère qu'un bébé est normal lorsqu'il a les apparences de la santé, ce qui signifie qu'il ne doit être ni trop gros, ni trop maigre ; il doit avoir un embonpoint moyen, sans être soufflé. Sa peau doit être ferme ; ses muscles des membres inférieurs durs et non flasques. Il doit être rose et ne pas avoir ce masque blême, indice le plus certain d'un estomac et d'un intestin qui fonctionnent mal. Ses yeux ne doivent pas être cernés, et c'est en vain que vous rechercheriez par l'interrogatoire un symptôme morbide quelconque.

Avant tout, la mère doit vous dire que le bébé est bon, qu'il ne pleure que lorsqu'il est mouillé, au moment de sa toilette, et lorsqu'il a faim. Il n'y a pas de méchants bébés : il y a des enfants irritables, pleureurs, qui ont un mauvais sommeil, qui geignent à toute heure, parce qu'ils sont mal alimentés : ou pas assez, ou, le plus souvent, trop. Le bébé normal donc doit avoir un sommeil calme; il ne doit pas avoir cette petite toux sèche si caractéristique chez certains petits suralimentés; sa peau doit être saine, ni eczémateuse ni érythémateuse, indice que le rein suffit à sa tâche d'excrétion. L'expertise du tube digestif, qui doit être aussi minutieuse, aussi détaillée que possible, doit vous donner l'assurance que les digestions sont normales, c'est-à-dire pas de régurgitations, pas de vomissements, pas de coliques, pas de selles infectes et putrides, pas de selles vertes glaireuses, encore moins sanguinolentes. Enfin, un abdomen modérément distendu, sans tendance au ventre de batracien, doit vous indiquer que les matériaux fournis par la mère sont excellents.

En un mot, non seulement le bébé normal présente une apparence normale, c'est-à-dire un poids en rapport avec son âge et sa taille, mais ses chairs fermes indiquent une nutrition régulière, une assimilation suffisante, une désassimilation normale, et c'est en vain que vous rechercherez chez lui un symptôme quelconque de rétention et de suppléance. De même que chez l'adulte, le fonctionnement cellulaire doit se faire silencieusement, et tout tableau qui s'écarte du précédent vous indique à coup sûr que l'alimentation de l'enfant est défectueuse.

Faisant abstraction de la minime proportion d'enfants atteints de faiblesse congénitale, d'une tare morbide provenant de la vie intra-utérine, dites-vous bien, et j'insiste à dessein sur ce point, que tout désordre chez le bébé ne reconnaît que deux seules causes : une aération insuffisante et une alimentation mal comprise. Mettant de côté l'aération insuffisante, qui nous arrêtera quelques instants chez les enfants plus âgés, au delà de trois ans, il ne reste plus que l'alimentation mal comprise pour expliquer l'état sous-normal et l'état sus-normal des bébés, ainsi que les désordres fonctionnels, organiques, bénins, graves ou mortels, susceptibles de venir troubler la progression régulière et silencieuse de ce petit organisme qui s'achemine vers l'état adulte.

Rappelez-vous donc l'importance toute-puissante de cette notion étiologique fondamentale, qui est la clef de voûte de l'édifice. Ration alimentaire mal comprise, voilà le fait notoire, et incrustez dans votre esprit que la dentition, le froid, les fortes chaleurs, et l'infection sous une forme quelconque ne sont que des causes secondes qui n'agissent qu'à la faveur d'un plasma insuffisant ou pollué, du fait d'une alimentation mal assimilée.

Si vous êtes bien pénétré de cette vérité, votre esprit aura une tendance naturelle à orienter vos recherches vers l'hygiène alimentaire du petit malade soumis à votre observation, et vous y trouverez la cause première du désordre pour lequel il vous est conduit. Il vous incombe, par conséquent, avant de recourir aux moyens pharmaceutiques, de disséquer son hygiène alimentaire, et je vous donne l'assurance que *toujours*, je maintiens le mot toujours, afin de vous pénétrer de son importance, vous y trouverez la cause de la maladie de l'enfant. Fidèle au programme que nous nous sommes tracé, vous vous rappelez qu'il vous faut de toute nécessité supprimer cette cause, quoiqu'il vous soit permis de faire la médication d'urgence dans certains cas, en attendant que vous puissiez prendre les mesures nécessaires pour faire disparaître la cause morbide.

C'est ainsi que je procédai dans deux circonstances, avec un succès immédiat, pour deux de mes petits clients, dont l'un, âgé de quinze jours, avait depuis une semaine déjà neuf à dix selles par vingt-quatre heures, ce qui désolait la maman, qui me réclamait une potion au bismuth.

Le bébé n'avait pas de fièvre, ne paraissait pas souffrir, ses traits n'étaient pas altérés, il dormait bien et ne semblait pas avoir maigri malgré ce dérangement. J'appris de la jeune femme que l'enfant était mis au sein toutes les deux heures et que la tétée durait vingt minutes. Je conclus que sa diarrhée était le résultat des tétées trop rapprochées et trop prolongées; l'intestin, étant incapable de digérer et d'assimiler tous les matériaux que lui livrait cette bonne nourrice, laissait échapper le trop-plein. J'expliquai à la mère le danger de laisser persister cet état qui deviendrait nuisible à la santé de l'enfant, et il a suffi d'espacer les tétées toutes les deux heures et demie et de ne pas les prolonger au delà de dix minutes pour que l'intestin soit immédiatement réduit au silence.

Vers la même époque, je fus consulté pour un autre bébé, âgé de deux mois, qui, depuis sa naissance, allaité exclusivement au sein, vomissait, soit immédiatement après chaque tétée, soit au bout de quarante à soixante minutes. Ici encore, je pus me rendre compte qu'il s'agissait d'une plantureuse nourrice et que la régurgitation était le résultat d'un estomac trop distendu; le simple conseil, donné à la mère, de réduire progressivement le nombre de minutes consacrées à la tétée, amena la cessation des vomissements, lorsque l'enfant demeura au sein douze minutes au lieu de vingt. Il protesta pendant quelques jours, puis se calma, perdit la mauvaise habitude de trop téter, et celle plus grave de régurgiter.

Je n'ai pas la prétention de vous laisser supposer que vous guérirez ainsi tous les cas de diarrhée et de vomissements présentés par les nourrissons, et qu'il ne vous faudra pas, dans d'autres circonstances, invoquer une pathogénie différente et avoir recours à une médication plus variée ; mais que ces deux exemples, rapportés dès le début de ce chapitre sur l'hygiène alimentaire des enfants, vous incrustent dans l'esprit les trois axiomes suivants :

1º Chez l'enfant, toute maladie procède du tube digestif et reconnaît pour cause une alimentation mal réglée ;

2º Le meilleur médecin d'enfants, ainsi que le dit Gallois, n'est pas celui qui peut guérir une entérite, mais celui dont les petits clients n'ont jamais d'entérite ;

3º Avant d'avoir recours au médicament, découvrez la cause qui entretient la maladie, c'est-à-dire corrigez l'hygiène alimentaire défectueuse de votre petit malade, et, dans l'immense majorité des cas, vous n'aurez pas à vous adresser à la pharmacie.

Dans l'étude, que nous allons schématiser, des bébés sous-normaux et sus-normaux, il est à peu près constant que les enfants dont nous allons nous occuper sont des sujets, soit alimentés exclusivement au lait de vache ou avec un produit quelconque ressemblant de très loin au lait maternel, soit élevés en partie au sein et en partie au lait de vache. Les nourrissons allaités par leur mère ne nous arrêteront pas ; ainsi que le disait Triboulet : « De même que les peuples heureux, les nourrissons élevés au sein n'ont pas d'histoire », et il est rare, très rare, qu'un bébé nourri au sein soit atteint de désordres menaçant son existence. Je ne dis pas que cela ne puisse se rencontrer : tout se voit en pratique, et j'ai failli perdre un de mes petits clients, âgé de cinq mois, exclusivement allaité par sa mère, qui ne savait rien lui refuser. Dès sa naissance, à toute heure du jour et de la nuit, aussitôt qu'il criait, il avait pour consolation le sein, et il fut pris un jour d'une entérite des plus graves, avec fièvre, menace de convulsions, qui ne céda que très lentement, après quelques jours d'une situation des plus critiques.

Ce fait et tant d'autres qu'on pourrait citer ne viennent en rien infirmer la règle de l'absence ou du peu de gravité des désordres gastriques et intestinaux chez l'enfant élevé uniquement au sein, et cette immunité, le bébé la doit à ce fait que le lait de la mère est approprié à ses capacités digestives, et qu'il a très peu de chance de se suralimenter, car la succion active à laquelle il se livre le fait s'arrêter à temps par satiété et par fatigue de ses muscles masticateurs : enfin, toute pollution du lait est rendue impossible, par suite d'une prise directe. Toute infection exogène est ainsi irréalisable et toute infection endogène est peu à craindre par absence de surcharge alimentaire, condition des plus favorables pour que les ferments digestifs tiennent en respect la flore intestinale. Les fermentations putrides du lait de femme sont très rares, parce que la caséine de ce lait, moins dense que celui de la vache, se laisse plus facilement et plus complètement attaquer par les sucs digestifs.

Rappelez-vous, par conséquent, que la cause première des désordres digestifs chez les enfants qui vous seront apportés dépend d'une alimentation mixte, en partie par la mère, en partie par un lait de provenance quelconque, ou, le plus souvent, d'une alimentation artificielle, sans correctif maternel.

L'enfant n'étant pas normal ne peut être qu'un sous-normal ou un sus-normal, et je voudrais, en quelques lignes, vous faire toucher du doigt la cause de ces deux états : il en découlera tout naturellement la prophylaxie et le traitement qu'il convient de leur appliquer.

Il vous sera encore moins nécessaire de recourir à la balance pour affirmer que l'enfant qui vous est présenté est sous-normal. Un simple coup d'œil vous permettra de vous rendre compte que ce petit être à la mine souffreteuse, à la peau ridée et flasque, aux yeux cernés, à l'apparence d'un petit vieux, est un inanitié dont non seulement la ration ne suffit pas aux besoins essentiels, mais qui, de plus, ne trouve pas dans la molécule alimentaire les matériaux nécessaires pour s'accroître.

Tout bébé sous-normal est un inanitié, c'est-à-dire un enfant dont la ration d'entretien et d'accroissement est inférieure à ses besoins, soit que cette ration soit vraiment insuffisante, soit que suffisante, elle ne soit pas amenée par les ferments digestifs à un état où elle puisse être acceptée par le plasma, et il vous incombe d'une façon impérieuse de bien préciser ce point, car le traitement qui en résulte est totalement différent.

Il n'y a pas l'ombre d'un doute, ainsi que je vous le disais en vous relatant l'histoire des sous-normaux adultes, qu'il y a des bébés qui sont au-dessous de leur poids, parce que leur ration alimentaire est insuffisante, soit qu'il s'agisse, comme je l'ai vu quelquefois, d'un nourrisson élevé au sein par une mère dont la poitrine est flasque et vide, mais qui s'acharne malgré tout à vouloir faire tous les frais de l'alimentation du bébé, parce qu'elle craint le lait de vache, dont elle a vu les méfaits, ou parce qu'elle ne peut se résigner à confier son enfant à une nourrice, soit qu'il s'agisse de bébés élevés à l'allaitement mixte, ou au lait de vache, mais dont la ration est rendue ridicule par des coupages poussés à l'extrême, l'enfant prenant quelques cuillerées d'un mélange d'une partie de lait pour trois ou quatre d'eau.

Ces faits existent ; ils sont indéniables, et il faut d'autant plus y songer et les dépister, que parfois, ainsi que Comby en a rapporté trois observations à la séance de la Société de Pédiatrie du mois de janvier 1907, ces petits sujets inanitiés ont des vomissements, de la diarrhée, avec selles glaireuses et brunâtres, pouvant en imposer à un médecin non prévenu, qui, voyant là des troubles digestifs, aurait tendance à diminuer encore l'alimentation, alors qu'il y a lieu de l'augmenter. Comby a eu le grand mérite d'attirer l'attention des médecins sur ces accidents résultant de l'inanition, et il a schématisé un tableau clinique de ces petits malades qui, bien que maigres, n'ont pas cette pâleur si spéciale aux athrepsiques. Ce sont des enfants vifs, criards, portant incessamment leurs doigts à la bouche, et l'examen détaillé de leurs organes est négatif et n'explique pas leur état d'atrophie. Faites préciser la qualité et la quantité de lait que prend le nourrisson et vous vous rendrez compte que sa ration est trop minime.

Si j'ai dû insister sur cette cause responsable de l'état sous-normal de certains nourrissons, c'est que j'ai voulu, d'une part, être complet, et, d'autre part, ne pas vous exposer, à laisser certains enfants mourir de faim ; mais je tiens à vous dire que cette variété d'inanition est rare, très rare, excessivement rare, comparativement à l'état d'inanition que j'ai appelée l'inanition relative, et qui est due, non pas à une pénurie de la molécule alimentaire, mais précisément à une trop grande abondance de cette même molécule.

Il suffit de questionner la mère, qui vient vers vous en quête d'un tonique et d'un reconstituant pour son bébé qui est maigre et qui n'engraisse pas, pour vous assurer que l'enfant est justement chétif parce qu'il prend trop de lait, à des intervalles trop rapprochés, souvent toutes les deux heures jour et nuit, ou des aliments d'une digestion plus difficile, qui ne sont pas de son âge : des panades, des farines quelconques, agrémentées de sucreries.

Voici la règle qu'il convient de se rappeler : tout bébé sous-normal doit son état, non pas à une alimentation insuffisante, mais bien à une alimentation exagérée. Certains d'entre eux ont été antérieurement des sus-normaux qui, par faillite digestive, ont versé secondairement dans l'état sous-normal ; d'autres, les faibles de naissance, ont été toute leur vie des sous-normaux, soit parce qu'ils ont hérité de machines de moins bonne marque, soit très souvent parce que, dès leur naissance, leur alimentation mal réglée, mal comprise, les a empêchés de s'accroître progressivement.

Ces enfants, je le répète, assimilent mal par excès de bonne qualité ou excès de mauvaise qualité (fécule, panades). Leur extraction est défectueuse ; ils ne digèrent pas, sans avoir pour cela de la diarrhée, car, au contraire, ils sont souvent constipés. Leur ration est manifestement au-dessus du pouvoir assimilateur de leur tube digestif : la molécule ne peut être amenée à un état où elle puisse être acceptée par le plasma, soit par insuffisance de leur musculature intestinale, soit par insuffisance surtout de leurs ferments digestifs, et de ce fait, non pourvus d'une molécule capable d'assurer leur accroissement, ils restent maigres ou maigrissent, parce qu'ils empruntent à leurs tissus ce qui leur est nécessaire pour leurs besoins de calorification et d'énergie.

Ces malheureux petits êtres sont les victimes d'une sollicitude maternelle mal comprise. A toute heure du jour et de la nuit, sous prétexte de les engraisser, on leur présente une ration qu'ils sont incapables de digérer ; aussi dorment-ils généralement mal, se réveillant à chaque instant par habitude, criant, soit par faim morbide, soit par sensation anormale du côté de leur abdomen, qui est souvent distendu, tympanisé par des gaz et des acides de fermentation responsables des coliques et des selles, tout l'opposé de celles du nourrisson normal.

Certains de ces enfants paraissent avoir du dégoût pour l'alimentation ; par contre, nombre d'entre eux crient à toute heure du jour et de la nuit et se jettent avec avidité sur leur biberon, avidité que plusieurs mères interprètent comme une sensation de faim normale, ce qui les pousse à augmenter leur ration : tel ce bébé de vingt mois qui m'était présenté et dont l'enfance avait été très délicate, par suite d'entérites successives. Il n'a presque pas de dents, marche avec difficulté ; ses jambes sont faibles, le soutenant mal, et ayant tendance à s'incurver. La mère me le conduit en vue d'avoir un tonique. Questionnée sur l'alimentation quotidienne de l'enfant, elle m'apprend qu'il prend une litre et demi de lait, de la phosphatine, un œuf, une soupe grasse et du pain. Il a toujours faim, ajoute-t-elle, et il pourrait prendre le double, car il ne paraît jamais satisfait.

Je lui démontrai qu'avec cette ration exagérée, l'enfant restait maigre et avait faim, parce qu'il ingérait, mais ne digérait ni n'assimilait, par suite d'une alimentation au-dessus de sa capacité digestive. Je lui expliquai de mon mieux l'histoire du chien à fistule œsophagienne, qui buvait toute la journée et qui n'était jamais satisfait parce que le contact de l'eau avec sa muqueuse buccale ne suffisait pas pour le désaltérer. L'eau s'échappant par la fistule et n'arrivant pas dans le plasma, la soif ne pouvait être calmée. Son bébé était l'analogue du chien fistulisé : la molécule alimentaire lui était servie en abondance ; mais, non assimilée par le tube digestif, elle s'échappait par l'intestin et celle qui était absorbée n'arrivait pas au plasma dans un état où elle pût être acceptée par les cellules ; ces dernières, n'ayant pas leur provision de combustible et leurs matériaux d'accroissement, protestaient par cette sensation impérieuse de la faim, qui est le cri des tissus inanitiés par privation absolue d'aliments ou par assimilation défectueuse. Dans les deux cas, le résultat est le même : c'est la misère physiologique, c'est l'amaigrissement, c'est l'apparence souffreteuse de tous ces petits malheureux qui crient parce qu'ils ont faim, qui crient parce qu'ils ont froid, leur température étant constamment au-dessous de la normale, et ils ne trouvent pas dans le plasma de quoi fabriquer du calorique.

Ces enfants n'ont pas de sommeil ; ils ne connaissent pas le repos complet et profond de ceux dont l'estomac est bien garni et dont les opérations intestinales s'accomplissent silencieusement. S'ils pouvaient parler, ils vous diraient non seulement qu'ils ont froid, mais que leurs membres sont douloureux, en raison de leurs cellules musculaires si atones, si peu nourries.

Leur teint cireux et pâle témoigne, d'une part, de la mauvaise fabrication de leurs globules du sang : leurs cellules hématopoïétiques sont incapables d'accomplir un travail régulier et profitable, parce que la matière première est de mauvaise qualité ; et, d'autre part, dans ce milieu intestinal où stagnent les débris du lait, des fécules, non assimilés et non digérés, par viciation des ferments digestifs, prennent naissance toutes sortes de produits de toxicité variable, qui, absorbés au niveau de la muqueuse intestinale, viennent accentuer la pollution du plasma.

Pauvreté du plasma par mauvaise assimilation de la molécule alimentaire, pollution du plasma par des produits toxiques nés du milieu intestinal, telles sont les notes dominantes de l'état sous-normal, dont je n'entreprendrai pas la description clinique après des maîtres éminents, tels que Trousseau et Parrot, pour ne citer que les cliniciens de haute marque qui nous ont laissé des descriptions saisissantes de ces états qu'on appelle la débilité infantile, l'athrepsie, le rachitisme, qui sont les étapes vers lesquelles s'acheminent les nourrissons inanitiés par alimentation trop abondante, par alimentation de mauvaise qualité, représentant des atrophiés qui porteront souvent toute leur vie cette tare indélébile qu'ils devront à des matériaux de construction de basse qualité. Je ne parle pas de tous ceux arrêtés en cours de route par une infection intestinale, une entérite mortelle, me réservant, dans un tableau d'ensemble, de vous en dire deux mots, après vous avoir présenté les sus-normaux.

A côté des sous-normaux, du moins à l'autre extrémité de l'échelle, vous rencontrerez les bébés sus-normaux, ceux qui assimilent trop bien : ce sont les tempéraments forts, qui ont de bonnes machines, à opposer à la classe précédente, aux tempéraments faibles. Ici encore, la ration est au-dessus des besoins de l'organisme : ces enfants consomment trop de lait, et souvent, en même temps, des aliments qui ne sont pas de leur âge : panades, farines diverses, etc. Mais il semblerait qu'ils aient des estomacs capables de digérer des pierres; ils font l'admiration de l'entourage et l'orgueil des parents; pour nous, médecins, ce sont des sujets qui nous effraient, car nous sentons qu'ils marchent sur une mince couche de glace qui s'effondrera au premier jour.

A première vue, ce sont des enfants qui incarnent la santé; ils sont l'analogue du sus-normal obèse, à la phase préhyperuricémique et préglycosurique; mais, comme pour ce dernier, il suffit d'interroger la mère pour apprendre que cette santé exubérante cache parfois bien des petites misères. Tous ces enfants sont ou constipés, n'allant à la selle que tous les deux ou trois jours, ou parfois légèrement relâchés, rendant une à trois selles pâteuses molles, à certains intervalles, décolorées, semblables à du mastic, et souvent très fétides. De temps à autre, ils ont un peu de dérangement non fébrile, qui cède facilement; très souvent, ils régurgitent une partie de leur lait; d'autre ont des vomissements tardifs : c'est la bonne dame nature qui rejette le trop-plein; mais combien peu de mères savent interpréter cet avis plein de sollicitude !

Ces enfants dorment rarement bien; ils se plaignent dans leur sommeil. Beaucoup d'entre eux toussent; ils ont une petite toux sèche, qui est invariablement mise sur le compte d'un refroidissement ou de la dentition; mais Campbell croit plutôt que ce sont des produits non excrétés par le rein, qui se portent du côté du lac pulmonaire, et, en s'éliminant par le vaste territoire muqueux des bronches, causent cette irritation dont la toux est la signature. N'est-ce pas là l'analogue de la toux et de la bronchite des sus-normaux hyperuricémiques, dont les reins ne suffisent plus et dont les déchets s'échappent par l'émonctoire le plus complaisant, la peau ou les bronches?

Examinez avec soin la surface cutanée de ces enfants ; à certains moments, vous constaterez chez nombre d'entre eux, par suite des matériaux de désassimilation normaux qui encombrent leur plasma et par suite d'autres corps anormaux nés d'un milieu intestinal pollué, et d'un métabolisme cellulaire défectueux, tous corps de rebut qui, ne pouvant s'échapper par le rein, soit par insuffisance momentanée de cet émonctoire et de la cellule hépatique, soit par hypotension vasculaire, cherchent à se porter vers la peau, vous constaterez, dis-je, ces poussées d'eczéma, d'impétigo, d'intertrigo, d'urticaire, d'érythèmes, de furonculose, manifestations dont quelques-unes sont de cause endogène, d'autres de cause exogène, avec associations microbiennes multiples, rendues possibles par la nutrition de la peau, viciée par un plasma pollué.

Ces enfants sont gros ; mais examinez-les de près, palpez leurs cuisses, et vous constaterez qu'ils sont soufflés et flasques ; aucune fermeté des masses musculaires ; aussi sont-il lourds, patauds ; à neuf mois, certains se tiennent difficilement assis et ne cherchent même pas à se mettre debout. Ils n'ont pas de muscles ; leurs fibres musculaires sont atrophiées, étouffées par le pannicule adipeux. Examinez avec attention leur faciès ; c'est en vain que, malgré leur embonpoint, vous rechercherez chez eux cette coloration rosée, indice d'un plasma sain et d'une circulation active. Le plus souvent ils sont blafards, cireux, signe le plus certain que cette mauvaise graisse cache un état de souffrance de tout leur être, et vous en aurez souvent la preuve par le retard dans l'apparition de leurs premières dents.

Je n'insiste pas, ne pouvant, je le répète, m'étendre davantage, ces tableaux raccourcis ayant pour simple but de vous faire toucher du doigt les méfaits du péril alimentaire chez les tout petits. Je veux simplement vous donner quelques points de repère vous permettant de vous orienter au milieu de ce dédale, qui paraît compliqué à première vue, mais tout s'éclaire si vous voulez procéder avec méthode, et j'espère que cette division des états normaux, sous-normaux, et sus-normaux vous permettra toujours de saisir le fil conducteur.

Quel est l'avenir de ces bébés sus-normaux ?

Quelques-uns, les excessivement forts, résisteront à tous ces assauts et, malgré les excès inimaginables qu'ils commettront jusqu'à l'âge de deux ans et demi, accompliront leur dentition normalement et ne présenteront aucun trouble du côté de leur tube digestif. J'ai connu une dame qui me disait qu'elle avait élevé ses quatre enfants avec du lait de vache; ils étaient tous superbes; jour et nuit, ils en prenaient suivant leur désir, sans compter. La nuit, il y avait à proximité un biberon et un pot de lait; à chaque fois que l'enfant se réveillait, on lui versait une portion, et, s'il en demandait une nouvelle, on ne la lui refusait pas. Ils n'ont jamais présenté, au cours de leur première enfance, aucun désordre fonctionnel, mais qui nous dira jusqu'à quel point ils n'ont pas eu, à leur phase d'homme ou de femme adulte, des désordres directement imputables à cette méthode? Qui nous dira jamais si l'un des fils, cholémique à l'excès, une fille, asthmatique, un deuxième frère, migraineux, et le dernier, sujet à des vertiges et à des syncopes, ne doivent pas précisément leurs désordres à leur alimentation du premier âge mal comprise? Et, à l'heure de leur mort, qui nous dira également dans quelle proportion ce rein dégénéré, ce cœur usé avant l'heure, ne devront pas leur faillite à cette hygiène défectueuse des premières années?

Quoi qu'il en soit, cela ne prouve qu'une seule chose, c'est qu'il y a des constitutions ultra-robustes, dont les organes sont de toute première marque, et qui peuvent résister à ces assauts. Mais, par contre, à côté de ces constitutions privilégiées, que vous rencontrerez d'ailleurs assez rarement, le plus souvent chez ces bébés sus-normaux, qui tiennent bon parfois pendant un, deux et trois ans, succède à la phase d'obésité floride, comme chez l'adulte, la phase d'obésité cachectique, et, dans un avenir plus ou moins éloigné, nombre d'entre eux sont étiques, chétifs, malingres, et restent des boiteux, des asystoliques de la nutrition pendant des années, si ce n'est pour toujours.

Généralement, ainsi que je vous le disais, ce sont des enfants en état d'imminence morbide : la moindre allumette suffit pour mettre le feu aux poudres, et, à l'occasion d'une cause seconde — d'un refroidissement, de la sortie d'une dent, des chaleurs de l'été — vous verrez la débâcle éclater sous forme d'une entérite qui foudroiera l'enfant en deux ou trois jours, ou qui l'éprouvera pendant des semaines et des mois, le rendant un fragile du tube digestif. D'autres, moins touchés, plus résistants, guériront assez rapidement, et, grâce à des soins bien entendus, reprendront vite le dessus.

Le sus-normal a tous les organes en état d'hyperfonctionnement, faisant un travail exagéré ; or, qui dit travail exagéré, dit travail hâtif, mal fait, et trop de déchets à éliminer.

Le gros péril qui menace l'enfant pendant ses deux premières années d'existence et qui sera, dans l'immense majorité des cas, responsable soit de sa mort, soit de son avenir peu enviable, c'est la gastro-entérite. Or, s'il est un fait admis par tous les pédiâtres, c'est celui-ci : la gastro-entérite est peu fréquente chez le bébé élevé au sein, et, en tout cas, si elle survient, elle est généralement bénigne et guérit presque toujours. Il n'en est plus de même chez les enfants nourris au lait de vache, au lait condensé, avec des panades ou un produit alimentaire quelconque autre que le lait maternel. Qu'il s'agisse d'un sous-normal ou d'un sus-normal, le vaste tractus gastro-intestinal est un immense vase clos dans lequel les fermentations, les putréfactions, les pullulations microbiennes, ne demandent qu'à prendre le dessus. Au moindre fléchissement de l'organisme, à la suite de la moindre cause occasionnelle, froid, dentition, chaleur, les infiniment petits entrent en scène, et suivant la résistance et l'hérédité du petit sujet, suivant la nature des agents toxiques, suivant le plus ou moins grand pouvoir défensif du foie, suivant la plus ou moins grande perméabilité du rein, vous verrez éclater tel ou tel accident buccal (aphtes, muguet), gastro-intestinal, avec une symptomatologie variée, forme pyrétique ou algide, d'une durée éminemment variable, éphémère ou durant des jours et des semaines, affectant les allures d'une maladie locale ou d'une septicémie générale, avec altérations organiques ou fonctionnelles du foie, du rein, des méninges, s'accompagnant de phénomènes réflexes et toxiques variables : tétanie, convulsions, etc., se terminant par la mort ou la guérison, suivant le degré de l'infection, suivant la résistance du sujet.

Triboulet, dernièrement, à la Société de Pédiatrie, a décrit une méthode pratique pour l'examen rapide des fonctions biliaire et intestinale chez les enfants atteints de troubles digestifs, et, grâce à l'épreuve du sublimé acétique à laquelle il a soumis systématiquement les selles de tous les petits malades et pour la technique de laquelle je vous réfère à sa communication, il a pu nous mettre entre les mains un procédé très sûr pour nous rendre compte de l'état de leur muqueuse intestinale et de leur cellule hépatique, et, au point de vue pronostic, cette méthode paraît avoir fait ses preuves. Mais ce que Triboulet ne nous dit pas, et personne ne nous le dira, c'est pourquoi tel nourrisson supporte bien tous les excès, pourquoi tel autre est foudroyé après trente-six heures de maladie, alors qu'un troisième s'achemine vers l'athrepsie, le rachitisme ou la maladie de Barlow. Ces différents processus, si variables d'un bébé à un autre, sont de nature individuelle, dépendent de la qualité des cellules léguées par les ascendants et du milieu dans lequel elles auront évolué depuis leur naissance.

Tout bébé qui n'est pas normal ne peut être qu'un sous-normal ou un sus-normal. S'il existe quelques rares nourrissons sous-normaux par inanition absolue, le plus souvent, ils le sont par une alimentation défectueuse comme qualité et comme quantité ; tous les désordres que vous relèverez chez ces enfants proviennent uniquement d'un mauvais fonctionnement de leur tube digestif, et je vous demande de procéder avec soin à un interrogatoire minutieux, de façon à bien vous faire raconter par le menu ce que l'enfant prend ; faites spécifier les heures auxquelles il est alimenté et demandez le détail de tout ce qu'il consomme. Vous recueillerez des choses fantastiques, que je n'aurais pas crues si je ne les avais pas entendues. C'est ainsi qu'une mère qui me présentait un bébé de vingt-deux mois petit, maigre, blême, m'a avoué qu'il avait l'ordinaire suivant dont je garantis l'authenticité :

Au réveil, à 6 heures, une tasse de thé au lait ; à 8 heures, du chocolat au lait et du pain ;

A 10ʰ,30, du riz, du curry, de l'eau et du vin ;

A 1 heure, du thé au lait ;

A 3ʰ,30, du pain et du beurre ;

Au dîner, potage, riz et légumes, crème.

De plus, ajouta-t-elle, il raffole du café noir.

Merveilleuse machine, tout de même, que celle du corps humain, puisque, malgré tout, cet enfant n'est pas mort !

Après avoir fait subir à la mère un interrogatoire minutieux et recherché du côté du bébé tous les symptômes dépendant d'une pollution du plasma, de la rétention des déchets et des phénomènes de suppléance, attachez-vous à faire l'expertise du tube digestif du petit malade. Examinez son abdomen; vous le trouverez souvent énorme, aplati transversalement, véritable ventre de batracien; les parois abdominales seront flasques par mauvaise nutrition, et l'intestin se présentera sous forme d'une masse molle, sans consistance : véritable intestin de chiffon dû à l'atonie.

La musculature gastro-intestinale a résisté pendant quelque temps; il est possible, probable même, que le muscle, au début, s'hypertrophie; puis, toujours distendu par excès d'aliments, il se laisse forcer, ne revient plus sur lui-même : c'est l'atonie gastro-intestinale, le gros ventre du rachitique, des enfants à carreau, qui ne sont autres que des gavés.

L'atonie engendre la distension des parois musculaires par les gaz et la constipation, par défaut d'action du péristaltisme, par muscle mou, dilaté, forcé, ce qui explique pourquoi tout constipé est un atone et un suralimenté. Les selles blanches sont le fait du foie en état d'acholie, par insuffisance; l'état grumeleux des garde-robes, leur fétidité, leur coloration verte, leur défaut de consistance, leur apparence glaireuse, sont l'indice d'une molécule alimentaire trop abondante, qui a stagné, fermenté, et qui a permis la pullulation microbienne.

Vous comprenez alors pourquoi tout est préparé pour une débâcle, par suite d'une musculature insuffisante, d'un foie en état d'infériorité, de glandes digestives fatiguées, d'un suc gastrique pauvre, par suite enfin d'une nutrition générale mauvaise. Bien que l'enfant semble gras, plusieurs symptômes fonctionnels ont déjà paru sous forme de coliques, de cris, d'insomnie, d'anorexie, de régurgitations, de toux, d'eczéma, de rougeur des fesses; mais jusqu'ici, le microbe, l'ennemi le plus redoutable, le plus dangereux, n'était pas encore entré en scène. Il fallait l'intervention d'une cause seconde — dentition, refroidissement, chaleur — pour déterminer l'inhibition plus complète des sécrétions digestives et la germination microbienne avec toutes ses conséquences, fauchant en quelques heures un bébé aux allures superbes ou le rendant un fragile momentané ou permanent.

Que de deuils, que de larmes, que de mères inconsolables, que de catastrophes irréparables, dont la *cause unique*, et pourtant si facile à prévenir, réside dans une alimentation mal comprise, rarement, très rarement insuffisante, le plus souvent exagérée,

mal adaptée à l'âge de l'enfant, faisant de bonne heure, du bébé
un sous-normal ou un sus-normal exposé à tous les dangers inhérents à ces deux états, et dont la mort prématurée est due à
une mauvaise hygiène alimentaire.

***

Les considérations dans lesquelles nous sommes entrés précédemment, et celles plus étendues sur lesquelles nous avons
attiré votre attention, à propos de l'adulte, nous permettront
d'être plus brefs au sujet de l'étude de l'enfant, pendant cette
période qui s'étend de l'âge de trois ans à celui de son complet
développement.

Je crois utile d'insister sur cette phase de l'existence, attendu
qu'elle représente, à mes yeux, une des plus importantes, au
cours de laquelle les cellules reçoivent souvent une empreinte
qu'il sera bien difficile d'effacer ultérieurement; c'est la période
au cours de laquelle se contractent également les bonnes et les
mauvaises habitudes, et s'il convient de développer les premières,
il vous incombe de prévenir les secondes et de les faire disparaître le plus tôt possible, si vous ne voulez vous heurter plus
tard à un échec absolu. Toute habitude morbide, vicieuse,
contractée pendant la deuxième enfance, devient inhérente à la
cellule, et, s'il nous est facile de guérir le mal de tête, pour ne
prendre qu'un exemple, au cours des premières années de
l'existence, il ne nous sera pas toujours possible, malgré toute
notre science, notre patience, notre persévérence, jointe à celle
du malade, de débarrasser un adulte de ses maux de tête, car,
pour cela, il faudrait bouleverser et changer radicalement la
fonction cellulaire de ce malade, ce qui est irréalisable dans
certains cas, attendu qu'il existera toujours certaines conditions
d'excitation externe impossibles à supprimer, qui amèneront, de
la part de la cellule habituée à réagir par le mal de tête, la
continuation de ce syndrome.

Il nous faut donc veiller avec un soin jaloux sur l'hygiène
de nos enfants pendant leur croissance, pendant cette double
décade au cours de laquelle la molécule alimentaire, non seulement sert à leurs besoins de calorification et d'énergie, mais
surtout à leur accroissement. Je vous l'ai dit et je le répète, de
la naissance à l'âge de vingt-cinq ans, pour passer du poids de

6 livres à celui de 120 à 150 livres, nous n'avons à notre disposition que deux éléments auxquels nous empruntons nos matériaux : l'air et l'aliment, et ce que nous vaudrons comme structure et comme fonction, à l'état de complet développement, nous le devrons à l'oxygène que nous aurons respiré et à la molécule alimentaire que nous aurons ingérée, digérée, assimilée, et, ainsi que vous vous en souvenez, nous représenterons, à vingt-cinq ans, une double unité, qui dépendra d'une part de notre qualité structurale héréditaire, et, d'autre part, de notre environnement, de notre milieu : l'air et la nourriture.

· Combien ces notions si simples, si vraies, sont oubliées et méprisées! Personne ne me taxera d'exagération si je dis qu'il n'est pas de période au cours de laquelle l'hygiène est le plus foulée aux pieds, au point qu'il est rare, exceptionnel même, de rencontrer un sujet de cinq, sept ou quinze ans, vraiment normal, et pourtant s'il est un âge auquel toute misère, tout trouble fonctionnel, doive être inconnu, c'est bien la seconde enfance, car il s'agit de sujets dont l'activité circulatoire est à son summum, dont tous les organes, ceux d'assimilation comme ceux de désassimilation, représentent des cellules neuves. n'ayant pas subi encore l'usure des ans, des cellules qui ne demandent qu'à bien fonctionner, à la condition absolue que la loi formelle du repos succédant au travail soit respectée, à la condition encore que la matière première qui leur est livrée soit en rapport avec la capacité cellulaire.

S'il nous arrive parfois de rencontrer un bébé sous-normal par inanition vraie, qui devra son manque d'alimentation à une mère piètre nourrice ou à un lait de vache donné en quantité insuffisante et trop coupé, s'il vous arrive également de rencontrer parfois un adulte qui devra son état sous-normal à une ration insuffisante, pas en rapport avec ses dépenses physiques exagérées, vous n'observerez que très rarement un enfant de la classe aisée dont l'état sous-normal sera dû à un manque de nourriture. Après seize ans de pratique, j'en suis encore à chercher ce rare spécimen, et pourtant il n'est pas de semaine que je ne reçoive une lettre d'un de mes clients, me priant de venir voir un enfant, dont l'état d'amaigrissement réclame, dit-il, un tonique et un vin fortifiant. En un mot, rien n'est plus commun qu'un enfant sous-normal, c'est-à-dire un sujet qui, ne trouvant pas dans la matière première la molécule alimentaire nécessaire pour ses besoins de calorification, d'énergie, et d'accroissement, maigrit et ne se développe pas

Or, si un enfant est sous-normal, ce n'est pas en raison d'une ration insuffisante; il suffit d'interroger la mère et de faire l'inventaire de ce qu'il consomme depuis son lever jusqu'à son coucher, pour se rendre compte que la matière première lui est servie à profusion; mais, ainsi que vous le savez déjà, la molécule alimentaire, telle qu'elle nous est livrée par le monde végétal et animal, est inacceptable pour le plasma; il lui faut de toute nécessité subir de la part des ferments digestifs une série d'actes préparatoires, en vue d'être assimilée par les cellules.

Nous avons vu que la faillite du tube digestif chez l'adulte pouvait être due à deux causes : l'une centrale, cérébrale, nerveuse, inhibant le péristaltisme musculaire du tube digestif et les sécrétions glandulaires, l'autre, locale, tenant exclusivement à la fatigue des différents segments de l'appareil de la digestion, par travail exagéré, et j'ai insisté sur la difficulté parfois extrême qu'il y avait à bien différencier ces deux causes. Ce diagnostic différentiel n'est pas à faire chez l'enfant; ici, la cause centrale n'existe pas ; ainsi que vous le savez, le chagrin ne dure pas chez l'enfant ; il est exempt de toute préoccupation cérébrale; l'avenir ne saurait l'inquiéter; pour lui, la vie se résume à l'heure présente; de sorte qu'à coup sûr, vous pouvez affirmer que tout enfant de la classe aisée, qui est sous-normal, doit cet état, non pas à une ration insuffisante, mais à une ration exagérée, et, pour vous en convaincre, il vous suffira de vous livrer à un interrogatoire précis, qui vous permettra de retrouver la cause, les causes nocives alimentaires qui entretiennent l'état sous-normal de votre petit client.

C'est là la première notion qu'il faut vous graver dans l'esprit. Tout enfant amaigri, chétif, malingre, est un enfant qui consomme trop, et deux cas se présenteront à votre observation : il s'agira soit d'un sujet qui a été antérieurement sus-normal et qui, malgré tous les traitements mis en œuvre, s'achemine de plus en plus vers l'état sous-normal, soit d'un autre qui a été aux environs de la normale ou qui a toujours été sous-normal. Voici deux exemples qui vous permettront de suivre cliniquement la filiation des désordres fonctionnels susceptibles d'être relevés.

Il y a deux ans, je suis appelé à voir le jeune L..., âgé de quinze ans, qui m'est conduit par son père, lequel me supplie de donner un tonique à son fils, dont l'amaigrissement frappe tous les siens.

Je suis d'autant plus tracassé de l'état de mon enfant, me dit-il, que, jusqu'à l'âge de douze ans, il avait une très belle santé ; il était énorme, ignorait la maladie, avait bon estomac, était doué d'un excellent appétit et mangeait d'une façon extraordinaire. A sa rentrée du collège, à 4ʰ,30, il prenait une grosse assiettée de riz, ce qui ne l'empêchait pas de faire honneur à son dîner, à 7 heures.

Sans poser aucune question au malade, je n'avais qu'à écouter le père pour diagnostiquer suralimentation. Pendant douze ans, l'estomac a tenu bon et a résisté au surmenage qui lui était imposé ; actuellement il a fléchi : c'est la faillite digestive, cause que la molécule alimentaire n'est plus capable d'être amenée à un état où elle puisse être acceptée par le tube digestif qui a été forcé.

J'appris, en effet, que cet enfant, à son réveil à 7 heures, prenait une tasse de café au lait ; à 9 heures, avant de partir pour le collège, un copieux repas composé de viande, légumes, riz, dessert. A 1 heure, une tasse de thé au lait et des biscuits ; à 4ʰ,30, une assiettée de riz, puis un plantureux dîner, sans compter une tasse de lait au coucher, en vue de le fortifier.

Les repas étaient pris à la hâte, souvent chauds, noyés avec de l'eau et du vin.

Grâce à des machines solides, l'estomac, l'intestin et les organes d'excrétion ont résisté pendant quelques années à ce surmenage, à cette hygiène alimentaire défectueuse, dans laquelle je relève :

1° Une mastication imparfaite ;

2° Des aliments de toutes sortes, dont plusieurs inappropriés à l'âge de l'enfant ;

3° Des repas pris à des heures trop rapprochées.

Ces trois fautes me suffisent pour expliquer la suite de l'histoire clinique du malade, et je n'ai même pas à insister sur la ration exagérée de viande, sur la dyspepsie entretenue et accrue par les grands verres d'eau et de vin noyant la molécule alimentaire.

Pour digérer les aliments, même ceux les plus digestibles, il faut une certaine quantité de suc gastrique, d'un pouvoir digestif suffisant. Or, un estomac qui est sollicité à 7 heures, 9 heures, 1 heure, 4ʰ,30, 7 heures, 8ʰ,30 ne peut raisonnablement fournir un travail impeccable, car, par fatigue du muscle et des glandes, la loi fondamentale du repos succédant à l'activité cellulaire a été violée. Il en résulte que la digestion est faite hâtivement et mal, d'où stagnation de la molécule alimentaire, fermentations secondaires, développement bactérien et absorption de produits mal préparés, toxiques, qui polluent le plasma, lequel apporte à la cellule des matériaux inutilisables pour son accroissement, d'où il résulte un état d'amaigrissement et des désordres fonctionnels de toutes sortes, dépendant d'une molécule alimentaire mal assimilée et incapable, je le répète, d'assurer les besoins de calorification et d'énergie du petit malade.

Voilà le fait positif dominant : c'est une molécule alimentaire qui est absente, puisqu'elle est inacceptable par la cellule ; le sujet est dans un état d'inanition, et tout comme un individu qui n'aurait rien à manger, il est sous-normal, et, dans le cas actuel, il l'est secondairement par asystolie de son tube digestif.

Par pauvreté du plasma et par pollution du plasma, qui sont les deux conséquences obligatoires de sa molécule mal adaptée aux besoins cellulaires, il sera sous-normal aussi longtemps que durera cette anarchie digestive, et les symptômes chimiques que nous relèverons chez lui dépendront de ce plasma pauvre et pollué et de sa susceptibilité nerveuse, qui réagira de telle ou telle façon, d'après ses prédispositions héréditaires ou acquises. Chez ce malade, en particulier, je relève, en dehors de l'amaigrissement pour lequel il m'était conduit, des brûlures d'estomac, de la constipation, et des débâcles diarrhéiques de temps à autre, avec selles fétides.

Depuis deux ans, il a constamment des maux de tête, véritables crises de migraines, avec vomissements aqueux et impossibilité d'ouvrir les yeux. C'est un émotif qui transpire facilement des mains et qui a des vertiges aussitôt qu'il passe brusquement, de la position horizontale à la position verticale.

Il a souffert une ou deux fois des genoux ; son sommeil est mauvais, entrecoupé de cauchemars. Il est atteint d'une grosse varicocèle gauche ; ses veines des membres inférieurs sont saillantes. Il est sujet à des palpitations.

Ce malade ayant constamment les mains glacées, froides comme du marbre, indice d'une mauvaise circulation périphérique, et ses vertiges témoignant de l'instabilité de son système vaso-moteur, je lui demandai deux échantillons de ses urines : celles du réveil et celles de la journée, vers trois heures. Mes prévisions d'albuminurie orthostatique se réalisèrent et, à plusieurs reprises, je pus déceler une forte proportion d'albumine dans sa miction de la journée, alors que celle du lever en était toujours indemne.

Je restai rêveur devant cet adolescent pâle, dégingandé, à la poitrine étroite, aux omoplates détachées du thorax, et qui aurait dû d'autant plus avoir une hygiène impeccable qu'il est issu d'une mère, la plus grande névropathe que je connaisse. Au lieu de corriger cette tendance héréditaire si fâcheuse, les parents, par ignorance, je le veux bien, ont tout fait pour accentuer son déséquilibre ; et pourtant il était né avec de bonnes machines, puisque jusqu'à l'âge de douze ans, au dire de son père, il incarnait la santé. En tout cas, il était susnormal, ce qui implique qu'il pouvait assimiler sa molécule, et il l'assimilait même trop bien. A ce jeu, il a faussé son tube digestif, et, à quinze ans, il a de l'ataxie vaso-motrice, à laquelle il doit ses vertiges, ses migraines, ses mains glacées, son albuminurie orthostatique ; ataxie vaso-motrice qui s'est développée grâce au plasma pollué irriguant ses centres nerveux. Sa prédisposition héréditaire a certainement été pour beaucoup dans la localisation de ses troubles fonctionnels, mais qui nous dira si une bonne hygiène n'aurait pu prévenir tous ces désordres, actuellement plus difficiles à guérir, attendu que son système nerveux a contracté une mauvaise habitude? Aussi aurons-nous toutes les peines du monde à la lui faire perdre.

Son débit nerveux est insuffisant, parce que sa cellule nerveuse a été mal irriguée : il est atteint d'asthénie nerveuse et d'asthénie vasculaire, ainsi qu'en témoignent et sa varicocèle et ses muscles atones.

A côté de ce petit malade, autrefois sus-normal, et devenu sous-normal par faillite digestive, en voici un deuxième qui, lui, toute sa vie, a été un sous-normal, soit que son hygiène ait toujours été mauvaise, soit que, contrairement au premier, il ait hérité d'un tube digestif de moins bonne marque. Peu importe, actuellement il est sous-normal, et son état, il ne le doit pas à une alimentation insuffisante, ainsi que vous allez en juger.

Il s'agit d'un enfant, âgé de neuf ans et demi, qui a toujours été délicat, chétif, sujet de temps à autre à des poussées fébriles, avec vomissements et crises de diarrhée. Il est grand, mince, le facies un peu fatigué, le teint pâle.

Le milieu auquel il appartient me fait soupçonner immédiatement qu'il doit son état sous-normal à une alimentation exagérée, et la mère m'apprend que son ordinaire est le suivant :

A 7 heures, une tasse de chocolat au lait et du pain;

A 9 heures, un gros repas composé de viande, légumes, riz, dessert;

A 1 heure, pain, beurre et confiture;

A 5 heures, à l'arrivée du collège, pain, beurre et une banane ;

A 7 heures, copieux dîner ;

Au coucher, eau sucrée.

A chaque repas, un peu de vin de Provence, pour le fortifier.

Par l'interrogatoire, je relève chez lui les symptômes suivants : pas de maux de tête habituels, excepté à l'occasion de ses accès de fièvre; vertiges fréquents, sommeil irrégulier, avec cauchemars : l'enfant cause toute la nuit, donne des coups de pied contre la cloison.

Il se réveille à 7 heures, un peu fatigué, sort de son lit avec peine; il est souvent courbaturé sans raison.

Il a constamment les extrémités froides.

Appétit capricieux; très fréquemment, il n'a pas faim. Parfois un peu de pesanteur à l'estomac, avec éructations et obligation de desserrer son pantalon. Une à deux selles chaque jour; rarement constipé.

Rien qu'en parcourant son menu, sans vous livrer à des calculs de calories, vous avez, je pense, la certitude que cette ration pourrait nourrir deux enfants de son âge. Si ce petit sujet est maigre, sous-normal, ce n'est donc certainement pas par inanition absolue, mais bien par inanition relative. Or, ses parents évitent de le surmener; c'est un travailleur très modéré, et aucune autre cause cérébrale ne saurait inhiber ses fonctions digestives; il nous faut de toute nécessité chercher la cause de son état sous-normal du côté de son estomac, et il suffit de songer à sa mastication défectueuse, à ses repas trop rapprochés, à son alimentation trop copieuse, trop riche, de digestion pas en rapport avec son âge, prise à des heures irrégulières, il n'y a qu'à songer à tout cela, dis-je, pour avoir la clef de ses désordres fonctionnels et de son état sous-normal, qu'il doit à la désorganisation de son tube digestif, mettant en grève la musculature et les ferments, amenant une mauvaise assimilation de la molécule utile, favorisant l'absorption de produits de toxicité variable, nés dans ce milieu où la molécule stagne, où elle subit, du fait de la mauvaise sécrétion des sucs digestifs, des fermentations et des putréfactions.

Par assimilation mauvaise, il y a pollution du plasma, d'où tous les symptômes qu'il présente, et sa fièvre n'est qu'une fièvre gastro-intestinale ou uricémique de Comby; ses vertiges, ses extrémités glacées, sont l'expression de son instabilité vaso-motrice: sa fatigue matinale, ses courbatures, sont dues au plasma pollué qui imbibe ses neurones pendant son sommeil. Son teint pâle est l'indice d'organes hématopoïétiques insuffisants et d'une oxygénation rendue difficile par des muscles thoraciques atones.

Par conséquent, ce petit malade reste maigre malgré cette grosse alimentation, ce qui prouve que la molécule qui lui est servie à profusion ne lui est d'aucune utilité; elle passe inerte au travers de son tube digestif, et c'est un inanitié, encore une fois, non pas par inhibition de son tube digestif par cause centrale, non pas par absence de la molécule alimentaire, mais par cause locale, représentée par de l'insuffisance musculaire et glandulaire due à des digestions trop répétées, partant mal faites.

Je n'insisterai pas davantage sur l'histoire clinique des enfants sous-normaux; je vous réfère à deux leçons cliniques, l'une de Comby, l'autre de Sevestre, où vous trouverez la nomenclature détaillée de tous les désordres fonctionnels susceptibles d'être relevés chez eux. Si vous vous souvenez de ce que je vous disais aux différents chapitres où j'ai étudié avec vous les désordres des sous-normaux, vous saurez reconnaître chez l'enfant également les symptômes qui dépendent de la pollution du plasma et de la rétention des déchets, les symptômes de suppléance des différents émonctoires, les symptômes vasculaires enfin.

Je vous le répète, il n'y a pas deux cas cliniques superposables; la symptomatologie de l'un ne peut ressembler à celle de l'autre; il n'y a pas deux constitutions identiques, attendu qu'il n'y a pas deux cellules, mâle et femelle, comparables. Chaque enfant a sa fiche biologique, ses aptitudes physiologiques et pathologiques, qu'il doit à son hérédité et à la façon dont il aura respiré et dont il aura été nourri jusqu'au jour où vous l'examinerez : ce n'est que par l'inspection, la palpation, et l'interrogatoire minutieux du petit malade et de l'entourage, que vous consacrerez sa caractéristique clinique, qui sera individuelle. Mais s'il est sous-normal, tout en vous souvenant qu'il doit peut-être cet état à une prédisposition héréditaire que lui auront léguée de faibles cellules, tout en recherchant également s'il ne doit pas cet état à une cause exogène infectieuse, à un surmenage relatif des cellules cérébrales, par ces temps d'éducation scolaire poussée à outrance, ou enfin à une insuffisance respiratoire dépendant d'une obstruction nasale, dont la cause la plus commune est l'adénoïdisme ; si vous faites abstraction de toutes ces conditions qui sont, dans une certaine mesure, responsables de l'état de certains sous-normaux, rappelez-vous que, dans l'immense majorité des cas, l'état sous-normal de votre enfant, de votre adolescent, est dû à une alimentation mal comprise comme qualité et comme quantité. Orientant vos recherches de ce côté, il vous sera facile de mettre au jour, je ne dirai pas une, mais plusieurs fautes d'hygiène alimentaire qui vous donneront la clef des désordres fonctionnels nécessitant non pas un tonique pharmaceutique, encore moins du jus de viande et du porto, comme le croit la mère, mais une réglementation scientifique de l'hygiène alimentaire du petit malade.

Quel est l'avenir de ces enfants sous-normaux? Quelques uns d'entre eux, fait paradoxal, à la suite d'un changement de milieu, d'une vie plus active, d'une fièvre typhoïde, ou même sans raison bien nette, prennent le dessus et parfois deviennent des sus-normaux. Qui de nous ne connaît ces enfants ayant fait la désolation de leurs parents pendant les premières années de leur existence, des petits êtres chétifs, de vrais souffles, à appétit capricieux, qui ont été bourrés de toniques de toutes sortes, et qui s'obstinaient à rester sous-normaux malgré des saisons à la mer et des cures répétées d'huile de foie de morue? Brusquement, vers l'âge de dix, quinze ans, et parfois plus tard, par suite d'un meilleur fonctionnement de leur tube digestif, on les voit prendre du corps, et, je le répète, quelques-uns même dépassent les limites, devenant sous-normaux.

Très souvent, cet heureux résultat est acquis au prix d'une pyrexie grave, notamment après une fièvre typhoïde, et il semblerait que du fait de la diète forcée et de la mobilisation des réserves, il y ait à la suite de ces états fébriles une sorte de rénovation des tissus et une impulsion nouvelle et active des organes, favorisant l'assimilation et l'accroissement des cellules.

Parfois enfin, c'est à la phase adulte que cette transformation s'opère ; une des causes les plus communes de ce changement de constitution, c'est la grossesse, et nombreuses sont ces jeunes femmes maigres, chétives, qu'on voit devenir enceintes avec anxiété, se demandant comment elles supporteront les fatigues de la maternité, de l'accouchement en particulier. Or, grâce à la circulation meilleure du dernier tiers de la grossesse, l'hypotension vasculaire, qui est leur note dominante, s'atténue ; leur tension artérielle s'améliore ; une nouvelle orientation est donnée à leurs cellules, et il en résulte un état sus-normal, qui fait, de la délicate adolescente, une plantureuse nourrice.

Mais, à côté de ces évolutions plus ou moins favorables, sur lesquelles il ne faut pas toujours compter, par contre, vous verrez souvent vos sous-normaux rester tels et atteindre la phase adulte, conservant cette insuffisance nerveuse et musculaire qui en fait la caractéristique, et vous reportant au chapitre où nous nous sommes occupés des sous-normaux, vous vous remettrez devant les yeux le tableau vivant de ces épaves, de ces loques humaines, véritable pépinière dans laquelle vous retrouverez vos tuberculeux, qui, à la faveur de leur poitrine étroite, de leur hérédité, de leur deminéralisation due à leurs mauvaises dents et à leur mauvais tube digestif, offrent un terrain tout préparé pour la germination du bacille de Koch.

Dans cette pépinière, vous recueillerez vos neurasthéniques — cette classe de malades si commune —, qui, à la faveur de centres nerveux mal nourris, ne peuvent subir les secousses morales inhérentes à la vie, encore moins le surmenage de notre existence moderne si enfiévrée ; surmenage auquel ne peuvent résister des cellules nerveuses qui ne trouvent pas dans le plasma de quoi se recharger, par faillite digestive, et deviennent ces instables du sytème nerveux, ces déséquilibrés à complexus clinique si varié, chacun ayant sa caractéristique, sa signature, qu'il devra à sa prédisposition héréditaire et à sa prédisposition acquise.

Dans cette pépinière, vous trouverez également ces ptosiques de l'âge adulte, ces femmes aux muscles grêles, au tissu conjonctif lâche, chez lesquelles la grossesse disloquera, non plus momentanément, mais d'une façon permanente, la sangle abdominale; après cette distension excentrique, le muscle, déjà atone, perdra à tout jamais sa qualité essentielle, qui est la contractilité, et le résultat sera la ptose viscérale, rénale, intestinale, utérine, dont la grossesse sera certainement responsable, mais derrière laquelle il vous faut reconnaître une cellule musculaire atone, mal défendue par un système nerveux insuffisant. Asthénie neuro-musculaire, en partie héréditaire, en grande partie acquise par pauvreté du plasma, due également à la faillite digestive.

Dans cette pépinière enfin vous retrouverez, à la phase adulte, tous ces malades, hommes et femmes, au rendement vital inférieur : des irritables, des instables du système nerveux, des dyspeptiques chroniques, sujets à des algies de toutes sortes, toujours fatigués, incapables souvent de se livrer au moindre effort, dont les ressorts ne valent rien, encore une fois, par pauvreté du plasma, par pollution du plasma, deux des caractéristiques de l'état sous-normal par inanition absolue ou relative, cette dernière, je vous l'ai répété à satiété, due à une alimentation le plus souvent exagérée.

Avant d'attirer votre attention sur un point des plus intéressants de l'histoire clinique des enfants, sur ce que j'appellerai l'*habitude morbide*, à laquelle j'attache la plus grande importance, permettez-moi de vous dire quelques mots des enfant susnormaux, et d'établir un léger parallèle entre l'enfant et l'adulte.

L'enfant, par le mouvement continu qu'il se donne et par le fait qu'une portion de sa ration alimentaire doit servir à son accroissement, est moins exposé que l'adulte à devenir sus-normal. Il ne faudrait pas croire pourtant que les enfants sus-normaux soient rares, et il suffit de regarder autour de soi pour en voir un certain nombre. Un moment de réflexion vous indique que l'enfant sus-normal a une ration supérieure à ses besoins de calorification, d'énergie et d'accroissement, puisqu'il peut faire de l'épargne; de plus, il faut qu'il soit doué d'assez bonnes machines, en vue d'amener la molécule alimentaire à pouvoir être assimilée; enfin, sa consommation globale est généralement exagérée, le fait qu'il est gros indique à coup sûr que la molécule hydrocarbonée — sucre et fécule — est largement représentée dans sa ration. Le plus souvent, il s'agit d'un enfant apathique, peu enclin aux jeux violents, aux exercices actifs, se dépensant modérément et appartenant à une famille dans laquelle vous retrouverez, soit du côté paternel soit du côté maternel, l'état sus-normal, avec ses aboutissants obligatoires : le diabète, le rhumatisme, la goutte.

Quel est l'avenir de l'enfant sus-normal ? Il est variable. Certains restent des sus-normaux durant toute leur enfance, leur adolescence, et on les retrouve tels à la phase adulte; à cette période, ils sont exposés aux différents désordres que je vous ai décrits précédemment en nous occupant des sus-normaux hyperuricémiques et hyperglycémiques.

D'autres, après avoir été sus-normaux pendant plusieurs années, alors qu'ils ne se dépensent pas davantage, alors qu'ils ne consomment pas moins, perdent peu à peu leur embonpoint, et quelques-uns mêmes deviennent secondairement des sous-normaux, par faillite digestive. Je vous en ai cité deux exemples précédemment.

L'état sus-normal implique une molécule hydrocarbonée consommée en excès, au delà des besoins d'énergie, de calorification et d'accroissement du petit sujet, et le pouvoir d'emmagasiner de la graisse est illimité chez certains enfants, qui arrivent à atteindre des proportions énormes; mais, contrairement à l'adulte dont l'état sus-normal est l'antichambre de la glycosurie, il vous arrivera très rarement, exceptionnellement même, de voir un de vos petits malades sus-normaux devenir diabétique. Pour ma part, je n'ai jamais rencontré jusqu'ici la glycosurie chez l'enfant. Cette immunité, il la doit à ce fait, qu'il a proportionnellement plus besoin de matériaux que l'adulte, qu'il se dépense généralement plus que ce dernier ; sa consommation glycogénique est habituellement plus élevée ; enfin, pour devenir glycosurique, il faut que le pouvoir de la cellule hépatique, d'emmagasiner le glycogène, se perde, et nous avons vu que l'insuffisance de cette fonction était très souvent de cause centrale, par inhibition de la cellule hépatique, à la suite de préoccupations morales, de surmenage, de chagrins : toutes causes qui n'existent pas chez l'enfant, dont le cerveau ne connaît pas les anxiétés de l'avenir. Enfin, si vous examinez tout enfant qui n'est pas normal, vous relèverez dans ses antécédents, certains accidents passagers ou à répétition, au cours desquels, par suite de la fièvre, des vomissements, de la diarrhée, de l'anorexie, les greniers de l'organisme se vident et empêchent l'accumulation du glycogène de se faire, au point qu'il puisse passer dans le plasma, et être excrété par le rein.

Pour ces multiples raisons, l'enfant sus-normal, s'il est exposé à toutes sortes de désordres fonctionnels au cours de sa croissance, devient très rarement glycosurique; par contre, pendant sa phase d'adolescence, par le surmenage intensif auquel il soumet sa cellule hépatique, il amorce déjà la phase pré-hyperglycémique, qui, à la faveur de la sédentarité, de l'âge adulte et de la répétition des excès, le consacrera glycosurique vers cinquante ans.

De même que l'adulte sus-normal, qui fait rarement une consommation exclusive de la molécule hydrocarbonée, mais dont la ration globale est exagérée, l'enfant, partageant le plus souvent le repas familial, s'il est porté par ses goûts à user plus largement de la molécule sucrée qui lui est présentée, soit aux repas, soit dans leur intervalle, sous des formes si tentantes, ne se prive pas, en général, des autres aliments de nature albuminoïde, et, tout comme l'adulte, il consomme plus d'albumine et de nucléo-albumine qu'il n'en a besoin pour édifier le protoplasma de ses cellules. Il n'échappe pas à la loi commune qui veut que toute molécule albuminoïde non fixée par l'organisme soit métabolisée et excrétée sous forme d'urée et d'acide urique. Or, qu'il s'agisse d'un enfant sus-normal ou sous-normal, il n'est pas rare de relever chez ces petits malades une urine du matin très dense, 1025-1028-1030, analogue à celle de nos obèses à la phase hyperuricémique, alors que les phénomènes de suppléance du côté des vaisseaux et du cœur n'ont pas amorcé l'artériosclérose par l'hypertension.

L'hyperuricémie est des plus communes chez l'enfant; mais de même qu'il est exceptionnel de voir un adolescent glycosurique, il est également assez rare de constater chez lui la goutte typique, à moins d'une insuffisance rénale précoce et d'une hérédité très chargée, qui peuvent faire d'un sujet de seize ou dix-sept ans un goutteux confirmé. Le fait existe, quoique rare, et je l'ai constaté deux fois. Le plus souvent, l'enfant, l'adolescent, se contente d'être un hyperuricémique, mais pas assez accentué pour réaliser une crise de goutte. Grâce à son système nerveux central qui prévient toute inhibition de la cellule hépatique, laquelle transforme l'acide urique en urée par son ferment uréogénique ; grâce à une circulation des plus actives qui pallie les effets nocifs de la stase ; grâce enfin à des émonctoires neufs, le rein, en particulier, qui est constamment traversé par un courant sanguin actif, la rétention d'acide urique, au point d'encombrer le plasma et d'en amener le dépôt au niveau d'une articulation, pour réaliser la crise de goutte, est rare.

Mais, de même que la cellule hépatique se fatigue pendant l'adolescence, au point de caractériser son insuffisance à quarante et cinquante ans par de la glycosurie, de même, à jeu d'excréter beaucoup d'urée et des déchets uratiques, la cellule rénale se fatigue aussi, et le goutteux confirmé de trente, quarante, cinquante ans, devra son état à la rétention de l'acide urique, rendue possible par le surmenage auquel il aura soumis son rein depuis l'enfance et l'adolecence.

Je l'ai dit et je le répète, la vie se compose de plusieurs étapes, et l'adulte ne fait que récolter ce qu'il aura semé pendant son enfance et son adolescence. et sauf certaines immunités apparentes que le sujet doit à son hérédité, qui l'aura doté de cellules de toute première marque, qu'il se pénètre bien de cette vérité absolue que les désordres qui l'assaillent au seuil de la cinquantaine ne sont que le paiement des dettes contractées pendant les premières années de la vie.

Si la glycosurie et la crise de goutte sont rares pendant l'adolescence, pour les raisons que je viens d'invoquer, attendu que la rétention des déchets uratiques ne peut atteindre le taux nécessaire pour réaliser la goutte typique, par contre, vous rencontrerez très souvent des manifestations bénignes de la diathèse urique, sous forme de douleurs musculaires, tendineuses, aponévrotiques, étiquetées : névralgies, rhumatisme, douleurs de croissance, et qui ne sont autres que le cri de protestation d'un neurone trop imprégné d'un poison quelconque. Ces jours derniers encore, j'étais consulté pour un enfant de douze ans qui se plaint depuis six mois d'une douleur très pénible au talon. Si vous avez éliminé un traumatisme, vous devez savoir que toute douleur du talon ne reconnaît que deux origines : la blennorragie et la goutte ; la première cause étant écartée, il ne pouvait s'agir que d'une manifestation de goutte larvée chez ce jeune adolescent, dont la ration liquide était dérisoire, et bien que, par comparaison avec d'autres enfants de son âge, il ne consommât pas beaucoup de matériaux albuminoïdes, par insuffisance de sa dépuration urinaire, il réalisait néanmoins et une rétention de déchets et un dépôt du côté de son talon, signature d'une faute dans son hygiène alimentaire liquide.

Trois autres syndromes nous ont longuement retenus au cours de l'étude que nous avons ébauchée de nos normaux-anormaux, de nos sus-normaux et de nos sous-normaux : ce sont la fatigue, la douleur et les crises vasculaires. Si l'alimentation mal comprise en est parfois responsable, et j'espère vous en avoir donné la démonstration, il n'y a pas de raison pour que ces trois syndromes ne puissent être rencontrés chez l'enfant, et, de fait, ils se rencontrent. Il suffit de questionner vos petits malades pour relever chez certains d'entre eux de la fatigue matinale, de la courbature, et le phénomène douleur en un point quelconque du corps. Ces symptômes reconnaissent la même cause que chez l'adulte : ils indiquent une pollution du plasma ; tout comme l'adulte, l'adolescent peut être un rétentionniste, et, suivant la susceptibilité de son système nerveux. ce dernier protestera plus ou moins bruyamment.

Mais, encore une fois, ces symptômes sont moins communs chez l'enfant : la fatigue et la douleur, dépendant d'une pollution du plasma, c'est à la faveur du sommeil, je vous l'ai dit, lors de la circulation ralentie de la nuit, que l'imprégnation nerveuse a lieu et se caractérise par cette fatigue matinale qui est l'indice le plus sûr d'un plasma pollué chez tout sujet normal-anormal, sus-normal ou sous-normal.

Chez l'enfant, la rétention est moins accentuée : elle est rarement poussée aussi loin, parce que, je le répète, une partie des recettes de l'enfant est affectée à son accroissement ; de plus, sa cellule digestive, sa cellule hépatique, sa cellule rénale, sont neuves. Cette dernière peut excréter, dans une unité de temps, plus de déchets, grâce à sa structure relativement intacte et à la très grande activité de la circulation chez l'enfant, dont le cœur est sain, les artères souples et élastiques. Vous savez également que tout mouvement est hypertensif, et il est inutile de vous rappeler que l'enfant est rarement en place ; ses mouvements, ses jeux, ses courses, lui permettent de consommer ce qu'il ingère, d'oxyder et d'amener à l'état d'urée ses nucléo-albumines, et d'excréter ses déchets. Malgré le repos de la nuit, par suite de la plus grande élasticité de sa cage thoracique, par suite de sa circulation plus active, par suite de son diaphragme moins gêné dans son mouvement de descente que celui de l'adulte sus-normal, il réalise rarement, plus rarement en tous cas que ce dernier, les conditions de stase nocturne, à la faveur de laquelle le plasma de l'adulte, plus toxique, imbibe le neurone, au point de rappeler le délinquant à l'ordre aussitôt qu'il reprend ses sens le matin, après un sommeil qui n'a été le plus souvent qu'à demi réparateur.

Si la glycosurie est exceptionnelle chez l'enfant, si la goutte typique est une rareté, si la fatigue matinale, la courbature, la douleur, sont moins communes que chez l'adulte, par rétention moins accentuée et par activité de la circulation, plus grande, favorisant l'excrétion des déchets, par contre, les crises vasculaires sont des plus fréquentes et peut-être plus bruyantes que chez l'adulte, parce que le système nerveux est plus excitable, plus facilement mis en branle et moins torpide.

Au cours du chapitre que j'ai consacré aux crises vasculaires, j'ai étudié avec vous l'asthme, la migraine, les syncopes, les crises de douleurs abdominales ; je vous ai fait voir que ces différents syndromes étaient le résultat d'une ataxie vasculaire se caractérisant par une vaso-constrition ou une vaso-dilatation, plus ou moins étendue, plus ou moins compensée, et je n'ai pas manqué de vous dire que, parmi les très nombreuses causes susceptibles de venir troubler la juste harmonie de ce système vasculaire, il n'en existait pas de plus puissante que les fautes alimentaires. Le centre vaso-moteur central, les centres vaso-moteurs périphériques, imprégnés d'un plasma qui n'a pas sa composition normale, protestent et amènent un paroxysme de localisations des plus variables suivant la cause qui a amené la crise de la folie vasculaire, suivant la qualité héréditaire du système nerveux, laquelle, je le répète, est tout à fait individuelle, suivant enfin l'habitude morbide contractée par tel ou tel département vasculaire, expliquant le retour de l'accès.

Tout ce que je vous ai dit s'applique également à l'enfant, à l'adolescent ; qu'il me soit permis seulement de vous citer une observation au cours de laquelle se dégageront certaines réflexions qui méritent de retenir votre attention.

En septembre 1907, j'étais appelé à voir, à 9ʰ,30 du soir, le jeune B.., âgé de dix ans, qui avait été pris, quelques instants après s'être endormi, d'une convulsion présentant tous les caractères d'une crise d'épilepsie. A mon arrivée, le petit malade avait encore un regard hébété, un facies congestionné, et avait peiné à répondre à mes questions, par suite de son état de somnolence.

C'était un dimanche ; j'appris que l'enfant s'était beaucoup fatigué pendant la journée ; il avait passé plusieurs heures à courir, se livrant à des jeux bruyants. Il avait beaucoup transpiré, avait bu de la limonade et mangé des gâteaux faits avec du coco. Il était rentré exténué, pâle, se jetant sur un fauteuil. Au dîner, il avait pris une soupe, deux aubergines frites, une omelette, du poulet, du riz, et, pour dessert, une mangue.

Il avait gagné son lit vers 9 heures, et, ainsi que je viens de le dire, quelques minutes après, éclatait cette convulsion, au cours de laquelle il avait restitué ce gros repas indigeste.

Cet enfant, quatre mois auparavant, c'était un dimanche également, à la suite d'une très longue marche, et d'un gros repas, avait présenté une crise identique, pour laquelle je n'avais pas été consulté.

Il s'agit ici d'une crise vasculaire qui s'est caractérisée par une convulsion. Or, pour réaliser une crise vasculaire du genre de celle-ci, il faut deux choses : un système nerveux hyper-excitable, qui peut l'être par prédisposition héréditaire ou acquise, et, de plus, il faut une cause déterminante.

Le petit malade a une tante qui a présenté des crises typiques d'épilepsie ; il y a donc chez lui une prédisposition héréditaire suffisante, et, d'autre part, ses parents ignorent totalement ce que signifie l'hygiène alimentaire. Il y a des années qu'il mange et boit de tout, à toute heure, avalant ses repas sans mastiquer ; bref, il a une hygiène déplorable, deuxième cause qui, venant s'ajouter à sa prédisposition héréditaire, a admirablement préparé le terrain, lequel n'attendait qu'une occasion de réaliser une crise vasculaire quelconque.

Cette occasion s'est montrée deux fois à la suite d'une grosse fatigue qui a amené de l'épuisement nerveux, d'une part, et la mise en liberté de déchets toxiques résultant de tout surme-nage. Ces causes n'auraient rien déterminé chez un enfant au système nerveux bien pondéré et se seraient peut-être traduites par une indigestion, un accès de fièvre, voire une insomnie, avec courbature au réveil, mais par suite de ce gaspillage nerveux, il y a eu inhibition gastrique, et ce gros repas, défectueux comme qualité et quantité, non digéré par absence de ferments digestifs, a stagné sur place. Quoi d'étonnant alors, avec ce terrain prédisposé, que, par action réflexe ou toxique, la circulation générale, et la cérébrale en particulier, aient été troublées, avec inhibition cardiaque, au point de faire éclater une crise que vous appellerez convulsive ou épileptique, à votre choix; pour le moment, cela m'importe peu.

Ce qu'il y a de certain, c'est que le sujet, prédisposé comme il l'est, a eu deux fois, après un surmenage physique et un repas de digestion difficile, une crise vasculaire qui s'est caractérisée par une perte de connaissance.

C'est un bien mauvais précédent pour ce système nerveux : c'est une fâcheuse habitude qu'il vient de contracter, et, par expérience des autres malades, je puis vous prédire l'avenir de cet enfant.

Par suite de sa prédisposition qui en fait un instable du système nerveux, il a réalisé, grâce à une fatigue et à un gros repas indigeste, une crise vasculaire cérébrale. Or, il est à peu près certain que, si son alimentation n'est pas réglée d'une façon des plus *strictes*, dans un avenir plus ou moins éloigné, il aura une troisième, une quatrième, une cinquième crises : peut-être les premières se produiront-elles à la suite d'une nouvelle fatigue, d'un écart alimentaire; mais le système nerveux deviendra de plus en plus excitable, et un jour viendra où ce ne sera plus après un écart alimentaire que cet enfant réalisera une crise, ce ne sera plus après son dîner, pendant son premier sommeil, mais sur la frontière de l'épilepsie qu'il côtoie actuellement avec ses deux crises d'éclampsie ; il deviendra peut-être un épileptique confirmé, et à la suite d'une émotion, d'une fatigue quelconque, d'un accès fébrile, d'un trouble réflexe dû à un ver, à une gronderie, à une chute, le soir comme le matin, du fait de l'irritabilité trop facile et trop violente de son écorce cérébrale, il perdra connaissance. Son ataxie vasculaire lui rendra la minute suivante peu sûre, et chaque jour il devra se demander s'il n'aura pas un accès.

A côté du paroxysme de la goutte typique, précédé de plusieurs désordres fonctionnels, qui sont de la goutte en miniature, il existe de même pour l'épilepsie classique, dont je ne me charge pas d'étudier la pathogénie exacte, toute une série d'accidents mineurs qui sont les frontières de l'épilepsie, ainsi que le dit Gowers, et si vous examinez avec soin un épileptique de quinze ans, si vous scrutez son passé et ses antécédents héréditaires, vous relèverez chez lui des convulsions, lors d'une poussée d'entérite pendant sa toute première enfance, des crises de laryngite striduleuse, des accès d'asthme, une tendance toute particulière à pâlir à la suite d'une frayeur, d'une émotion, d'une chute. Deux fois, chez des épileptiques de quinze et dix-huit ans, j'ai relevé dans les antécédents des crises de douleurs d'estomac, de durée variable, analogues à des crises vascu-laires du plexus solaire, dont je vous ai entretenus dans un pré-cédent chapitre. Ces deux malades, à plusieurs reprises, bien avant leur première attaque d'épilepsie, avaient eu souvent la sensation de voir les objets en petit : la nature paraissait rapetissée. Qu'est-ce, sinon un spasme de leur artère rétinienne, une crise vasculaire en miniature? Tous ces désordres sont des accidents d'épilepsie larvée ; ce sont des crises vascu-laires mineures, qui relèvent d'un système nerveux hyperexci-table, c'est entendu; mais à cette cause prédisposante, vient s'ajouter une autre plus puissante, qui est un sang pollué, vicié, amenant une irrigation défectueuse des centres vaso-moteurs, accentuant leur état d'instabilité, et, un jour ou l'autre, la crise éclate.

Que ce soit donc un simple accès de fièvre à 40°, avec vomissements et épuration momentanée du plasma, que ce soit une crise d'asthme, de laryngite striduleuse, des migraines, des syncopes, ou la crise vasculaire la plus grave, l'épilepsie, rap-pelez-vous qu'il y a à la base de tout cela un système vaso-moteur hyperexcitable, dont les antécédents du petit malade vous expliquent le pourquoi; mais souvenez-vous de plus que ces centres vaso-moteurs sont en évolution et qu'il est en votre pouvoir d'améliorer ou d'aggraver leur résistance, et, par une hygiène impeccable, mettez tout en œuvre pour qu'ils se déve-loppent et s'accroissent dans les meilleures conditions.

Vous ne connaîtrez jamais exactement ce que vaut la capa-cité héréditaire, c'est une inconnue, et, par tous les moyens dont vous disposez, surtout l'aération et une hygiène alimen-taire bien entendue, faites en sorte que l'organisme trouve dans le plasma de quoi vivre et de quoi s'accroître à un âge où il est d'une importance majeure que les cellules puisent des matériaux de tout premier ordre pour se développer. Mais surtout, le jour où une crise vasculaire, ou bien un symptôme fonctionnel quelconque, aura paru du fait de la négligence, de l'ignorance du sujet, n'oubliez pas que le système nerveux a bonne mémoire, et si vous ne vous attaquez pas avec persévérance et acharnement à la cause qui vous aura amené cette protestation, dites-vous bien que le paroxysme reparaîtra, d'abord espacé, puis de plus en plus fréquent, et qu'un moment viendra où, malgré toute votre science et tous vos efforts, il vous sera impossible de guérir votre malade.

Empressez-vous de faire perdre aux cellules une mauvaise habitude ; coupez le mal à sa racine, car, au delà d'un certain âge, je vous défie de guérir un asthmatique invétéré, un migraineux confirmé ou un épileptique.

Je ne voudrais pas vous exposer à commettre une erreur de diagnostic d'où découlerait un pronostic et surtout une thérapeutique néfaste, et il vous incombe, en présence d'un enfant, d'un adolescent, qui est normal-anormal, sous-normal ou sus-normal, et présente un trouble fonctionnel quelconque, de vous souvenir de plus d'une cause responsable peut-être de son état. Après avoir jaugé sa prédisposition héréditaire, après avoir établi son coefficient individuel, cherchez bien, fouillez l'hygiène du petit malade, et si parfois vous trouvez, pour expliquer le désordre qu'il présente, un traumatisme, un surmenage physique ou cérébral, une intoxication quelconque, une infection (syphilis héréditaire, tuberculose, malaria, etc.), dans la très grande majorité des cas, si vous êtes clinicien, rompu avec les difficultés de la clinique, il vous sera aisé de reconnaître à l'origine de l'asthme de votre petit malade, de ses crises de migraines, de ses douleurs abdominales, de ses accès de fièvre à répétition, de ses crises de vomissements paroxystiques, de son albuminurie orthostatique, de ses palpitations, de ses terreurs nocturnes et de tous les autres troubles qu'il est susceptible de présenter, il vous sera aisé de reconnaître, dis-je, une alimentation trop abondante, mal réglée, comme qualité et comme quantité, comprenant des repas pris à des heures irrégulières, mal mastiqués, se composant d'aliments de digestion difficile, non en rapport avec l'âge et la capacité du petit sujet.

Cette expertise vous fera toucher du doigt le péril alimentaire chez l'enfant. Elle vous le montrera responsable des désordres

de sa première enfance, de son adolescence, méfaits qui, non
reconnus à temps, ne feront que s'accentuer avec l'âge, par
usure des émonctoires, par fatigue et insuffisance du foie et
du rein. Plusieurs seront semés sur la route, et à part les
exceptionnellement forts, que guettent la goutte, le diabète,
l'artério-sclérose, les moyens et les faibles sont voués à toute
cette pléiade de symptômes que vous connaissez si bien pour
les avoir rencontrés chaque jour de votre pratique, et à l'origine desquels le hasard n'est pour rien, mais bien une alimentation mal comprise, dont vous ne devez plus ignorer le grand
péril pour l'individu et pour sa descendance.

CHAPITRE XVI

LE PÉRIL ALIMENTAIRE AU COURS DES MALADIES AIGUËS

Dans les chapitres précédents, je me suis efforcé de vous démontrer les méfaits d'une alimentation mal comprise comme quantité, aboutissant, par son insuffisance ou sa mauvaise assimilation, à un état d'asthénie, de misère physiologique, qui est la caractéristique du sous-normal, et, par son exagération et sa trop bonne assimilation, à l'état sus-normal, avec sa terminaison habituelle, plus ou moins précoce, qui est la pollution du plasma par des déchets trop abondants, non excrétés à temps par les émonctoires, la cellule rénale en particulier.

Qu'il s'agisse du sous-normal, du normal-anormal ou du sus-normal, nous ne devons pas oublier qu'au cours de l'existence, depuis notre naissance jusqu'au jour de notre mort, nous entrons en lutte incessante avec les infiniment petits qui nous assaillent et nous menacent à chaque seconde de notre vie. Il n'y a pas une seule de nos cavités communiquant avec l'extérieur qui ne contienne des germes venus du dehors, et, que ce soit au niveau de notre muqueuse nasale, de nos cryptes amygdaliennes, ou au niveau de notre territoire intestinal, nous portons en nous des micro-organismes que nous tenons en respect grâce au bon équilibre de notre circulation, à la sécrétion de nos glandes muqueuses et digestives, à la bonne harmonie de notre système nerveux, à la garde vigilante, enfin, de nos phagocytes ; mais nous ne devons jamais perdre de vue la présence constante du microbe, qui nous guette toujours, prêt à fondre sur son ennemi.

Dans d'autres circonstances, un micro-organisme, s'il a atteint une certaine virulence par sa pullulation sur un milieu de culture qui lui est favorable, peut nous attaquer et trouver sa voie dans notre circulation, soit directement par la muqueuse broncho-pulmonaire où il est entraîné par les poussières, soit par nos aliments, l'eau, le lait, les fruits, soit enfin par contact direct avec des mains qui auraient été contaminées par du pus, des matières fécales, sans compter la propagation des maladies par les insectes de toutes sortes, moustiques et mouches, dont on commence à entrevoir le rôle néfaste dans la dissémination des germes morbifiques.

Quoi qu'il en soit, toute infection est de cause endogène ou exogène : dans le premier cas, c'est à la suite d'une cause seconde — refroidissement, traumatisme, surmenage, dépression nerveuse — que le terrain fléchit, que nos moyens de défense sont inhibés momentanément, permettant aux saprophytes, innocents jusqu'alors, de pulluler et de devenir pathogènes ; dans le second, il s'agit d'un contact prolongé ou d'une inoculation directe d'un germe dont la virulence a été exaltée par culture antérieure sur un terrain favorable. Ce qu'il ne faut pas oublier, c'est ceci : toute infection microbienne, qu'elle soit de cause endogène ou exogène, une fois qu'elle s'est réalisée, laisse le médecin désarmé, car il ne possède pas de médication abortive : la lutte s'engage entre l'organisme et l'envahisseur, et vous devez tout mettre en œuvre pour aider la nature, vous gardant de paralyser ses moyens d'action. Certes, il est permis d'envisager l'avenir avec sérénité ; les succès merveilleux que nous devons au sérum de Roux, pour combattre l'infection par le bacille de Loeffler, les multiples travaux qui se poursuivent de tous côtés, nous laissent présager une ère plus féconde qui nous mettra entre les mains des armes certaines pour lutter plus activement contre les différentes espèces microbiennes dont quelques-unes sont susceptibles de nous sidérer dans un laps de temps très court ; mais, en attendant, ne perdez pas de vue que votre rôle actif ne doit pas commencer lorsque l'infection a éclaté, mais avant qu'elle n'ait été réalisée. A ce moment, en effet, votre rôle de protecteur est immense : il vous incombe de veiller à la pureté des eaux, véhicule du malfaisant bacille d'Eberth ; il convient que vous assuriez la désinfection des excreta de vos typhiques, afin de prévenir la dissémination des germes morbifiques ; il vous incombe de prévenir les dangers du surmenage, de la pollution de l'air, en vous assurant que les locaux ne sont pas encombrés et que le soleil y pénètre, l'air et le soleil étant les deux plus puissants désinfectants connus ; il vous incombe enfin, avant tout, de rendre le terrain réfractaire à l'éclosion des germes, et cela par le bon équilibre du corps. Vous devez, chaque jour de votre pratique, prêcher la bonne parole, afin de lutter contre les méfaits du péril alimentaire, qui est la cause prédisposante la plus importante de toute infection, parce qu'il prépare l'action des causes secondes et amorce les complications de l'avenir, par l'usure des émonctoires, le rein en particulier, et, secondairement, le cœur.

Toute maladie microbienne a un cycle déterminé, et vous savez tous qu'une pneumonie a une durée de huit à neuf jours, qu'une fièvre typhoïde évolue en vingt-huit à quarante jours : si la maladie ne prend pas fin à sa date habituelle, c'est grâce soit à une infection surajoutée, soit à une complication secondaire ou à l'extension du même processus à un département voisin de l'organe primitivement atteint.

Ces préliminaires sont suffisants pour nous permettre de poser les axiomes suivants :

1° Nous ne pouvons échapper aux germes endogènes, et, quoi que nous fassions, il sera impossible de réaliser l'asepsie absolue de notre nez, de notre bouche, de notre intestin, et voire de notre tégument, de nos espaces sous-unguéaux. Nous savons les tours de force auxquels se sont livrés les chirurgiens pour obtenir l'asepsie de leurs doigts ; finalement ils ont dû renoncer à la poursuite de cette chimère ; ils ont préféré demander aux gants, dont la stérilisation peut être obtenue par la chaleur, de les protéger contre les contacts septiques.

2° Il ne nous est pas toujours facile d'échapper à un contact dangereux avec un sujet infecté, porteur de germes à l'état de virulence. Tous, nous sommes exposés à inhaler des poussières contenant des germes infectieux ; tous, nous sommes exposés à être contaminés par l'eau ou par un autre aliment.

Que ce soit donc par infection endogène ou exogène, il nous est permis de dire que le lendemain ne nous appartient pas, et même si nous vivions dans une chambre aseptique, si nous respirions au travers d'une masse d'ouate qui arrêterait au passage les poussières atmosphériques, si nous faisions bouillir nos salades et nos fruits et si nous avions les mains constamment recouvertes de gants stérilisés, nous ne pourrions être certains d'échapper à l'action néfaste d'un infiniment petit.

Sans pousser les précautions à un point aussi ridicule et exagéré, ce qui rendrait la vie trop compliquée et insupportable, il nous suffit, pour échapper aux mille et un dangers qui nous menacent journellement, de surveiller notre terrain, de le rendre réfractaire à tout germe, et, au cas où il serait surpris par l'un d'eux, il nous faut mobiliser des forces assez nombreuses et assez actives pour le terrasser immédiatement et l'expulser au dehors avec un minimum de risques : il faut, en un mot, que nous soyons les vainqueurs.

Le seul moyen dont nous disposions, et il est tout-puissant, c'est d'être normal : l'homme normal, vous ne devez plus l'ignorer, représente un organisme où l'ordre règne partout ; non seulement chaque cellule accomplit silencieusement sa tâche quotidienne, mais, par suite du repos qui a succédé à son labeur de la veille, elle est apte à accomplir son travail du jour ; elle trouve dans le plasma qui l'entoure la molécule puisée dans le monde animal et végétal, rendue assimilable par le tube digestif ; elle rejette dans ce même plasma ses déchets, qui sont expulsés au fur et à mesure de leur production par les différents émonctoires : il y a équilibre parfait entre les recettes et les dépenses. Le système nerveux règle admirablement les vaso-constrictions et les vaso-dilatations utiles ; le plasma est indemne de toute pollution ; la circulation est active : le contenant est vigoureux ; la cellule musculaire cardio-artérielle lance à chaque systole un liquide vraiment nourricier ; le contenu est représenté par des globules bien chargés d'oxygène, par des globules blancs actifs et aptes à donner l'assaut à tout ennemi qui tenterait de venir troubler le fonctionnement d'un département quelconque de l'organisme. La congestion, la stase, à la faveur de laquelle le sérum s'extravase, condition des plus prédisposantes à la pullulation des germes, est inconnue chez le normal : enfin, grâce à une alimentation exactement en rapport avec ses besoins stricts, les émonctoires, le rein en particulier, travaillent, mais ne s'usent pas.

Que pourraient être les chances d'un ennemi, s'il entrait dans une place si bien gardée ? Tout à fait nulles. Aussi, non seulement l'homme normal ignore-t-il la maladie, mais, je le répète, avec le cœur et les reins dont il dispose, il saura bien vite réduire au silence toute infection naissante, et même si cette dernière suivait son cours régulier, vous pourrez assister impassible à la lutte qui va se dérouler, et vous pouvez être certain que votre rôle passif n'empêchera pas la victoire de rester au normal.

La cause seconde ne peut rien chez ces sujets ; tout traumatisme, tout courant d'air, tout froid humide ou surmenage ne suffit pas pour troubler l'équilibre de l'organisme, et ces causes sont incapables de faire pencher la balance en faveur du microbe.

Je n'ai pas besoin de vous rappeler que cette immunité dont jouit le normal, il la doit à son alimentation bien réglée, à la modération qui est sa ligne de conduite, et si toujours vous remontez à la cause première, vous devez vous graver dans l'esprit que la meilleure protection contre les maladies aiguës microbiennes, c'est, avant tout, d'échapper au péril alimentaire qui menace tant de sujets.

C'est grâce au péril alimentaire, je vous l'ai démontré, que vous devenez sous-normal, normal-anormal ou sus-normal : c'est grâce à votre plasma appauvri, à votre système nerveux instable, à votre circulation atone, irrégulière et stagnante, que le micro-organisme endogène ou exogène peut s'implanter au niveau de tel ou tel de vos organes ; c'est grâce également à la circulation gênée et hypervisqueuse des normaux-anormaux et des sus-normaux, que la stase sanguine est réalisable. Soyez bien persuadés que la pollution du plasma des sus-normaux, par des déchets de toutes sortes, est une des causes les plus prédisposantes au développement d'une maladie infectieuse quelconque. J'ai pour habitude de dire que l'infection primitive est rare ; j'entends par là que le microbe que nous portons en nous-mêmes ne se développe qu'à la faveur d'une cause seconde — froid humide, traumatisme, surmenage — et ces causes agissent chez les sous-normaux et les sus-normaux parce que le terrain aura été rendu propice par une alimentation mal réglée, dont ils ne soupçonnent pas l'influence nocive.

Regardez autour de vous, faites appel à vos souvenirs cliniques, et il vous sera facile de vous convaincre que c'est le péril alimentaire qui est cause de l'état sous-normal ou sus-normal de tel ou tel de vos clients ; état sous-normal ou sus-normal qui a livré le terrain. Or, nous l'avons dit, toute maladie infectieuse, une fois déclarée, a un cycle à parcourir ; la médication abortive est à trouver, et le désordre fonctionnel n'est-il pas la conséquence d'un organisme déjà surmené antérieurement, d'un plasma hyperpollué, d'un cœur et d'un rein longtemps sur la brèche, usés, dégénérés prématurément, et si la guérison ne peut être obtenue, c'est grâce au péril alimentaire, qui non seulement a rendu possible l'éclosion de la maladie, mais qui est directement responsable de la mort, par la faillite cardiaque et rénale qui ne permet plus l'expulsion des déchets de toutes sortes, mobilisés par la pyrexie, pas plus que celle des toxines qui imprègnent les fibres nerveuses et musculaires, les frappant de dégénérescence et de mort.

Voilà les méfaits du péril alimentaire comme cause prédisposante aux maladies aiguës. Je voudrais maintenant vous faire voir les dangers auxquels s'expose le malade au cours des infections qui le frappent, grâce à une alimentation mal comprise qui aggrave les désordres fonctionnels qu'il éprouve. Ce qui est beaucoup plus grave, c'est souvent l'intervention intempestive de l'homme de l'art, du médecin, qui compromet la guérison du sujet en contrariant les forces vives de la nature, dont les armes sont autrement puissantes que celles dont nous disposons.

J'espère vous pénétrer de l'importance qu'il y a, chez un malade atteint d'une maladie aiguë, à laisser dans l'antichambre toutes vos idées préconçues, le moule dans lequel vous coulez chaque sujet. Je voudrais vous faire partager ma conviction et vous habituer à une médication simple, sûre dans ses effets, qui vous permettra d'approcher un malade en proie à une infection aiguë, avec calme, sérénité, et la certitude que vous lui serez utile et non nuisible. Puissé-je vous convaincre! Rien que cette satisfaction viendrait compenser largement tout le gros labeur que m'a causé la rédaction de la présente étude.

Dans les chapitres précédents, nous avons insisté sur ce fait que la molécule alimentaire, provenant du monde végétal et animal et rendue assimilable par le tube digestif, avait pour but de pourvoir aux besoins calorifique et énergétique du sujet, et bientôt nous verrons combien cette ration alimentaire doit être variable suivant le climat dans lequel il évolue et suivant ses dépenses physiques; enfin, nous avons vu également que seulement chez l'enfant, une partie de la molécule alimentaire était destinée au développement des différents protoplasmas, constituant, en sus de la ration d'entretien, analogue à celle de l'adulte, la ration d'accroissement.

Le fébricitant se trouve dans des conditions toutes particulières : il n'a plus à demander à la molécule alimentaire le combustible nécessaire pour se mouvoir, puisqu'il est dans l'immobilité et qu'il garde le lit; il n'a pas non plus à lui demander du combustible, en vue de fabriquer du calorique, puisque non seulement il est au chaud sous ses couvertures, mais, de plus, l'excitation de ses centres thermogènes par les toxines, élevant sa température, il demande plutôt à en perdre qu'à en fabriquer. D'autre part, du fait de la fièvre, il y a oxydation incomplète et hâtive des divers matériaux qui doivent être expulsés par les reins; il y a mobilisation des déchets retenus antérieurement; il y a hypotension due à l'élément fébrile; il y a désordre du système nerveux, grand régulateur des circulations locales; il y a *enfin* et *surtout* viciation des humeurs par un système nerveux qui assure mal les vaso-constrictions et les vaso-dilatations utiles, et viciation des sucs glandulaires par un plasma pollué.

Par suite donc de la non-nécessité de fabriquer du calorique et de l'énergie, par suite de l'impossibilité dans laquelle le fébricitant se trouve d'amener à l'état d'être utilisée la molécule alimentaire, et enfin parce qu'il se sent déjà débordé par des déchets de toutes sortes, il ne lui convient pas d'en augmenter le nombre par ceux provenant de l'alimentation, lesquels, du fait des conditions sus-nommées, ne pourraient être amenés à un état de perfection pour les organes éliminateurs. Il n'est donc pas étonnant que l'instinct lui dicte l'horreur de la nourriture et qu'il recherche, au contraire, du liquide, un dissolvant pour diluer ses poisons et les entraîner au rein, le principal émonctoire dont il dispose.

Le jour où la maladie sera éteinte, bien avant même que la fièvre ait cédé, alors que l'organisme aura récupéré son pouvoir assimilateur, alors que les voies d'excrétion seront libérées de la surcharge toxique qui les encombrait, les besoins du corps se réveilleront d'autant plus impérieux que, malgré l'alimentation de la période fébrile, le malade aura consommé une partie de ses réserves. Malgré une alimentation plus ou moins abondante, je le répète, le sujet aura subi une dénutrition azotée et aura perdu une grande partie de son albumine de constitution. A ce moment de la convalescence, il criera la faim de toutes ses forces, et, avant de se mettre en équilibre azoté, il meublera ses protoplasmas, remplaçant ce qui aura été brûlé, dépensé, au cours de sa fièvre. Pendant une première période, il excrétera beaucoup moins d'azote qu'il n'en consomme, jusqu'au jour où il aura amené ses cellules à l'état de réplétion azotée : à ce moment, son équilibre sera atteint et il excrétera plus d'azote qu'il n'en convient pour sa ration d'entretien, si cette ration est exagérée.

Sauf le dément, qui a des sensations perverties, faussées, le malade qui refuse la nourriture est guidé par un instinct de beaucoup supérieur à nos idées théoriques, et il convient absolument de respecter cet acte de défense du corps, par lequel le malade réclame impérieusement de l'eau, ne se souciant pas de laisser encrasser un organisme qui ne l'est déjà que trop, qui est en souffrance, sinon toujours, du moins souvent, parce qu'il était saturé de déchets, par suite d'un sang pollué, épais, hyper-visqueux, dû à une ration alimentaire supérieure à ses besoins. Les déchets ont été nombreux, dépassant les capacités des émonc-toires, et il a suffi d'une cause seconde, d'un refroidissement, d'un surmenage, d'un léger traumatisme, pour faire pencher la balance en faveur du microbe, qui, ainsi que nous l'avons vu, guette à l'entrée de tous nos conduits naturels.

Donc le malade, le fiévreux, est en instance de surcharge toxique, et, loin de l'intoxiquer davantage avec des aliments qu'il repousse et refuse parce qu'il se sent incapable de les assimiler, il faut venir à son aide, afin de mettre tous les émonc-toires en état d'assurer la lessive de l'organisme.

Vulpian, par une expérience célèbre, a démontré que, si l'on force un chien à se livrer à une course rapide après son repas, on retrouve, quatre heures après, sa nourriture intacte au niveau de l'estomac, la digestion n'étant même pas amorcée, alors que, chez le chien qui a suivi son instinct, c'est-à-dire qui s'est couché et a dormi immédiatement après avoir mangé, au bout du même laps de temps, la digestion stomacale est terminée et le bol alimentaire a franchi le pylore pour gagner l'intestin. Vulpian n'a fait qu'apporter la démonstration scientifique d'un fait que la simple observation journalière nous avait appris, et il suffisait d'observer tout animal, pour voir qu'après avoir mangé il ne se livre pas à des gambades et à des courses : il conserve toute l'énergie nerveuse et circu-latoire dont il dispose pour accomplir cet acte important qu'est la digestion. Si cette pratique est constante chez l'animal, c'est qu'elle a sa raison d'être ; l'expérience scientifique l'a prouvé : *l'instinct ne peut tromper*, et si l'homme, qui est un animal supérieur, ne fait pas la sieste après son déjeuner, bien que souvent il y soit porté, c'est que les exigences de la vie lui ont fait contracter de mauvaises habitudes, dont les plus pernicieuses sont de manger vite et de faire travailler immédiatement après le repas les muscles et le cerveau, contrariant ainsi le jeu régulier de la digestion. Il me suffit de vous rappeler le nombre de dyspeptiques qui nous entourent pour vous convaincre que ce n'est pas impunément qu'on viole les lois dictées par la nature.

Or, s'il existe un instinct impérieux, je dirai unanime, c'est l'horreur de la nourriture, que tout fiévreux éprouve : horreur de la nourriture poussée à tel point que la vue de l'aliment lui fait détourner la tête, et détermine la sensation nauséuse. Questionnez à cet égard tous les malades *indistinctement* ; pour ma part, depuis des années, je ne manque jamais de leur poser la question suivante : « Avez-vous faim ? » La réponse est invariable : « Ne me parlez pas de nourriture, docteur. » Quelques-uns vous diront qu'ils ont faim ; ceux-là vous ont mal compris, ou éprouvent un malaise à l'estomac, ou encore une amertume de la bouche ; ils s'imaginent que la prise d'un aliment améliorera ces symptômes ; mais insistez et expliquez-leur la sensation de la faim, et ils vous répondront alors qu'elle est abolie chez eux. Cet instinct est tellement impérieux que vous le verrez développé chez le bébé de trois mois ; faites une petite enquête pour tout nourrisson qui vous sera présenté, atteint d'une entérite fébrile, et il vous sera facile d'amener la mère à vous avouer que, bien avant la période aiguë du mal, l'enfant refusait son biberon, laissait deux doigts de lait au fond de son gobelet, et qu'impressionnée de voir son enfant s'affaiblir et craignant de le voir périr d'inanition, elle s'ingéniait à lui faire prendre sa ration, malgré lui. A tout âge, vous constaterez cette révolte de l'organisme vis-à-vis de l'aliment, au cours des pyrexies, et, à cet égard, permettez-moi de vous raconter l'histoire suivante, qui mérite d'être méditée. J'étais appelé dernièrement à voir un jeune enfant de deux ans et demi, atteint d'une violente fièvre causée par une poussée d'adénoïdite ; la langue était saburrale, et le petit malade, replié sur lui-même, était très accablé par une température de 39°5 C. Alors que je terminais dans la pièce voisine ma prescription, la mère me demanda comment il fallait le nourrir. « Le nourrir, madame, mais vous n'y pensez pas ! mettez à sa disposition de l'eau d'orge, et d'ici trente-six heures, nous verrons s'il y a lieu de donner du lait. » « Mais, docteur », objecta-t-elle, « bébé a faim. » « Je suis disposé à lui donner de la nourriture, s'il en réclame, et veuillez me laisser lui poser la question. » Je me rendis sur-le-champ au lit de l'enfant et lui demandai : « As-tu faim, mon petit ? » Il me regarda tout surpris et me répondit, après un moment d'hésitation : « Oui. » J'étais assez mortifié, et la démonstration ne me parut pas très heureuse. — « Que veux-tu donc manger ? » et le bébé de susurrer d'une voix plaintive : « De l'eau de Vichy. » Il faut ajouter qu'il avait souvent eu l'occasion de goûter de cette eau minérale dont le père faisait un fréquent usage.

J'ai longuement insisté, dans un des chapitres précédents, sur la sensation de la faim comme condition essentielle d'une bonne digestion, et qu'il s'agisse d'un sujet bien portant ou d'un fébricitant, je n'ai jamais manqué de questionner sur ce point tous ceux qui se sont confiés à moi ; j'ai pu ainsi établir une gamme de sensations accusées par les malades, sensations qui m'ont souvent permis d'orienter mes conseils thérapeutiques dans une bonne voie et qui m'ont également permis de tirer des conclusions pronostiques du plus haut intérêt.

Au début d'une pyrexie de quelque gravité, d'une fièvre typhoïde — je prends pour type la maladie la plus longue, celle qui se prête le mieux à l'observation — le malade, avec sa langue saburrale et son état nauséeux, au simple énoncé du mot aliment, fait la grimace et sent le cœur lui monter sur les lèvres. « Ne me parlez pas de nourriture », dit-il. Peu à peu cette première sensation de nausée, de dégoût, d'horreur absolue, fait place à un état d'indifférence : le sujet est plus tolérant ; il accepte tout ce que vous lui donnez ; il ne réclame pas, mais il avalera, sans trop protester, parfois deux ou trois litres de lait, tel ce typhique que je voyais en consultation dernièrement et qui en consommait la dose énorme de quatre litres par jour. « Vous avez donc faim pour boire une telle quantité de lait, lui disais-je. » « Mais non, me répondit-il, on m'en donne toutes les deux heures, je pensais qu'il fallait en prendre autant. »

A cette seconde phase, le malade est passif : il ne se défend pas autant qu'à la première et accepte le lait ou tout autre aliment sans le moindre plaisir ; un peu plus tard, il commence à se plaindre de la monotonie de son régime ; il demande à la garde ce qu'elle a pris à son repas ; à votre visite, si vous lui demandez s'il a faim et ce qu'il désire manger, il vous citera un mets un peu relevé, cherchant ce qui peut flatter son palais : une bisque d'écrevisse ou du poulet au safran. Sur cette voie, il ne s'arrête plus ; quelques jours après, il vous demandera avec insistance à ce qu'on ferme, au moment du repas, la porte de la salle à manger, afin de ne pas entendre le cliquetis des fourchettes et de ne pas sentir l'odeur des aliments : l'heure de la faim douloureuse a sonné. D'autres malades insistent pour que la garde mange à leur proximité, et c'est avec des yeux d'envie qu'ils suivront ses moindres mouvements : certains même réclameront la faveur de humer le fumet qui s'échappe de l'assiette.

A cette phase voisine de la convalescence, la langue du fiévreux s'est nettoyée, ses urines sont claires et abondantes : le malade d'hier, le convalescent de demain, va vous harceler, et il vous faudra toute votre autorité, tout votre savoir, pour tenir la main et ne pas compromettre une guérison que vous avez parfois chèrement disputée. Le malade devient féroce, et, si vous vous avisez de lui demander s'il a faim et ce qu'il désire manger, sans hésitation, il vous dévisagera et vous dira d'un ton qui n'accepte pas la réplique : « On voit bien qu'il ne s'agit pas de vous ! Ce que je veux manger, ce que je désire? mais de tout ce qui se mange. » Tel autre insistera sur la quantité, comme ce typhique qui ne cessait de me faire les yeux doux à chacune de mes visites, en me disant d'une voix suppliante et caressante : « Docteur, une demi-livre de riz. » Il semblait dire : une demi-livre de riz, et mourir ensuite. Ces malades sont déchaînés : ils pleurent en attendant l'heure de la collation, et si vous ne les surveillez pas de près, ils sont capables de commettre un vol : tel ce typhique qui, cinq à six jours après sa défervescence, trompant la surveillance de sa mère, fractura le garde-manger, et on le trouva l'air satisfait avec une assiette jonchée de débris d'os : il avait, en quelques minutes, réduit à l'état d'ossements un poulet. Imprudence qui lui valut une rechute, dont il guérit fort heureusement.

Est-ce le pur hasard qui guide ainsi les sensations éprouvées par les malades? Je ne puis l'admettre. Il ne peut y avoir un simple hasard pour un phénomène qui se reproduit *invariable-ment*, et, pour vous en convaincre, il suffit d'y attirer votre attention : vous ne tarderez pas à vous rendre compte que le sujet, pauvre ou riche, bébé, enfant, adolescent, adulte, homme ou femme, à quelque nationalité qu'il appartienne, petit ou gros mangeur, maigre ou sus-normal, vous dictera votre ligne de conduite, et il vous incombe, si vous voulez lui être utile, de vous fier à son instinct qui ne saurait le tromper.

Lorsque vous vous approchez d'un fébricitant, si, à ce moment, un des membres de la famille s'avisait de jouer la plus jolie sonate de Beethoven, le patient, quelque mélomane qu'il pourrait être, vous demanderait de .faire fermer le piano, car tout bruit lui est pénible — le fait de causer à haute voix dans sa chambre l'assourdit, — et vous obtempérez à sa légitime demande. Si les rideaux sont écartés, le jour vif lui fait froncer les sourcils, et il vous prie de rendre la chambre demi-obscure : vous vous empressez également de le contenter. Il vous crie enfin de toutes ses forces qu'il n'a pas faim, mais qu'il a soif, et par suite d'idées théoriques fausses, vous vous acharnez à verser dans son estomac en révolte du jus de viande, du bouillon, du lait, sous le fallacieux prétexte qu'il va s'affaiblir, et, hantés par la crainte de le voir mourir de faim, vous venez accentuer ses désordres fonctionnels, et, ce qui est beaucoup plus grave, vous vous rendez complices parfois d'une complication qui le tuera peut-être, d'une hémorragie intestinale ou d'une perfo-ration de l'intestin, s'il s'agit d'une fièvre typhoïde.

Bannissez de votre esprit le spectre de l'inanition. Je vous défie de faire mourir de faim un malade, car bien, avant cette période, il sera guéri, et réclamera si impérieusement de la nourriture que vous serez obligé de lui donner satisfaction.

Pour vous rendre compte de la difficulté qu'il y a à laisser mourir un malade par privation d'aliments, reportez-vous aux expériences des jeûneurs célèbres, qui ont pu vivre d'eau pendant des semaines et des semaines ; reportez-vous aux pratiques de Guelpa, qui, pendant sa cure de rénovation, laisse ses malades aux tisanes pendant trois à cinq jours, tout en leur donnant chaque matin un purgatif qui les draine ; reportez-vous à la mé-thode d'un médecin américain, le Dr Dewey, dont je ne vous recommande pas la pratique qui me paraît exagérée, mais dont je

vous demanderai de méditer le travail, qui se résume en ceci:
tout malade, tout fébricitant, est laissé à l'eau aussi longtemps
qu'il ne réclame aucune nourriture. Vous verrez, soigneusement
rapportées, des observations de sujets qui sont restés à l'eau
rien qu'à l'eau, pendant des périodes variant de quarante à soixante jours.

Ces faits sont des plus intéressants ; je ne vous demande pas
de les accepter et de les mettre en pratique sans réserve, mais il
convient, de féliciter ces auteurs de leur courage, de leur conviction et du soin qu'ils ont pris à nous démontrer qu'il est difficile de faire périr un malade absence d'aliments. Mais il y a
mieux que cela : s'il est un fait qui paraît être admis par les
cliniciens de toutes les écoles, c'est celui-ci : le danger de
priver un enfant d'alimentation. J'ai toujours été élevé avec
cette idée, que l'enfant supportait très mal la suppression de
l'aliment; or, ouvrez le traité des maladies infantiles de Rilliet
et Barthez, et vous verrez ceci, écrit de la main de ces pédiatres
célèbres de l'an 1860, au chapitre qu'ils consacrent à l'étude de
la pneumonie :

« Un enfant fort et robuste est pris au milieu de la bonne
santé d'une pneumonie interlobaire ; nous conseillons :

1º Une saignée d'une à trois palettes, suivant l'âge de l'enfant ;
à défaut de saignée, une application de deux à douze sangsues
ou des ventouses scarifiées.

2º Quelques heures après, il faut commencer une potion stibiée qui ne sera suspendue que dans les cas où les évacuations
seraient abondantes et persistantes.

3º Si, après l'emploi de ces moyens, c'est-à-dire après vingt-
quatre heures environ du début de la médication, la fièvre persiste la même, et, si le pouls conserve sa force, on renouvellera
la saignée et la potion stibiée.

4º Pendant tout cet intervalle, *diète absolue*. On prescrira
seulement des boissons tièdes émollientes, telles que l'eau de
mauve et de capillaire, édulcorées avec du sirop simple. »

Vous reportant ensuite au paragraphe consacré au pronostic
de cette même pneumonie ainsi traitée, vous vous attendez
sans doute à apprendre que la maladie se termine le plus souvent par la mort : or, je passe de nouveau la parole aux deux
auteurs précités et vous serez convaincus du contraire : « Les
pneumonies lobaires primitives, unilatérales, judicieusement

traitées, *quel que soit l'âge*, se terminent presque toujours par le retour à la santé. »

Vous pensez que ce traitement a réussi parce qu'il s'agissait d'un enfant robuste et fort; mais ouvrez de nouveau le même Traité et lisez ce qui suit, au chapitre traitement de la scarlatine, où là encore ces auteurs recommandent « une saignée d'une à trois palettes, et, s'il n'y a pas de dévoiement, deux prises, à trois heures de distance, de poudre de jalap et de calomel. »

Consultez les mémoires de l'Académie de médecine en l'an 1821; vous lirez une communication de l'illustre Bretonneau, sur le traitement de la diphtérie. Il s'agissait d'un enfant de cinq ans, *délicat de constitution*. Bretonneau, appelé en consultation, ordonna vingt-deux sangsues et une potion stibiée. Au sixième jour de la maladie, Bretonneau rappelé, constatant qu'il n'y avait aucune amélioration prescrivit du calomel, qui devait être déposé sur la langue de l'enfant ; mais ce dernier ne pouvant avaler la dose prescrite de 10 centigrammes toutes les demi-heures, on opta pour des frictions mercurielles, qui furent faites sur le dos et sous les bras. Il n'est pas question de l'alimentation au cours de ce traitement, qui nous fait frissonner aujourd'hui que nous possédons un moyen vraiment curateur; mais, malgré cette médication éminemment débilitante, il est certain que l'enfant devait être alimenté avec des solutions faibles de gomme adragante, édulcorées avec du sirop de limon.

Reportez-vous enfin à une fort belle leçon clinique de Barth, sur l'alimentation des typhiques, dans laquelle cet auteur nous raconte : «Qu'un ami de sa famille, soigné à Paris en 1825, d'une fièvre ataxique, avait conservé ses ordonnances signées des noms illustres de l'époque, Après un ou deux vomitifs, on lui avait appliqué cent sangsues, on l'avait purgé et repurgé, et durant cinquante jours il n'avait pris que des boissons délayantes; la fièvre tombée, on lui avait permis le bouillon de grenouilles, corsé en proportions croissantes avec du bouillon de poulet. Il n'était pas mort, mais la convalescence avait demandé six mois. »

Tels sont les enseignements du passé, qui vous démontrent combien il est difficile de faire mourir un fiévreux d'inanition. A côté de cette extrémité de la chaîne, qui constitue certainement un péril — le péril dans les maladies aiguës, par insuffisance de l'alimentation, existe — l'autre extrémité de la chaîne —

le péril par alimentation exagérée, — celle où le malade est trop alimenté, alimenté de force, malgré lui, alors qu'il n'a pas faim. Sous le fallacieux prétexte que la fièvre anémie et affaiblit, on a vu des médecins autorisés gorger des malades de lait, de soupes, de jaunes d'œufs, de crèmes ; méthode irrationnelle qui a valu, dès 1868 cette remarque cinglante de J.-B. Barth : « Jadis les typhiques mouraient de faim ; aujourd'hui, ils meurent d'indigestion. » Ce qui était vrai en 1868 l'est encore aujourd'hui, et nombreux sont les typhiques qui ont dû leur mort à une hémorragie intestinale ou à une perforation de l'intestin, par suite d'une alimentation exagérée, antiphysiologique, qui n'a pas sa raison d'être : encore une fois, mieux vaut pour le malade qui nous est confié, qu'il guérisse maigri, que de le voir mourir gras.

Entre ces deux extrêmes, l'inanition poussée à ses dernières limites, aidée des sangsues et des potions stibiées du temps de Broussais, et la méthode actuelle de certains médecins qui préconisent l'alimentation à outrance des fiévreux, n'y aurait-il pas un juste milieu, qui serait la *modération*? C'est ce que je vais tâcher de vous expliquer, pour votre plus grande sécurité et celle des malades.

Il n'y a aucune utilité à suralimenter un fiévreux ; la grosse alimentation à laquelle vous le soumettez est un danger. S'il s'agit d'un typhique, vous l'exposez à une complication qui vous causera les plus grandes anxiétés : une hémorragie ou une perforation intestinale, qui vous laissera désarmé ; et même, en supposant que le malade y échappe, du fait de l'infection, il subira une dénutrition presque égale à celle du malade qui aura été alimenté modérément. En outre, ce dernier aura plus de chance d'éviter les complications qui dépendent d'un plasma pollué par des déchets alimentaires trop abondants et mal préparés pour l'excrétion urinaire.

Permettez-moi de vous opposer les deux exemples suivants :

Il y a deux ans, j'étais appelé à voir M. L..., âgé de vingt-huit ans, transporté à Curepipe depuis la veille, en raison d'une fièvre paludéenne qui serait venue compliquer, pensait-on, une fièvre typhoïde à son déclin. C'est à peine si je pouvais reconnaître ce malade, qui incarnait, il y a quelques mois, la santé la plus parfaite, tant il était amaigri et émacié. Sa dothiénentérie, confirmée par la séro-réaction positive, avait suivi une évolution assez régulière, et, depuis dix jours, la température avait baissé progressivement, atteignant 37°6 l'après-midi; en même temps, le malade commençait à réclamer de la nourriture, et satisfaction lui fut donnée et sous forme d'un œuf et de riz malgache. Dans la soirée, éclatait un frisson, et le thermomètre accusa 39°5. Le confrère qui le soignait, habitué à heurter à chacun de ses pas un paludéen, fit fausse route, diagnostiqua le paludisme et ordonna de la quinine à haute dose.

La situation ne s'améliorant pas le lendemain, il fut décidé de transporter le malade sur les hauts plateaux de l'île, et je me trouvai en présence d'un sujet défait, au facies très fatigué, avec une langue saburrale, un pouls à 120, une diarrhée fétide et une grosse rate, signature peut-être de son paludisme antérieur, mais certainement de sa fièvre typhoïde encore en évolution.

Ce que le malade avait en réalité, ce n'était pas de la malaria, mais une reprise de sa fièvre typhoïde, qui n'avait jamais été guérie, et son alimentation précoce était probablement responsable du retour offensif du processus fébrile, non encore éteint.

Ce qu'il y a d'intéressant, c'est la façon dont il a été soigné. Ce n'est certainement pas un reproche que j'adresse à mon confrère ; ce que je condamne, c'est sa méthode, qui n'est pas en désaccord d'ailleurs avec celle de certains maîtres, qui ont préconisé, depuis ces dernières années, l'alimentation, j'allais dire la suralimentation des typhiques.

Pendant toute la durée de sa dothiénentérie, soit pendant quarante-cinq jours, ce malade consommait quotidiennemment *quatre à cinq litres de lait* et deux potages. Je fus si stupéfait que je lui posai la question : «Aviez-vous faim? — Oh non, me répondit-il ; on me forçait à prendre cette ration alimentaire.» Ce qui m'étonne, c'est qu'il ait échappé à quelque complication grave, mais il y a des natures si résistantes!

Quoi qu'il en soit, je suis persuadé que, s'il avait été mis à une diète plus raisonnable, il n'aurait pas eu quatre à cinq selles fétides chaque jour; il aurait peut-être écourté la durée de sa maladie, et il n'aurait pas été aussi amaigri.

Le péril alimentaire a été flagrant dans ce cas, en deux occasions différentes : non seulement l'alimentation était exagérée au cours de sa période fébrile, mais, de plus, la reprise de la nourriture solide a été trop hâtive, et cette faute a été

cause d'une rechute qui aurait été peut-être évitée si le malade
avait été laissé à la diète liquide jusqu'à ce que sa langue ait
été plus propre, jusqu'à ce que ses selles se soient moulées,
ses urines plus abondantes et plus claires, sa température plus
basse l'après-midi, jusqu'à ce que la sensation de la faim ait
été plus impérieuse.

Je ne donne pas toujours satisfaction à un fiévreux qui réclame
de la nourriture, parce que très souvent la sensation de la faim
précède de quelques jours la convalescence et l'aptitude des
organes à pouvoir digérer et assimiler; mais je ne manque pas
d'enregistrer, avec la plus vive satisfaction, la sensation qu'il
éprouve, car je suis convaincu alors qu'il est en bonne voie de
guérison, et sur la feuille de température de mes typhiques,
c'est d'une croix rouge que j'indique ce jour où le malade
commence à me demander à manger.

Quoi qu'il en soit, j'écartai chez ce sujet toute idée de paludisme; je fis cesser la quinine; je me contentai de réduire son
alimentation à 400 grammes de lait, en quatre prises, et lui laissai prendre de l'eau de Vichy et de l'eau d'orge à discrétion.
Au bout de quarante-huit heures, je le trouvai avec un pouls à
100 la langue humide et rose, se sentant mieux, quoique avec
une température encore à 38° l'après-midi. Dès ce moment il
évolua sans le moindre incident vers la guérison, ayant échappé
deux fois à une complication grave, du fait d'une alimentation
mal comprise, au cours de sa fièvre typhoïde et au seuil de sa
convalescence.

A cette observation d'un malade arrivé au déclin de sa fièvre,
émacié, amaigri quoi qu'il ait absorbé chaque jour quatre litres
de lait et deux potages, permettez-moi d'opposer l'histoire d'un
autre de mes typhiques, chez lequel l'infection était particulièrement grave.

Il s'agissait d'un sujet de vingt-huit ans, sus-normal obèse,
chez lequel, dès le début, l'infection éberthienne s'annonça par
des symptômes alarmants : une albuminurie initiale abondante,
une hyperthermie intense et un délire effrayant, avec urines très
denses, très rouges et rares.

Le plasma de ce malade était certainement pollué antérieurement par suite de sa suralimentation habituelle; il avait donc
un gros arriéré de déchets à expulser, lesquels, ajoutés à tous
les produits incomplètement oxydés du fait de sa forte pyrexie,

encombraient son sang et torturaient son rein. La rétention de tous ces poisons explique la température élevée et le délire toxique, en partie dû également peut-être à son hérédité (le père étant mort de paralysie générale).

Le malade, après avoir purgé ses déchets grâce au traitement employé, a eu moins de fièvre ; le délire a cessé et l'albumine a disparu avant la fin de sa maladie.

Au vingt-troisième jour de sa typhoïde, il commença à s'enquérir de ce qu'il y avait pour le déjeuner, et, au vingt-sixième, il avait une faim impérieuse, qui coïncidait avec une tête absolument libre et des urines claires et abondantes.

A la fin de sa période fébrile, au trente-deuxième jour, ce malade était bien en chair. Son affection avait évolué avec une selle quotidienne, qui devint moulée au vingtième jour, avec un abdomen plat, et cela malgré l'intensité de son infection, attestée par les trois symptômes graves précités : délire, hyperthermie et albuminurie.

L'alimentation que je lui offris se composa uniquement, pendant ces trente-cinq jours, de 400 grammes de lait, une bouteille d'eau d'orge et une bouteille d'eau albumineuse, le tout très fortement sucré, en raison de son goût particulier pour le sucre, et à plusieurs reprises, la quantité consommée, mesurée exactement, s'éleva, pour les vingt-quatre heures, à 350 grammes.

Quelle aurait été l'évolution de cette fièvre typhoïde si je lui avais donné trois bouteilles de lait par jour, des œufs, des potages, et si j'avais encombré son plasma avec des médicaments en *ine* ou en *ol* ? Je n'aurais fait que le handicaper davantage, et j'ai l'impression bien nette que je l'aurais perdu.

Ce que je désire vous faire remarquer, c'est que ce malade, malgré ses 400 grammes de lait, était beaucoup moins maigre que le précédent, qui en consommait 4000! Il vaut mieux donner à un typhique 300 grammes de lait par jour, quantité susceptible d'être assimilée par des glandes dont le pouvoir digestif est affaibli, que d'en donner 3 et 4000, qui, ne pouvant être ni digérés ni assimilés, laissent des résidus dans l'intestin, fermentent, augmentent les pullulations microbiennes, constituent des corps étrangers susceptibles d'éroder une plaque de Peyer, de la faire saigner, voire de contribuer à sa perforation, sans compter que cette quantité de lait, même si elle était absorbée et non expulsée en nature sous forme de diarrhée putride, laisserait en dernier lieu une certaine quantité d'albumine et de corps azotés incomplètement oxydés, mal adaptés à l'excrétion finale, et, dans une certaine mesure, responsables de l'albuminurie, qui est la preuve que le rein reste au-dessous de sa tâche.

Je vous demande surtout d'être plus conséquents et d'agir avec plus de réflexion : qu'au cours d'une fièvre typhoïde, un malade soit pris d'une hémorragie intestinale, complication des plus usuelles, immédiatement vous le condamnez à l'immobilité, vous lui placez une vessie de glace sur l'abdomen, et, pendant de longs jours, vous l'autorisez à peine à sucer quelques petits morceaux de glace et à prendre de l'eau albumineuse ou un peu de champagne frappé, par cuillerées à café. Mieux vaut tâcher d'éviter cette complication dont vous n'êtes pas toujours maîtres de conjurer les conséquences, par un régime plus doux, plus approprié à l'état du tube digestif, en harmonie avec les sensations que vous dicte le malade, sinon vous agissez comme le sus-normal obèse, qui, à quarante ans, est un mangeur immodéré, qui, deux ans plus tard, reconnu glycosurique, se mettra à un régime draconien, se privant de tout, et dont la guérison néanmoins reste problématique. Il eût mieux fait de commencer le régime plus tôt ; en mangeant moins, il aurait pu éviter de tomber à l'autre extrême. Même chose pour le typhique : obéissez à son instinct qui vous trace votre ligne de conduite, et ne venez pas lui offrir une alimentation qu'il se sent incapable d'assimiler, de digérer, et dont la stagnation dans l'intestin ne peut être qu'une cause de complication locale, et à distance, du côté du rein.

Toute maladie fébrile peut être rangée dans le cadre d'une simple indigestion, d'embarras gastrique d'une durée de vingt-quatre à quarante-huit heures, et d'une fièvre typhoïde d'une durée de quarante à soixante jours. Si j'insiste à dessein sur l'alimentation du typhique, c'est que qui peut plus peut moins, et, si j'arrive à vous convaincre de l'utilité qu'il y a à alimenter le dothiénentérique avec discrétion, avec modération, vous ne verrez plus se dresser devant vous le spectre de l'inanition pour des maladies fébriles dont le terme n'excède pas deux à huit jours.

Pour la fièvre typhoïde, qui représente donc la maladie fébrile la plus longue, je me suis toujours contenté, depuis plusieurs années, de donner à mes malades quatre prises de lait de 100 à 125 grammes, avec addition d'un tiers d'eau lactosée à 10 p. 100, à 8 heures, midi, 4 heures et 8 heures. Dans l'intervalle, le malade est sollicité de consommer deux bouteilles de liquide, sous forme d'eau d'orge, d'eau de riz, d'eau albumineuse, d'eau pure, additionnée de sucre ou de lactose, à moins qu'il ne proteste et ne témoigne du dégoût pour les boissons sucrées. Me rappelant les travaux du professeur Roger, sur le pouvoir de défense de la cellule hépatique bien meublée de glycogène, j'insiste pour que les boissons du malade soient additionnées de lactose, cette substance que nous savons être nutritive et diurétique, depuis les travaux de Germain Sée. Vous ne devez pourtant pas oublier que le lactose, à haute dose, purge parfois, et, en cas de diarrhée, je vous conseille de lui substituer le sucre de canne ou de betterave. J'autorise, de plus, mes malades à sucer une à trois oranges, et, à leur défaut, la canne à sucre.

Sans entrer dans les autres détails du traitement — aération de la chambre, bains tièdes et une potion au benzo-naphtol, qui a certainement le grand mérite de désodoriser les selles, — je puis vous donner l'assurance qu'avec ce régime alimentaire qui a fait ses preuves maintes et maintes fois, j'ignore le ballonnement abdominal chez mes typhiques, et secondairement l'affaiblissement cardiaque et la gêne respiratoire par les gaz refoulant le diaphragme, contrariant son mouvement de descente ; je réduis au minimum les déchets introduits chaque jour par l'alimentation, et je laisse le rein excréter tous les autres poisons mis en liberté du fait de la fièvre et ceux accumulés antérieurement.

Le rein, par la stase due à l'hypotension et par la grande quantité de déchets de toutes sortes qui lui sont présentés, mal préparés par la dialyse, proteste souvent par des urines rares, rouges et albumineuses, mais je lui donne la chance de se libérer, et je ne viens pas, par des masses d'albumine non susceptibles d'être amenées à l'état d'urée et par du chlorure de sodium en excès, encombrer ses glomérules et ses tubes urinifères, qui ne le sont que trop.

Avec ce régime réduit, mais suffisant, j'ignore ces grosses diarrhées profuses, putrides ; mes typhiques conservent l'abdomen plat, la langue humide, dorment bien et délirent rarement ;

l'hyperthermie, peu commune me donne rarement l'occasion
d'user de la quinine l'après-midi, à la façon du Professeur
Bouchard, et d'employer les bains froids ou les enveloppements humides. J'ai réussi à conduire à bon port la plupart de
mes typhiques avec deux ou trois bains tièdes par jour, moyen
plus doux, moins pénible, si je le compare aux bains glacés
que j'employais jadis au sortir de mon stage hospitalier, n'ayant
pas appris encore par expérience que l'écorce du malade d'hôpital, du paysan, n'est pas comparable à celle de la jeune
femme sous-normale, délicate, hypersensitive.

Je n'ai pas la prétention de vous dire que ce traitement
diététique, préconisé d'ailleurs et mis en pratique par plusieurs
de nos maîtres, Barth, Legendre, notamment, vous permettra de
sauver tous vos malades. Vous rencontrerez parfois des formes
malignes hyperpyrétiques, qui en terrasseront quelques-uns,
et que seule la sérothérapie de l'avenir pourra peut-être sauver.
Vous perdrez sans doute quelques malades aux organes tarés
antérieurement, des débiles du cœur et du rein ; vous aurez
certainement à déplorer quelques complications qui vous
causeront les plus grandes anxiétés, telles des hémorragies
intestinales, mais je puis vous donner l'assurance que ce
régime réduit, qui se recommande par sa simplicité, sa modération, et qui est en harmonie avec l'instinct du malade, est
celui qui vous causera le moins d'anxiété, celui qui vous permettra de le conduire à la guérison. Comparez votre convalescent qui n'a consommé que 4 à 500 grammes de lait par
jour, avec tel des typhiques de vos confrères qui ont pour
ligne de conduite la suralimentation, et vous verrez avec satisfaction que non seulement le minimum de complications sera
le sort du vôtre, mais que surtout, j'insiste sur ce point, votre
malade sera moins décharné que le leur, parce qu'il aura pu
assimiler le peu que vous lui avez donné. Représentez-vous un
petit baril : mieux vaut y verser chaque jour un demi-litre d'eau
et être certain de le retrouver le lendemain, que d'y déposer
4 litres, qui, grâce à une fissure, se perdront, et que vous
chercherez en vain au bout de quelques heures. Telle est l'histoire de nombreux typhiques suralimentés avec 3 litres de
lait : ils les laissent passer sans profit pour l'organisme, et
ils s'exposent à se réveiller inondés de sang ou, par le coup de
pistolet dans le côté, symptôme révélateur d'une perforation

intestinale, qu'il était en votre pouvoir de prévenir, dans une certaine mesure.

Le premier axiome qu'il faut vous graver dans l'esprit, c'est que tout fébricitant, au cours de l'évolution de sa pyrexie, doit être alimenté avec *modération* : 4 à 500 grammes de lait suffisent à ses besoins, avec un litre et demi à deux litres d'un liquide sucré. Ce n'est que dans des cas exceptionnels que vous serez autorisé à augmenter la quantité de lait, sans jamais, sous aucun prétexte, dépasser le litre. Fort de votre savoir et de votre jugement, soyez l'allié du malade, qui refuse la nourriture, et non celui de la famille, qui ne doit pas avoir voix au chapitre ; veillez à ce que la garde-malade vous obéisse à vous et non à l'entourage éploré, lequel pense à tort que le fiévreux meurt de faim.

Le deuxième point aussi important, sur lequel je désire attirer votre attention, est le suivant : dans un chapitre spécial, je vous ai démontré qu'il n'y avait pas deux sujets normaux superposables, attendu que chaque individu procède de deux cellules génératrices des plus éloignées l'une de l'autre, et qu'au cours de l'existence, grâce à leur environnement, également différent, ils avaient leur caractéristique, leur individualité propre.

Les mêmes considérations sont applicables aux malades : vouloir indistinctement donner à tout fiévreux 500 grammes de lait et 2 litres d'orge ou d'eau albumineuse, c'est vous exposer à voir certains d'entre eux pris de nausées, de diarrhée, et d'aggravation de leurs symptômes. Questionnez le patient, laissez-le vous dicter votre ligne de conduite, et acceptez toutes ses suggestions, à la condition qu'elles soient raisonnables. Je vous le répète, c'est lui votre allié, non la famille, et encore moins vos idées théoriques, que vous devez laisser dans l'antichambre.

Quelques exemples vous permettront d'orienter votre jugement, et votre client vous saura gré d'avoir été intelligemment compris.

Un de mes fils, pendant sa première enfance, était constamment pris de fièvre due à des poussées de rhino-pharyngite, qui n'ont cédé qu'après un coup de curette du cavum. Au cours de tous ces accès fébriles dont la durée excédait rarement quatre à six jours, il restait replié sur lui-même, refusant lait et bouillon, insistant pour boire de l'eau pure. Je ne lui refusais jamais cette satisfaction ; à toute heure du jour et de la nuit, une carafe d'eau était mise à sa disposition, et il en usait à volonté. Vers le quatrième jour, il réclamait du bouillon : c'était le signal de la convalescence qui était proche. Je n'ai jamais redouté de le voir mourir de faim, et je savais pertinemment que la nature, plus prévoyante que moi, lui dicterait ses lois avant qu'il ne soit réduit à l'état squelettique.

Mme R..., âgée de soixante ans, fut atteinte, il y a quatre ans, d'une entérite dysentériforme des plus graves. Le lait était un poison pour elle ; je me gardai d'insister, et durant tout le cours de sa maladie, elle prit trois tasses de bouillon de poulet et des oranges à volonté. Sa consommation quotidienne atteignit parfois douze oranges.

Un de mes confrères, sus-normal obèse hyperuricémique, fut pris d'une pneumonie classique du lobe supérieur du poumon gauche. Le seul médicament fut de l'expectation et une potion à base de digitale, pour permettre à son myocarde d'attendre l'heure de la résolution de sa phlegmasie pulmonaire. Pendant neuf longs jours, son alimentation se composa exclusivement de deux litres d'eau albumineuse ; il ne se souciait pas de prendre ni bouillon ni lait ; je n'eus garde de le contrarier. Au seuil de sa convalescence, il ne faisait pas mauvaise figure, et sa provision adipeuse était loin d'être épuisée : il aurait pu s'offrir une rechute.

Mme G..., au cours d'une appendicite aiguë, fut mise au régime hydrique exclusif pendant cinq jours ; à partir de ce moment et jusqu'au vingt-cinquième jour, elle ne consomma que quatre tasses de bouillon par vingt-quatre heures et une bouteille d'eau de Vichy. La sensation de la faim ne reparut qu'au troisième jour d'apyrexie complète qui suivit l'évacuation d'un gros abcès iliaque. La ration alimentaire de cette malade a été dérisoire, si vous songez au peu de valeur nutritive du bouillon. Ceux qui l'auraient examinée à ce moment auraient eu de la peine à admettre qu'elle avait supporté si allègrement ces vingt-huit jours d'abstinence presque complète.

Mlle J..., sous-normale, par mauvais estomac et assimilation défectueuse, au cours d'une typhoïde régulière qui évolua sans diarrhée ni météorisme, prit exactement pendant trente-trois jours 600 grammes de lait et deux litres d'eau pure. Je ne pus jamais la décider à accepter un grain de sucre ; toute boisson sucrée lui donnait des nausées. Au déclin de sa fièvre, elle avait certainement maigri, mais n'était pas squelettique.

Mlle E..., après une dothiénentérie qui s'est accompagnée d'une rechute par suite d'une alimentation un peu trop hâtive, avec absence de tout symptôme grave du côté de l'intestin, a guéri sans autre complication, bien que, pendant quarante-cinq jours, sa ration totale n'ait jamais dépassé 400 grammes de lait par jour. Cette malade était très altérée, et je donnai des instructions pour que du liquide lui soit donné sans restriction. La garde, effrayée de la quantité qu'elle absorbait, m'en fit part ; je lui demandai, de mesurer pendant quelques jours, tout ce qu'elle consommait en dehors de son lait. Sous forme de tisane sucrée et d'eau de Vichy, à trois reprises différentes, le total dépassa cinq litres par vingt-quatre heures : c'est la plus belle diurèse que j'aie jamais constatée, et je puis vous dire que j'assistai sans inquiétude à cette lutte que je savais certainement devoir se terminer en faveur de ma malade, dont les reins et le myocarde étaient capables de maintenir une aussi bonne tension artérielle.

Je n'insiste pas, et je n'abuserai pas de votre patience en vous citant d'autres exemples où j'ai donné entière satisfaction à mes malades en leur rendant agréables leurs 600 grammes de lait, autorisant celui-ci, sur sa demande, à y ajouter une cuillerée à café de sirop de café dans chaque tasse, ce deuxième, une ou deux cuillerées de jus de pruneaux ; cette jeune femme, atteinte d'une pneumonie au cours de son sixième mois de grossesse, une cuillerée à café d'eau-de-vie brûlée, qui lui permit d'accepter un peu de lait dont elle avait horreur à l'état de santé.

Je ne vous ai rien dit au sujet de l'alcool : ma profession de foi à ce sujet sera courte. Dans les pyrexies, je n'en prescris généralement pas ; cet aliment-médicament n'entre pas dans mes prescriptions, mais je le permets exceptionnellement à dose raisonnable sous forme de champagne, d'eau-de-vie brûlée ou de vin rouge, à tous ceux de mes fiévreux qui en réclament. Si je crois l'alcool inutile, je pense, d'autre part, qu'il faut savoir faire plaisir à son malade, et, à la condition de ne pas en abuser, il ne peut être nuisible, quoique je vous conseille, à la moindre menace de surexcitation, d'insomnie persistante et de délire, de bien vous enquérir de ce qui se passe en votre absence; il vous arrivera parfois de calmer les appréhensions de la famille, en faisant cesser un délire dont l'origine tenait à de l'alcool, sous forme de champagne trop libéralement octroyé.

Il y a quelques mois, je donnai des soins à une jeune fille de seize ans, qui avait été atteinte, en même temps que sa jeune sœur, âgée de douze ans, d'une fièvre typhoïde à forme maligne; j'entends par là que, dès le début, ces deux petites malades ont présenté une température en plateau, évoluant, pendant les trente premiers jours de leur maladie, entre 39°5 le matin, et 40°5 l'après-midi; sauf cette hyperthermie, la fièvre typhoïde marcha régulièrement : l'abdomen resta toujours souple et indolore; jamais de diarrhée; une seule garde-robe, facilitée par un bain interne, et une diurèse particulièrement belle. Cette absence de symptômes intestinaux dans ces deux cas de dothiénentérie, à allure hyperthermique, dûment confirmée par un séro-réaction positive, dilution au cinquantième, me paraît en grande partie due à l'hygiène alimentaire de ces fillettes, qui consista, pendant les quatre premières semaines, en quatre cuillerées à bouche de lait additionnées de deux cuillerées d'eau de Vichy, données à 8 heures, midi, 5 heures et 9 heures du soir. Dans cet intervalle, la ration liquide était largement représentée sous forme d'eau de Vichy, d'eau d'orge sucrée, dépassant souvent un litre par vingt-quatre heures. Il aurait été impossible à un médecin, partisan de la suralimentation, de faire accepter davantage à ces deux malades, qui, non seulement avaient horreur du lait, mais dont l'estomac était particulièrement délicat et fragile. Au cours de leur première enfance, elles avaient été victimes de crises de vomissements incoercibles périodiques, qui avaient cédé peu à peu lorsque la mère, femme intelligente et accessible au raisonnement, voulut modifier de fond en comble leur hygiène alimentaire, défectueuse à bien des points de vue.

L'hyperthermie me semblant devenir menaçante, je substituai aux trois bains tièdes donnés chaque jour des bains frais à 25° C; mais ces derniers étaient si mal supportés, amenaient de telles crises de larmes et exaltaient à tel point ce système nerveux hypersensitif, que je me contentai d'ordonner quatre lotions vinaigrées froides, de dix à douze minutes de durée. Chaque affusion était suivie d'un tel claquement de dents, que, bien que ces enfants n'eussent jamais consommé une goutte d'alcool à l'état de santé, je recommandai de leur donner après chaque lotion une cuillerée à café d'eau-de-vie brûlée, pensant qu'une dose si minime ne pouvait leur être nuisible. Mais je comptais sans la garde, une nurse anglaise, habituée à user *larga manu* de l'alcool chez ses malades; la nuit, effrayée par le pouls de la jeune fille, qui était rapide, elle l'exhortait à en prendre, bien que, par instinct, celle-ci repoussât le mélange alcoolique. Cette nurse, par son zèle intempestif, bien intentionnée, mais mal inspiré, fut cause que je faillis perdre cette petite malade, qui présenta les symptômes des plus nets d'empoisonnement alcoolique et de surmenage cardiaque frisant le collapsus. J'en appelle à mon confrère et ami, le Dr Chevreau, qui voulut bien me prêter son assistance et ses conseils pendant ces quelques heures de lutte, où nous pensions voir cette jeune fille succomber; nous avions même désespéré du cas. Le complexus clinique était caractérisé par un délire effrayant; la malade avait toutes les peines du monde à être maintenue sur son lit et tentait de s'échapper; les yeux hagards, elle marmottait des paroles inintelligibles et ne reconnaissait plus son entourage; l'insomnie était complète, et, pendant cinq nuits entières, il n'y eut plus un instant de repos. Cette vive excitation et ce délire ne s'accompagnaient pas de fièvre élevée; au contraire, le thermomètre avait baissé, se maintenant aux environs de 37°, et le système cardio-vasculaire, imprégné par l'alcool, d'une part, et surmené par ces cinq nuits et ces cinq jours de lutte, d'autre part, présentait les symptômes suivants : cœur affolé, avec rythme de galop typique, pouls à 130; le système vaso-moteur périphérique était parétique, je dirai même paralysé; les pieds, les mollets, les mains et les avant-bras étaient glacés et donnaient, au toucher, la sensation du marbre; les extrémités digitales étaient *bleues* par asphyxie locale; la circulation à leur niveau était abolie. A plusieurs reprises, menace de syncope et transpirations profuses quasi agoniques, semblant annoncer la mort prochaine.

Une enquête bien conduite nous permit de nous rendre compte que, durant les derniers jours qui précédèrent cette crise, la quantité quotidienne d'alcool consommé avait atteint *quatorze cuillerées* à café d'eau-de-vie par vingt-quatre heures, dose plus que suffisante pour réaliser le tableau d'une intoxication alcoolique aiguë, suivie de paralysie vaso-motrice et de **surmenage** cardiaque par manque de repos et de sommeil. Cette petite malade, chez laquelle le péril alimentaire liquide, sous forme d'alcool, a été flagrant, a dû son salut, non seulement aux soins immédiats qui ont conjuré les symptômes les plus menaçants de collapsus cardiaque, mais surtout à une injection de trois-quarts de centigramme de morphine, renforcée quatre heures après par un petit bain interne additionné de cinq gouttes de laudanum. Cette médication a été suivie d'un *sommeil profond* de cinq heures, après lequel l'agitation et le délire ont peu à peu cessé, et cette malade, dont vous auriez tous désespéré par suite de son état des plus critiques, a guéri, me laissant pour toujours un enseignement que je voudrais vous infuser, celui du danger de l'alcool donné largement aux malades, aux femmes surtout, spécialement lorsqu'ils n'en avaient pas l'habitude antérieurement. L'instinct, encore et toujours l'instinct, faisait dire à cette fillette : « Mais, ma mère, assez de cet alcool qui m'enivre », et plus avisé que la nature, on passait outre. Vous avez vu les conséquences qui en sont résulté.

Avant de clore ce chapitre, permettez-moi d'ajouter quelques considérations au sujet de la pratique des maladies infantiles. Si votre rôle doit être passif, c'est bien lorsque vous suivez l'évolution d'une pyrexie chez l'enfant ; de grâce, ne venez pas compliquer la marche si régulière des affections du premier âge. Gravez-vous dans l'esprit qu'avec du calme, quelques prises de calomel fractionné, un ou deux bains tièdes et une diète raisonnable, vous aurez la satisfaction de voir guérir la plupart, sinon la totalité des enfants au cours des différentes pyrexies ; j'excepte, bien entendu, les infections massives et suraiguës, qui ne sont pas monnaie courante, fort heureusement.

J'ai été appelé dernièrement à donner mon avis au sujet d'un enfant de quatre ans, atteint d'une fièvre typhoïde au douzième jour. Le petit malade était soigné par un confrère instruit, mais qui se croyait obligé de faire une médication ultra-active. Si je transcris ici le traitement employé, ce n'est pas dans un but de critique, mais afin de vous mettre en garde contre ces exagérations :

1° Jour et nuit, toutes les trois heures, un bain à 25° C ;

2° Le matin, un bain interne évacuateur, et dans l'après-midi et la soirée, un bain interne froid, pour activer la diurèse, celle-ci étant pauvre et représentée par des urines légèrement uratiques ;

3° A titre de désinfectant intestinal, des pastilles de lacto-bacilline ;

4° Comme antithermique, trois fois par jour, une prise d'aristochine ;

5° Alimentation : un litre de lait, que l'enfant prenait avec dégoût et qu'il rendait en partie sous forme de caillots non digérés ; deux œufs et du plasmon ;

6° Tête rasée, afin de prévenir le délire ; terrain tout préparé pour recevoir la vessie de glace.

Que de précautions superflues pour quelques misérables plaques de Peyer, qui ne demandaient qu'à se cicatriser, à la condition qu'on les laissât tranquilles !

J'obtins facilement de mon confrère et ami que la médication fût modifiée comme suit :

1° Deux fois par jour, un bain tiède à 35° — bain calmant, et non destiné à abaisser la température du petit malade. Chez un enfant de cet âge, je ne crains pas la fièvre, qui constitue un moyen de défense ; ses plaques de Peyer seront cicatrisées bien avant que sa pyrexie n'épuise cette fibre cardiaque neuve et ce rein de quatre ans qui n'a pas eu le temps de subir la dégénérescence due aux excès de la vie ;

2° Chaque après-midi, un bain interne ;

3° Diète, 300 grammes de lait, eau d'orange et eau albumineuse sucrée. Jus d'orange ;

4° Aération de la chambre. Pas de jour trop vif sur le petit malade.

En procédant ainsi, je donnai satisfaction à l'enfant, qui réclamait du silence, de la demi-obscurité, une diète relative de solide, et du liquide à volonté. De la sorte, je me plaçai dans les meilleures conditions pour ne pas favoriser une complication quelconque, complication parfois due à une action intempestive de l'homme de l'art, lequel devient nuisible parce qu'il a voulu être trop actif, alors qu'il devait être passif. S'il doit être actif, je le répète, ce n'est pas lorsque la maladie a éclaté, mais avant son éclosion ; en tout cas, cela ne le dispense pas de surveiller attentivement son malade. Je n'ai pas à insister ici sur les multiples moyens dont il dispose pour lutter contre les incidents de toutes sortes qui peuvent survenir, malgré cette thérapeutique si simple et si raisonnable, mais je puis vous donner l'assurance que ces derniers seront d'autant plus rares que vous vous étudierez à laisser la nature agir sans venir la troubler; dans son rôle.

L'enfant est, de nature, gourmand ; par conséquent, il est encore plus impérieux de ne pas le forcer à s'alimenter s'il refuse ce qu'il aimait à l'état de santé. Lorsqu'il sera mieux, que son estomac et son intestin auront récupéré leur pouvoir d'assimilation, il saura se faire comprendre. Observez un bébé de quatre, cinq à six mois, que vous aurez mis à l'eau albumineuse, en vue d'éteindre une entérite ou une gastrite par excès de nourriture. Pendant les trois premiers jours, l'enfant boit avec avidité le liquide que vous lui présentez ; au quatrième jour, et même avant, vous autorisez une prise de lait le matin, et une autre l'après-midi, et, dans l'intervalle, vous recommandez de continuer l'eau albumineuse. Le bébé prendra son lait et, en même temps, ne dédaignera pas l'eau; mais bientôt, au cinquième ou septième jour, il la repoussera, détournant la tête, et en montrant du doigt le meuble où vous placez le lait, il vous indiquera par ses pleurs qu'il est las de votre régime aqueux et que l'heure de lui rendre sa nourriture a sonné.

L'enfant supporte admirablement la diète, à la condition qu'on lui donne en abondance, à discrétion, de l'eau, une faible proportion d'amidon, sous forme d'orge, de riz, et des hydrates de carbones, sous forme de lactose ou de sucre. Lui aussi a ses goûts, ses idiosyncrasies, qu'il faut respecter, même à cet âge.

J'ai soigné, il y a trois ans, un petit malade qui avait une dysenterie suraiguë — il avait trente à trente-cinq selles par jour. Le lait était rejeté ; le bouillon de poulet, additionné d'un léger nuage d'arrow-root, avait le même sort ; tout ce qui était sucré lui répugnait; enfin, je finis, par lui donner de l'eau de riz, sous forme d'un petit verre non sucré toutes les deux heures. Pendant trois jours, il ne prit uniquement que cela : à ce moment, il accepta du lait lactosé donné progressivement, et guérit heureusement de son entérite.

Il y a un mois à peine, je donnai des soins à un bébé, âgé de vingt-trois mois, qui, pendant neuf jours, eut une température de 39°,5 et 40°,3, dépendant d'une pneumonie gauche, diagnostiquée dès le deuxième jour, par l'essoufflement du petit patient, son hyperthermie, et la matité pulmonaire. Au sixième jour seulement, les phénomènes d'auscultation devinrent nets

Or, ce bébé, pendant neuf jours, ne prit uniquement que de l'eau albumineuse.

Vers le cinquième jour de la maladie, sur le conseil d'un des parents, qui avait décrété que l'enfant s'en allait d'inanition, la mère lui donna à midi trois cuillerées à bouche de lait et une d'eau de Vichy. Deux heures après, il se refroidissait, se plaignait du ventre, avait du hoquet, et, à cinq heures de l'après-midi, il rejetait tout son lait, sous forme de grumeaux non digérés : il fut immédiatement soulagé.

La veille du jour où la fièvre cessa, il commença à réclamer un peu de lait ; au deuxième jour d'apyrexie, il en prenait avec avidité trois quarts de bouteille. Le quatrième jour, à son réveil, on lui tend sa tasse de lait, il la repousse ; on insiste, il pleure et détourne la tête, faisant comprendre qu'il n'en veut pas. A ce moment, la mère s'aperçoit qu'il est chaud. Je suis rappelé ; il a suffi de trente gouttes d'huile et de vingt-quatre heures de diète pour remettre les choses en état.

N'êtes-vous pas en tous cas émerveillés de voir à chaque contact avec votre fiévreux, son instinct qui vous dicte votre ligne de conduite avec une précision surprenante? Je vous supplie de vous en souvenir à l'occasion, et, encore une fois, dites-vous bien que dans la plupart des maladies aiguës, qu'il s'agisse d'une indigestion, d'une entérite, d'une maladie microbienne quelconque, le péril alimentaire est flagrant ; *il a été très souvent, sinon toujours, la cause de la maladie ;* il ne faut pas qu'il soit responsable maintenant de la mort du malade en favorisant une complication, hémorragie, perforation intestinale, urémie, rechute ; il ne faut pas que, dans les cas bénins qui évoluent vers la guérison, il vienne aggraver les désordres fonctionnels, accentuant la gêne respiratoire, les vomissements, la diarrhée ; il ne faut pas, enfin, qu'il contribue à léser certaines cellules du rein, préparant ainsi de longue date l'insuffisance de cet émonctoire, dont ne devez plus ignorer le rôle protecteur.

Laissez-vous guider par l'instinct du malade qui vous dit qu'il ne veut pas manger ; cet instinct ne peut le tromper, mettez à sa disposition du liquide, afin qu'il puisse se désaltérer, laver ses tissus, transpirer et assurer sa diurèse. L'instinct est un guide infaillible, et, sauf le dément qui refuse la nourriture, vous ne devez jamais obliger l'homme malade à s'alimenter ; si vous voulez passer outre, c'est attenter à sa liberté ; plus même, c'est attenter à sa vie

Méfiez-vous de Charybde, c'est-à-dire de Broussais avec ses sangsues, ses purgatifs drastiques et son eau de gomme adragante ; méfiez-vous également de Scylla, c'est-à-dire de quelques apôtres de l'école moderne, qui ont tendance à suralimenter les fiévreux. Les deux écueils sont à éviter, et, si vous voulez être utiles à vos malades et n'avoir pas à vous reprocher la mort de ce jeune homme, de cette mère de famille, qui auront succombé à la suite d'une hémorragie ou d'une perforation intestinale, au cours d'une fièvre typhoïde, évoluez entre ces deux extrêmes, et qu'au lit du malade, en matière de diététique, votre devise soit : *modération*.

QUATRIÈME PARTIE

CHAPITRE XVII

TRAITEMENT

I. — Généralités.

Dans tous les temps, à tous les âges, dans tous les pays, nombreux sont les savants et les modestes praticiens qui ont longuement médité sur la possibilité de reculer la date de cette échéance fatale la mort. J'ajouterai que la plupart de ceux que cette question a préoccupés ont reconnu que le moyen le plus puissant, capable non seulement de conserver la santé de l'homme, mais susceptible de prolonger son existence, c'est l'hygiène alimentaire.

Dans l'avenir, celui qui voudra apporter sa contribution à cette question, celui qui désirera se spécialiser en quelque sorte dans la diététique, ne devra pas ignorer les travaux de cette pléiade d'hommes appartenant à des écoles très différentes et très éloignées les unes des autres : de la lecture et de la méditation de ces ouvrages, il tirera des renseignements qui lui permettront, suivant l'orientation de son esprit, de confirmer ou d'infirmer quelques-unes des affirmations de ces travailleurs. Tenter de faire la nomenclature complète de ces études serait une œuvre difficile, encombrante, et l'éloignement dans lequel je me trouve des grandes bibliothèques ne m'a pas permis de prendre contact avec tous ces travaux ; je me contenterai d'attirer l'attention sur quelques Traités contemporains, dans lesquels j'ai non seulement puisé des enseignements de la plus haute valeur, mais encore rencontré, avec la plus vive satisfaction, nombre d'idées venant confirmer celles qui m'étaient imposées par la réflexion et l'observation de mes malades.

Si plusieurs de ces œuvres diffèrent sur certains points de détail, et il n'en peut être autrement suivant la mentalité de l'auteur, le milieu dans lequel il a observé, la race à laquelle il appartient, l'impression très nette qui se dégage de leur lecture, c'est ce fait absolu que l'alimentation mal comprise, comme quantité et qualité, est responsable de la plupart des maux qui assaillent l'humanité, ainsi que des désordres fonctionnels et organiques qui amènent l'usure prématurée, la dégénérescence anticipée des éléments cellulaires, et la mort à un âge relativement peu avancé. Voilà le fait brutal qui se dégage de l'*unanimité* de ces travaux, et cette unanimité d'opinions est la preuve la plus certaine de l'influence néfaste de la diététique actuelle, qui, ajoutée à l'hyperfonctionnement nerveux de notre époque, est cause du surmenage de toutes nos cellules nerveuses, digestives, vasculaires. — Tension nerveuse exagérée et pollution du plasma, tels sont les deux facteurs les plus directement responsables de tous les maux que nous avons à combattre journellement, et vous avez vu, par l'étude que nous avons faite des sous-normaux et des sus-normaux, combien ils sont nombreux. J'espère vous démontrer que si le paroxysme, le désordre fonctionnel, est susceptible d'un traitement d'urgence, il ne faut compter sur la guérison absolue qu'à la condition expresse de remonter étape par étape et de supprimer la *cause* initiale, qui est l'alimentation défectueuse.

En Angleterre, pays où l'on consomme beaucoup de viande, quoique, dans une certaine mesure, cette exagération soit mitigée par l'exercice poussé très loin, sous forme de sports de tous genres, plusieurs travaux importants ont dénoncé le danger d'une alimentation mal comprise. Parmi ces ouvrages, je citerai le gros Traité de Haig, dont la lecture est des plus intéressantes. Pour cet auteur, les bronchites, la goutte, le rhumatisme, les maux de tête, l'épilepsie, l'asthme, le mal de Bright, le diabète et l'artério-sclérose sont uniquement dûs à la circulation, dans le plasma, de l'acide urique. Voilà pour Haig le principal coupable, et le régime qu'il recommande est plus en rapport avec la qualité de l'aliment qu'avec sa quantité. Haig proscrit de l'alimentation la viande sous toutes les formes, les œufs, le thé, le café et les fécules (pois, haricots, lentilles), qui seraient, d'après lui, les aliments contenant la plus forte proportion d'acide urique. Son régime comprend le pain, le macaroni, le riz, les fruits secs, les pommes de terre, les légumes verts, des noix et des amandes, un peu de lait et de fromage.

Son confrère, le Dr Hare, professe des idées diamétralement opposées, et, s'il n'est pas permis de les accepter et de les mettre en pratique sans restriction, par contre, les deux volumes dans lesquels il les défend doivent être lus et relus par tous les médecins : c'est un modèle d'études cliniques, et sa théorie, des plus ingénieuses, est très habilement exposée. De plus, ce travail est d'une très grande richesse en renseignements bibliographiques, et aucun des livres étrangers que j'ai étudiés ne m'a plus passionné que celui-là.

Pour Hare, ce ne serait pas la molécule albuminoïde consommée en excès qui serait nuisible, mais bien la molécule hydrocarbonée, et si toute molécule albuminoïde doit immédiatement être expulsée par la voie rénale, sous forme d'urée et d'acide urique, il n'en est pas de même de la molécule hydrocarbonée, dont les deux derniers termes, l'eau et l'acide carbonique, peuvent encombrer le plasma, et c'est au carbone qu'il convient de demander la cause de la plupart des désordres fonctionnels, qui ne sont que des actes de défense de l'économie, actes de défense, qui, par un mécanisme ingénieusement étudié par l'auteur, amènent la mort anticipée par sclérose cardiaque et rénale. Pour Hare, le régime idéal, c'est la viande et l'albumine sous toutes ses formes ; ici encore, la notion de qualité prime la quantité, et il permet couramment à ses malades une consommation journalière de 240 à 350 grammes de viande ou de poisson, des légumes verts à volonté, très peu de pain, 45 à 60 grammes par jour, un peu de beurre, du thé et du café, avec légère addition de lait, mais non sucrés. Sa proscription vise surtout les substances hydrocarbonées, spécialement le sucre.

Hare, avec raison, insiste sur ce fait que ce régime est de digestion très facile, laissant peu de résidus, mais reconnaît néanmoins que le déchet albuminoïde est assez abondant, et il fait quelques réserves au sujet de son emploi chez les individus entachés de manifestations goutteuses et lithiasiques invétérées. Ultérieurement, nous verrons dans quelles conditions la méthode de Hare mérite d'être adoptée, et, je le répète, sans admettre toutes ses théories, il convient de le féliciter hautement sur son travail des plus documentés.

Pour le Dr Lacy Evans, la mort prématurée serait due à l'oblitération du système vasculaire par les matières calcaires, et la perméabilité diminuée des artères et des capillaires est la cause

de la non-distribution du plasma aux cellules de l'excrétion
des déchets rendue difficile. Pour Evans, la matière calcaire
qui tapisse la surface interne de la voie artérielle, provient de
l'alimentation, des végétaux, qui puisent dans le sol l'élément
calcaire, et aussi de l'eau hypercalcique de certaines régions.
Aussi, son régime idéal consiste à boire de l'eau distillée, à s'alimenter surtout de fruits, de poisson, de viandes provenant
d'animaux jeunes, dont les tissus contiennent moins de matières
calcaires que ceux des vieux animaux. Il proscrit le lait, qui ne
convient qu'aux enfants, aux constitutions en voie de développement, les végétaux, et le pain.

Le Dr Rabagliati, dans sa très intéressante étude intitulée :
Air, Alimentation et Exercice, se rapproche davantage de nos
idées. Il est très tolérant, n'a aucune préférence pour le régime de
Haig ni pour celui de Hare, qui sont des régimes *absolus*; plus
éclectique, il autorise une alimentation mixte, insistant surtout
sur la modération :

1° Alimentation mixte, deux fois par jour, à sept ou huit heures d'intervalle;

2° Deux pintes, soit 1 200 grammes d'eau par jour;

3° Une demi-once d'aliment solide par dix livres de poids,
soit, pour un homme de 165 livres, seize onces ou 500 grammes de nourriture mixte.

Trois autres travaux anglais, de moindre envergure, mais
d'une lecture des plus captivantes, fourmillant d'idées origi-
nales, sont à signaler et méritent d'être lus.

Une monographie de Keith, qui prêche la modération, surtout
à l'état de la maladie. Il a le plus profond respect pour l'anorexie du patient, qu'il interprète comme un instinct de la nature;
il considère la plupart des états morbides comme étant le résultat de l'impureté du sang qui contient un excès de matériaux
alimentaires, et la maladie constitue à ses yeux une crise libératrice. Il recommande la plus grande modération dans la ration
alimentaire, proscrit l'alcool, et met le sujet en garde contre le
danger de la consommation de la viande.

Thompson, dans une monographie qui a atteint la vingt-
sixième édition, défend cette théorie que la diète doit être en
rapport avec l'âge et le degré d'activité du sujet. Il insiste sur
l'impunité relative d'une grosse alimentation chez l'individu
jeune, qui se dépense beaucoup, qui est doué d'organes de tout

premier ordre, et démontre avec force la nécessité absolue qu'il y a de réduire la ration de l'homme adulte sédentaire au seuil de la cinquantaine. Ce petit livre est un modèle du genre.

C'est grâce au travail de Campbell sur la cause des maladies que nous avons pu vous exposer la théorie du S et du E. Cet auteur, dans plusieurs cliniques parues dans le *Clinical journal*, insiste sur la pollution du plasma comme prédisposition première aux troubles fonctionnels de toutes sortes. Pour Campbell, le neurone est la partie du corps la plus sensible aux excitations nuisibles, et, pour lui, les neuf dixièmes des maladies tiennent à une perversion du système nerveux, cause de l'anarchie du neurone, régulateur des phénomènes de nutrition et de circulation. Sa formule thérapeutique est la suivante :

« Corrigez le plasma, donnez du ton au système nerveux, et tarissez toute cause de gaspillage nerveux. »

Je vous citerai enfin un travail de Humphry, intitulé : *Vieillesse*, contenant des renseignements sur la façon de vivre et les habitudes d'hygiène alimentaire de neuf cents personnes âgées, ayant atteint quatre-vingts ans, et comprenant soixante-quatorze centenaires. Les conclusions de l'auteur peuvent se résumer ainsi : « Les conditions susceptibles de permettre à l'homme d'atteindre le bel âge de cent ans, qui inspire tant de convoitise au fur et à mesure que l'on vieillit, sont les suivantes :

1° Une bonne hérédité ;

2° Une constitution mince plutôt que forte ;

3° La modération en toutes choses, surtout en ce qui concerne le boire et le manger, et plus particulièrement dans la consommation de l'alcool et de la viande. »

Chez la plupart des gens âgés qui ont conservé leur vigueur physique et intellectuelle, Humphry n'a relevé aucune manifestation de goutte et de rhumatisme. J'attire votre attention sur ce fait, car vous vous souvenez de l'insistance que j'ai apportée à vous démontrer que la goutte et le rhumatisme étaient des symptômes dus à la rétention, dans le plasma, de la molécule albuminoïde consommée en excès ; j'ai étudié avec vous les moyens de défense de l'organisme pour expulser au dehors ces déchets par les parties restées saines du rein, expulsion qui ne pouvait se faire qu'à la faveur de l'hypertension vasculaire, et je vous ai démontré comment cette hypertension était cause de l'artério-sclérose, l'antichambre de la faillite cardio-rénale.

Le livre de Humphry contient une analyse minutieuse de l'existence des octogénaires et mérite d'être étudié à fond. Vous en tirerez des notions du plus haut intérêt, et, à sa lecture, vous vous rendrez compte de ce point important, sur lequel j'ai si souvent attiré votre attention : s'il convient d'être un normal, condition des plus favorables à l'état de santé et à la pleine jouissance de la vie, mieux vaut être sous-normal que sus-normal ; ce dernier atteint *exceptionnellement* un âge avancé, et son plasma, sursaturé de déchets normaux et anormaux, est cause de sa mort prématurée par usure précoce de ses émonctoires.

Si nous passons en Amérique, nous trouvons deux auteurs que la question de la diététique a passionnés, et leurs idées méritent à tous égards d'être répandues. Dewey est un radical : pour lui, l'anorexie du fiévreux est sacrée, et il laisse ses malades à l'eau pure ; avec faits à l'appui, il nous cite l'observation de sujets, chez lesquels la sensation de la faim n'a paru qu'au trentième, quarantième et cinquantième jours. A moins qu'il ne s'agisse d'un dément, tout malade chronique est laissé au repos et à l'eau jusqu'à ce qu'il réclame de la nourriture. Il insiste avec force sur l'inutilité de la collation du réveil, collation qui, chez les Américains, constitue, il faut le dire, un gros repas à base de viande, de bacon et d'œufs. Il recommande une alimentation mixte laissée au choix du sujet — deux repas par jour, à huit ou neuf heures d'intervalle.

De Chittenden, nous possédons un travail richement documenté, œuvre d'avenir, non accepté actuellement par la majorité des médecins et des physiologistes, parce que les idées qui y sont défendues heurtent des notions qui paraissaient définitivement établies. Pour Chittenden, la plupart de nos maladies dépendent de la présence, dans le plasma, des corps intermédiaires qui résultent du clivage de la molécule albuminoïde consommée en excès : l'acide urique, le carbonate d'ammoniaque, la créatine, la créatinine, l'adénine, les bases alloxuriques, pour n'en citer que quelques-unes, sont des corps des plus toxiques appartenant à la molécule albuminoïde, et qu'il tient responsables des maladies fonctionnelles et organiques.

Alors que les études antérieures de Vierordt, Ranke, Moleschott, Voit, Armand Gautier, avaient démontré qu'il fallait à l'homme adulte, pour sa ration d'entretien, une proportion d'albumine quotidienne de 120, 100, 130, 134 et 107 grammes, Chittenden, avec des observations à l'appui, démontre, par des analyses d'urines soigneusement faites, que l'équilibre physique et intellectuel peut être obtenu, sans perte de poids, avec une vigueur musculaire remarquable, malgré une quantité d'albumine de moitié et d'un tiers inférieure à celle qui était considérée nécessaire par les auteurs précités. Il nous communique d'abord sa propre observation, puis celles d'hommes professionnels menant une vie sédentaire, travaillant beaucoup du cerveau, et enfin celles de soldats et d'hommes adonnés à des sports, se dépensant beaucoup, chez lesquels la proportion d'albumine suffisante par vingt-quatre heures n'a pas dépassé 50 et 60 grammes; et dans certains cas même, 40 et 30 grammes ont suffi pour assurer l'équilibre azoté du sujet.

Chittenden appelle l'attention, avec raison, sur le côté économique d'une alimentation réduite — ce qui a une grande importance au point de vue matériel, car nous savons que, dans tout budget, la question nourriture est primordiale,— mais il fait voir surtout comment les organes, étant ainsi ménagés, travaillent sans s'user, et, avec insistance, il démontre l'utilité d'un pareil régime chez les goutteux, les rhumatisants, dans les maladies que l'expérience antérieure des siècles a démontré être l'expression d'un métabolisme défectueux de la molécule albuminoïde.

L'Allemagne, enfin, par la voix autorisée de Von Noorden, dans trois gros volumes traduits de l'allemand par Walker Hall et intitulés : *Métabolisme et Médecine Pratique*, nous initie à tous les détails du métabolisme cellulaire dans l'inanition, la suralimentation, et au cours de tous les états morbides. Ce travail est très riche en indications bibliographiques et sera d'un secours précieux à celui qui désirerait publier des travaux ayant trait à cette question.

La France n'est pas restée en retard dans ce grand mouvement, et à toutes les œuvres précitées nous pouvons opposer le travail du professeur Gautier: *L'Alimentation et les Régimes*, et celui de Maurel, de Toulouse, auquel nous sommes redevables d'un *Traité de l'Alimentation et de la Nutrition*. Ainsi que le faisait remarquer Bardet lorsqu'il présenta ce traité à la Société de Thérapeutique : « l'ouvrage de Maurel est, au point de vue médical, une œuvre de la plus haute importance, appelée à établir, sur des bases scientifiques d'une solidité inébranlable la question des régimes.» A Maurel revient en particulier l'honneur d'avoir démontré le rôle pathogénique considérable de la suralimentation dans les maladies chroniques des pays chauds, constatation qu'il a pu établir pendant les périodes où il dirigeait les services sanitaires des colonies comme médecin de marine. Maurel, se plaçant à un point de vue tout à fait scientifique, a établi la ration d'entretien et de travail rapportant la quantité de molécules alimentaires indispensable pour chaque kilogramme d'adulte, et sa formule peut se résumer ainsi :

« La ration moyenne d'entretien d'un kilogramme d'adulte devra comprendre une quantité d'aliments pouvant donner 1^{gr},50 d'azote, 1 gramme de corps gras, 0^{gr},50 d'alcool et 4^{gr},50 d'hydrates de carbone, pour arriver à fournir les 38 calories que nous avons admises comme correspondant aux besoins normaux, mais maxima, de l'homme adulte et actif. »

Pascault, que cette question de régime a vivement préoccupé, dans de nombreux articles parus dans la *Revue des Maladies de la nutrition*, et dans son *Traité d'alimentation et d'hygiène de l'arthritique*, s'efforce de mettre le public en garde contre les dangers de la suralimentation, qui aboutirait à la production de l'arthritisme, cette grande cause de la mort précoce et de la vieillesse anticipée. Pascault se résume dans cette formule : « Quand il y a déséquilibre entre les recettes et les dépenses, quel que soit le mécanisme de ce désaccord, il y a presque toujours formation de nombreux corps acides qui, par leur présence dans l'organisme, créent l'arthritisme. Pour cet auteur, ces acides proviennent surtout de l'alimentation azotée, et comme conclusion dans ses régimes, il proscrit la viande, qui, d'après lui, est plus excitante que nourrissante, la réservant à titre de médicament à certains dyspeptiques, certains ptosiques, en quantité minime, sans dépasser un gramme par kilogramme de poids. Dans sa ration de sédentarité, la quantité d'azote qu'il accorde par kilogramme de poids actif ne dépasse pas 0^{gr},80, et en cela, il se rapproche également du taux d'albumine fixé par Bardet, l'un des grands défenseurs de la ration strictement adéquate aux besoins du corps.

Bardet, dans sa très intéressante brochure sur l'importance de la notion de quantité dans le régime des dyspeptiques, signale avec insistance les dangers d'une ration azotée exagérée qui aboutit à « *l'albuminisme*, cette plaie du xx° siècle », comme il l'appelle. D'après lui, si l'homme meurt jeune et a une vieillesse précoce, c'est parce qu'il mange trop, et surtout parce qu'il dépasse toujours la mesure dans la consommation de l'albumine ; aussi fixe-t-il cette quantité à 0^{gr},75 par kilog : c'est impitoyablement sur ce chiffre qu'il établit la ration du dyspeptique, et avec infiniment de raison il ajoute que « lorsque le régime est réduit, l'utilisation est excellente, tandis qu'elle devient mauvaise aussitôt que l'on dépasse la quantité nécessaire. »

Les travaux de Maurel et de Pascault sont des plus intéressants, et il conviendra, dans certains cas particuliers, de recourir aux tableaux qu'ils ont dressés, afin d'établir la ration alimentaire sur des bases vraiment scientifiques ; je dis qu'il faudra y recourir parfois, car j'espère vous démontrer que, dans la pratique ordinaire, nous pouvons nous contenter d'un à peu près suffisant. Les malades ayant si peu de tendance à nous obéir en ce qui concerne le régime, combien il sera encore plus difficile d'obtenir de la plupart qu'ils s'astreignent à peser leurs aliments ! Il y en a peu qui seraient capables d'une telle obéissance. Quoi qu'il en soit, je le répète, vous trouverez consignées avec soin, dans les travaux de ces auteurs, des tables établissant la valeur en calories thermiques de la plupart des aliments usuels tout préparés, tels qu'ils sont servis à table : vous y trouverez également la classification des aliments d'après leur action physiologique dominante, leur composition centésimale, leur valeur en calories thermiques. Aidés de la balance, il vous sera donc aisé, dans des cas déterminés, de vous livrer à un travail très rigoureux, et nous devons remercier vivement ces auteurs d'avoir établi sur des bases précises cette question de la ration rapportée au kilogramme du corps.

A côté de Maurel, de Bardet et de Pascault, il me suffit de vous citer les noms d'Armand Gautier, de Maurice de Fleury, de Monteuis, de Martinet, de Marcel Labbé, qui ont également combattu pour la bonne cause, et si l'artério-sclérose continue à faire chaque année de si nombreuses victimes, ce ne sera pas la faute de Huchard, qui, chaque jour, on peut le dire, dans son enseignement à l'hôpital ou dans ses écrits, insistait sur les dangers d'une alimentation carnée exagérée ; c'est bien à lui qu'appartient le mérite d'avoir dénoncé l'action vaso-constrictrice des toxines alimentaires, et vous connaissez la merveilleuse action du régime lacté et des diurétiques contre ce symptôme pénible, la dyspnée nocturne, qu'il a heureusement baptisée de dyspnée toxi-alimentaire.

Les travaux de ces nombreux savants démontrent donc d'une façon péremptoire la véracité de cette assertion émise par Sénèque : « L'homme ne meurt pas, il se tue. » A l'exception de Hare, qui incrimine la molécule hydrocarbonée et qui la rend responsable de la plupart des désordres fonctionnels, il y a, par contre, *unanimité* chez tous ceux que cette question du régime a passionnés ; tous dénoncent la molécule azotée, l'albumine, dont la désintégration aboutit, vous vous en souvenez, à l'urée, qui représente l'élimination de la majeure partie de l'azote comburé, et à côté de laquelle il faut citer les produits de désintégration des nucléo-albumines, toute cette série de corps qui, avec l'urée, s'échappent par la cellule rénale, l'émonctoire chargé principalement d'épurer le plasma.

La nécessité qu'il y a de régler la ration alimentaire et de la mettre en rapport avec la dépense physique et calorique est donc impérieuse ; c'est le seul moyen, je dis bien, *le seul moyen*, qui ait chance de prolonger votre existence et de vous éviter en cours de route toutes sortes de désordres fonctionnels, la plupart pénibles. Reportez-vous toujours aux tables soigneusement dressées par Humphry, et ne vous croyez pas autorisés, parce que tel de vos amis a vécu assez vieux malgré une hygiène déplorable, à suivre son exemple : vous auriez toute chance de ne pas le suivre jusqu'au bout.

Ce sont malheureusement ces cas qui font naître le scepticisme dans l'esprit de plusieurs profanes et qui les éloignent d'un régime raisonnable. C'est ainsi que dernièrement je voyais succomber dans ma clientèle un homme de soixante-dix-neuf ans, qui, jusqu'à l'âge de soixante-cinq à soixante-dix ans, représentait le tableau le mieux réussi de la force et de la santé exubérante. Vous auriez été effrayé de le voir manger : son estomac ne connaissait pas de limites, et il terminait souvent un repas par deux ou trois assiettées de fraises. Il se vantait d'être l'homme de l'île Maurice mangeant le plus vite et le plus chaud ; il n'était pas ennemi de quelques petits verres d'alcool ; il fumait beaucoup et se dépensait très peu physiquement, vivant assis la majeure partie de la journée. Or, ce colosse fléchit seulement à soixante-dix ans, devint glycosurique intermittent, et il a fallu une gangrène diabétique pour avoir raison de ce chêne et pour le terrasser après une lutte, une agonie, qui n'est pas monnaie courante à cet âge. Je le maintiens, si cet homme a vécu jusqu'à l'âge de soixante-dix-neuf ans, ce n'est pas, encore une fois, à cause de son régime, mais malgré son régime, et cette impunité très longue, il l'a due à des organes de premier ordre, à des reins admirablement constitués lesquels, pendant des années et des années, se sont joués des déchets qui encombraient son plasma, rendant toute pollution et toute rétention difficiles : mais, à ce jeu, il s'est néanmoins usé prématurément, alors qu'il pouvait, avec sa constitution d'athlète, aspirer à atteindre cent ans. S'il a pu pourtant dépasser soixante-quinze ans, il n'est nullement prouvé que vous fassiez comme lui, attendu que vous n'êtes sans doute pas doués de machines d'aussi bonne marque, et vous vous exposez, comme tant d'autres, à être arrêtés en cours de route, aux approches de la soixantaine.

Un autre de mes malades, agé de quarante-cinq ans, été comme hiver, consomme à chacun de ses repas un litre d'eau et de vin glacé, et prend également une absinthe glacée à six heures. Admirez la tolérance de son estomac, qui, jusqu'ici, n'a pas encore protesté contre ces habitudes anti-physiologiques absurdes ; mais ne l'imitez pas, car vous vous exposeriez à avoir une gastrite au bout de quelques semaines.

Il y a donc nécessité impérieuse à suivre un régime, et il convient de le rendre aussi agréable que possible, afin qu'il puisse être suivi et que vous en obteniez tous les bénéfices.

Rappelez-vous encore une fois que le but de l'alimentation est triple :

1° Remplacer l'usure cellulaire ;

2° Fabriquer du calorique ;

3° Produire de l'énergie.

Ce qui revient à dire que la molécule alimentaire a des attributs différents, et le monde végétal et animal regorge de produits aptes à assurer, après assimilation par notre tube digestif, nos besoins calorifiques et énergétiques.

J'ai trop longuement insisté sur la différence de structure qui nous distingue les uns des autres pour ne pas vous rappeler ici, qu'en dehors de toute question d'âge, de climat, de travail, qui comporte l'obligation d'avoir un régime varié comme quantité, il convient absolument de respecter les goûts, les habitudes, les idiosyncrasies de chacun : il n'y a pas de régime collectif, mais il y a un régime individuel, et il est nécessaire de faire la plus large part au tempérament du sujet. C'est une absurdité de vouloir imposer à tous un régime végétarien, comme il est ridicule aussi de vouloir obliger celui-ci ou celui-là à se priver de tel aliment, sous prétexte qu'il contient trop d'acide urique : c'est cette façon de procéder qui éloigne le sujet, dont vous heurtez trop vivement les habitudes, et vos régimes collectifs ne sauraient être applicables, encore une fois, à tous.

La molécule alimentaire est répandue à profusion dans l'univers : laissez donc l'Indien demander sa provision hydro-carbonée au riz ; l'Africain du Nord et le Persan, au millet ; l'Ecossais, à l'avoine ; l'Américain, au maïs ; le Russe, au millet et au sarrasin ; le Français enfin, au blé. Ne privez pas l'ouvrier et le batelier égyptiens de leurs melons et de leurs lentilles ; laissez certains travailleurs de la Russie continuer à s'alimenter avec les légumes, le lait, le pain noir et l'ail : n'empêchez pas les paysans de la Corse, du Limousin et de la Bretagne d'être des végétariens : laissez au Chinois son soja, cette légumineuse si riche en matières albuminoïdes grasses et minérales : ne contrariez pas les ouvriers du Nord de l'Angleterre, qu'ils conservent leur pain, leur pudding : sous prétexte enfin que la viande contient des déchets azotés, de l'acide urique, et occasionnellement des ptomaïnes, ne la supprimez pas de l'alimentation de celui qui la consomme avec plaisir.

Gravez-vous dans l'esprit cette notion capitale : *la question de qualité n'est rien, la quantité est tout.* Le cerf, qui vous étonne par son agilité et sa force, se nourrit exclusivement d'herbes vertes, mais, afin de trouver dans cette alimentation la provision des matières albuminoïdes, hydrocarbonées, grasses et minérales qu'il lui faut, il est nécessaire qu'il mange à toute heure : il a un estomac capable de se livrer à un tel travail, et il doit cela à son hérédité, à ses habitudes acquises dès sa naissance. Si donc vous rencontrez un sujet qui a un goût prononcé pour l'alimentation végétarienne, qu'elle soit radicale ou mitigée, et, dans ce dernier cas, comprenant le lait, les œufs, ne contrariez pas ses goûts et laissez-le faire ; il a d'autant moins de chance de se suralimenter que la valeur nutritive des végétaux est très restreinte. Par conséquent, respectez les goûts de chacun : si l'un de vos clients a remarqué que le chocolat ne lui convenait pas, n'insistez pas ; tel sujet ne peut prendre son lait qu'à la condition qu'il soit écrémé ; tel autre ne peut manger une salade qu'à l'huile, sans addition de vinaigre ; tel autre ne supporte pas l'oignon ; tel autre, l'ail : chez celui-ci, le riz pèse et est mal digéré ; celui-là ne peut pas manger de fraises sans être couvert d'urticaire ; ce dernier enfin a des gaz s'il consomme son pain autrement que grillé ou rassis. Rappelez vos souvenirs et il vous sera facile de noter des douzaines d'exemples de ces susceptibilités spéciales en matière d'alimentation, qui peuvent se résumer en ce proverbe anglais : « *one man's meat is another's poison* », c'est-à-dire ce qui convient à l'un, ne plaît pas à l'autre.

On me reproche constamment de prohiber le riz dans la ration de mes clients. Cela n'est pas exact : le riz est une excellente nourriture, celle qui contient peut-être la plus forte proportion d'amidon ; c'est l'aliment hydrocarboné le plus riche, et vous en avez la preuve par l'Indien qui avec cette unique alimentation accomplit un travail physique énorme. Ce que je condamne et condamnerai toujours, c'est le monsieur ou la grosse dame qui ne fait pas un kilomètre par semaine, et qui néanmoins, deux fois par jour, s'assied devant une table plantureuse, bien garnie, prenant deux services au pain, pour terminer son repas par une forte assiettée de riz, accompagnée souvent d'un autre plat de viande. Ce que je défends, c'est la *quantité* et non la qualité ; si vous ne pouvez vous passer de votre riz, je suis tout disposé à vous l'accorder, à la condition que vous vous en contentiez, sans addition d'une forte portion de pain, ou alors faites de l'exercice, et ne venez pas surcharger votre plasma avec des matériaux, qui, étant inutiles, ne peuvent être que la cause déterminante, dans un avenir plus ou moins éloigné, de désordres de toutes sortes.

Au début de ce chapitre, je vous ai cité le nom de plusieurs auteurs et de leurs travaux. A l'ombre de tels parrains, j'ai marché sans sourciller, et sans être impressionné par l'opinion de quelques confrères, qui trouvaient le régime Raffray exagéré : j'ai laissé les profanes me traiter de « Docteur qui laisse ses malades mourir de faim », et autres épithètes provenant d'ignorants, en tout cas de sujets qui n'ont jamais approfondi et étudié ces questions : aujourd'hui, après quinze années de pratique aux colonies, fort de mon expérience personnelle et des travaux des maîtres qui se sont spécialisés sur la diététique, je puis, avec plus d'autorité encore que je ne l'ai fait dans mon travail, publié en 1903, sur les *Déséquilibrés du système nerveux*, venir ajouter ma faible voix à celle plus autorisée de tous mes devanciers, et, avec eux, affirmer que les neuf dixièmes des maux dont souffre l'humanité proviennent uniquement de notre alimentation mal comprise, surtout mal comprise comme *quantité*.

Ainsi que l'affirme Rabagliati et ainsi que le démontre l'expérience clinique journalière, c'est là la vraie cause de la mort, et une réglementation stricte, intelligente, pratique, de la ration, du régime, est seule capable d'assurer à l'homme l'état de santé et de lui procurer une verte vieillesse. C'est une vérité qu'il n'y a plus lieu de prouver ; elle est absolue : tous ceux qui se sont engagés dans cette voie l'ont établie, l'ont proclamée. Il me reste à étudier avec vous les moyens simples, à la portée de tous, de la mettre en pratique ; en un mot, voyons comment il convient d'échapper au péril alimentaire et à toutes les séquelles qu'il entraîne à sa suite.

II. — Le paroxysme.

Après ce préambule un peu long, mais nécessaire pour prouver au lecteur que je suis au nombre des ouvriers défendant la bonne cause, tout en étant plus modéré que la plupart des auteurs précités, je vous demande de me suivre au lit du malade, afin de me permettre d'étudier avec vous quelques-uns des types cliniques les plus intéressants que vous rencontrerez dans votre pratique journalière ; je dis quelques-uns, car le cadre que je me suis assigné ne me permettrait pas de faire l'histoire complète et détaillée des dyspepsies, des neurasthénies, de l'obésité, du diabète et de la goutte, qui représentent les aboutissants des états sous-normaux et sus-normaux.

Faisant abstraction, pour le moment, de la variété à laquelle appartient votre malade, il vous incombera tout d'abord, sans vous préoccuper de vous demander s'il s'agit d'un normal anormal ou d'un sus-normal, de faire ce que j'appellerai la médication d'urgence, de combattre le symptôme ou le syndrome pour lequel le patient viendra vers vous. Je n'ai pas à vous dicter à ce sujet votre ligne de conduite, et vos traités classiques vous enseigneront comment il convient de calmer la douleur atroce du néphrétique, du lithiasique, du goutteux; comment il convient d'apaiser la soif d'air de l'asthmatique, qui fait appel à tous ses muscles inspirateurs. Reportez-vous enfin aux mille et un symptômes que nous avons étudiés chez nos malades, et ingéniez-vous à tout mettre en œuvre pour les soulager; permettez-moi seulement d'attirer votre attention sur certains points que je considère comme étant de la plus haute importance.

Avec Keith, songez que le paroxysme qui constitue la maladie n'est pas l'effet du pur hasard; si, à l'origine, vous constatez une cause seconde — traumatisme, froid, surmenage — qui en est en partie responsable, dites-vous bien que généralement ces causes secondes n'ont été efficientes qu'en raison du plasma plus ou moins pollué du fait d'une hygiène alimentaire mal comprise. Souvent, sinon toujours, la maladie n'est qu'un effort de la nature pour épurer le plasma hyperpollué, et les symptômes que vous enregistrez sont les manifestations extérieures, visibles, tangibles, des moyens qu'elle emploie. Ne perdez donc jamais de vue le fait suivant : dans toute affection aiguë ou chronique, il y a un ennemi dans la place, de provenance endogène ou exogène, qu'importe; qu'importe surtout son nom, sachez qu'il existe, et il est impérieux que vous aidiez l'économie à l'expulser par toutes les soupapes de sûreté dont dispose l'organisme. Habituez-vous à bien déchiffrer ce merveilleux livre de la nature; tâchez de comprendre la valeur du symptôme que vous allez vous efforcer de combattre, et, de grâce, ne frappez pas à faux en arrêtant une diarrhée salutaire ou un vomissement libérateur, ou encore en venant intoxiquer votre malade, qui l'est déjà, par un ou plusieurs poisons pharmaceutiques, lesquels viendront s'ajouter à ceux que le corps tente de rejeter au dehors.

Aidez la nature: agissez de concert avec elle; elle vous guide par l'anorexie, ce dégoût profond de la nourriture, qui vous crie à tue-tête que, loin de venir verser de l'aliment dans l'estomac, il convient de laisser cet organe au repos : encore une fois, ne vous laissez pas impressionner par le spectre de l'inanition. Rappelez-vous l'histoire navrante, mais combien instructive, des rescapés de Courrières : si ces malheureux, enfouis au fond d'un puits, manquant d'air, torturés par les pires angoisses et n'ayant comme seule subsistance que de l'eau corrompue, des morceaux de cuir et de la viande de cheval putréfiée, ne sont pas morts de faim après ce régime auquel ils ont été soumis pendant quinze longs jours, combien cette éventualité est peu à craindre chez votre malade dorloté, entouré de toute la sollicitude des siens, bien au chaud sous une épaisse couverture de laine, pouvant disposer à volonté d'une bonne eau pure additionnée de sucre, la molécule hydrocarbonée la mieux assimilable. Loin de venir l'ennuyer avec du lait, cet aliment des plus indigestes pour un estomac encombré de matériaux de fermentation, venez à l'aide de ce malade qui a des nausées et qui vomit, en lui donnant de dix en dix minutes un grand verre d'eau de Vichy chaude, jusqu'à concurrence d'une bouteille. L'estomac qui est en révolte est l'analogue d'un utérus qui saigne ; si ce dernier saigne, c'est qu'il contient un corps étranger; il en est de même de l'estomac, et le meilleur traitement du vomissement, sûr dans ses effets, c'est la bouteille d'eau de Vichy chaude, qui lave, dilue, et aide le déchet, soit à être expulsé à l'extérieur, soit à passer dans l'intestin. Dans les deux cas, le vomissement cesse, le combat s'arrête faute de combattants, le malade transpire, urine et s'endort en voyant son mal de tête disparaître. Recourez à ce moyen tout-puissant, spécifique facilement à votre portée, aussi souvent qu'il y aura lieu.

De même, ne vous hâtez pas d'arrêter une diarrhée fétide par de la chlorodyne ou du laudanum ; si le malade vide son égout inférieur, c'est qu'il y a quelque chose à rejeter au dehors. Aidez-le dans cette lessive, soit par un purgatif, soit par un ou deux grands lavages intestinaux, et vous aurez fait de bonne thérapeutique.

Si vous ne devez pas vous laisser impressionner par la fièvre, qui est le résultat de la mobilisation et de l'absorption de quelques-uns de ces produits plus ou moins toxiques, ou encore la signature évidente d'un état infectieux quelconque, par contre, il faut inculquer aux malades cette notion capitale, que toute élévation de température commande le *repos au lit* et la *diète*.

Toute pyrexie est un syndrome qui a une cause, et il convient, avant d'en connaître la nature exacte, de ne pas aggraver l'état du patient par une alimentation qui, non susceptible d'être digérée et assimilée, peut aggraver une lésion intestinale initiale. C'est ainsi que j'ai vu succomber deux sujets, qui ont dû leur mort au péril alimentaire qu'ils ne soupçonnaient pas. Dans le premier cas, il s'agissait d'une belle jeune fille qui a traîné une fièvre typhoïde de réception en réception; l'alimentation solide qu'elle continuait à ingérer chaque jour a exalté son microbisme intestinal, et, le jour où elle prit le lit, elle fit de l'hypertermie à 40° et au dessus, hyperthermie que rien n'arrêta, même pas la méthode de Brand dans toute sa rigueur, et elle mourut quelques jours plus tard par suite de collapsus cardiaque.

Même évolution navrante chez un sujet de trente cinq ans, d'une grande culture intellectuelle, qui savait beaucoup de choses, mais était ignorant des premiers principes d'hygiène. Malgré une fièvre à 38° datant de dix jours, il continuait à vaquer à ses occupations, et sourd à l'avertissement que lui donnait la nature, sous forme de coliques intestinales et de diarrhée, il s'alimentait, *quoique n'ayant pas faim*. Au onzième jour de ces excentricités, cette septicémie intestinale, entretenue et aggravée par la persistance d'une alimentation inassimilable, se compliqua d'une hépatite suraiguë, point de départ d'abcès multiples et de nécrose du foie, qui résista à tous les efforts de la chirurgie. Ce cerveau, qui avait emmagasiné tant de choses abstraites, le jour où il fut frappé de mort, ignorait si le foie était à droite ou à gauche, et si cette notion élémentaire était plus répandue, à savoir que toute fièvre nécessite la diète et le repos au lit, nous n'aurions pas eu à déplorer cette fin prématurée.

Afin de combattre la fièvre en cas de besoin, recourez à quelques bains tièdes calmants, décrassants et soporifiques; sachez puiser à discrétion, mais avec discernement, dans cette merveilleuse gamme hydrothérapique : lotions, enveloppements humides, bains frais, voire froids, qui répondent à toutes les indications et qui n'ont aucun des inconvénients des antithermiques.

Le fiévreux a la respiration haletante; il est dyspnéique, dyspnée dont il faut saisir la raison d'être, qui est de rafraîchir son sang dont la température, aux environs de 40° C, est contraire à la vitalité cellulaire. Le malade n'a que deux moyens de perdre sa chaleur, soit par rafraîchissement de sa nappe sanguine pulmonaire, soit par évaporation, par la sueur. Donc ne le calfeutrez pas dans une pièce close, dans laquelle il étouffera davantage et qui contiendra plus d'oxyde de carbone que d'oxygène. Tout en évitant les courants d'air, aérez sa chambre; faites-le transpirer en lui mettant une bouteille d'eau chaude aux pieds, une compresse fraîche sur la tête, et donnez-lui une boisson chaude.

Enfin, le rein est là, ne demandant qu'à laisser sortir l'ennemi; mais la dyspnée et la sueur lui ravissent une partie de son eau; la mobilisation des déchets encombre le plasma, qui devient hypervisqueux; la fièvre détermine de l'hypotension, et combien souvent ces conditions défavorables sont accrues par des médicaments qui ferment le rein. A ce malade encrassé, il faut du liquide pour diluer les poisons, pour faire la lessive de l'organisme; il vous crie de toutes ses forces: de l'eau! de l'eau! ne lui tendez pas en retour du bouillon, qui est une décoction de déchets, de poisons, ou du lait, dont la caséine viendra en dernier ressort se présenter à la porte rénale, sous forme de produits azotés incomplètement oxydés. Mettez à la disposition de ce malade de l'eau à discrétion, orge, eau de riz, eau de Vichy, jus de fruits, et, de grâce, ne lui refusez pas la satisfaction de boire, comme je l'ai constaté si souvent, sous prétexte qu'il a une dose de calomel à prendre dans une heure. Jetez par la fenêtre tous les médicaments, et, avec le repos au lit, la demi-obscurité, le silence, l'aération de la chambre, et du liquide à volonté, aidés au besoin d'un bain tiède et de la lessive du tube digestif par le haut et par le bas, vous arriverez, dans le délai le plus court, à amender les symptômes pénibles pour lesquels le malade vous aura mandé. Ce ne sera qu'après la mise en pratique de ces moyens que vous serez autorisés à faire la médication du symptôme, et vous ne tarderez pas, je le répète, à avoir la grande satisfaction de voir votre patient guéri.

C'est à ce moment que votre rôle de protecteur se précise. Le paroxysme n'a été qu'une protestation bruyante de la part de l'organisme qui a chassé un ennemi, un acte comparable à la contraction réflexe de tous les muscles inspirateurs, expulsant la parcelle de liquide ou de solide qui, par mégarde, s'est perdue dans le larynx. La maladie, le plus souvent, a été salutaire; tâchez d'expliquer cela à votre malade, et soyez assez persuasif pour lui faire comprendre que cette crise bilieuse dont il est atteint tous les trois ou quatre mois, que cette colique néphrétique qui le replie en chien de fusil et qui le retient au lit tous les ans, que cette crise d'asthme périodique, que ces douleurs, de siège variable, d'intensité également variable, se réveillant à l'occasion du moindre refroidissement, de la moindre variation de température, que tel ou tel symptôme révélateur d'une fonction cellulaire faussée, ne sont pas l'effet du pur hasard ; qu'à la base de tout cela, *il y a une cause*, et qu'aussi longtemps qu'elle n'aura pas été supprimée, il ne sera pas sûr de son lendemain ; que les désordres fonctionnels se reproduiront, préparant lentement la voie aux désordres organiques, qui le conduiront prématurément à la tombe, par le mécanisme que nous avons longuement étudié antérieurement.

Votre malade algique, fatigué, asthénique, atteint d'une crise vasculaire quelconque, goutteux, hyperglycémique, etc., votre malade, dis-je, de ce fait qu'il a un désordre fonctionnel, n'est pas un normal, puisque, chez ce dernier, la fonction cellulaire doit se faire silencieusement, et qu'aucun neurone ne doit faire entendre un cri de protestation. Ce sujet n'étant pas un normal, pour nous en tenir à nos études précédentes, il ne peut être qu'un sous-normal, un normal-anormal ou un sus-normal.

Or, le vrai traitement préventif doit consister à tout mettre en œuvre afin de ramener à la normale, le seul état compatible avec la santé, votre sous-normal, ou votre sus-normal, et en cela, vous vous conformerez à cette belle loi de Harry Campbell : « *Tend the mind and the nerves ; correct the blood plasma* » ce que je traduirai comme suit : donnez du ton au cerveau et aux nerfs, et corrigez le plasma.

Le problème thérapeutique se simplifie : tout syndrome, tout symptôme, n'est le plus souvent que la manifestation extérieure d'une révolte de l'organisme ; l'orage calmé, la crise passée, il convient de tout employer afin d'en prévenir le retour, et ce retour fera défaut s'il vous est possible de rendre le sujet normal. A ce prix seulement, vous obtiendrez ce succès, vous aurez l'assurance que la cellule trouve dans le plasma qui l'entoure les matériaux de réparation et de travail dont elle a besoin, et que, d'autre part, ce même plasma n'est pas pollué par ses propres déchets ou ceux de la désintégration de la molécule alimentaire. Le plasma étant pur, le neurone en général, gardien vigilant du jeu des réflexes, des vaso-constrictions utiles, travaillera silencieusement, sans à-coups ;

l'anarchie cellulaire n'aura pas lieu de se produire, même à l'occasion de certaines causes secondes non susceptibles de venir troubler la bonne harmonie de cette merveilleuse machine, et la mort, non précédée de maladie, sera l'œuvre du temps et de la qualité de la cellule, de ses qualités intrinsèques, qu'elle devra à ses générateurs.

III. — Les sous-normaux.

Si le malade qui se confie à vous est un sous-normal, et ce diagnostic, il vous est possible de le faire en vous reportant au chapitre dans lequel je vous en ai fourni les éléments, cela vous indiquera que ce sujet doit son état à un apport alimentaire insuffisant, qui n'est pas adéquat à ses besoins calorifiques et énergétiques, soit parce que la molécule alimentaire qu'il puise dans le monde végétal et animal, représentée par les matières albuminoïdes, grasses, hydrocarbonées, minérales et aqueuses, est vraiment en trop petite quantité, soit que, ces matériaux étant suffisants, le sujet ne dispose pas de machines assez parfaites pour les amener à un état où ils puissent être acceptés par la cellule. Dans les deux cas, le résultat est identique : la cellule est insuffisamment nourrie, et la conséquence forcée est l'état sous-normal.

Or, cette insuffisance de nutrition de la cellule est la cause de désordres fonctionnels : la cellule nerveuse, distributrice du potentiel nerveux, ne peut suffire à la demande de l'organisme ; la cellule musculaire vasculaire n'est plus apte à maintenir la tension artérielle nécessaire pour amener, dans une unité de temps, aux éléments leurs matériaux de nutrition, et aux émonctoires les déchets. La pauvreté du plasma est donc responsable du cri de protestation de toutes les cellules, et, si nous nous reportons à la loi de Romberg, les cellules crient parce qu'elles sont mal nourries, et elles crient aussi, souvent, parce que le plasma est pollué.

Tout sujet reconnu sous-normal doit être ramené à la normale : voilà la tâche à laquelle vous devez vous atteler, et même, si vous n'y réussissez pas toujours, vous devez néanmoins avoir cet unique objectif, qui seul peut, dans une certaine mesure, prévenir chez cette catégorie de malades le retour périodique de la plupart des désordres fonctionnels dont ils sont atteints.

Comment rendrez-vous normal un sous-normal? Si vous voulez y parvenir, il faut vous livrer à une expertise approfondie de votre malade, faire appel à toutes vos connaissances acquises en pathologie et en clinique, vous adresser parfois à tous les moyens que met le laboratoire à votre disposition, vous livrer à une étude détaillée du sujet, faire une enquête complète sur ses ascendants, sur son passé, fouiller, en un mot, tous les coins et recoins de son organisme, afin de trouver *la cause* qui entretient son état sous-normal, la cause, en un mot, qui l'empêche d'engraisser.

Reportez-vous au chapitre dans lequel je vous ai initiés à l'étude des sous-normaux, et, une fois que vous l'aurez bien présent à la mémoire, vous retrouverez au lit du malade la plupart des causes responsables de cet état anormal ; vous saurez facilement dépister le sous-normal par privation, par pauvreté ; le sous-normal par restriction volontaire de l'alimentation ; le sous-normal par déperdition de liquide nourricier à la suite de lactation prolongée, à la suite d'hémorragies profuses dépendant d'un polype utérin ou de varices rectales ; le sous-normal par déperdition azotée, lors des pyrexies ; le sous-normal au cours des états infectieux : le prétuberculeux, le prélépreux, le cancéreux, le paludique ; le sous-normal, qui doit sa fonte graisseuse et musculaire à la déperdition de son sucre et de son albumine, à la phase cachectique des états hyperuricémiques et hyperglycémiques.

A côté de ces causes multiples, responsables de l'état sous-normal, dont quelques-unes peuvent être supprimées, d'autres atténuées, je désire attirer votre attention sur deux autres causes autrement puissantes des états sous-normaux, et leur connaissance approfondie vous rendra les plus grands services dans votre pratique journalière : je veux parler de l'état sous-normal entretenu par un mauvais fonctionnement du tube digestif; état de souffrance dû, soit à une cause locale — les maigres par insuffisance de l'estomac, entretenue par la suralimentation, — soit à une cause centrale — les maigres par le cerveau. Si vous connaissez à fond ces deux types de sous-normaux, vous serez admirablement bien armés pour les combattre, et je puis vous donner l'assurance, basée sur une pratique déjà longue, que les neuf dixièmes de sous-normaux que vous

rencontrerez au cours de votre carrière et chez lesquels vous
relèverez des désordres fonctionnels de toutes sortes, que bon
nombre de vos dyspeptiques, de vos atoniques, de vos ptosiques,
de vos algiques, de vos hypotoniques, ne le sont pas par insuffisance de l'alimentation, mais bien par suralimentation et par
psychisme anormal. J'espère vous faire partager ma conviction
à cet égard, et je vous demande d'y apporter toute votre attention.

Il y a quelques mois, j'étais appelé à donner des soins à un
homme âgé de trente ans, atteint d'une fracture du radius.
Après quelques visites, au moment de prendre congé définitivement de lui, il me dit : « Ne pourriez-vous me donner, Docteur,
un tonique pour me faire engraisser? » J'avais, en effet, été
frappé par sa maigreur, son teint jaunâtre et cholémique. Je
le questionnai : c'est un sédentaire chez lequel je ne relevai
pas beaucoup de désordres fonctionnels, à l'exception d'une
violente migraine tous les vingt à trente jours, un peu de
pesanteur à l'estomac, et de la fatigue matinale se dissipant dans
le courant de la journée. Il s'agit d'un homme content de son
sort, gagnant amplement de quoi vivre, et ne présentant aucun
symptôme cérébral, indifférence ou découragement.

Sa ration journalière est la suivante :

A son réveil, tout en s'habillant, il sirote *sic*) une bouteille
de lait ;

A 8 heures, avant de prendre le train pour se rendre à son
bureau, une assiettée de oat-meal ;

A 10 heures, un œuf, un plat de viande — ou trois œufs, —
une portion de pommes de terre, dessert et 250 grammes de
pain ;

A 2 heures, une tasse de phosphatine au lait ;

A 6 heures, une tasse de thé au lait ;

Au dîner, une copieuse soupe aux haricots ou au pain, un
plat de viande, une assiettée de riz et un dessert.

A chaque repas, deux verres d'eau et de vin.

Je n'ai pas besoin de me reporter aux tableaux soigneusement dressés par Pascault et Maurel pour affirmer que sa ration
est de beaucoup supérieure à ses dépenses, qui sont quasi-
nulles, puisqu'il est sédentaire et qu'il vit dans un pays chaud.
Sa consommation en albumine excède largement les 40 et 50
grammes accordés par Chittenden.

Ce sujet n'assimile pas tout ce qu'il ingère, et il ne digère pas la moitié de ce qu'il consomme. Sa faim n'est que de la boulimie; chaque collation vient faire l'effet d'un cataplasme sur sa muqueuse stomacale plus ou moins endolorie, plus ou moins irritée par des produits de fermentation, par des aliments stagnants, et chaque repas aide le précédent à descendre dans l'intestin, à forcer l'anneau pylorique.

Chez ce malade, la transformation utile de l'aliment est par conséquent impossible, et fort heureusement il a de bons émonctoires, car, pour le moment, sauf ses fatigues matinales et sa crise mensuelle de migraine, il ne se porte pas trop mal. Mais à ce jeu de fatiguer son rein par le passage incessant de matériaux trop abondants et mal adaptés à la dialyse rénale, l'heure sonnera bientôt où cet organe refusera partiellement le service et où il fera d'abord de la rétention sous forme de rhumatisme, de goutte, puis, ultérieurement, de la sclérose vasculaire par le mécanisme de l'hypertension.

Une autre éventualité peut se produire : ce sujet, malgré sa grosse alimentation, est sous-nourri ; toutes ses cellules sont dans un état d'infériorité, et, d'un jour à l'autre, sous l'influence d'une cause agissant sur ses centres cérébraux, — tracas d'argent, préoccupations, fatigue cérébrale, — ou même spontanément, du fait de la mauvaise nutrition des cellules de son cerveau, par plasma appauvri et pollué, il risque de verser dans la neurasthénie, qu'il individualisera à sa façon, d'après ses qualités héréditaires et acquises. Le Professeur Albert Robin, en France, et Savill, en Angleterre, ont longuement insisté avec raison sur ces insuffisances cérébrales, ces états neurasthéniques, chez des prédisposés ou non, à la suite de mauvaise nutrition due à la dyspepsie : neurasthénie secondaire, à opposer aux neurasthénies primitives cérébrales, et qu'il faut savoir bien dépister, afin de l'attaquer par un traitement dirigé vers l'estomac, aidé également d'une rééducation mentale.

Inutile d'ajouter que ce malade n'est pas justiciable d'un traitement tonique : pour le guérir, il faut le rééduquer au point de vue digestif, c'est-à-dire examiner sa bouche et mettre ses dents en état de mastiquer soigneusement, lui apprendre à ne pas manger à la hâte, à ne pas courir immédiatement après son repas pour prendre le train ; il faut restreindre sa quantité de liquide à chaque repas ; il faut enfin et surtout lui interdire certains articles alimentaires de digestion difficile et réduire la quantité totale d'aliments qu'il consomme, en lui apprenant à se contenter de deux repas légers et d'une ou de deux petites collations. Ce remaniement, ce bouleversement dans ses habitudes, ne se feront pas sans certaines protestations de son système nerveux, entraîné et habitué à réagir à des stimulants répétés toutes les trois heures, stimulants qui lui sont aujourd'hui nécessaires pour relever sa tension artérielle, et il est peu probable qu'il se soumette à ce changement de régime, dont les bienfaits ne peuvent se faire sentir du jour au lendemain ; il lui faudrait une circonstance fortuite, une cause mettant obstacle à son alimentation pendant quelque temps, pour rompre le cercle vicieux dans lequel il s'est engagé. C'est là l'histoire d'une de mes petites malades, et je vous demande de bien vous la graver dans l'esprit ; elle est riche en enseignements pratiques.

Je suis depuis plusieurs années, le médecin, d'une famille dans laquelle j'ai vu grandir une fillette, aujourd'hui jeune fille, qui me navrait par son teint cireux, ses yeux cernés, sa démarche traînante et alanguie. A plusieurs reprises, j'avais été consulté, et, plus d'une fois, j'avais été sollicité de prescrire ce fameux tonique, objet de convoitise pour le profane, et qui constitue le médicament donnant des forces et engraissant. Malheureusement, cette enfant appartient à un milieu qui est persuadé qu'il faut manger beaucoup pour bien se porter, et je vous fais grâce du régime auquel elle était soumise. A toute heure, on lui portait une tasse de jus de viande, des œufs, du filet saignant, des crèmes, sans compter l'huile de foie de morue et tous les médicaments préconisés par quelque ami de la famille, qui s'apitoyait sur ses pâles couleurs. A ce jeu cette petite malade, loin d'être améliorée, était devenue maigre, blafarde et boulimique : de même que le chien à fistule œsophagienne, qui boit tout le jour, de même elle mangeait à toute heure, afin de donner satisfaction à ses cellules, qui étaient privées du *pabulum vitæ*, par suite de la non-assimilation et de la non-digestion de cette masse énorme d'aliments.

Je n'insiste pas sur son état de santé déplorable, sur ses algies multiples, sur ses règles ultra-douloureuses et irrégulières, sur ses nuits, qui étaient des luttes avec des fantômes, des rêves terrifiants, sur son réveil douloureux et son aspect voûté.

J'avais souvent prêché en vain la morale à cette mère si peu clairvoyante, et je ne sais ce qu'aurait été dans la suite le psychisme de cette enfant, sans une circonstance fortuite qui la sauva.

Dans les premiers jours de mars 1907, la jeune fille se réveilla avec de la fièvre, anorexie, diarrhée, et mal de tête. Le troisième jour, au matin, la température était à 37°; la malade, quoique anorexique, est sollicitée de prendre du poulet et du riz; l'après-midi, elle fait 38°7. J'insistai sur la diète absolue et lui prescrivis du calomel à dose fractionnée. Le lendemain, fièvre à 38°, et le surlendemain, à son réveil, elle se sent très faible et a une petite défaillance. Toute la famille assemblée décrète syncope par manque de nourriture, et avant mon arrivée, bien qu'elle proteste et insiste sur son manque d'appétit, on la force à manger un peu de riz et de poulet. A deux heures, ce même jour, 39°8; céphalalgie atroce et selles fétides.

Je menace de ne plus revenir et j'inscris la marche à suivre. La température initiale, très élevée du fait de ces excentricités alimentaires, diminue pendant trois jours, puis reprend un cycle régulièrement ascendant : la malade était au début d'une fièvre typhoïde, dont les températures avaient été faussées par cette alimentation déraisonnable. Cette dothiénentérie, confirmée par la séro-réaction, évolua sans complications pendant quarante jours, avec un abdomen souple, sans diarrhée, un pouls à 96, de belles urines, avec, pour unique traitement, une potion au benzo-naphtol, un bain interne l'après-midi, un bain tiède de propreté, et comme nourriture, une demi-bouteille de lait, de l'eau albumineuse et de l'eau d'orge à discrétion.

Au moment de sa convalescence, la mère, convaincue qu'on ne meurt pas de faim aisément, ayant vu sa fille, pendant quarante jours, se contenter de 400 grammes de lait par vingt-quatre heures, était convertie. A la reprise de l'alimentation, je procédai avec un soin minutieux à la réglementation de sa ration, et progressivement, au bout de quatre à six semaines, je la soumis au régime *définitif* suivant :

Le matin, une tasse de lait et des biscuits;

A 10 heures, une portion de filet ou de poulet, des pommes de terre bouillies, une compote, du pain;

A 3 heures, lait et biscuits;

A 7 heures, deux œufs, un légume vert, une crème, du pain.

Je revis la jeune fille quatre mois après : c'est une transformation à vue; elle est alerte, vive, fraîche, colorée, ayant ietrouvé les attributs de la santé et de la jeunesse. Elle mange avec un appétit inconnu jusqu'ici, sort de table non rassasiée, et elle discerne admirablement la sensation de faim actuelle, si différente de celle d'autrefois, qui était de la faim morbide.

Je la conjurai de suivre ce régime qui ne peut fatiguer son estomac, parcequ'il n'est ni exagéré comme quantité, ni défectueux comme qualité. Grâce au plasma pur et adéquat à ses besoins, qui baigne tous ses tissus, les nuits sont devenues meilleures, les règles se sont régularisées, la sensation de faiblesse matinale a disparu; en un mot, cette sous-normale est devenue normale, mais à quel prix? Il lui a fallu une cure de régénération au cours d'une fièvre typhoïde, durant laquelle il y a eu une lessive générale de son organisme : pendant quarante jours, soumise à une ration insuffisante de 400 grammes de lait, elle a eu le temps d'excréter tous les déchets logés dans les coins et recoins de ses tissus; ses cellules, imbibées, saturées, imprégnées de poisons de toutes sortes, se sont régénérées, renouvelées, et, à sa convalescence, elle est partie, en quelque sorte, avec des protoplasmas neufs — elle a fait peau neuve. — Il a suffi de meubler convenablement ses cellules avec des molécules en quantité suffisante, bien adaptées à leur constitution, grâce à une assimilation bien faite, pour que la bonne harmonie du corps ait été retrouvée; toute pollution, dans l'avenir, de ces neurones, aujourd'hui bien assagis et normaux, sera la conséquence d'une hygiène mal comprise, et cette jeune fille a plein pouvoir de maintenir sa santé satisfaisante jusqu'à l'usure définitive due à l'âge.

Ces deux exemples sont aptes à bien vous faire saisir la classe si nombreuse des sous-normaux par alimentation exagérée : malades que l'on guérit et que l'on ramène à la normale, non pas avec du fer et une alimentation encore exagérée, mais en adaptant l'estomac à une ration inférieure utile, de façon à permettre une assimilation profitable à l'organisme. Guelpa a rendu un signalé service en démontrant les bienfaits de sa cure de rénovation : diète et purgatif quotidien pendant quatre jours. Ce procédé est malheureusement un peu brutal, rappelant, en quelque sorte, les saignées de Broussais, et, pour cette raison, fera peut-être de rares adeptes; mais modifiez-le, en mettant vos malades au lit, au chaud, en les laissant à la diète relative — deux ou trois tasses de bouillon ou de lait par jour, jusqu'à ce que la sensation de la faim apparaisse; — lavez l'estomac, au moyen d'eau de Vichy chaude — un grand verre pris le matin à jeun, — et l'intestin au moyen d'un bain interne l'après midi; augmentez progressivement l'alimentation et amenez doucement vos malades à un régime voisin de celui indiqué précédemment, c'est-à-dire *substantiel, simple, non irritant, mais suffisant*. Dites-leur que la perte de poids initiale sera vite récupérée et de ne pas s'inquiéter de la sensation de faiblesse des premiers jours, qui dépend de l'hypotension vasculaire causée par la diète. A cet état de dépression succédera une réaction violente, dont vous venez de saisir le mécanisme : après l'élimination des déchets, il y aura, en quelque sorte, reconstruction des protoplasmas, lesquels, mieux meublés, seront aptes à fonctionner silencieusement et à assurer au sujet l'état de santé absolue, si différent de l'existence que traînent tant de sous-normaux, véritables invalides, parias de la société, dont le rendement utile est si insuffisant.

A côté des sous-normaux de cause digestive primitive, susceptibles de devenir des neurasthéniques secondaires par nutrition défectueuse de leurs cellules cérébrales en contact constant avec avec un plasma pollué et appauvri, il convient que vous sachiez reconnaître et traiter les cérébraux primitifs qui deviennent des dyspeptiques secondaires. Cette distinction est capitale, car si vous soumettez ces malades à un traitement purement gastrique, comme les premiers, sans vous occuper de leur état psychique, vous piétinerez sur place, alors que le traitement moral est à lui seul tout-puissant pour amorcer le retour du sous-normal à la normale. En voici un exemple très net.

Le 15 février 1908, je suis consulté par Mme B..., âgée de trente et un ans, appartenant à une famille de bonne constitution. Cette jeune femme a eu sept enfants; elle pesait autrefois 120 livres, ce qui cadrait avec sa taille et permettait de la classer parmi les normaux.

Il y a dix-huit mois, au moment d'avoir son bébé, sa fillette aînée avait une bronchite traînante qui l'inquiétait, et elle consulta un de nos confrères, qui ne lui cacha pas ses appréhensions : il songeait à la possibilité d'une tuberculose à son début.

La mère en éprouva un choc terrible; elle eut son enfant

quelques semaines après, et alors que précédemment elle était une nourrice parfaite, cette fois, ses seins étaient flasques, sa sécrétion lactée restait absente, malgré qu'elle s'ingéniat à l'augmenter avec des lentilles et de la bière.

A partir de ce moment, la santé de cette femme déclina : elle devint triste, indifférente, pleurant à tout propos, souffrant de la tête et ayant des vertiges. Mémoire confuse, vide cérébral.

Pas de sommeil, dort une nuit sur trois. Se réveille accablée, douloureuse. Fatiguée autant le matin que l'après-midi. Douleurs du dos, le long de la colonne vertébrale. Jambes faibles et molles.

Palpite à la moindre marche, au moindre effort, et même spontanément. Mains glacées.

Je me trouve en présence d'une jeune femme pâle, aux yeux cernés, aux mains moites et tremblotantes, aux réflexes rotuliens exagérés. Elle accuse de l'amertume de la bouche, n'a pas faim, ne peut manger : la moindre prise d'aliment s'accompagne de nausées, et, après les repas, elle éprouve une sensation de poids, de pesanteur à la région épigastrique. Son régime actuel est identique à celui qu'elle suivait il y a trois ans ; à cette époque, je l'ai dit, elle pesait 120 livres, alors qu'actuellement la balance n'accuse que 104 livres. Elle a donc perdu 16 livres, je le souligne, avec une ration qui n'est pas moindre : mais, si elle ingère la même quantité, son extraction est défectueuse, son assimilation et sa digestion sont inférieures, et cela, non plus comme chez nos malades de la classe précédente, par alimentation exagérée, mais par suite d'un mauvais influx nerveux émanant de ses cellules cérébrales.

Cette malade, depuis qu'elle croit sa fille atteinte de tuberculose, est anxieuse, tracassée ; elle a un clou cérébral, et c'est ce qui l'empêche d'engraisser. Sa cellule faussée accapare toute l'énergie nerveuse dont elle dispose, et il y a perte d'équilibre fonctionnel de ces petites usines d'énergie motrice et de ces petits appareils récepteurs de la transmission de la sensibilité périphérique. La digestion, qui est un acte vital avant d'être un acte chimique, est pervertie ; il y a viciation de l'assimilation et nutrition troublée, d'où pauvreté du plasma, responsable de cette faiblesse nerveuse irritable des centres nerveux, de cette instabilité de la pensée, de cette tête vide, de ces vertiges, de ces réflexes exagérés : c'est l'anarchie du système nerveux par mauvaise alimentation, qui vient s'ajouter au surmenage du cerveau par hyperfonctionnement (anxiété, chagrins).

La cellule cérébrale, par déséquilibration primitive, a faussé le travail digestif et rendu l'assimilation défectueuse ; il en est résulté de l'amaigrissement, qui est la signature irrécusable de la pauvreté du plasma ; pauvreté du plasma qui, à son tour, devient responsable de la mauvaise nutrition de la cellule cérébrale, au point qu'à une période de leur évolution, ces états sont des plus complexes, et il est souvent impossible de démêler cet écheveau inextricable où le surmenage cellulaire se confond d'une façon intime avec la mauvaise nutrition cellulaire due à la faiblesse digestive. C'est l'analogue de certains cas d'artério-sclérose : si, à une certaine phase de l'évolution clinique, vous pouvez affirmer que votre malade a été un cardiaque d'abord et un rénal ensuite, ou, au contraire, un rénal primitif et un cardiaque secondaire, à un certain moment, les phénomènes d'insuffisance cardiaque et urinaire sont si enchevêtrés qu'il vous est impossible de savoir quelle a été l'origine du processus : la fusion est devenue intime.

Quoi qu'il en soit, ces malades, ces cérébraux, le sont souvent par hérédité ; ils ont hérité d'un système nerveux plus faible, plus délicat, et, au cours de leur existence, à la suite de surmenage cérébral, de chagrins de toutes sortes, de préoccupations, de manque de sommeil, de maladies infectieuses, d'existence malheureuse, d'amour contrarié, de choc opératoire, que sais-je, à la suite d'une cause centrale, si leur hérédité est de mauvaise qualité spécialement, vous verrez ces neurasthéniques cérébraux primitifs présenter secondairement une digestion et une assimilation défectueuses, avec pour aboutissant une perte de poids régulière, qui ne se guérit pas par de la suralimentation mais par un traitement moral.

Ce qu'il convient de vous graver dans l'esprit, c'est ceci, et j'emprunte cette citation à Lagrange. « Le défaut d'engraissement dans ces cas, dit-il, est dû à une dépense réelle de force qui passe inaperçue, parce qu'elle n'a pas la forme ordinaire du travail. Cette dépense peut être faite, par exemple, sous forme de travail intellectuel, ou bien constituer d'autres modes d'emploi de l'énergie nerveuse, comme les émotions, le chagrin, les préoccupations. Il est des sujets tellement inquiets qu'ils s'usent même à l'état de repos complet, et sans qu'aucun agent exté-

rieur d'ordre physique ou moral vienne solliciter la mise en jeu
des forces nerveuses qu'ils dépensent et gaspillent, pour ainsi
dire automatiquement, à propos des moindres incidents de la
vie. » Paul Levy, qui s'est fait un nom comme éducateur de la
volonté, ajoute avec beaucoup de raison: « J'ai souvent remarqué, chez mes neurasthéniques, que la première condition pour
que l'assimilation, donc l'augmentation de poids, pût se produire, était qu'un certain degré de détente, d'*euphorie morale*,
fût préalablement obtenue. »

Pour en revenir à ma malade, je l'ai revue il y a quelques
jours : c'est une transformation; elle a récupéré ses 120 livres,
a retrouvé santé, couleurs, et elle contemplait d'un œil satisfait
et son enfant et le médecin qui lui avait rendu la santé, parce
qu'il avait su lui inculquer la confiance, « ce vrai tonique, ce
vrai fortifiant du système nerveux, ce vrai *vaccin* des états
névropathiques », comme le dit si excellemment Lévy, et cela
sans toucher à son régime; il a suffi d'une meilleure orientation donnée à ses cellules cérébrales pour améliorer sa
digestion et permettre à la molécule alimentaire d'être mieux
utilisée.

A ces malades, ces sous-normaux de cause psychique, qui
deviennent des dyspeptiques et des amaigris secondaires, il ne
convient pas de dresser des tables de régime, et encore moins de
s'ingénier à leur prescrire des purées, des farineux, de l'huile de
foie de morue et des matières grasses; il faut traiter leur cerveau, et la suggestion à l'état de veille, avec les mille ressources
dont elle dispose, est un art que vous tâcherez de cultiver, après
vous être inspirés des travaux de ceux qui nous ont initiés à
cette thérapeutique si parfaite dans ses résultats : pour cela, je
vous réfère aux intéressantes conceptions de Dubois de Berne et
à celle de Paul-Emile Lévy, particulièrement à son travail :
Neurasthénie et Névroses ; leur guérison définitive en cure libre.
Pour ma part, j'ai adressé deux malades graves à ce distingué
collègue, et je suis heureux de pouvoir le remercier, non seulement de les avoir guéris de leur neurasthénie et de leurs
troubles digestifs secondaires, mais d'avoir également donné
à leur cerveau une autre orientation; il a mitigé leur impres-
sionnabilité native; de ces faibles cérébraux, je ne dirai pas
qu'il a fait des extra-forts, mais des moyens, ce qui est déjà un
beau résultat, lorsque nous songeons à la difficulté qu'il y a à

corriger un mauvais pli, doublement incrusté par hérédité et par habitudes morbides de longue date.

La plupart des sous-normaux sont des hypotendus, et vous savez combien l'hypotension est nuisible à une bonne nutrition, puisque c'est la voie vasculaire qui est chargée de distribuer, de porter aux cellules le liquide nourricier puisé au niveau du tube digestif; c'est vous dire que tous les agents qui élèvent la tension artérielle sont des armes que vous devez savoir manier. Je ne vous dis rien de l'hydrothérapie, que vous saurez appliquer après avoir étudié le livre de Beni-Barde; mais, avant de recourir à l'eau froide, que supportent mal ces malades à circulation périphérique ralentie, aux réflexes exagérés, je vous recommande la douche tiède matinale, à 37°, qui est un merveilleux sédatif. Je ne vous dis rien non plus de l'électricité, du massage, qui ont également leurs indications respectives et leur grande utilité; des injections de cacodylate de soude et autres toniques variés, qui, prescrits à petites doses, sans fatiguer l'estomac, seront des adjuvants utiles; mais j'insisterai spécialement sur la nécessité de déplacer parfois votre malade.

J'ai eu occasion de voir et de suivre quelques sous-normaux de cause cérébrale et digestive, chez lesquels la plupart des moyens mis en œuvre avaient été peu satisfaisants comme résultat définitif; or, ces malades, après un séjour de quelques semaines à l'île de la Réunion, à ce merveilleux sanatorium qu'est Cilaos, ont recouvré embonpoint, couleurs et une digestion facile. Ces bienfaits sont dûs au déplacement, à la distraction, au changement de cuisine, au changement de milieu, et surtout à la haute altitude, à l'air vivifiant des montagnes; toutes ces causes sont des moyens hypertensifs qui font flamber le feu dans la cheminée, et la circulation, plus active, aidée d'une ration alimentaire rendue mieux assimilable par l'exercice et le froid, amorce des guérisons impossibles à obtenir sur place.

Le sous-normal, pour nous résumer, a donc besoin de ménagement, de sommeil, d'une cure de repos au lit, au cours de la journée, de deux à trois heures de durée, d'exercice gradué, progressif, sans fatigue, d'une bonne aération et d'une alimentation choisie. Au début, il convient de ne pas insister sur les féculents, les graisses, qui ne sont pas assimilées par certains estomacs; il faut quelquefois prescrire un régime hyperalbumineux, de façon à meubler les protoplasmas, le plus souvent en état d'infériorité, et, pour cela, il est parfois nécessaire de s'inspirer d'un régime peu connu en France, mais éprouvé en Angleterre, le régime de Salisbury, qui consiste à mettre le dyspeptique au lit et à le nourrir exclusivement pendant trois à six semaines avec de la viande réduite en pulpe : cure de rénovation, pendant que l'on procède à l'élimination des déchets, au moyen d'eau chaude donnée une heure et demie avant la nourriture.

En Amérique, Foster commence la cure des dyspeptiques en leur donnant, comme unique alimentation, de la viande grillée avec du pain grillé. Le malade est laissé à cette diète exclusive pendant une à deux semaines, avec instruction de mastiquer soigneusement. Dans l'intervalle, si le sujet se sent faible, on lui donne un verre de lait chaud. Après deux semaines, on le ramène progressivement à une diète plus variée, tout en lui interdisant les pâtisseries, les plats sucrés et les féculents, qui sont les aliments fermentant le plus aisément.

Je vous réfère, à ce sujet, au livre de Glénard, dans lequel se trouve une table qui vous indiquera le degré de digestibilité des aliments, et, pour ma part, je me suis admirablement trouvé d'adopter cette méthode, qui consiste tout d'abord à bannir de l'alimentation de certains dyspeptiques sous-normaux, au début de la cure, le lait, les féculents et les graisses. Pendant deux à quatre semaines, je leur donne à chaque repas deux œufs pochés, un quart de livre de filet et du pain grillé; le matin et l'après-midi, une tasse de cacao à l'eau, avec un biscuit sec. Après ce régime initial, lorsque le teint s'est éclairci, que la sensation de la faim a reparu, j'autorise peu à peu le lait et des purées, procédant avec précautions et me gardant de donner à celui-ci le même régime qu'à celui-là, faisant la plus grande part aux susceptibilités individuelles de chacun.

Ces considérations vous ont convaincus, je l'espère, de la nécessité qu'il y a de ramener à la normale tout sous-normal ; à ce prix seulement, et je vous ai fourni les éléments de cette réussite, vous pouvez espérer, par la correction du plasma, voir disparaître les désordres fonctionnels du malade, et, avec le temps, si le sujet a assez de force de caractère pour maintenir son liquide nourricier pur et demeurer un normal, il peut espérer voir disparaître ses crises vasculaires, ses fatigues, ses algies : il peut aspirer enfin à fournir le rendement du vrai

normal et atteindre un âge avancé, avec un minimum de souffrances. Encore une fois, ce desideratum, il ne l'obtiendra que
s'il a de l'ordre dans son budget : si ses recettes sont égales à
ses dépenses.

IV. — Les normaux-anormaux.

Afin de vous conformer aux recommandations que je vous
ai si souvent faites jusqu'ici, je vous prie instamment de ne
jamais prendre congé de votre malade sans avoir recherché et
trouvé la cause responsable du retour plus ou moins répété de
ses troubles fonctionnels. Nous venons de consacrer quelques
lignes aux sous-normaux, ces sujets au plasma appauvri par
insuffisance alimentaire de cause digestive ou centrale, et nous
avons vu les moyens dont nous disposions pour leur rendre un
plasma normal, capable de réduire au silence leurs neurones et
d'apaiser leurs crises vasculaires ou tout autre syndrome qu'ils
pourraient présenter. Parfois, le malade que vous aurez guéri
d'un désordre quelconque se présentera sous les apparences
d'un normal, et que ce soit par simple inspection ou par le
procédé plus précis de la balance, vous lui reconnaîtrez un
poids en rapport avec la taille. Ce fait que le sujet est normal
comme poids vous indique de la façon la plus évidente qu'il
trouve dans l'alimentation une ration suffisante pour faire face
à ses besoins calorifiques et énergétiques; sa ration ternaire,
en particulier, est adéquate à ses besoins, sinon il serait
sous-normal, et si elle était exagérée, il serait sus-normal, à la
condition qu'il ait de bonnes machines.

Nous avons étudié avec vous ces sujets que j'ai appelés les
normaux-anormaux, et qui constituent une classe de malades
des plus importantes à bien connaître; ils sont légion, et,
parmi eux, vous retrouverez les cholémiques, les eczémateux,
les rhumatisants, les lithiasiques, les goutteux; ce qui les
caractérise au point de vue de leur hygiène alimentaire, c'est
que leur consommation albuminoïde est de beaucoup supérieure
à leurs besoins. Pendant un certain temps ils jouissent d'une
santé relativement bonne, et cela aussi longtemps qu'ils ont
des émonctoires capables d'excréter au dehors les produits
ultimes de désintégration de la molécule azotée; mais, même

pendant cette période latente, il vous sera possible, par l'examen de leurs urines, de la première miction au réveil, de constater une émission souvent haute en couleur, d'une densité au-dessus de 1025, témoignant de la forte proportion de l'élément solide de l'urine, représenté en l'espèce par le déchet azoté. Cette grosse excrétion urinaire de produits albuminoïdes, dont les uns ont subi la désintégration finale, urée et acide urique, s'accompagne d'autres produits moins oxydés, pas tout à fait adaptés à la dialyse rénale ; la matière première continuant à être ingérée en quantité exagérée, bientôt sonnera l'heure où le plasma se trouve débordé par les déchets que la cellule rénale est inapte à rejeter au dehors et, du jour où la rétention atteint un certain degré, plus ou moins tôt, suivant la qualité de cette cellule rénale et suivant la susceptibilité du système nerveux, apparaîtront des désordres fonctionnels de localisation variable, dépendant des prédispositions héréditaires et acquises du sujet et de certaines causes secondes — froid humide, traumatisme, — qui pourront faire affluer les déchets au niveau de tel ou tel département de l'organisme. Le neurone n'étant plus en contact avec un plasma pur, condition essentielle de son fonctionnement silencieux, protestera par un syndrome quelconque, — algie de localisation et de durée variables, — constituant un avertissement, une protestation contre cette pollution ; parfois, ce sera une crise plus généralisée, un trouble bilieux accompagné de nausées, de vomissements, de diarrhée ou une céphalée ; tous symptômes qui ne sont que l'expression d'une réaction de défense de l'organisme, déterminant le rejet, au dehors, des déchets qui encombrent le sang. Rétention dans le plasma des déchets de l'alimentation, en particulier de la molécule albuminoïde, et, à certains jours, rétention des déchets endogènes résultant du travail cellulaire exagéré, par dépense physique ou cérébrale, telle est la caractéristique clinique d'une cellule rénale qui n'est plus à la hauteur de sa tâche et qui souvent fait appel aux autres émonctoires : c'est là l'origine de ces diarrhées, de ces crises de bronchite, et surtout de ces poussées à la peau, sous forme d'eczéma ou autre manifestation morbide.

Quoi qu'il en soit, examinez avec soin votre normal-anormal ; faites-lui détailler son hygiène alimentaire, et il vous sera facile de vous rendre compte que sa ration azotée est exagérée : le plus souvent, à chaque repas, il consomme deux plats de viande, du potage gras au dîner, sans compter les œufs, les féculents et le fromage. Si vous avez un doute, reportez-vous aux tables de Pascault, et, sans arriver à la précision mathématique, une simple addition vous permettra de vous assurer que le sujet dépasse de beaucoup les 70 grammes d'albumine accordés par Gautier et les 40 grammes recommandés par Chittenden. Mais ne perdez pas de vue, d'autre part, que la matière albuminoïde se présente dans le règne animal et végétal sous plusieurs formes différentes, et remarquez qu'à côté de la myosine du muscle, de la caséine du lait, dont la désagrégation finale se présente à la barrière rénale sous forme d'urée, existent les nucléo-albumines contenues dans le noyau des cellules, et dont la désassimilation constitue un corps terminal spécifique, l'acide urique, qu'on ne peut plus rattacher comme autrefois, à un stade d'oxydation précédant l'urée.

La molécule albuminoïde, après avoir suivi dans l'organisme ses différents stades de désintégration, est expulsée principalement sous forme d'urée, laquelle est le témoin d'une combustion parfaite de l'azote, et sous forme d'acide urique, provenant, d'une part, de la destruction des leucocytes et des noyaux cellulaires du corps, et, d'autre part, des nucléo-albumines et des purines des aliments. Le rein a été créé pour expulser ces produits ; ce sont des constituants normaux de l'urine, et ce n'est que dans certains cas de troubles profonds de la nutrition cellulaire que ces substances sont absentes : s'il convient donc de les rencontrer dans l'urine, il est indispensable qu'ils n'y soient pas en quantité exagérée, et surtout il est indispensable qu'ils s'y présentent sous forme d'urée et d'acide urique, lesquels sont des produits de désintégration de la molécule albuminoïde et de la molécule nucléinique. Mais si la ration albuminoïde du sujet est exagérée, si sa consommation excède de beaucoup celle qui a été assignée par nos maîtres en diététique, il en résultera ceci : c'est que non seulement la quantité d'urée et d'acide urique sera exagérée, mais que vous retrouverez dans l'urine des produits antécédents à ces corps, lesquels sont plus nocifs, et sont, de plus, mal adaptés à l'excrétion rénale ; de ce fait, ils auront tendance à léser la texture délicate des tubes urinifères, et auront toute chance d'être retenus dans le plasma et d'accentuer sa pollution.

Les auteurs se sont ingéniés depuis ces dernières années à nous donner la liste complète des aliments de provenance animale et végétale qui sont l'origine de l'élimination exogène de l'acide urique, et nous savons aujourd'hui, grâce aux travaux de Haig, de Fisher, de Fauvel, de Walker Hall, que le maximum d'excrétion d'acide urique est produit par l'ingestion de la viande, du poisson, des légumes secs, du bouillon gras, du ris de veau et des viscères, rein, foie. Est-ce à dire qu'il faille interdire la consommation de ces aliments si riches en matières azotées et si précieux pour la régénération cellulaire, sous prétexte qu'ils contiennent des nucléo-albumines, et faut-il, à l'exemple de Haig, mettre l'humanité au lait, au beurre, aux céréales, au sucre, régime riche en azote et en matières ternaires, mais exempt des substances génératrices d'acide urique, cette bête noire de certains médecins? Raisonner ainsi est absurde et qu'il s'agisse d'albumine animale et végétale, exempte ou non de nucléo-albumines, il faut que la consommation quotidienne soit en rapport avec les besoins de la croissance chez l'enfant et avec les besoins de la régénération cellulaire chez l'adulte. Souvenez-vous que l'adulte à l'état de travail moyen n'a jamais besoin de plus de $0^{gr},80$ à $0^{gr},90$ d'albumine par kilogramme de son poids actif, et que cette quantité, il peut la trouver dans une consommation modérée d'aliment d'origine animale ou végétale, renfermant de l'azote. S'il veut être végétarien, je n'y vois aucune objection; mais, d'autre part, j'aime autant qu'il ait la variété et le choix des aliments répandus à profusion sur le globe, et, s'il devient rhumatisant, lithiasique ou goutteux, ce n'est pas parce qu'il aura mangé de la viande, du poisson ou des grains secs, contenant de l'acide urique, mais bien parce qu'il en aura mangé *trop*, et que, de ce fait, il n'aura pas permis à son foie — le lieu de formation principal, je ne dis pas le seul, de l'urée, — débordé par des matières albuminoïdes en excès, de faire un travail complet, et la cellule hépatique n'aura pas eu le temps de transformer les autres molécules et de les amener à l'état d'urée, terme ultime bien accepté par le rein. De plus, la cellule rénale elle-même, surprise par cette avalanche de molécules albuminoïdes, les unes à l'état de désintégration complète, les autres n'ayant pas atteint leur stade ultime, non seulement s'use à ce jeu de les excréter, mais, de plus, laisse le sang de la veine rénale emporter dans la circulation générale des produits non expulsés, produits qui sont l'amorce de la pollution du plasma, et qui, tôt ou tard, feront crier le neurone ou iront se déposer au niveau d'un tissu quelconque, ou encore chercheront à se faire jour vers un autre émonctoire, par suite de cette tendance absolue qu'a le plasma, à conserver la stabilité de sa composition.

Je vous ai cité deux exemples de normaux-anormaux dont les désordres fonctionnels provenaient d'une consommation exagérée de la molécule albuminoïde et de la molécule nucléo-albuminoïde. Permettez-moi de vous rapporter une autre observation, qui va, de plus, me donner l'occasion d'insister sur un point du régime alimentaire que j'ai réservé pour cette place : je fais allusion à la ration liquide, à la consommation d'eau.

Il y a deux ans, je suis consulté par M. L..., bureaucrate, âgé de trente ans, qui souffre, depuis plusieurs années, de migraines, de douleurs à la nuque, et qui se réveille le matin, brisé de fatigue.

Son histoire clinique est plus riche qu'il ne pensait ; par l'interrogatoire, je relève, en effet, d'autres désordres fonctionnels, entre autres des douleurs angineuses assez fréquentes, survenant soit l'après-midi, soit, le plus souvent, peu de temps après son premier sommeil : le malade est réveillé par une sensation de pesanteur, de poids, d'anxiété, au niveau de la région précordiale, avec irradiations aux deux bras. Ces crises ont une durée de vingt à soixante minutes et se terminent par une transpiration assez abondante.

Le sommeil est généralement assez bon, mais, ainsi que je viens de le dire, le réveil est des plus pénibles ; le sujet est très courbaturé et souffre beaucoup des reins.

De temps à autre, un élancement à l'orteil.

L'estomac est bon, l'appétit régulier. Parfois, quelques palpitations : le facies du sujet est plutôt pâle.

Son régime est le suivant :

Le matin, une tasse de café au lait ;

Au déjeuner, deux œufs, un plat de viande, une fécule et un dessert ;

A 3 heures et demie, une tasse de thé au lait ;

Au dîner, un potage, deux plats de viande, un peu de riz, dessert.

Sa ration liquide est la suivante :

Au déjeuner un demi-verre d'eau, et au dîner trois verres à Bordeaux de vin rouge. Ne boit jamais dans l'intervalle de ses repas.

Le malade ayant un poids en rapport avec sa taille, il m'est facile de conclure que sa ration ternaire est suffisante; mais, sans me référer aux tables de Pascault, je puis affirmer que sa ration albuminoïde est trop forte, et il doit excréter une quantité exagérée d'urée et d'acide urique; de fait, la densité de son émission d'urine au réveil me donne trois jours de suite : 1032, 1034, 1031.

Ce sujet a un sang épais, contenant des déchets azotés exagérés et mal oxydés, et, par suite de l'hypotension vasculaire de la nuit, il y a imbibition de ses tissus par ce plasma pollué, cause de sa fatigue matinale et de ses douleurs de reins. De plus, ce même plasma pollué amène à certains jours cette douleur de l'orteil, qui est le cri d'un nerf gêné au contact de ce sang contenant des produits normaux en excès ou anormaux, et ses crises d'angine de poitrine ne sont également qu'une crise vasculaire, en vue de solliciter le rein à excréter les poisons qui encombrent le sang.

Il n'y aurait pas grand mal si ce malade était exposé à ces seules misères, et, en somme, il paraît heureux et se contente depuis assez longtemps de cette demi-santé ; mais il émet chaque jour des urines très concentrées, d'une densité de 1030 ; or, à égalité de structure, une densité urinaire de 1018 au réveil conservera mieux la cellule rénale qu'une densité de 1032. S'il continue à présenter à sa porte rénale un sang hypervisqueux, non seulement la rétention des déchets s'accentuera, et la goutte typique, ainsi que d'autres phénomènes vaso-moteurs, seront son lot, mais, plus tard, le rein, fatigué, altéré dans ses cellules, dans ses tubes urinifères, qui s'encrasseront grâce à ce liquide très dense à filtrer, refusera le service, et les portions saines seront appelées à suppléer les parties malades, cela par appel du cœur. Il y aura hypertension artérielle, et, par le mécanisme que nous avons étudié, distension des tuniques artérielles par l'hypertension, hyperfonctionnement de la cellule vasculaire, gêne de la circulation dans les *vasa-vasorum* : phase d'hypertension préscléreuse de Huchard, à laquelle succéderont l'hypertrophie, l'hyperplasie et la dégénérescence artérielle : c'est l'artério-sclérose réalisée qui viendra accentuer la faillite du cœur, antichambre de l'insuffisance cardiaque définitive.

J'ai expliqué tout cela au malade et je lui ai conseillé de se tenir au régime suivant :

Le matin, une tasse de café au lait ;

Au déjeuner, un seul plat de viande, deux légumes verts, une compote de fruits, quatre à cinq petites tranches de pain ;

A trois heures, une légère collation, sous forme d'une petite tasse de thé au lait, ou d'un fruit ;

Au dîner, deux œufs, deux légumes verts, un laitage, pain.

Sous aucun prétexte, il ne prendra par jour plus d'un plat de viande ou de poisson. Avec ce plat de viande, son lait, ses œufs et son pain, il trouvera amplement sa ration albuminoïde d'entretien et ne consommera pas en excès des nucléo-albumines, origine de l'acide urique exogène. Je lui conseille de manger peu de grains secs, riches en purines végétales, et je lui interdis absolument le bouillon gras, qui contient trop de composés xantho-uriques et de toxines.

En somme, je suis très libéral : j'autorise ce malade à trouver dans le régime la variété ; je ne le prive ni de viande, ni de poissons, ni d'œufs, ni de sucreries ; je le laisse libre de donner satisfaction à ses goûts, le mettant en garde principalement contre la quantité, qui est son pire ennemi.

Telle doit être votre ligne de conduite chez vos eczémateux, vos lithiasiques, vos rhumatisants, vos goutteux, vos algiques, chez vos normaux-anormaux présentant des crises vasculaires quelconques. S'il convient, pendant quelque temps, d'être très strict et de leur donner une alimentation azotée exactement adéquate à leurs besoins, en choisissant un régime dépourvu de nucléo-albumines, composé de céréales, de lait, de beurre, de sucre, d'œufs, afin de leur permettre de liquider leurs arriérés et d'expulser l'acide urique qui aurait pu être retenu antérieurement, il est possible, au bout d'un certain temps, d'être moins rigide et de leur permettre peu à peu de revenir à une alimentation mixte. Ne perdez pas de vue ce fait important : si vous voulez être obéi de votre client, ne lui demandez pas trop ; ne le brusquez pas ; sans qu'il soit nécessaire de lui faire peser ses aliments et sans qu'il y ait lieu de le priver totalement de viande, vous devez l'amener à une ration mixte suffisante, mais non exagérée. Encore une fois, la modération, voilà le point important, et l'alimentation que je vous ai indiquée doit vous servir, en quelque sorte, de modèle pour ramener, votre normal-anormal à la normale ; lorsqu'il aura purgé les déchets dont il était encombré, si vous savez graduer sa ration en rapport strict avec ses besoins calorifiques et énergétiques, l'excrétion de ses déchets sera en rapport avec sa consommation, la pollution du plasma sera rendue impossible, et la rétention, cause première de ses désordres, sera irréalisable.

Jusqu'ici, dans tous les chapitres antérieurs, je me suis occupé des méfaits d'une alimentation mal comprise comme qualité et comme quantité, et j'ai étudié avec vous les inconvénients d'une molécule albuminoïde, hydrocarbonée et grasse, consommée en quantité insuffisante ou exagérée. Je vous ai pourtant dit qu'en dehors de ces molécules, il existait également les molécules minérale et aqueuse, qui étaient aussi indispensables à l'organisme. Vous me permettrez de ne pas insister sur le métabolisme de la molécule minérale : je me sens incompétent pour traiter ce point, vous référant aux travaux de Maurel, qui a épuisé cette question ; qu'il me suffise de vous dire que, si la ration alimentaire prescrite est en harmonie avec les besoins de l'organisme, le sujet trouvera, associée à la molécule alimentaire, la quantité de matières minérales qu'il lui faut, et le régime végétal et animal lui portera la somme nécessaire de potasse, de chaux, de magnésie, de soude, dont il aura besoin pour maintenir la stabilité de ses humeurs, de son sang.

Mais il est un point sur lequel je désire attirer votre attention, c'est la ration liquide du sujet ; lorsque je parle de la ration liquide, je fais allusion exclusivement à l'eau. Je ne veux pas de nouveau faire le procès de l'alcool ; si j'admets qu'il est susceptible d'être oxydé dans l'organisme et de fournir un certain nombre de calories, je suis forcé de reconnaître que d'autres molécules alimentaires peuvent fournir plus utilement le même nombre de calories, et qu'il est inutile de demander à l'alcool, sous une forme quelconque, la production de force et d'énergie. Je suis néanmoins tout disposé, afin de ne pas trop étouffer les goûts du malade, à lui accorder une petite quantité de bon vin, à un ou à deux de ses repas, à la condition qu'il n'existe aucune autre contre-indication formelle, du fait d'un état dyspeptique ; mais j'ajouterai immédiatement que, si cette autorisation est licite dans les pays froids et tempérés, le régime sans alcool est surtout recommandable dans la zone équatoriale et tropicale.

Quoi qu'il en soit, à part cette restriction, il est bien entendu que, sous aucun prétexte, sous n'importe quelle latitude, le sujet ne sera autorisé à consommer une goutte d'alcool, sous forme de porto ou d'apéritif quelconque. Sachez reconnaître les vertus de l'alcool ; dans certains cas, dans quelques affections graves, au moment de certaines convalescences, à la suite de quelques maladies déprimantes, chez certains sous-normaux atones, un peu d'alcool, dosé à la manière de la morphine, vous rendra service ; mais soyez des plus avares sur ce chapitre, et mieux vaut mille fois pas d'alcool que trop d'alcool. Je n'ai rien à modifier à ce que j'ai écrit antérieurement sur ce sujet, une plus longue expérience clinique m'obligeant à me méfier davantage de ce stimulant factice ; plus que jamais, je reste persuadé que le seul liquide qui convienne à l'homme, c'est l'eau, et, ainsi que pour la molécule albuminoïde ou ternaire, il est nécessaire qu'il n'en prenne pas trop ou trop peu.

De même que vous devez questionner tout sujet, en lui faisant indiquer par le menu tout ce qu'il consomme chaque jour comme solide, il est nécessaire qu'il vous donne le détail de sa ration liquide, non seulement aux repas, mais dans leur intervalle. Étant obligé de me limiter, je vous dirai que très nombreux sont ceux qui boivent mal, qui boivent trop, ou qui ne boivent pas assez.

Beaucoup de malades boivent mal, en ce sens qu'ils noient leurs aliments avec des quantités d'eau ; entre chaque plat, ils en prennent un verre ; d'autres, à toute heure de la journée, consomment un soda ou de la limonade glacée : habitudes des plus funestes, qui, dans une large mesure, créent ou aggravent les dyspepsies.

Vous ne devez pas ignorer que le corps de l'homme contient de l'eau dans une très grande proportion, qui varie de trois quarts à quatre cinquièmes de son poids, et la quantité d'eau qu'il ingère, ou qu'il devrait ingérer, a pour but de maintenir constant le degré d'hydratation de ses tissus. Maurel, auquel nous devons des notions si précises sur tout ce qui touche à la nutrition, s'est livré, à cet égard, à des calculs des plus utiles, et il a démontré qu'il fallait à l'organisme, dans les vingt-quatre heures, environ 35 à 40 grammes d'eau par chaque kilogramme d'homme adulte. Il a démontré, d'autre part, que, sur ces 35 à

40 grammes, 5 grammes provenaient de la combustion de l'hydrogène des trois catégories d'aliments, et que les 30 à 35 autres grammes devaient être mis à la disposition de l'organisme par les aliments et les boissons. Sur ces 35 grammes, 15 grammes environ sont contenus dans les aliments (la moyenne des aliments animaux en contient 70 p. 100, d'après Gautier, et les légumes et les fruits en contiennent jusqu'à 85 et 90 p. 100), et 15 à 20 grammes par kilogramme devraient être, par conséquent, consommés sous forme de liquide.

Je n'insisterai pas sur les inconvénients d'une ration liquide exagérée et sur la grande quantité d'eau consommée aux repas, source si fréquente de troubles dyspeptiques. Le milieu intérieur, par suite du soin jaloux qu'il a de conserver sa composition stable, s'empresse de rejeter à l'extérieur tout excédent d'eau qui lui arrive, et il dispose, à cet égard, de la voie cutanée, de la voie pulmonaire, et surtout de la voie rénale, qui se suppléent les unes les autres. C'est la voie urinaire qui est la plus importante, et toute quantité d'eau ingérée en excès se traduit par une diurèse plus abondante, qui ne va pas sans une certaine fatigue du cœur et des vaisseaux, puisque c'est par l'augmentation de la tension artérielle que la circulation est plus active, en vue de débarrasser l'eau en excès contenue dans le sang ; de plus, le grand buveur, à la longue, fatigue ses cellules rénales en les obligeant à un hyperfonctionnement, qui peut, dans une certaine mesure, devenir nuisible. Ce n'est que dans certains cas, à la suite de désordres organiques des reins, que l'eau ingérée trop abondamment, ne pouvant s'échapper par cette voie, cherche à se porter vers le poumon ou vers le tissu cellulaire, entraînant à sa suite toutes sortes de poisons, et déterminant soit ces dyspnées de suppléance, soit ces œdèmes sous-cutanés et ces épanchements dans les cavités séreuses.

Quoi qu'il en soit, les méfaits d'une alimentation liquide exagérée sont des plus minimes à côté de ceux qui résultent d'une ration liquide insuffisante, et je ne saurais vous dire le nombre de malades que je rencontre chaque jour, qui ne boivent pas assez. Ce normal-anormal, dont je viens de vous relater l'histoire, ne buvait qu'un demi-verre d'eau chaque jour, et certainement, dans son lait du matin et ses trois verres de vin du dîner, il ne trouvait pas les 1000 grammes d'eau supplémentaires qu'il lui faut pour assurer sa lessive quotidienne. Or, ce malade est déja en état de surcharge azotée du fait de sa ration albuminoïde exagérée, dont les déchets ont pour unique porte de sortie le rein, c'est-à-dire l'urine ; la quantité d'urine excrétée est en rapport strict avec la quantité d'eau ingérée et en rapport avec la tension artérielle, qui doit faire passer, dans une unité de temps, une certaine quantité de sang au travers du rein ; il n'est donc pas étonnant que, par alimentation albuminoïde exagérée et manque d'eau, il ait un sang hypervisqueux et une urine matinale très dense, de 1032, qui sera cause, à la longue, de la fatigue et de l'usure prématurée de ses tubes urinifères.

Tous les liquides de l'économie ont une teneur très forte en eau : le sang en contient 80 p. 100 ; la salive, 95 p. 100 ; la bile, 85 p. 100 ; la lymphe, jusqu'à 98 p. 100. Il est bien évident que, si la ration d'eau est trop pauvre, ces liquides seront eux-mêmes hypervisqueux et auront tendance à laisser déposer les éléments solides qu'ils contiennent. Lauder-Brunton insiste avec raison sur ce fait de la plus haute importance et qu'il convient de se rappeler : « Tout lithiasique biliaire, tout lithiasique rénal, tout constipé, est généralement un petit buveur d'eau. » La bile trop visqueuse a tendance à stagner sur place entre les cellules hépatiques, et, s'écoulant sous très faible pression, elle diffusera plus aisément dans le milieu sanguin : c'est là l'origine de nombreux états cholémiques ; plus bas, dans la vésicule biliaire, elle aura également tendance à laisser déposer sa cholestérine. Au niveau des reins, le sang hypervisqueux, contenant une proportion exagérée de déchets, incrustera les parois des tubes urinifères de déchets azotés, restreignant peu à peu la partie utile de la zone rénale sécrétante.

L'eau est donc indispensable aux phénomènes de nutrition : c'est grâce à ce liquide que sont transportés au contact des cellules les matériaux alimentaires puisés dans le monde animal et végétal, et rendus assimilables par le tube digestif ; c'est grâce à ce liquide que sont amenés aux différents émonctoires les déchets de toutes sortes nés de l'usure cellulaire et de la transformation ultime des aliments ; c'est grâce à ce liquide que sont présentés à ces mêmes émonctoires les déchets innombrables nés du milieu intestinal et ceux provenant des sécrétions bactériennes : les toxines. De l'eau, encore de l'eau, toujours de l'eau, pour assurer la lessive de l'organisme, et le nombre des constipés, des bilieux, des goutteux, des néphrétiques, des rhumatisants, serait moindre si l'homme savait boire, s'il savait consommer la quantité de liquide nécessaire pour ses phénomènes d'assimilation et de désassimilation.

A ce propos, permettez-moi de vous rapporter deux exemples qu'il convient de se rappeler, à propos desquels je me demande, en dehors de la prédisposition héréditaire du sujet, qui peut, dans une certaine mesure, expliquer les désordres dont je vais parler, s'il ne faut pas également faire intervenir la ration liquide mal comprise.

J'ai dans ma clientèle deux malades atteintes de rhumatisme noueux, dit progressif et déformant; elles sont toutes deux âgées de cinquante et soixante ans. Chez elles, la maladie a débuté à l'âge de vingt-cinq et vingt-huit ans; dans leurs ascendants, je ne relève rien à signaler, mais voici ce que l'interrogatoire m'a permis de mettre au jour.

L'une d'elles, à l'âge de vingt-cinq ans, à l'époque où elle a amorcé ses premières manifestations de rhumatisme, qui ont fait d'elle une invalide, jouissait d'une bonne santé, présentait un embonpoint normal, mais avait horreur de l'eau, dont elle ne buvait jamais une goutte. Sa ration liquide se composait uniquement d'un petit verre de vin rouge à chaque repas.

L'autre, à cette période déjà lointaine, habitait Paris : ses parents, terrifiés de la fièvre typhoïde, lui interdisaient de boire de l'eau ; elle aussi n'en consommait jamais et se contentait de deux verres de vin pur à chaque repas.

Il est bien entendu que le fait de vivre doit laisser des déchets, sans compter ceux plus importants, plus abondants, qui résultent du métabolisme des différentes molécules alimentaires, surtout les déchets minéraux et azotés, dont la porte de sortie principale est le rein. Or, la quantité d'urine étant en rapport avec le liquide ingéré, la sécrétion urinaire de ces malades devait être très pauvre, et, d'autre part, vous rappelant la lutte incessante du corps pour maintenir stable la composition de ses humeurs, il n'est pas défendu de supposer, je ne dis pas d'affirmer, que, chez elles, à la faveur de certaines prédispositions héréditaires, à la faveur de certaines causes secondes — grossesse chez la première, traumatisme, humidité, sédentarité, — ces déchets qui auraient dû être expulsés par le rein, ne pouvant être amenés à cette cellule fixe, par pauvreté de véhicule liquide, aient pu être déposés au niveau d'une des articulations, par suite de causes locales prédisposantes. Tous ces produits toxiques, quels qu'ils soient, appelez-les comme vous le voudrez, n'étant donc pas éliminés par les reins, une fois déposés au niveau des tissus péri-articulaires, constituaient un point d'appel pour toutes les autres crasses de l'organisme ; c'est le point, les points vers lesquels convergeaient tous les produits à éliminer, non excrétés par les émonctoires. C'est sur ce fait expérimental qu'est basé l'emploi de la mouche au bras, du cautère, réhabilité dernièrement par Brocq, dans le traitement de certains états arthritiques, du séton, du vésicatoire. Dans tous ces cas, en dehors de l'action vaso-motrice, il faut compter sur le point d'appel des poisons ; c'est l'exutoire de nos vieux maîtres, rajeuni par l'école de Lyon, par le procédé de l'injection sous-cutanée d'essence de térébenthine : l'abcès dit de fixation.

Quoi qu'il en soit, ces énormes masses calcaires déterminant ces augmentations de volume des articulations et, amenant peu à peu la perte de fonction de l'article, sa raideur, son ankylose, l'atrophie musculaire péri-articulaire, ne sont pas nées par génération spontanée ; primitivement tous ces produits étaient dans le sang : s'ils ont été déposés au niveau des tissus, alors qu'ils auraient dû être éliminés par les émonctoires, c'est que leur nombre, du fait d'une alimentation mal comprise, a été exagéré, ou que, même en quantité normale, le service de transport aux égouts a été mal assuré, du fait d'une ration liquide trop pauvre : dans les deux cas, le péril alimentaire a été flagrant.

Rappelez-vous donc que tout malade, tout sujet, doit avoir une ration liquide suffisante, et particulièrement le normal-anormal, dont le plasma est saturé de déchets azotés. Il convient donc *progressivement* de l'amener à la ration liquide des cinq verres d'eau par jour :

Un verre, au réveil, à jeun ;

Un verre, une heure avant chaque repas ;

Un verre, à la fin de chaque repas.

Chez l'homme adulte, le verre devra avoir une contenance de 250 à 300 grammes environ ; la femme pourra se contenter de 200 grammes, et l'enfant de 100 grammes.

L'eau consommée aux heures indiquées a les avantages suivants :

1° Le verre pris à la fin de chaque repas permet une certaine fluidité du bol alimentaire, qui n'est pas trop desséché, et l'attaque des sucs digestifs est rendue plus aisée. De plus, en se contentant d'un seul verre d'eau à la fin du repas, le suc gastrique n'est pas trop dilué, et les ferments digestifs peuvent agir plus utilement que si la ration liquide était d'un litre, quantité atteinte chez certains malades. Enfin, une ration d'eau mesurée aux repas oblige le sujet à manger lentement, à bien mastiquer, et à se contenter d'une ration solide moindre, toutes conditions favorables à une extraction parfaite de la molécule alimentaire.

2° Les verres d'eau pris une heure avant les repas ont l'immense avantage de procéder à un lavage de l'estomac. S'il restait un reliquat d'un repas précédent, cette eau le chasserait dans l'intestin ; toute sécrétion muqueuse ou acide au contact de l'estomac serait enlevée, et cet organe, tout à fait rapproprié, sera dans les meilleures conditions pour recevoir le prochain repas qui ne viendra pas ainsi se mélanger au précédent, en partie le siège de fermentations acides.

3° Enfin, ces verres d'eau pris une heure avant les repas, et celui du matin, au réveil, ont pour but d'augmenter la fluidité des liquides de l'organisme, de la bile, du sang, de la lymphe, et sont la sauvegarde du sujet dont la ration solide est légèrement exagérée. Cette chasse d'eau entraîne vers les émonctoires, vers le rein en particulier, les matières oxydées et celles qui le sont imparfaitement, prévenant ainsi, dans une certaine mesure, la rétention au niveau des tubes urinifères, lesquels auraient tendance à s'encrasser par le sang qui leur arrive pendant la phase de digestion, à l'heure où le plasma est le plus saturé des déchets alimentaires. Quant à l'action laxative du verre d'eau pris le matin, seuls ceux qui en sont les adeptes en connaissent les vertus.

A la suite de tout surmenage physique, pendant l'évolution des fièvres, au cours desquelles le plasma est encombré de déchets de toutes sortes, de produits incomplètement oxydés, dont le contact avec les neurones est l'origine de ces douleurs atroces, dites courbatures, qui de vous ne connaît le cri du malade pour avoir de l'eau? C'est instinct qui lui dit de refuser l'aliment, dont les déchets viendraient encore accroître sa gêne, et lui fait réclamer de toutes ses forces de l'eau, pour diluer son sang trop épais, pour assurer le transport de ses poisons aux émonctoires et faciliter la lessive de son plasma.

J'espère que les lignes précédentes vous ont convaincus. Chez le normal-anormal, il y a deux vices à redresser : il faut diminuer sa ration albuminoïde, qui est de beaucoup supérieure à ses besoins ; il faut souvent augmenter sa ration liquide, mais, de plus, lui apprendre à boire à jeun au réveil et une heure avant les repas, conditions essentielles pour assurer le lavage du sang et, secondairement, pour faciliter l'excrétion régulière des déchets par le rein. C'est ainsi que vous préviendrez la rétention, qui est l'origine, d'abord du désordre fonctionnel, et secondairement de l'artério-sclérose, dans un avenir plus lointain.

V. — Les sus-normaux.

Si, chez certains malades, il vous est parfois nécessaire de vous livrer à une enquête approfondie, afin de savoir si leur état sous-normal dépend d'une alimentation insuffisante ou d'une molécule alimentaire non assimilée par cause locale ou centrale, le plus souvent, vous n'aurez pas à vous poser cette question pour cette classe nombreuse de sujets, les sus-normaux, avec lesquels vous aurez à prendre contact journellement. Par suite d'une alimentation exagérée, leur pathologie est des plus fertiles, et la cellule, mal à l'aise avec ce plasma trop abondant, contenant des déchets normaux exagérés, ou anormaux, traduira sa souffrance par mille et un symptômes, que vous connaissez déjà, puisqu'ils nous ont longuement arrêtés.

Après avoir couru au plus pressé, après avoir mis en œuvre la médication du symptôme, il est nécessaire que vous exposiez en toute franchise au malade l'avenir qui l'attend s'il ne veut pas équilibrer son budget ; je dis bien, équilibrer son budget, car l'état sus-normal, c'est-à-dire l'obésité, à part les cas exceptionnels qui relèvent uniquement de l'hérédité ou d'un vice de fonctionnement glandulaire, l'état sus-normal, dis-je, ne reconnaît qu'une seule et unique cause : la consommation d'une molécule ternaire en qualité supérieure aux besoins calorifiques et énergétiques du sujet. La formule est simple et précise : tout obèse est un sujet qui mange trop et qui ne se dépense pas assez; vous pouvez ajouter qu'il dispose d'assez bonnes machines, puisqu'il peut amener à l'état d'utilisation la molécule alimentaire animale et végétale.

Je vous ai démontré qu'une fois engagé dans ce sentier de l'obésité, si le malade ne fait pas machine en arrière, s'il ne met pas de l'ordre dans ses livres, s'il n'équilibre pas ses recettes et ne les met pas en rapport avec ses dépenses, il s'achemine fatalement vers un degré de plus en plus accentué de l'état obèse, avec tous les inconvénients et les dangers inhérents à ce manteau adipeux, qui, lentement mais sûrement, infiltrera peu à peu ses cellules les plus nobles, au point que le cœur lui-même sera un jour un organe plus graisseux que musculaire. Un autre danger plus grave menace le sus-normal : lorsqu'il aura amené à un état de réplétion exagérée ses dépôts de glycogène, lorsque les cellules hépatique et musculaire seront remplies à éclater, il excrétera par la voie rénale le trop-plein de sucre qui ne saurait rester dans le plasma, et, ce jour, il aura amorcé un syndrome dont vous connaissez la gravité, la glycosurie. Enfin, lancé sur cette pente d'une consommation alimentaire exagérée, il est rare, exceptionnel, qu'il se contente d'une alimentation purement hydrocarbonée et grasse : le plus souvent, sa ration globale est supérieure à ses besoins, et votre expérience clinique vous permettra de démêler, au milieu de l'écheveau des symptômes qu'il présente, les désordres fonctionnels relevant de la consommation exagérée de la molécule ternaire et ceux dépendant de la consommation également exagérée de la molécule albuminoïde : votre obèse sera souvent atteint de diathèse panachée ; il sera devenu hyperglycémique et hyperuricémique.

A défaut d'une hygiène raisonnable, qui seule pourrait le ramener à l'état normal, unique moyen dont il dispose pour prétendre à une vieillesse agréable et durable, la seule chose qu'on puisse souhaiter à ces impénitents, à ces endurcis, à ces sceptiques, c'est de devenir dyspeptiques. Ainsi que le fait remarquer Bardet : « Loin d'être un malheur pour le malade, l'hypersthénie le sauve de l'excès, car la dyspepsie est une sauvegarde pour lui quand il peut entendre et comprendre cet avis salutaire ».

Mais ce n'est pas une solution que d'échanger un cheval borgne pour un aveugle, et je prétends que vous pouvez espérer mieux; vous avez en mains les moyens de remédier aux mille et un inconvénients du malade, à la condition pourtant que l'heure des désordres organiques n'ait pas définitivement sonné; c'est ce que l'examen attentif du sujet vous démontrera, en particulier un examen approfondi du cœur et des reins, les deux organes les plus exposés chez la plupart des sus-normaux.

Vous avez donc deux moyens puissants de ramener à la normale un sus-normal, soit en augmentant ses dépenses, soit en diminuant ses recettes, et je vais vous citer deux exemples où l'un de ces moyens, employé exclusivement, a pu amener ce résultat; je vous dirai néanmoins qu'il vaut mieux les combiner et les mettre en pratique simultanément.

Il y a déjà bien longtemps, tout à fait au début de ma carrière médicale, on me présenta une fillette de quatorze ans qui faisait le désespoir de ses parents. Cette enfant avait atteint des proportions telles qu'elle n'osait plus sortir, étant très gênée par le sourire moqueur de ceux qui la contemplaient. Je n'eus pas à la mettre sur la balance pour la déclarer sus-normale, et à cette époque où les questions de diététique ne m'avaient pas occupé, je me contentai de faire la prescription suivante :

Chaque jour, à deux heures de l'après-midi, l'enfant s'habillera aussi chaudement que possible, et, pendant dix à quinze minutes, elle fera le tour de la campagne au petit trot; avant le départ, elle prendra la précaution de boire une tasse de thé léger chaud.

Le moyen fut immédiatement mis en œuvre, et le résultat dépassa toutes les espérances, au point que, trois mois après, il fallait cesser le traitement: la fillette était devenue mince et svelte. Rien que par l'exercice poussé jusqu'à la *sudation profuse*, elle avait brûlé toutes ses réserves, et une meilleure orientation donnée à son régime suffit à la maintenir, depuis quinze ans, à peine légèrement sus-normale.

Ce procédé est tout-puissant: il est sûr dans ses effets, mais il n'est applicable que chez les jeunes sujets et non aux sus-normaux plus âgés, dont vous ne connaissez pas exactement la valeur du cœur ni des reins; puis, à un certain âge, ces courses de vitesse ne sont pas sans danger, et la dyspnée facile et précoce de plusieurs d'entre eux rebuterait la majorité. Retenez seulement la toute-puissance de l'exercice poussé jusqu'à la sudation, ayant dégraissé un obèse, sans aucune réduction de l'alimentation.

A l'autre extrémité de l'échelle, voici l'histoire d'un malade qui vint me consulter, il y a huit mois, pour de la fatigue et quelques douleurs angineuses. Agé de trente-cinq ans, d'une taille de 1^m,62, il pesait 78 kilogrammes. Je lui démontrai le danger d'être au-dessus de son poids, et je lui fis entrevoir ce qui l'attendait au seuil de la cinquantaine. Ai-je été trop persuasif? ai-je dépassé la limite? me suis-je mal expliqué? Ce qu'il y a de certain, c'est qu'il me revenait, six semaines après, méconnaissable, ayant maigri de *20 livres*, et, poussant mes recommandations à l'extrême, il ressemblait à ce malade qui, pensant guérir plus vite, prend toute la boîte de pilules prescrites en une fois, et s'empoisonne. De sa propre autorité il s'était soumis au régime alimentaire suivant :

Au réveil et à trois heures, une tasse de thé clair sans sucre :

Au déjeuner et au dîner, deux œufs, une banane et un peu de pain, et trois gorgées d'eau.

Ce n'est pas impunément que l'on violente la nature, et, lorsqu'on entreprend une cure d'obésité, il convient de se souvenir que le sujet n'a pas passé du poids de 150 livres à celui de 180 et davantage en quelques semaines. Cette augmentation de poids a été régulière, mais progressive : il est nécessaire, sous peine d'accidents, de revenir en arrière, au point de départ, régulièrement et progressivement. J'avais bien recommandé au malade de se mettre sur une balance chaque mois et de se contenter d'une perte de poids d'un kilogramme seulement. De plus, exagérant mes prescriptions, il s'était soumis à un régime sec, dont les inconvénients auraient pu être des plus néfastes ; en effet, sur ma demande, il m'avoua que ses urines étaient très rares, très rouges, déposant du sable ; un échantillon, qu'il m'adressa le lendemain au réveil, accusa 1033. Il souffrait atrocement des reins, était très fatigué, très déprimé, découragé, ayant des douleurs de tête, de la nuque et du rachis. Pas de sommeil ; il se réveillait sans la moindre force.

L'estomac est flatulent ; constipation opiniâtre. Mais, je le répète, ce qui domine chez lui, c'est une asthénie profonde, qui dépend d'une cellule insuffisamment nourrie et intoxiquée par les déchets mis en liberté du fait de la fonte globulaire, et non entraînés à l'extérieur par manque d'eau.

Quoi qu'il en soit, voilà l'exemple d'un sus-normal qui, sans augmenter ses dépenses, puisqu'il ne s'est livré à aucun exercice, a réussi à perdre 20 livres de son poids en six semaines, rien que par restriction de l'alimentation.

Ces deux observations, choisies à dessein, vous indiquent la marche à suivre : chez tout sus-normal, après vous être assuré de sa taille et de son poids, après avoir décidé du chiffre auquel il convient de l'amener, il est nécessaire de procéder avec précaution et de se contenter d'une perte de deux à trois livres par mois. A cet effet, vous disposez de l'exercice sous une forme quelconque, employé progressivement, sans fatigue, en ayant soin, en même temps, de réduire, dans une certaine mesure, l'alimentation, sinon vous vous exposez, à un échec comme ce médecin de mes amis, qui décida, il y a quelques années, de faire de la bicyclette, afin de diminuer les proportions de son abdomen. Après le premier mois, il avait engraissé de 2 livres et de 4 après le deuxième mois ; découragé, il vendit sa machine tandis que sa femme, plus perspicace, lui faisait remarquer que, depuis qu'il se livrait à ce nouveau sport, son appétit était aiguisé et qu'il mangeait davantage.

En instituant le régime du sus-normal, inspirez-vous des conseils de Hare, qui, s'ils ne sont pas recommandables chez les uricémiques, sont souverains pour les sus-normaux, dont la ration ternaire est le principal coupable. Donc, autorisez la viande maigre, les œufs, le poisson, le fromage, les légumes verts, les fruits, un peu de pain, et ne craignez pas de leur donner un peu de beurre, afin de remplacer les hydrocarbonés absents. Frappez, par contre, d'ostracisme absolu le sucre, les sucreries, les grains secs, les féculents, le riz. Très peu de lait.

Il faut, d'autre part, régler la question des liquides, et, à ce sujet, il y a deux écoles. Hippocrate prétend que l'eau engraisse et qu'il convient de mettre les obèses à la diète sèche, pendant que Galien, par contre, affirme que l'eau n'a jamais engraissé personne, et autorise ses malades à boire à volonté. La vérité gît entre les deux extrêmes ; encore et toujours, c'est la modération qui triomphe.

Ce qui a induit en erreur certains médecins et ce qui les a fait préconiser la réduction des liquides dans la cure de l'obésité, c'est ce fait que beaucoup d'obèses sont des obèses âgés qui sont devenus cachectiques, et la faillite prématurée de leur

cœur et de leurs reins nous explique pourquoi ils font de la
rétention aqueuse dans leurs tissus. Ces malades, si vous restreignez leur eau, afin de maintenir la stabilité de la composition de leur plasma, puiseront dans leurs œdèmes celle dont ils
ont besoin, et ils l'excréteront; la perte de poids sera uniquement
ment due à la déperdition d'eau de leurs tissus. Aujourd'hui
que l'on connaît mieux cette phase d'obésité cachectique, on sait
procéder avec soin à l'allégement de ces malades, et, grâce au
repos, au régime lacté réduit, à des cachets de théobromine et
à quelques stimulants du cœur, on a pu arriver à de véritables
résurrections et rendre à la circulation des sujets oppressés,
anhélants, qui, par suite d'un myocarde atteint dans sa puissance
contractile et par suite d'une cellule rénale au-dessous de sa
tâche, retenaient dans leurs tissus le liquide qu'ils ingéraient.
Restreignez leur ration d'eau, et leur guérison, pour le profane,
tiendra du miracle; mais nous, qui savons que rien n'est livré
au hasard, nous conclurons que cette cure est due à la médication causale.

Chez le sus-normal obèse à la phase floride, la privation
d'eau peut être néfaste. Bien des auteurs ont cité des cas
où les malades avaient présenté des accidents à la suite de la
cure de l'obésité par la diète sèche et Rosenberg a vu survenir
des troubles cardiaques, de l'albuminurie, des œdèmes, qui
ont entraîné la mort. Rien que la fonte cellulaire met en liberté
des déchets, dont plusieurs, s'ils nous sont inconnus, ne sont
pas moins toxiques; en dehors de cela, la vie cellulaire elle-
même libère des produits qui, ajoutés à ceux dépendant de la
désintégration des molécules alimentaires, doivent être expulsés au dehors, et l'eau est indispensable pour assurer cette
lessive.

Il convient donc de régler la quantité de liquide comme
suit : le malade ne boira qu'un verre d'eau à la fin de chaque
repas ; cela aura le double avantage de réduire sa ration solide,
car il est démontré que celui qui mange lentement et qui ne
boit pas au cours du repas, arrive beaucoup plus vite à la
satiété. De plus, Leven l'a prouvé, nombre d'obèses sont des
dyspeptiques, et cette restriction des liquides, vous le savez,
est un des plus puissants moyens d'améliorer la dyspepsie,
en évitant la dilution exagérée du suc gastrique.

Au réveil et une heure avant les repas, le sus-normal, non

seulement sera autorisé, mais sollicité à prendre un grand verre d'eau. Ce dernier, pris à jeun, ainsi que l'a rappelé dernièrement Marcel Labbé, est éliminé plus vite, et on lave ainsi mieux les reins qu'en buvant aux repas. J'ai confirmé d'ailleurs ce fait nombre de fois avec mon densimètre, et tout médecin peut se livrer à cette petite expérience.

Par l'exercice, non seulement vous dépensez, vous brûlez les molécules alimentaires et les matières de réserve, mais, de plus, le mouvement vous oblige à augmenter le nombre de vos respirations, et vous donnez ainsi satisfaction à Liebig qui a avancé ce fait, qu'il se formait de la graisse chez un animal toutes les fois qu'il y a disproportion entre le carbone introduit dans l'économie et l'oxygène absorbé.

De l'exercice gradué, la réduction de l'alimentation, principalement de la molécule ternaire, l'eau prise librement à jeun et mesurée aux repas, un bain tiède chaque semaine, afin de décrasser la peau, encombrée par tous les produits mobilisés, dont quelques-uns s'échappent par cette voie : tels sont les moyens certains et puissants dont nous disposons, sans nécessité du médicament — à l'exception peut-être d'un purgatif de temps à autre et d'un gramme de bicarbonate de soude donné à la façon de Trousseau, deux fois par jour, afin de neutraliser les acides mis en liberté, — pour amener doucement, sans heurt, sans danger, un sus-normal à la normale.

Le péril alimentaire est flagrant chez tout sus-normal obèse ; il n'y a qu'un seul moyen sûr et durable de le guérir : c'est de l'alimenter avec un régime mixte strictement adéquat à ses besoins, et la balance vous indiquera à quel moment il conviendra de s'arrêter.

L'obèse, avons-nous dit, se contente rarement de choisir exclusivement la molécule ternaire, et, le plus souvent, sa ration globale est exagérée, faisant de lui non seulement un sus-normal, mais un hyperuricémique. L'hyperuricémie est, vous le savez, intimement associée à la consommation de la molécule albuminoïde, et nous avons étudié, chez le normal-anormal comment il fallait s'y prendre pour faire cesser les accidents dont était responsable la consommation exagérée de cette molécule. Veuillez vous reporter à ce que je vous disais précédemment à ce sujet et inspirez-vous de ce régime albuminoïde mitigé, dont le malade devra se contenter pour échapper aux dangers beaucoup plus graves résultant de la rétention, dans le plasma, des déchets azotés et uratiques. Nous avons vu comment un seul plat de viande à l'un des deux repas, associé à une alimentation mixte et variée, suffisait à prévenir une accumulation, dans le plasma, de ces déchets responsables tôt ou tard de l'hypertension artérielle qui conduit à l'artériosclérose.

Le péril alimentaire est flagrant chez le sus-normal obèse hyperuricémique ; il n'y a qu'un seul moyen sûr et durable de le guérir : c'est de l'alimenter avec un régime strictement adéquat à ses besoins, et l'étude de sa densité urinaire du matin vous indiquera, par son chiffre de 1020, que la partie solide de l'urine, commandée par le déchet azoté, n'est pas trop abondante. Aussi longtemps qu'il n'aura pas un poids en rapport avec sa taille et une densité matinale aux environs de 1020, il ne pourra être considéré comme guéri, et vous devez insister sur la réglementation de sa ration solide et liquide.

Enfin, votre sus-normal obèse, non prévenu à temps, sourd à tous les avertissements de la nature, aux mille désordres fonctionnels, qui n'étaient qu'un cri de protestation du plasma saturé de déchets normaux en trop grande abondance, ou anormaux, se réveille, un jour ou l'autre, avec un anthrax, une balanite, une névralgie tenace, un prurit vulvaire, que sais-je, avec un symptôme révélateur d'une glycosurie, qui, de latente qu'elle était depuis des années, est devenue aujourd'hui manifeste. De grâce, si cela est en votre pouvoir, tâchez de ne pas le laisser arriver à cette phase de l'état sus-normal ; lors des conseils que vous lui prodiguerez en cours de route, montrez-lui le danger qui le menace ; expliquez-lui que le diabète est une des maladies les plus faciles à éviter, que le diabète dit gras, constitutionnel, arthritique, comme l'appellent nos classiques, est une affection qui ne se rencontre *jamais*, je souligne jamais, chez un sujet utilisant le sucre qu'il ingère. Citez-lui l'opinion de Marcel Labbé, un de ceux que la question de diététique passionne, et qui nous dit que le diabète est le résultat de l'insuffisance de combustion des hydrates de carbone dans l'organisme. Pendant qu'il est temps encore, à la phase préglycosurique, rappelez-lui la difficulté de la guérison vraie de cet état qui empoisonnera ses jours et qui le conduira prématurément à la tombe ; au besoin même, effrayez-le et laissez cette phrase peu consolante de Lasègue tomber à ses oreilles : « Tout diabétique est un condamné à mort ; s'il ne meurt pas de maladie intercurrente, il mourra tôt ou tard de son diabète. »

Si vous connaissez votre pathologie, vous savez déjà combien d'ennemis guettent le malheureux glycosurique, et sans parler du coma diabétique, la manifestation la plus grave qui le menace, vous n'ignorez pas les incidents multiples susceptibles d'abréger son existence, après en avoir fait à certains jours un martyr du régime.

Ici, comme pour l'obésité, il faut revenir en arrière avec précaution, procéder à un régime scientifique, faire doser le sucre chaque quinzaine, et inscrire le poids du malade.

Le problème consiste à faire éliminer au sujet tout le sucre qui imbibe ses tissus ; par une alimentation hydrocarbonée légèrement au-dessous de ses besoins, il arrivera peu à peu à se libérer de ses réserves ; c'est ce que Guelpa cherche à réaliser en cinq jours avec sa cure de régénération : c'est ce que la plupart des médecins obtiennent par un régime mitigé, très faiblement hydrocarboné. Puis, tâtant la susceptibilité du sujet, lorsque l'examen de l'urine vous dénotera sucre = néant, vous augmenterez peu à peu sa ration hydrocarbonée, jusqu'à son point de *tolérance* ; point des plus variables, non seulement suivant les malades, mais aussi suivant les différents aliments amylacés. Marcel Labbé, d'après l'observation d'une quinzaine de sujets, a établi une échelle, en commençant par ceux les mieux tolérés : la pomme de terre, recommandée par Mossé ; la farine d'avoine, préconisée par Von Noorden ; le macaroni, la châtaigne, le riz, le haricot, la lentille, le lait, le pain et le sucre. Ce tableau ne doit vous servir que de point de repère ; je vous le répète, autant de glycosuriques, autant de susceptibilités spéciales : le seul moyen vrai, sûr, c'est que votre malade ne maigrisse pas trop, maintienne son poids, et qu'il n'excrète plus de sucre. C'est là l'œuvre difficile, qui nécessitera un régime approprié à chaque glycosurique, car le régime collectif, vous le savez, est inapplicable.

La thérapeutique devra toujours être causale ; n'oubliez pas que, si votre sus-normal est devenu glycosurique, c'est que non seulement il a consommé trop de molécules hydrocarbonées, mais que souvent aussi il a accentué cette faute en étant un sédentaire ; la physiologie a établi d'une façon péremptoire le fait suivant : c'est au niveau des capillaires que le sucre est oxydé, et le sang veineux d'un organe en contient moins que le sang artériel. Chauveau et Kaufmann ont démontré que cette différence s'accusait davantage lorsque l'on analyse le sang qui provient d'un muscle en contraction, comme le masséter du cheval pendant la mastication. C'est donc au niveau du muscle que le sucre est oxydé; pour cela, il faut que le muscle travaille et qu'il y ait dans le plasma une quantité suffisante d'oxygène.

Inspirez-vous de ces deux données; expliquez au malade que, s'il veut guérir et tolérer la quantité de molécule hydrocarbonée nécessaire à son relèvement, il est impérieux qu'il utilise cette molécule : à cet égard, il faut qu'il fasse de l'exercice sous une forme quelconque, en évitant la fatigue, et qu'il s'habitue à faire de profondes inspirations, afin d'inonder son plasma d'oxygène.

De même que le diabète est une maladie dont la cause provient uniquement d'un vice de l'alimentation, de même il s'ensuit que le régime alimentaire est le *seul* mode de traitement de cet état morbide : une diététique bien appropriée, bien comprise, a sur la glycosurie une influence primordiale à une certaine période de la maladie, non plus à la phase quasi terminale, où la nutrition est viciée, où l'anarchie nerveuse est à son comble, où les émonctoires sont frappés de mort partielle et où le malheureux malade fabrique du sucre avec les molécules albuminoïdes, au besoin même avec ses propres tissus.

Cette démonstration de la toute-puissance du régime alimentaire pour guérir ou améliorer la glycosurie a reçu la sanction de tous les membres de la Société médicale des hôpitaux de Paris, lors de la récente discussion qui eut lieu à ce sujet, à la suite de la communication de Marcel Labbé, sur l'influence des hydrates de carbone du régime alimentaire sur la glycosurie, et sur la tolérance hydrocarbonée individuelle.

Si nous savons tous qu'il y a quelques médicaments susceptibles d'améliorer la nutrition de ces malades, les alcalins et l'arsenic en particulier, il convient de se méfier de ceux qui font disparaître le sucre des urines, et ainsi que le disait excellemment Barth : « Les médications qui font baisser le sucre urinaire ne sont pas toujours les meilleures, et j'ai vu diminuer la glycosurie et l'état fonctionnel s'aggraver chez des malades qui avaient été soumis à l'usage de l'antipyrine ou qui étaient à un régime exclusivement carné, et j'ai vu par contre le régime lacté améliorer des sujets dont la glycosurie augmentait. »

Avant de terminer, je tiens à vous signaler deux écueils qu'il convient d'éviter en instituant le régime des glycosuriques : il ne faut pas procéder avec brutalité et vouloir coûte que coûte réduire le sucre, en n'ayant comme seul objectif que l'analyse du chimiste. Il est nécessaire de bien surveiller l'état général et d'éviter l'affaiblissement du malade.

Lorsque je quittai l'île Maurice en 1886 pour aller faire mes études médicales à Paris, je laissai mon père dans un état de vigueur absolu, incarnant force et santé: c'était un sus-normal non prévenu, qui s'imaginait, comme nombre de profanes, que plus on mange, mieux on se porte, et qu'une corpulence exagérée est la signature la plus évidente de la santé parfaite. Peu de temps avant mon retour au pays natal, à la suite de faiblesse musculaire et d'affaiblissement des yeux, il fut reconnu glycosurique, au taux de 65 grammes par litre. Du jour au lendemain, il fut mis à un régime draconien ; on lui supprima totalement son riz, qui était sa nourriture préférée ; il devint anorexique, et je le retrouvai à mon arrivée, sans force, défait, les yeux excavés, se tenant à peine debout. Malgré tout il se félicitait de ses analyses qui ne donnaient que sucre = 5 grammes, et parfois même, néant. Je fis cesser toute analyse et je l'autorisai à manger à sa faim : je lui rendis à chaque repas sa portion de riz et, au dessert, sa confiture, dont il raffolait. Le résultat fut magique ; en quatre mois, il avait récupéré son poids de l'époque ; en même temps qu'il pouvait marcher, la gaieté et l'entrain lui étaient revenus, bien que le sucre eût reparu et atteint le taux de 45 grammes par litre. Je procédai alors avec précaution ; je graduai son exercice, diminuant peu à peu sa ration hydrocarbonée, et, sans perte notable de poids, je le maintins, pendant dix ans, un glycosurique de petite marque, mais, hélas! sujet à bien des désordres fonctionnels, et il n'échappa pas à la loi de Lasègue : il ne mourut pas de maladie intercurrente, mais des suites de son diabète.

Il y a un an, j'étais appelé, à onze heures du soir, auprès d'un de mes malades, âgé de quarante-deux ans, qui était atteint d'une crise d'hypertension caractérisée par un pouls petit, dur, serré, cordé, avec une intermittence toutes les cinq pulsations, accompagnée d'une sensation d'anxiété et d'angoisse des plus pénibles au niveau du cœur. Je retrouvai un de mes anciens clients, glycosurique depuis douze ans, reconnu tel à la suite d'un anthrax. A cette époque, il pesait 95 kilogrammes et son poids maximum, quelques mois auparavant, avait été de 104 kilogrammes. Avec une taille de 1m70, vous vous rendez compte à quel point sa ration avait été supérieure à ses besoins; doué de bonnes machines, son extraction avait été certainement meilleure que celle de l'usine à canne, qu'il dirige d'ailleurs si habilement.

Soumis à un traitement bien compris, son sucre n'avait pas tardé à disparaître. Malheureusement pour lui, ayant une teinte de chimie, il se livrait constamment à des examens, qui lui avaient démontré que chaque fois qu'il accentuait sa ration hydrocarbonée, il émettait du sucre, alors que, s'il forçait sur sa ration albuminoïde, il n'en excrétait plus. C'est ainsi que de sa propre autorité, il arriva à suivre pendant des années le régime suivant :

Le matin et l'après-midi, une tasse de cacao Van Houten au lait, additionné de saccharine :

A chaque repas, deux plats de viande, deux œufs, légumes verts et pommes de terre.

Ce sujet a évité un écueil pour tomber dans un autre : l'exagération de sa ration hydrocarbonée antérieure en avait fait d'abord un sus-normal obèse, puis un glycosurique ; aujourd'hui, la réduction de cette molécule a éteint en partie son diabète et a ramené son poids à la normale, mais l'exagération de sa ration albuminoïde en a fait un hyperuricémique, ce dont j'ai la preuve par sa crise d'hypertension nocturne, qui est une réaction de défense en vue d'épurer son plasma, lequel ne s'accommode pas de ses déchets azotés. J'en ai la preuve encore par la sensation de fatigue extrême éprouvée par le malade à son réveil, par ses élancements douloureux au talon, qui sont de la goutte ; j'en ai la preuve enfin et surtout par ses urines, très hautes en couleur le matin, et contenant de l'albumine, au taux de $0^{gr},50$ par litre. Cette albuminurie peut être simplement fonctionnelle, due à un excès de matériaux azotés, qui, non utilisés, s'échappent par la voie rénale, ou alors due à une néphrite parcellaire par fatigue et usure de la cellule rénale, laquelle, pendant des années, dans la phase préglycosurique, a excrété des déchets de toutes sortes, dont plusieurs mal oxydés et mal adaptés à l'excrétion rénale : plus tard, à la phase glycosurique confirmée, cellule qui a excrété du sucre, corps non destiné à être expulsé par le rein. Quoi d'étonnant alors qu'actuellement, débordée par cette avalanche de matériaux azotés, elle refuse partiellement le service et excrète de l'albumine.

Je démontrai sa faute au malade ; je lui expliquai la nécessité de diminuer sa ration azotée, d'augmenter légèrement sa ration hydrocarbonée ; même si cela devait amener un peu de glycosurie, le danger serait moindre que d'excréter de l'albumine, car, avant tout, il faut ménager le rein, qui seul peut prévenir la rétention, et soigner le rein, c'est protéger le cœur, puis que le rein n'est qu'une expansion de la voie vasculaire, et que tout désordre fonctionnel, mais surtout organique, de la cellule rénale, s'accompagne secondairement de désordres fonctionnels et organiques du cœur ; les arguments que je vous ai donnés au chapitre où nous avons étudié le rôle du rein comme cause prédisposante à l'hypertension et à l'artériosclérose en font foi.

L'espace dont je dispose ne me permettant pas d'insister plus longuement, ainsi que pour le sus-normal obèse et hyperuricémique, j'espère vous avoir démontré que le péril alimentaire est flagrant chez le sus-normal hyperglycémique. Il n'y a qu'un seul moyen sûr et durable de le guérir ou de prolonger son existence, c'est de l'alimenter avec un régime strictement adéquat à ses besoins. Aidé de la balance, du densimètre et du dosage de son sucre et de son albumine, vous pourrez individualiser son régime et atteindre ce but, dans une certaine mesure.

VI. — L'état normal.

Je ne voudrais pas vous laisser, après lecture de ces lignes, sous l'impression qu'il vous sera toujours facile de ramener à la normale un sous-normal, un normal-anormal ou un sus-normal. Le problème est parfois difficile à résoudre, et je désirerais insister sur quelques points importants, sous peine de vous voir abandonner la partie avant qu'elle ne soit gagnée.

Il convient de vous souvenir que le sous-normal, le normal-anormal et le sus-normal ne le sont pas devenus du jour au lendemain, et, malgré tous les moyens que vous mettrez en œuvre, il vous faudra de la patience et de la persévérance pour les ramener à la normale. Que ce soit pour une raison ou une autre, ils ont contracté de mauvaises habitudes, de mauvais plis ; il faut les leur faire perdre et les remplacer : il faut, en un mot, les rééduquer, leur apprendre à boire, à manger, à mastiquer, à vouloir enfin. La réussite dépend donc de la mise en pratique des meilleurs moyens à employer à cet égard, à la condition de ne pas brusquer les choses, de procéder avec douceur, avec précaution, mais avec ténacité.

C'est ainsi que, si vous vous contentez de dire à votre malade de prendre cinq verres d'eau par jour, alors qu'il en prenait à peine deux, il vous reviendra une semaine après, vous déclarant qu'il n'a pu suivre votre prescription, attendu que le verre d'eau pris au réveil lui donnait des nausées, et celui précédant le déjeuner lui remplissait l'estomac et lui ôtait tout appétit. Apprenez-lui à boire ; ordonnez-lui de se contenter d'abord, chaque matin et avant chaque repas, d'une gorgée d'eau, d'augmenter tous les deux ou trois jours d'une seule gorgée, jusqu'à ce qu'il atteigne la quantité que vous lui aurez assignée. De cette façon, vous l'amènerez doucement à ce que vous désirez obtenir de lui, et ce même malade qui vous affirmait que jamais il ne pourrait prendre un verre d'eau le matin à jeun, vous dira six mois plus tard, qu'il ne peut plus s'en passer, et il le recommandera à ses amis : il n'y a tel qu'un converti pour prêcher le bon exemple et faire des adeptes.

De même, si vous avez décidé de modifier le régime alimentaire d'un sujet, ne procédez pas à un changement radical du jour au lendemain ; songez aux expériences de Pawlow, qui a établi sur des bases si scientifiques la physiologie de la digestion, et qui a démontré que les glandes de l'estomac, de l'intestin, sécrétaient un suc en rapport avec la qualité et la quantité des aliments à digérer, et cette sécrétion, devenue presque réflexe, vous ne pouvez la modifier en vingt-quatre heures. Je vous le demande, quelle serait la digestion d'un Indien habitué à manger au réveil du riz et du dholl froids, si vous lui donniez, en lieu et place, du bacon, des œufs et du thé au lait ? Vous représentez-vous la protestation de votre estomac si je vous infligeais, à six heures du matin, une soupe aux choux réchauffée, du riz glacé, une portion de oatmeal, ou tout autre aliment avec lequel tel ou tel sujet commence sa journée ?

Il y a des habitudes, datant souvent des années, de l'enfance, qu'il faut respecter; d'autres qu'il convient de détruire lentement : le succès n'est réalisable qu'à cette condition ; autrement le malade se décourage, et souvenez-vous qu'il doit être votre allié, sinon la réussite finale est compromise à tout jamais.

Vous ne devez pas manquer également d'expliquer à votre client les sensations anormales qu'il éprouvera au début du changement de régime. S'il est prévenu, il ne s'en alarmera pas, alors que, s'il est livré à sa propre expérience, il conclura que la fatigue et la dépression qu'il ressent sont la preuve que le régime ne lui convient pas, et ce n'est pas à vous qu'il reviendra, mais à ses anciennes habitudes, qui lui sont si chères. Je me suis expliqué à ce sujet, et je vous ai fait voir que la fatigue et l'asthénie étaient dues à un certain degré d'hypotension, provenant de la suppression des stimulants habituels. Il faut persévérer, et peu à peu, à cette phase d'hypotension initiale et de pollution du plasma, par mobilisation et excrétion des déchets impressionnant au passage les neurones, succédera une phase d'euphorie, qui vous indiquera à coup sûr que le malade est sur le bon chemin.

Puis encore, malgré la perfection du régime, malgré la meilleure volonté du sujet qui se soumet à vos prescriptions, il vous faut compter avec ses arriérés, avec la rétention des déchets qui imbibe plus ou moins fortement tous ses tissus, avec certains émonctoires qui ont contracté des habitudes de suppléance, avec le système nerveux central également qui a subi plusieurs incrustations, et vous ne pouvez modifier tout cela en quelques jours. Il vous faut compter aussi avec les causes secondes que vous ne pourrez faire disparaître, avec le froid, la menstruation, qui sont susceptibles de faire reparaître tel ou tel syndrome ; je vous ai dit qu'à une certaine période de leur évolution, quelques-uns de ces syndromes étaient incurables, attendu que l'habitude morbide est devenue tellement invétérée, qu'il est matériellement impossible de la déraciner, et il n'est pas en votre pouvoir de faire vivre le malade à l'abri d'une des causes secondes capables de la faire réapparaître.

Enfin, vous ne savez jamais si le sujet que vous traitez n'est pas arrivé à une phase à laquelle il a déjà amorcé certaines lésions organiques, au point que la *restitutio ad integrum* soit impossible, et, de même que vous ne pouvez supprimer une exostose, une contracture périarticulaire, une atrophie musculaire, de même vous ne pouvez rendre la perméabilité à un rein dont plusieurs cellules sont déjà frappées d'incapacité fonctionnelle, par sclérose interstitielle. Ces considérations vous expliquent pourquoi il convient de s'attaquer de très bonne heure à tout symptôme, afin de prévenir la phase organique, sur laquelle vous avez si peu de prise.

Quoi qu'il en soit, vous ne devez jamais abandonner la partie; votre seule obligation, c'est de ramener à la normale le sous-normal, le normal-anormal et le sus-normal ; usez avec acharnement de tous les moyens dont vous disposez, et dites-vous bien que vous devez réussir ; inculquez votre foi au malade, car, je le répète, il est nécessaire qu'il vous aide de toutes ses forces.

Ce résultat obtenu, l'état normal plus ou moins facilement atteint, il faut que le sujet s'y *cramponne* : la balance et le densimètre seront ses deux boussoles. Il est nécessaire qu'il se pèse régulièrement chaque mois, afin qu'il ne s'écarte pas trop du poids que vous lui aurez assigné; il faut également que la densité moyenne de ses urines au réveil lui donne l'assurance que sa ration azotée n'est pas exagérée et que sa ration liquide est suffisante pour la lessive de son plasma.

Que le sous-normal se souvienne qu'il est un faible de l'estomac, qu'il possède un système nerveux fragile ; toute sa vie, il doit s'entraîner à rééduquer ce système nerveux qui lui aura été légué sous une forme laissant à désirer. En matière d'hygiène alimentaire, qu'il n'oublie pas qu'il dispose de machines souvent insuffisantes, facilement capables d'être mises hors de service.

Que le sus-normal se souvienne qu'il est doué d'un tube digestif de très bonne marque; plus que son voisin, le sous-normal, il doit éviter tout excès de table, car, grâce à son extraction de premier ordre, il ferait immédiatement de l'épargne, sous forme de graisse, et il présenterait à sa barrière rénale des déchets en plus grande abondance. S'il lui arrive donc de faire un extra aujourd'hui, qu'il soit plus modéré demain; c'est à cette catégorie de malades que s'adresse Lagrange, lorsqu'il disait : « l'obèse est condamné à l'exercice à perpétuité », voulant dire par là que, pour se maintenir normal, il lui fallait se dépenser chaque jour et lutter contre sa tendance à faire de l'épargne.

Que le normal-anormal se souvienne que par la constitution

héréditaire et acquise de sa cellule hépatique et de sa cellule rénale, il est plus exposé qu'un autre à faire de la rétention de ses déchets albuminoïdes, et c'est à lui que s'adresse cette vérité : une fois goutteux, toujours goutteux.

A titre de référence, je vous transcris ici la feuille de route que je donne à mon malade, lorsque j'ai réussi à l'amener à l'état normal. Que ce ne soit pas un moule dans lequel vous coulerez tout sujet : ce n'est qu'un schéma, qu'il vous faudra modifier pour chaque malade, en vous inspirant des indications multiples à remplir :

1° Manger très lentement et bien mastiquer ;

2° Ne rien prendre dans l'intervalle des repas ;

3° Le matin et l'après-midi, une légère collation sous forme de lait, avec addition de thé, de café ou de chocolat ;

4° Au déjeuner, un plat de viande ou de poisson. Deux légumes, un dessert. Quatre à cinq tranches de pain ;

5° Au dîner, deux œufs, ou du macaroni, ou des nouilles. Deux légumes, un laitage, et quatre à cinq tranches de pain.

Dans l'alimentation, je fais la part la plus large aux goûts du sujet, et peu m'importe qu'il demande sa ration hydrocarbonée au manioc, au maïs, à la patate, au riz ou au pain ; peu m'importe qu'il tire sa ration grasse de l'huile d'olive, du beurre, du saindoux, de la crème, des noix, de l'huile de pistache ou de l'huile de coco ; peu m'importe enfin qu'il tire sa ration albuminoïde du monde animal ou végétal, de la myosine, de la caséine ou du gluten.

J'attache de l'importance, non à la qualité, mais à la *quantité*, et cette dernière doit varier, c'est entendu, d'après le climat dans lequel vit le sujet et d'après sa dépense physique. La balance constitue la seule preuve certaine qu'il ne mange pas trop ou trop peu ; c'est pourquoi je lui recommande de se peser chaque mois, afin qu'il diminue ou qu'il augmente légèrement sa ration globale, s'il a tendance à gagner du poids ou à en perdre. De même, j'ai la preuve que sa ration azotée n'est pas exagérée si ses urines du matin sont abondantes, claires, transparentes, de densité moyenne. Enfin, et par-dessus tout, sauf la fatigue, qu'il a le droit d'éprouver, s'il a soumis ses cellules à un hyperfonctionnement quelconque, je ne dois relever chez lui, si sa ration solide et liquide a été suffisante, aucun phénomène de rétention, sous forme de lassitude, de douleur, aucun phénomène de suppléance, ni aucune crise vasculaire, témoin de la protestation violente d'un neurone chatouillé désagréablement par un produit anormal dans le plasma.

Tout en laissant au sujet la plus grande latitude dans la façon de s'alimenter, je lui conseille d'éviter, autant que possible — je ne dis pas d'une manière absolue, — tout ce que l'expérience a signalé comme étant lourd, de digestion difficile, ou contenant des produits nocifs pour l'organisme : c'est ainsi que, sans les leur interdire complètement, je les mets en garde contre l'usage trop fréquent : des sauces, des graisses, des fritures, des pâtés, des condiments, des épices, du curry, des viandes grasses, du gibier, de la charcuterie, des mets faisandés, des conserves, du foie gras, des salaisons, des crustacés, des salades, des crudités, des fromages.

Malgré le goût prononcé de plusieurs pour le potage gras, je l'interdis à mes normaux-anormaux et à mes sus-normaux, parce que je le considère comme une dilution très riche en purines, en matières extractives et salines, qui ont pour porte de sortie le rein, et ma seule préoccupation consiste à protéger cette cellule, d'où dépend l'avenir du malade, puisque c'est elle qui peut prévenir la rétention des déchets, qui mène à la protestation du neurone, au symptôme fonctionnel, et, plus tard, c'est sa perte parcellaire d'abord, totale ultérieurement, qui conduit à l'artério-sclérose et à l'urémie. Donc, à l'exception du malade, du fébricitant, du convalescent et de certains sous-normaux, qui seront autorisés à prendre du potage, lequel agit comme tonique reminéralisateur et stimulant, je le proscris : cela coûte beaucoup à certains sujets, mais ils s'y habituent, et peuvent, s'ils le jugent convenable, se contenter, de temps à autre, d'une soupe maigre ou d'un potage au lait :

6° Aucun alcool, ni apéritif. De temps à autre, une coupe ou deux de champagne, aux occasions solennelles, et user modérément de vin, à la condition qu'il ne soit pas contraire à la constitution du sujet;

7° Prendre par jour cinq verres d'eau, aux heures indiquées précédemment.

A ces recommandations fondamentales, j'ajoute quelques autres qui viennent les compléter :

a) Éviter toute fatigue, tout surmenage. Que ce soit dans le domaine de la cellule cérébrale, gastrique, musculaire, vasculaire, génitale, se souvenir de cette loi absolue : tout organe qui a travaillé a besoin de repos. Le repos conserve et fait vivre vieux ; le surmenage use, fatigue, augmente les déchets, abrège l'existence. Le sommeil est indispensable à l'homme ; seul il peut assurer la régénération de la cellule et la rendre apte à accomplir sa tâche du lendemain.

b) Chaque jour, suivant les prédispositions du sujet, suivant sa tolérance, une ablution froide ou tiède, de façon à assurer la propreté de la peau, indispensable au bon fonctionnement des glandes sudoripares.

c) Exercice régulier quotidien : l'exercice seul est capable d'assurer une circulation régulière, de maintenir en bon état le jeu des articulations et des muscles, et de prévenir la stase. C'est ce que l'Anglais traduit d'une façon si pittoresque : « *If I rest, I rust.* »

d) Enfin, que vous fassiez de l'exercice ou non, aérez vos poumons, en ayant la précaution, deux fois par jour, de faire trente à quarante longues inspirations profondes, qui auront pour but :

1º D'aider votre circulation en retour, de prévenir la stase abdominale et celle des membres inférieurs ;

2º D'activer le cours du sang et de faire passer au niveau de toutes vos cellules — les cellules cérébrales en particulier — un liquide nourricier plus vif, plus riche ;

3º De prévenir l'ankylose de vos articulations chondro-sternales, qui, avec l'âge, s'incrustent et diminuent ainsi le champ respiratoire.

4º D'augmenter votre provision d'oxygène, de cet élément qui constitue la partie la plus importante du globule rouge. Le sous-normal a les mains glacées, les joues pâles et décolorées, les centres nerveux instables, parce qu'il manque d'oxygène : que le normal ne s'expose pas à devenir sous-normal, et, pour cela qu'il apprenne à respirer,

Liebig nous a appris que le manque d'oxygène favorisait le ralentissement des échanges et conduisait à l'obésité : que le normal ne s'expose pas à devenir sus-normal obèse, et, pour cela, qu'il apprenne à respirer.

L'acide urique est susceptible, si la provision contenue dans le plasma n'est pas trop abondante, de subir l'action des ferments uréogènes du foie et d'être transformé en urée ; pour accomplir cette oxydation, il faut de l'oxygène : que le normal ne s'expose à devenir hyperuricémique, et, pour cela, qu'il apprenne à respirer.

Le sucre, au niveau du muscle en contraction, est brûlé, est oxydé à la faveur de l'oxygène : sinon, s'il est consommé au delà des besoins de l'organisme, il passe dans l'urine, c'est la glycosurie : que le normal ne s'expose pas à devenir hyperglycémique, et, pour cela, qu'il apprenne à respirer.

Songez enfin que l'oxygène est nécessaire pour assurer l'oxydation complète de toutes les molécules alimentaires et les présenter aux émonctoires dans un état où elles puissent être acceptés ; ce sont les produits les moins complètement oxydés qui sont les plus nuisibles et qui, à la longue, usent et détériorent la cellule excrétante.

Depuis ces dernières années, de nombreux auteurs ont attiré l'attention sur la nécessité d'une aération de la chambre de tout sujet, jour et nuit, sur les dangers de la pollution de l'air et sur les bienfaits d'un plasma bien saturé d'oxygène. De tous ces travaux, je vous recommande celui de Maurel sur l'Hypo-hématose, et je vous demande instamment de vous y référer, pour vous rendre compte de l'utilité absolue d'amener au contact du sang une riche provision d'oxygène.

La dernière recommandation faite au sujet, et elle n'est pas la moins importante, elle devrait être écrite en lettres d'or, ne pas manger si on n'a pas faim. Le meilleur apéritif n'est pas le médicament, mais la diète relative. Une bonne digestion est fonction d'un appétit bien développé.

La mise en pratique de ces moyens paraît compliquée ; il n'en est rien ; je puis vous en donner l'assurance personnelle. Quoi qu'il en soit, il n'y a pas le choix, et il faut opter entre les deux alternatives suivantes :

Ou vivre d'après ses caprices, foulant aux pieds chaque jour les lois les plus élémentaires de l'hygiène, tel un bateau sur l'Océan, sans boussole, ballotté par les flots, exposé, au gré des vents et des courants, à échouer avant d'avoir atterri à destination, livré, par conséquent, aux caprices du hasard ;

Ou vivre sainement, avec modération et la presque certitude d'atteindre le terme du voyage avec précision.

Il n'est malheureusement pas en mon pouvoir de modifier les choses ; je ne puis que vous indiquer la meilleure voie à suivre : il y a le mauvais chemin et le bon : libre à vous de vous engager dans l'un ou dans l'autre. Mais, si vous choisissez le mauvais, alors plus de ces comédies lorsque vous serez malades, plus de ces consultations dans lesquelles vous espérez tout de l'homme de l'art et du médicament. Ne comptez pas trop sur les secours de la médecine et de la pharmacie à cette phase organique confirmée qui précède souvent de très près la dissolution finale; il convient que vous vous souveniez, lorsqu'il en est temps encore, de ce proverbe italien :

> Qui ne veut pas lorsqu'il peut
> Ne peut plus lorsqu'il veut.

VII. — La phase organique.

Jusqu'ici, nous nous sommes trouvés en présence de malades atteints de symptômes variés, dépendant, pour la plupart, d'une cause seconde, qui n'a été efficiente que par suite du plasma du sujet, pollué par une alimentation mal comprise comme qualité ou comme quantité, et, une fois le paroxysme guéri soit par les seuls efforts de la nature, soit par notre assistance, nous nous sommes attelés à la besogne difficile et délicate de ramener le malade à l'état normal, afin de le soustraire dans l'avenir au retour offensif du même paroxysme.

Je vous ai initiés aux différents moyens que vous possédiez pour tenter de résoudre ce problème, sans vous cacher qu'il vous faudrait parfois beaucoup de temps et de peine pour le résoudre; mais, en somme, il est soluble dans la très grande majorité des cas, attendu que le désordre en question n'est qu'un symptôme fonctionnel, et la *restitutio ad integrum* peut encore être espérée.

Il n'en est plus de même dans un certain nombre d'états morbides, et je voudrais étudier avec vous brièvement les moyens dont vous disposez pour ces malades si nombreux, ces impénitents, ces peu clairvoyants, ces sceptiques, qui n'ont pas su, en cours de route, écouter les avertissements de la nature, ou ceux qui, par ignorance, ont surmené leurs organes, et qui, par le même mécanisme, ont franchi cette première étape, l'étape fonctionnelle amorçant ainsi certaines lésions organiques *irréparables*, qu'il n'est plus en notre pouvoir de faire disparaître.

Tout ce que nous pouvons prétendre, c'est de prévenir leur extension et de permettre l'existence avec un minimum de souffrances.

Le symptôme essentiel, qui constitue une barrière séparant ces deux catégories de malades, nous a arrêtés longuement, et, si l'on peut discuter sur sa pathogénie, nul ne peut mettre en doute sa valeur clinique : je veux parler de cette polyurie nocturne, dénonciatrice de la néphrite parcellaire, polyurie nocturne qui est la signature irrécusable d'une hypertension permanente irréductible, d'origine rénale, ainsi que l'a bien définie Ambard.

Du fait de certains départements du rein qui se perdent, je vous l'ai dit, la rétention dans le plasma s'accentue ; le sérum, par suite de sa tendance à maintenir sa composition stable, fait appel aux centres vaso-moteurs pour réaliser l'hypertension de défense, de protection, afin de demander assistance aux cellules rénales restées saines, lesquelles avec le secours du ventricule gauche, assument la lourde tâche de lutter pour maintenir l'excrétion régulière des déchets. Le malade, à ce moment, quoi que vous fassiez, est un rénal ; il est atteint d'insuffisance parcellaire du rein : toute votre préoccupation doit être que cette insuffisance rénale limitée, partielle, ne se complète pas, et tous vos soins doivent prévenir également l'insuffisance de son cœur, car le sort de ce rénal dépend de la vigueur et de la bonne contractilité de son ventricule gauche. Vous ne devez pas oublier non plus que cette hypertension compensatrice n'est pas sans danger; il faut la maintenir dans des limites raisonnables, sinon elle expose le malade à une rupture vasculaire, qu'il vous incombe de prévenir.

La néphrite parcellaire est invisible à l'œil; elle est inaccessible à nos moyens d'étude, à nos réactifs de laboratoire, mais elle peut être diagnostiquée cliniquement, et cela nous suffit. Ne vous attendez pas à trouver constamment de l'albumine dans l'urine de ces malades; attendre cette apparition, c'est laisser le sujet atteindre la phase voisine de l'insuffisance avancée de son rein ou de son cœur. Donc, ces rénaux parcellaires émettront trois quarts de vase d'urine chaque nuit : urine d'une densité de 1015 et au-dessous, souvent de 1010 et 1008. Cette polyurie nocturne se fera en une, deux, ou trois émissions ; urine claire, aqueuse, pauvre en urée, renfermant exceptionnellement de l'albumine, excepté à certaines périodes de congestion rénale par troubles de circulation locale du rein ou par insuffisance momentanée du cœur. Au contraire, si vous recommandez au malade de vous adresser ses urines de trois heures de l'après-midi, vous les constaterez assez souvent albumineuses, d'une densité aux environs de 1020 : urines du jour, plus rares par suite de la difficulté plus grande que le rein éprouve à recevoir une forte quantité de sang, condition qui favorise en quelque sorte la stase et la filtration d'albumine, seulement décelable, je le répète, à cette heure de la journée.

Vous pouvez beaucoup pour les sujets arrivés à cette phase organique; s'il est bien entendu qu'ils ne peuvent guérir complètement, j'entends par là s'il est démontré que vous ne pouvez leur rendre un rein absolument sain, vous êtes bien armés pour leur permettre une survie de plusieurs années, mais il ne faut plus compter sur l'état de santé idéal, absolu; ce malade, tel le diabétique, est un condamné à mort : il mourra certainement d'insuffisance rénale, d'urémie ou d'insuffisance cardiaque, souvent des deux à la fois, s'il n'est arrêté en cours de route par une maladie intercurrente ou par une rupture vasculaire qui dépend d'une crise d'hypertension surajoutée.

Il faut donc que le malade sache à quoi s'en tenir; sans l'effrayer, il faut le mettre au courant de sa situation. Il est impérieux qu'il comprenne que l'heure des représailles a sonné; chaque extra qu'il se permettra fermera une ou deux autres cellules de son rein, et toute cause seconde est susceptible d'amener, dans les vingt-quatre heures, par congestion rénale, une crise d'urémie dont il n'est pas certain de guérir. En voici deux exemples :

Un de mes parents, âgé de soixante-huit ans, légèrement susnormal, atteignit le seuil de la vieillesse sans jamais avoir consulté de médecin. Après un repas composé de crevettes et de poissons, il fut pris, à une heure de l'après-midi, de frissons, avec fièvre à 40°, de vomissements, de diarrhée incoercible, avec anurie complète. Au bout de vingt-deux heures, il succombait à du collapsus cardiaque, au profond étonnement des siens et de ses amis, qui, la veille, l'avaient vu se rendre à ses occupations. Le poisson qu'il avait consommé était bien le coupable; pourtant il n'était pas très avarié, puisque d'autres personnes

plus jeunes que le malade en avaient mangé et n'avaient pas été
incommodées; mais ce jeune vieillard avait des organes en état
d'infériorité, et il n'a pu surmonter cette crise de toxémie ; ni ses
reins, ni son cœur, en état d'insuffisance partielle, latente, n'ont
pu le défendre. Après sa mort seulement, ses enfants se rap-
pelèrent qu'à la suite d'une marche un peu précipitée, il était
légèrement essoufflé, ce qui témoignait d'une insuffisance partielle de son myocarde. Je n'ai pu avoir de renseignements au
sujet de ses habitudes vésicales nocturnes, mais ce dénouement
rapide par une faute alimentaire, me permet d'affirmer que
depuis longtemps déjà il devait être réveillé une ou deux fois la
nuit, et sa polyurie nocture, avec urine de densité aux environs
de 1010, non albumineuse, était la signature et de sa néphrite
parcellaire et de son hypertension, conséquences d'une hygiène
alimentaire quelconque, sans aucune direction scientifique.

Une autre de mes malades, une rénale de longue date par alimentation exagérée — rendue plus nocive par un estomac de
premier ordre, qui lui a permis d'abuser toute sa vie des plaisirs
de la table — et par de nombreuses grossesses, lesquelles ont
certainement leur part de responsabilité de ses lésions rénales,
est une grande polyurique nocturne, rendant, à trois heures de
l'après-midi, une forte proportion d'albumine. A quatre reprises
différentes, à la suite d'une cause seconde, fatigue, refroidissement, ou rétention plus accentuée de ses chlorures, elle a
réalisé le syndrome urémie, dans toute sa violence : oligurie,
albuminurie massive, coma, pouls hypertendu et, ralenti, vomissements. Quatre fois, la nature et la médication ont triomphé
de ce blocus rénal, et voilà plus d'un an que les mêmes accidents ne se sont pas reproduits. Mais, sourde à nos sup-
plications, elle ne veut pas se soumettre, use, sinon abuse,
de tout; elle continue à pisser clair la nuit : chaque soir, elle
se démange et se gratte jusqu'au sang, par suite d'un prurit
urémique tenace, et elle s'achemine ainsi, *sûrement*, vers la prochaine crise, qui, cette fois peut-être, ne pardonnera pas, ou
vers une rupture d'artère cérébrale, par suite de son hypertension qui l'expose à quelque crise hypertensive surajoutée.

A côté de ce premier malade surpris par une crise urémique
dont il ne soupçonnait ni ne prévoyait l'apparition, à côté de
cette deuxième, une sceptique, qui, malgré plusieurs avertissements, ne croit pas au danger qui la menace, et dont les jours

sont comptés, voici l'histoire, plus consolante, de trois autres malades, histoire qui vous permettra de tirer les enseignements pratiques applicables à cette catégorie si intéressante de sujets : les condamnés à mort.

Il y a dix-huit mois, j'étais consulté par un homme âgé de 62 ans, normal comme poids, ou légèrement sous-normal, qui, toute sa vie, a présenté des accidents, en somme assez bénins, relevant du métabolisme défectueux de sa molécule albuminoïde, toujours consommée en excès, ainsi que l'attestent une colique néphrétique et des crises de rhumatisme goutteux à répétition. Par suite d'une existence assez calme et d'une alimentation exagérée, sans grands abus toutefois, il avait échappé aux grands paroxysmes et n'avait pu réussir à décrocher les hauts grades, l'accès de goutte en particulier.

Depuis plusieurs années déjà, il avait tendance à uriner une fois la nuit, et, actuellement, il pisse deux fois, remplit son vase aux trois quarts et émet des urines de densité de 1010, qui ne contiennent pas d'albumine. Son pouls est un peu dur; son cœur se tient bien et ne dénote aucun symptôme d'insuffisance; mais, après la marche un peu précipitée, il éprouve une légère dyspnée.

Depuis quelques mois, ce malade a maigri; il présente un léger œdème pré-tibial; mais, ce qui le tracasse davantage et ce qui l'amène vers nous, c'est ceci : depuis huit mois, à la suite d'une atteinte fébrile d'influenza, il présente, le soir seulement, une toux incessante, pénible, fatigante, accompagnée d'une expectoration spumeuse; véritable bronchorrhée, dont l'intensité est variable, mais qui atteint parfois deux cents grammes de liquide muqueux.

Il m'est facile, par l'interrogatoire, de reconnaître un ancien rétentionniste, qui, actuellement, par suite d'un rein en état d'insuffisance — bien qu'il ne soit pas albuminurique, — fait de la suppléance du côté de sa voie pulmonaire. Ce qui me démontre jusqu'à l'évidence que c'est un ancien rétentionniste, c'est qu'il a, depuis déjà dix ans, une cataracte complète de l'œil droit et une opacification en évolution de l'œil gauche. En dehors de la cataracte congénitale ou d'un traumatisme, qui peuvent assombrir un cristallin, il n'y a pas, à mon avis, un symptôme plus certain de la pollution du plasma. Tout sujet entre quarante et soixante-dix ans, dont le cristallin perd

sa transparence, est un malade dont le plasma n'offre plus à
la lentille un sérum d'une pureté impeccable, et cette pollution,
il la doit à une alimentation mal comprise, comme qualité ou
comme quantité, ayant déterminé peu à peu de la néphrite parcellaire. Examinez à cet égard tout sujet atteint de cataracte, et
vous le reconnaîtrez hyperglycémique ou hyperuricémique ; je
ne dis pas glycosurique ou albuminurique, car il est souvent
encore à la phase pré-diabétique ou pré-albuminurique.

Quoi qu'il en soit, ce malade âgé, sédentaire, avait l'ordinaire suivant :

Le matin, du café au lait :

A 8 heures, à 1 heure et au dîner, du poulet, et, à ce dernier
repas, du potage gras, sans compter les œufs et les grains
secs. Je fais abstraction des autres molécules alimentaires,
ne m'arrêtant qu'à la molécule albuminoïde, qui, ici, est consommée en excès ; la molécule ternaire est hors de cause,
puisque le malade n'est pas sus-normal.

Alors que ce sujet avait essayé en vain bien des médicaments sans succès, le régime auquel je le soumis, le débar-
rassait entièrement au bout d'une année, de la plupart de ses
misères : l'œdème des membres inférieurs disparut ; il avait engraissé légèrement, dormait mieux, avait vu s'éloigner des
accès de fièvre qu'il présentait assez régulièrement tous les
deux ou trois mois (certainement non d'origine paludéenne) ; il
avait bon teint et sa sécrétion bronchique avait tari. Cette
amélioration de son état général, il l'a due a son alimentation
modifiée comme suit :

Le matin, petite tasse de café au lait ;

A 8ʰ,30, trois fois la semaine, du poulet, une pomme de
terre, un peu de riz et de légumes ; les autres jours, un œuf, afin
de remplacer le poulet ;

A 1ʰ,30, un peu de compote de fruits, des biscuits ;

A 5 heures, un biscuit sec et un verre d'eau ;

Au dîner, un potage maigre, un œuf, riz, légumes.

Malgré ce régime, il continue à excréter une urine nocturne
de 1010 ; il pisse néanmoins un peu moins, mais la densité reste
stable, et il n'en peut être autrement, parce que son hypertension est irréductible, puisqu'elle est de cause rénale, et que sa
néphrite parcellaire demeure et demeurera. Mais, ne l'oubliez
pas, la porte rénale est la barrière à laquelle se présentent tous

les déchets du corps, particulièrement les déchets albuminoïdes ; or, avec son régime antérieur, sa ration azotée était trop abondante, ses déchets albuminoïdes (urée, acide urique et corps xantho-uriques) n'étaient plus, malgré son hypertension, aptes à être expulsés en totalité et il faisait de la rétention partielle, ce qui lui a valu ses phénomènes de suppléance du côté de ses bronches.

Actuellement sa ration albuminoïde a été diminuée de moitié ; elle est suffisante pour assurer sa régénération et ses phénomènes de nutrition, et, en même temps, la cellule rénale peut excréter les déchets alimentaires : il est à jour, en un mot ; il a peu à peu écoulé les déchets antérieurs retenus, et aujourd'hui, le problème, pour lui, consiste à s'alimenter, puisqu'il le faut pour vivre, mais à s'alimenter en quantité suffisante, de façon à excréter ses déchets au fur et à mesure et à prévenir toute pollution du plasma.

Même histoire clinique chez cette malade de cinquante ans, grande multipare de dix enfants, d'un embonpoint moyen, arrivée à la phase organique, atteinte de polyurie nocturne avec densité de 1009 et 1010, pissant des traces d'albumine vers trois heures de l'après-midi, avec cœur gros, impulsif, dyspnéique à la marche, ayant eu, quelques semaines avant mon examen, plusieurs accès typiques d'angine de poitrine.

Cette femme, depuis des années, a un mauvais sommeil, des cauchemars, se réveille exténuée ; elle souffre de douleurs rhumatismales aux genoux et ses doigts présentent des nodosités, signature de ce plasma antérieurement pollué, ayant déversé ses crasses à ce niveau.

Fatigue générale, insomnie, maux de tête, sont des symptômes témoignant d'une pollution du plasma, par alimentation abondante chez cette rénale, qu'un myocarde en état d'hypertrophie n'arrive pas à épurer ; de plus, ce myocarde est menacé d'insuffisance, ainsi que l'attestent la dyspnée d'effort et les crises d'*angor pectoris*, deux des signes les plus sûrs de l'insuffisance du ventricule gauche.

L'interrogatoire au sujet de sa ration alimentaire fait connaître que, de tout temps, sa molécule albuminoïde a été exagérée et bien au delà de 0^{gr},80 par kilogramme de son poids. De plus, ce qui a contribué à aggraver sa situation, c'est que, depuis sept à huit ans, à la suite d'une crise de vomissements.

elle avait pris les liquides en horreur; elle buvait très peu, à peine trois quarts de verre d'eau aux repas, et, de plus, elle transpirait beaucoup. Il n'est donc pas étonnant que, présentant à ses tubes urinifères un plasma épais, hypervisqueux, du fait du manque d'eau, et saturé de déchets albuminoïdes, elle les ait encrassés, en faisant de la stase, amorçant des bandes de tissus fibreux, étouffant l'élément noble, et réalisant ainsi de la néphrite parcellaire, antichambre de l'hypertension compensatrice, attestée par ses urines nocturnes abondantes, d'une densité de 1089.

Femme intelligente, elle a compris ce que parler veut dire, et résolument elle s'est mise au régime, qui fut institué de la façon suivante :

1° Au réveil, une tasse de lait, avec du pain ;

2° A 8 heures une seconde tasse de lait ;

3° A 10ʰ,30, un œuf, un légume, une crème, un peu de pain ;

4° A 3 heures, lait et pain ;

5° A 7 heures, un œuf, un légume et un laitage.

Soit un litre un quart de lait et trois œufs renfermant toute sa provision d'albumine.

Après six mois de ce régime, complété par un laxatif chaque emaine et de l'exercice régulier, progressif, je la retrouvai avec un teint frais, coloré, ayant perdu ce masque de pâleur, ce teint cireux et cholémique, mi-bilieux, mi-cancéreux, qu'elle avait; elle dormait comme un enfant ; plus de lourdeur de tête, elle s'éveillait sans douleurs, pouvait marcher un peu plus vite sans essoufflement. Bref, elle avouait ne s'être jamais mieux portée, à la confusion, je dois le dire, de deux de ses parents sus-normaux obèses, qui avaient décrété que ce régime la tuerait.

Inutile d'ajouter qu'elle continue à rendre des urines d'une densité de 1010; encore une fois, je ne puis rien contre ses lésions rénales réalisées ni contre son hypertension irréductible, puis qu'elle est de cause rénale, mais il est en mon pouvoir de l'alimenter avec une alimentation *choisie*, en *quantité suffisante*, dont les déchets peuvent encore être excrétés par ce rein en partie perdu pour l'épuration, par ce rein, en un mot, qui n'est plus son rein d'il y a dix ans, voire d'il y a cinq ans.

Je sais pertinemment que cette malade ne peut guérir, qu'elle est exposée à une congestion-rénale suraiguë, si elle se refroidit ou si elle subit les atteintes d'une maladie infectieuse ; je sais que sa lésion ne s'arrêtera pas, et que, du fait de l'usure de la vie et du passage de ses déchets, son insuffisance s'accentuera, progressivement au point qu'elle mourra rénale, c'est-à-dire d'une manifestation quelconque du syndrome urémie, si, auparavant, elle ne meurt pas cardiaque ; mais, en attendant, elle *vit*, et je puis beaucoup pour reculer cette échéance fatale, en un mot, pour prolonger son existence. Je puis même davantage, puisque, rien que par le régime suffisant, mais contenant peu de déchets, j'ai réussi à la purger de ses rétentions antérieures, et je la trouve, après six mois de cette hygiène, dans un état d'euphorie, qui lui était inconnu depuis des années.

Mise en garde contre tout excès de fatigue physique et cérébrale, les refroidissements, et les écarts de régime, cette boiteuse du rein et du cœur est susceptible de vivre des années encore, et elle a même quelque chance d'enterrer ses parents sus-normaux qui avaient prédit sa mort à brève échéance, par inanition.

Enfin, voici l'histoire d'une autre malade, celle-là, à un stade plus avancé, dont la néphrite parcellaire est plus prononcée, et que j'ai pu néanmoins amener à un état de santé relatif et satisfaisant, grâce au régime suivant, qui lui a rendu couleurs et joie de vivre :

Le matin, café au lait ;

Au déjeuner, un peu de poulet et de légumes, pain ;

À 3 heures, thé au lait ;

À 7 heures, un bol de lait, du pain et du beurre frais.

De plus, tous les vendredis, m'inspirant d'une pratique recommandée par Huchard, elle fait une lessive plus accentuée, avec un régime lacté exclusif : un litre un quart de lait. Je soutiens, d'autre part, son cœur pendant quinze jours chaque mois, avec un granule d'extrait de stophantus, d'un milligramme, matin et soir.

Il y a toute une gamme chez ces malades, ces victimes du péril alimentaire, atteints de néphrite parcellaire, en état permanent d'hypertension, lequel constitue pour eux une sauvegarde et en même temps un danger. Chaque cas particulier nécessitera un régime de tâtonnement qui vous sera dicté par la perméabilité rénale variable de chaque sujet, perméabilité variable également vis-à-vis de *chaque molécule alimentaire;* il est impossible de poser des règles fixes applicables à tous ces malades, qui ont réagi différemment suivant leur hérédité, leur façon de vivre, et toutes les causes nocives qui les ont assaillis en cours de route.

La porte rénale, vous le savez, est la voie principale vers laquelle s'écoulent tous les déchets du corps; par déchets, j'entends tous les produits ultimes de la vie cellulaire et tous les produits de désintégration de la molécule alimentaire qui ont subi partiellement ou totalement les phénomènes d'oxydation. Or, la perméabilité rénale, cela est démontré depuis les remarquables travaux de Widal, Javal, Courtellemont et von Noorden, pour ne citer que ces auteurs, est quantitative et qualitative; ce sont là deux notions importantes qu'il faut vous rappeler au moment de prescrire un régime alimentaire à ces malades, à ces rénaux.

Widal et Javal ont nettement séparé les rénaux dont la perméabilité aux chlorures était conservée, alors que celle de l'urée était plus ou moins perdue, et *vice versa.* Ces auteurs ont pu nous présenter des types cliniques où les symptômes étaient dûs uniquement à la rétention azotée : ces malades amaigris, secs, atteints d'inappétence absolue, somnolents, à tendance au coma, dont le sérum pouvait contenir jusqu'à trois ou quatre grammes d'urée, alors que le chlorure de sodium ingéré était excrété facilement; malades qu'ils opposent aux infiltrés en état de rétention chlorurée, avec perméabilité relative aux molécules azotées. Ce sont là les deux types extrêmes; inutile de vous dire que nombreux sont ceux qui ont une perméabilité relative pour l'urée et le chlorure de sodium.

Courtellemont, de son côté, dans une leçon clinique : « L'imperméabilité rénale quantitative », étudie, chez une certaine classe de malades, ce syndrome particulier : l'incapacité du rein à éliminer plus qu'une certaine quantité d'eau, c'est-à-dire des reins réglés, par suite de leurs lésions, à excréter une certaine proportion de liquide ; si l'on dépasse cette limite, des phénomènes de suppléance ne tardent pas à se montrer du côté de la peau, du tube digestif, et surtout du côté du poumon, sous forme de dyspnée.

Chez ces sujets en instance d'insuffisance rénale, ce qui est important, c'est aussi bien la quantité que la qualité alimentaire, et, à cet égard, permettez-moi de vous référer à une étude du plus haut intérêt, publiée par von Noorden, sous le titre de : *Néphrite* ; monographie dans laquelle l'auteur réagit contre cette tendance fâcheuse de beaucoup de médecins à mettre systématiquement les malades atteints de néphrite du type interstitiel, atrophique, précisément ces sujets que nous étudions en ce moment, au régime monotone et exclusif du lait, avec abstention de viande, surtout des viandes noires. Déjà Widal, en France, avait dénoncé l'abus du régime lacté, et il avait démontré que les trois litres de lait, prescrits couramment à ces malades, étaient un régime hyperalbumineux, hyperaqueux, et parfois hyperchlorurique. Il ajoutait : « La viande n'est pas, pour le brightique, un aliment nocif, pourvu que la ration en soit à peu près proportionnée à la quantité d'azote dont les reins peuvent assurer le passage, sans forcer l'accumulation d'urée dans le sang, pourvu aussi qu'elle soit fraîche et qu'elle ne soit pas additionnée d'ingrédients nuisibles. »

Telle est également l'opinion de von Noorden, qui proscrit, chez ses malades, l'alcool, le thé, le café, les potages gras, le gibier, les conserves, les épices, le sel. Comme Widal, il ne craint pas d'autoriser la viande, qui est l'aliment le plus assimilable, pourvu que la quantité n'en soit pas exagérée ; il permet aussi bien l'usage des viandes noires que celui des viandes blanches, et il insiste avec force sur la nécessité qu'il y a de réduire la quantité de liquide, quantité qu'il fixe à 1250, à 1500 grammes au maximum, de façon à ménager le cœur et le rein. Réduction de liquide qui a été préconisée en France également par Huchard et Fiessinger, chez les cardiaques asystoliques ; par Widal, chez le brightique en état d'anasarque ; par Louis (de Moreuil) qui, chez les cardio-rénaux en état d'anasarque, pousse la réduction à ses extrêmes limites, supprimant les boissons jusqu'à disparition complète des œdèmes.

Toutes ces pratiques n'ont d'ailleurs fait que rajeunir la cure de Karell, préconisée par ce médecin russe dès 1808, et qui consiste à soumettre tout cardiaque en état de rétention aqueuse, avec phénomènes de stase, au repos au lit et à une diète lactée ne dépassant pas 800 grammes de lait par vingt-quatre heures, en quatre prises, et cela pendant quatre à cinq jours.

Par conséquent, rappelez-vous que tout malade à la phase

d'insuffisance partielle du rein, doit être alimenté avec des aliments capables de maintenir sa nutrition générale, et surtout la nutrition de son myocarde, dont il a impérieusement besoin pour assurer l'hypertension de défense, de protection, qui est son salut. Évitez dans l'alimentation toute substance excitante susceptible d'agir sur le cœur et sur les vaisseaux, et de déterminer une hypertension surajoutée pouvant faire éclater un anévrysme miliaire du cerveau ; évitez dans l'alimentation tout aliment suspect comme qualité, capable d'avoir subi au préalable, une altération quelconque, en particulier les conserves, la charcuterie, le gibier ; ne donnez au malade que des aliments de première fraîcheur, en *quantité strictement suffisante à ses besoins*, qui, d'ailleurs, à cette phase à laquelle il est arrivé, sont des plus réduits. N'oubliez pas que la meilleure alimentation, la plus utile, telle que le chlorure de sodium, le lait, voire l'eau, par sa quantité exagérée, peut devenir nuisible, car, donnée en trop grande abondance, elle peut être trop chlorurée, trop azotée, trop aqueuse, et ces trois molécules sont susceptibles, si leur excrétion n'est pas assurée, du fait d'une cellule rénale ou cardiaque en état d'insuffisance partielle, d'être retenues dans le plasma et d'être le point de départ de phénomènes de rétention ou de suppléance.

Il convient donc de ne pas tomber dans un des deux extrêmes, qui consistent à mal alimenter votre malade ou à trop l'alimenter ; mais, surtout, gardez-vous également de l'excès contraire et ne l'inanitiez pas : vous lui seriez aussi nuisible et vous lui porteriez un coup fatal. Ne perdez pas de vue que le sort de votre rénal dépend de sa cellule vasculaire, je veux dire de sa cellule musculaire cardiaque ; or, à ce cœur qui lutte chaque jour, il faut une certaine provision d'albumine et de matières ternaires, pour répondre à cette loi sacrée, que toute cellule qui travaille a besoin de matériaux de réparation. Si vous réduisez dans de trop grandes proportions l'alimentation du sujet, sous prétexte de sauvegarder son rein, vous affaiblissez son cœur et vous l'exposez à de la dilatation cardiaque : vous avez prévenu le danger rénal, mais vous avez précipité la faillite cardiaque.

C'est ainsi qu'il y a trois ans, je fus consulté pour un malade, ancien sus-normal hyperglycémique et hyperuricémique, qui avait présenté des accidents graves d'insuffisance cardiaque, caractérisés surtout par des crises d'angine de poitrine. Le médecin traitant avait porté un pronostic très sombre, et la famille s'attendait à voir le malheureux succomber d'un moment à l'autre. Le malade s'obstinant à ne pas vouloir mourir, je fus appelé à le voir, et je le trouvai dans un état de mort apparente, osant à peine respirer, de peur de réveiller une crise d'angine; refusant de s'asseoir, appréhendant une douleur de cœur; il avait constamment le doigt sur son pouls, suivant avec anxiété le rythme désordonné et les pulsations rapides de son cœur, et ne prenait pour toute nourriture que quelques cuillerées de lait et un peu de sagou.

Ce malade s'éteignait lentement par suite d'inanition. Je portai un pronostic réservé, mais plus rassurant; je l'encourageai, je relevai son moral, fis appliquer un petit vésicatoire sur la région précordiale, et je procédai au relèvement progressif de son régime, qui, au bout d'une semaine, se composait de *viande crue*, d'œufs et de lait. J'eus bientôt la vive satisfaction de voir mon condamné à mort circuler, tout en soutenant, par habitude, son cœur, et quelques semaines après, il reprenait ses occupations. Il reste et restera une victime d'une alimentation antérieure exagérée, mais je suis convaincu qu'il peut encore vivre plusieurs années, à la condition de ne demander à son cœur et à ses reins qu'un travail en *proportion exacte* avec leur capacité de rendement.

De même, je fus appelé à voir une malade de soixante-cinq ans, qui, à la suite d'une crise d'influenza, avait eu des accidents d'asthénie cardiaque, avec affolement du cœur et insomnie; sous prétexte qu'elle était une cardio-rénale, elle avait été soumise à un régime réduit, qui était venu augmenter sa faiblesse, accusée par l'action déprimante et asthénisante du poison grippal. Ici encore, une alimentation plus substantielle, aidée d'une préparation martiale et de viande pulpée crue, rendit à ce myocarde une vigueur suffisante pour assurer la dépuration rénale; la diurèse, qui avait sombré par insuffisance cardiaque, s'est relevée; la polyurie de protection a reparu; les nuits sont devenues meilleures, et ce résultat a été l'œuvre d'une alimentation réparatrice, voire même un peu exagérée au début, afin d'amorcer la cure.

Qu'il s'agisse de l'état de santé ou de l'état de maladie, rappelez-vous une fois de plus, que les extrêmes sont néfastes : il

est aussi dangereux de trop s'alimenter que de s'alimenter insuffisamment, et que votre ligne de conduite soit encore et toujours
la modération, qui seule peut nous permettre de côtoyer ces
deux zones aussi funestes l'une que l'autre.

VIII. — Le bébé et l'enfant.

Cette étude serait incomplète si, avant de conclure, je ne vous
donnais quelques renseignements capables de vous orienter
pour l'hygiène alimentaire des bébés et des enfants au cours de
la seconde enfance. Je voudrais être aussi bref que possible, et
je vous demande, avant de lire ce qui va suivre, de vous reporter
au chapitre concernant le péril alimentaire chez l'enfant, afin
que vous trouviez ici le complément de ce que j'ai étudié antérieurement.

Je vous rappelle toute l'importance d'une hygiène alimentaire bien comprise chez l'enfant, et cela parce que la croissance
régulière de ses cellules provient *uniquement* de la molécule
alimentaire, et la perfection de ces dernières, à la phase de complet développement, dépendra d'une molécule bien digérée,
bien assimilée. D'autre part, toute pollution du plasma pendant
les premières années peut déterminer certains désordres fonctionnels, qui, par habitude plus ou moins invétérée, s'amorceront au point que, lorsque vous tenterez de les faire disparaître, vous n'y réussirez pas toujours. C'est vous dire combien
il est important de donner à la cellule quelconque de l'enfant
une alimentation appropriée, qui lui permettra, non seulement
de s'accroître régulièrement, mais de fonctionner normalement.

Cette question d'hygiène alimentaire de l'enfant, et en particulier du bébé, a de tout temps préoccupé les médecins, et
vous en avez la preuve par le nombre considérable de travaux
qui ont vu le jour dans ces dernières années : travaux dans
lesquels vous trouverez consignées les opinions de tous ces
chercheurs. Mais je dois dire que la lecture en est assez trou-
blante, et, après les avoir longuement étudiés et relus, il m'a
été impossible d'établir certaines règles immuables. Je n'en
suis pas étonné, encore une fois, par suite de la mentalité différente de chaque auteur, et aussi parce qu'il ne peut y avoir
une ration uniforme applicable à tous les bébés : vous ne devez

retenir de ces lectures que certaines lois générales, et, au lit du malade, en faire une application *individuelle*, vous rappelant que l'hygiène ne peut être collective et doit varier suivant l'âge de l'enfant, son poids, le climat dans lequel il vit, ses antécédents héréditaires, qui en font un fort, un moyen ou un débile, enfin suivant les maladies qu'il aura présentées antérieurement.

Quoi qu'il en soit, si tous les auteurs ne sont pas d'accord sur la quantité de lait qu'il convient de donner au nourrisson dans les vingt-quatre heures, sur la proportion dans laquelle il convient de diluer le lait, par contre, il y a unanimité sur le point suivant : la suralimentation est la cause principale, non seulement de l'entérite, mais aussi de la plupart des maladies non spécifiques du premier âge.

Suivant vos tendances et l'expérience que vous aurez acquise, vous mettrez en pratique les idées de Maurel (de Toulouse), qui est certainement l'auteur ayant étudié le plus complètement cette question. Il a démontré la nécessité de graduer l'alimentation du nourrisson d'après ses besoins stricts, et de prendre pour base son poids normal. Cette ration, Maurel l'a fixée à 100 grammes de lait par kilogramme de nourrisson, et, avec de très nombreux arguments, il a édifié scientifiquement, je puis le dire, cette formule.

Cette quantité est à peu près celle que préconisait le regretté Budin, qui avait pour devise : « Mieux vaut donner d'abord trop peu que trop aux enfants », et il insistait avec raison sur ce fait que « ce n'est pas l'aliment absorbé qui a de l'importance, c'est l'aliment assimilé, et l'assimilation nécessite un bon état des voies digestives ». Après avoir dirigé l'élevage artificiel d'un très grand nombre d'enfants, Budin était arrivé à cette conclusion, que « les chiffres généralement recommandés par les auteurs sont dangereux et qu'il faut s'en défier ».

Parmi ceux qui sont également partisans d'un régime alimentaire relativement restreint, je citerai Barbier, qui, dans une communication très étudiée faite à la Société de thérapeutique, a conclu que la meilleure alimentation pour l'enfant est celle qui donne le meilleur résultat pour l'accroissement normal, avec le minimum d'aliment. Barbier conseille : « A un mois, 230 grammes de lait pour un enfant de 3 500 grammes ; à quatre mois, 380 grammes pour un enfant de 5 800 grammes ;

à sept mois, 520 grammes pour un enfant de 8 000 grammes ; — le lait étant coupé de moitié d'eau, avec 35 grammes, 65 grammes, 85 grammes de sucre suivant le poids. »

Londe est arrivé, de son côté, aux conclusions suivantes : « Le régime du nouveau-né ne dépassera pas un quart de litre de lait avant deux mois, un demi-litre de lait avant six mois, trois quarts de litre avant un an. »

Variot, qui est un de nos pédiatres les plus autorisés, a vigoureusement combattu la loi de Maurel : 100 grammes de lait par kilogramme de nourrisson dans les vingt-quatre heures, et il maintient que c'est une ration d'entretien, mais non une ration d'accroissement. Variot prend pour base de l'alimentation du nourrisson, son âge, et ensuite sa capacité gastrique. A côté de Heubner, qui fixe la quantité de lait maternel au sixième du poids du nourrisson pendant le premier trimestre, et au septième du poids pendant le second, Variot fixe la ration en lait de vache au septième du poids du nourrisson dans les premiers mois, alors que Maurel la fixe au dixième.

Je vous renvoie enfin au Traité magistral et classique du Professeur Marfan, où vous trouverez exposée tout au long la méthode de l'auteur, la quantité de lait, l'intervalle des repas, et autres conseils ayant trait à tout ce qui concerne l'alimentation des enfants du premier âge.

Si nous passons maintenant à un autre point concernant la nécessité de couper ou non le lait, nous nous trouvons en présence d'opinions également divergentes. Budin conseille le lait pur, avec quelques restrictions pour les deux ou trois premiers mois ; Comby recommande moitié d'eau pendant le premier mois, un tiers d'eau pendant le deuxième mois, un quart d'eau pendant le troisième mois, pur à partir du quatrième ; Marfan conseille, à partir du premier mois jusqu'au cinquième, deux tiers de lait et un tiers d'eau lactosée, à 10 p. 100 ; Ausset se sert de lait pur dès le début, alors que Londe admet qu'il y a avantage à couper le lait pour la plupart des enfants jusqu'à un an.

Mêmes contradictions, si je puis employer ce terme, en ce qui concerne la fréquence des repas : si Marfan recommande sept prises de lait par vingt-quatre heures jusqu'au sixième mois, et six seulement à partir du septième, nous voyons Czerny (de Breslau) et Siegert (de Cologne) insister pour le système des *cinq repas* dans l'allaitement naturel et artificiel, avec des intervalles de trois heures et demie et quatre heures.

Ce qui précède, et il me serait facile de compliquer le problème et de le rendre plus insoluble si je voulais analyser le travail très documenté de Michel et Perret, prouve que le sujet est très embarrassant et qu'il convient de procéder, comme le dit Budin, par tâtonnements, en se rappelant que la direction scientifique de l'élevage artificiel d'un enfant est une des questions les plus ardues qui existent.

Après bien des méditations et après la lecture de tous les travaux que j'ai eu l'occasion de lire sur cette question, je suis arrivé à me tracer une ligne de conduite, qui m'a donné jusqu'ici toute satisfaction : je vous la soumets telle que je la conseille à toutes mes parturientes, lorsque je prends définitivement congé d'elles :

1° L'allaitement au sein, à moins de *contre-indications formelles, sera exclusif jusqu'à trois mois révolus*. Dès le début, l'enfant sera habitué à prendre le sein toutes les deux heures et demie, et une seule fois la nuit. A partir du premier mois, l'intervalle entre chaque tétée sera de trois heures, et jamais plus de six tétées dans les vingt-quatre heures.

2° A partir du quatrième mois, une prise de lait de vache l'après-midi : le lait, jusqu'à six ou sept mois, sera toujours coupé dans la proportion de deux tiers de lait pour un tiers d'eau légèrement sucrée. Commencer par une cuillerée à café du mélange et donner le sein immédiatement après ; augmenter d'une cuillerée à café tous les jours ou tous les deux jours, en diminuant proportionnellement le temps de la tétée, de façon qu'à la fin du quatrième mois, le bébé prenne une ration de lait d'environ 150 grammes.

3° A ce moment, au début du cinquième mois, recommencer le même système, cette fois le matin. Débuter par une cuillerée à café du mélange, augmenter chaque jour ou tous les deux jours, afin qu'au commencement du sixième mois le bébé prenne deux prises de lait de vache et quatre fois le sein.

Ces deux prises de lait de vache ont le grand avantage de soulager quelque peu la mère, de lui laisser sa liberté l'après-midi, de rendre la ration du nourrisson plus abondante au cas où la mère ne serait pas une nourrice impeccable. Deux prises de lait de vache ne sont pas suffisantes pour tarir le lait maternel et ne présentent, par conséquent, aucun inconvénient.

Ce système est continué plus ou moins longtemps suivant les aptitudes de la mère à nourrir, suivant l'état de santé de l'enfant. A partir du sixième mois, la quantité d'eau est diminuée progressivement, et ,vers six mois et demi, le lait est donné pur.

4° Recommandation des plus importantes : respecter l'instinct du bébé ; ne jamais le forcer à prendre son lait, s'il le refuse. L'enfant n'a aucune raison de se dégoûter de son lait ; s'il repousse sa ration, c'est qu'il n'est pas bien, et il est impérieux de comprendre cet avertissement ; sinon, si vous insistez, deux ou trois jours plus tard, éclatera une gastro-entérite, dont vous ne pouvez jamais prévoir ni la durée ni la gravité.

5° En cas de troubles gastro-intestinaux — vomissements ou diarrhée, — avant l'arrivée du médecin, cesser tout lait pendant douze à dix-huit heures et donner à l'enfant de l'eau pure à discrétion. Puis le remettre au sein, et cela jusqu'à ce que tout symptôme anormal du côté de l'estomac ou de l'intestin ait disparu ; revenir ensuite progressivement au lait de vache.

6° Si l'allaitement maternel est *impossible*, après des tentatives honnêtement poursuivies, il convient, en présence des cris du bébé et de son amaigrissement, de ne pas prolonger son état d'inanition et de recourir au lait de vache de bonne provenance, au besoin au lait stérilisé, toujours coupé d'un tiers d'eau et donné à l'enfant toutes les trois heures, sans jamais dépasser six prises dans les vingt-quatre heures, avec une quantité totale de lait (je ne dis pas du mélange) qui sera fixée approximativement à 300, 600 et 800 grammes, au premier, quatrième et septième mois, comme le recommandent Parrot, Barbier, Budin et Londe.

7° Que l'enfant soit élevé à l'allaitement mixte ou artificiel, se pénétrer de la formule suivante : *trois quarts de litre de lait, soit 800 grammes environ, est une quantité qui ne sera jamais dépassée avant un an, et la dose d'un litre, soit 1000 grammes, ne sera jamais dépassée dans le premier âge, même après un an.* Telle est la loi posée par le Professeur Pinard et confirmée par Budin, qui disait : « Quant aux quantités de lait pendant la deuxième année, elles ne dépasseront jamais 1000 grammes, qu'il s'agisse d'enfants qui pèsent 10, 11 et 12 kilogrammes ; sur ces 1000 grammes, est, bien entendu, prélevée la quantité nécessaire pour faire des soupes. »

Vers l'âge de sept mois, j'autorise une farine quelconque, une cuillerée à café de phosphatine, par exemple, dans une des prises de lait, et un petit croûton de pain. De huit ou neuf mois au treizième ou quatorzième mois, phosphatine matin et soir, et trois prises de 200 grammes de lait.

Ces quelques notions simples, avec de légères variantes suivant certaines circonstances, vous permettront de diriger avec satisfaction l'élevage des enfants qui vous seront confiés. Si vous pouvez les faire accepter des mamans, vous aurez la joie de voir les bébés évoluer normalement, et tous les troubles digestifs, les gastro-entérites, le rachitisme, l'eczéma, le scorbut tous les symptômes que nous avons étudiés antérieurement, susceptibles de se rencontrer chez les petits sous-normaux et sus-normaux, et qui ne sont en réalité que le résultat de la suralimentation, seront inconnus.

Chez tout sous-normal ou sus-normal, scrutez l'hygiène alimentaire, et il vous sera facile de relever des fautes grossières, parmi lesquelles il me suffira de citer des prises de lait données au bébé à toute heure du jour et de la nuit, dès qu'il pleure ; du lait donné en trop grande abondance, très souvent dépassant trois quarts de litre, et atteignant parfois un litre et demi et davantage ; des produits quelconques, farines, panades et autres substances mal adaptées à la capacité stomacale et à l'âge de l'enfant. Il vous faudra souvent beaucoup de patience et de temps pour ramener à la normale la nutrition de ce petit organisme faussé dès la première heure, et souvent, quoi que vous fassiez, pendant des mois, des années, le bébé restera un fragile du tube digestif.

Je vous recommande la lecture d'une clinique de Triboulet : « Reprise de l'alimentation et reprise du lait après une gastro-entérite grave ». Vous y trouverez certains conseils aptes à vous éclairer, mais, ne l'oubliez pas, il n'existe pas de traitement spécifique de la gastro-entérite : c'est une question de tâtonnements, et, dans bien des cas, après la période initiale du régime hydrique, qui a ses limites, le lait coupé, le lait stérilisé, le lait condensé, le lait d'ânesse, l'eau de pain ou le bouillon de légumes, aidés de toutes les ressources de la pharmacie, resteront sans effet, et il faut savoir imposer à la mère l'obligation de prendre une nourrice, laquelle est parfois la dernière et l'unique ressource capable d'arracher à la mort une victime du péril alimentaire : un produit vieillot, aux chairs flasques, à la mine souffreteuse, aux membres décharnés, au cri misérable, ayant une vague ressemblance avec un être humain.

J'ai coutume de dire ceci à mes clients : Si vous suivez à la lettre mes conseils, je puis vous donner l'assurance formelle que votre bébé n'aura jamais une gastro-entérite grave ; mais, si vous voulez l'élever à votre façon, non seulement je ne puis vous garantir qu'à l'occasion d'un léger refroidissement ou de la sortie d'une dent, il n'aura pas d'entérite, mais parfois même il succombera, car il n'est pas en mon pouvoir de réaliser des miracles et de faire disparaître des lésions irréparables.

Je recommande aux jeunes mamans de graver l'inscription suivante au-dessus du berceau de leurs enfants : Moins vous donnerez de lait à votre bébé, mieux il se portera, plus beau il sera. Sachant pertinemment que le conseil ne sera jamais suivi complètement, je pense que c'est là une sorte de frein capable de retenir la mère et de lui rappeler les dangers d'une alimentation exagérée. J'ai la conviction que, dans une certaine mesure, il a pu pallier les méfaits du péril alimentaire chez quelques enfants.

A partir de l'âge de deux ans jusqu'à celui de six, dix, seize et vingt ans, l'enfant achève sa croissance, c'est-à-dire qu'il doit trouver dans sa ration quotidienne la molécule alimentaire nécessaire et pour ses besoins calorifique et énergétique, et pour son accroissement, de façon qu'arrivé au seuil de l'état adulte, il représente une double unité, dépendant, d'une part, de sa structure héréditaire, d'autre part, de la qualité et de la quantité de la molécule alimentaire, qui lui auront permis d'édifier les différentes et multiples cellules de son organisme.

Une fois encore, vous ne sauriez trop vous pénétrer de la très grande importance d'une hygiène alimentaire impeccable au cours de ces premières années, pendant lesquelles l'enfant sème ce qu'il récoltera à l'état adulte, et vous devez faire tous vos efforts pour maintenir fortes les belles constitutions héréditaires et pour améliorer les moyennes et les faibles. Enfin et surtout, si vous êtes convaincus de l'importance de l'hygiène alimentaire au point de vue du maintien et de la conservation de la santé, vous devez, dès le premier âge, inculquer aux enfants certains dogmes, certaines habitudes qui, une fois bien implantées, s'enracineront, s'incrusteront en quelque sorte ; en matière d'hygiène, mieux vaut une bonne éducation initiale qu'une rééducation si souvent imparfaite.

Au cours de votre pratique journalière, répandez à profusion ces idées, insistez auprès des mères, et de tous ceux chargés de l'élevage de l'enfant, sur la nécessité impérieuse qu'il y a à bien régler l'alimentation, en tant que quantité et qualité.

Tout enfant qui vous sera présenté sera examiné à fond, et, si vous devez recourir au médicament pour atténuer ou faire disparaître un symptôme morbide quelconque, vous ne devez être satisfaits qu'après avoir trouvé la cause première du trouble fonctionnel, laquelle, je le répète, est, dans l'immense majorité des cas, une faute grave d'hygiène alimentaire : l'interrogatoire que vous ferez subir à la mère, vous aura vite renseignés à cet égard.

L'enfant atteint d'obésité plus ou moins accentuée, l'enfant amaigri, pâle, languissant, aux yeux cernés, présentant une crise vasculaire quelconque : migraine, asthme, un phénomène de rétention : fatigue, algie, ou un phénomène de suppléance : vomissements incoercibles, acétonémiques, n'est plus un normal ; il vous incombe, par tous les moyens dont vous disposez, de le rendre tel, et je maintiens que cette tâche est aisée dans la plupart des cas, si vous voulez appliquer avec patience et persévérance les quelques règles alimentaires suivantes :

L'aliment de l'enfant doit être simple, substantiel, non excitant, adapté à sa capacité gastrique, à son âge, au climat dans lequel il vit, à ses habitudes, à ses goûts, à ses dépenses physiques enfin. Vous avez la certitude absolue qu'il trouve dans sa ration quotidienne les différentes molécules — albuminoïdes, ternaires, minérale et aqueuse — dont il a besoin, s'il est normal, c'est-à-dire si son poids est en rapport avec sa taille, si l'examen clinique ne vous permet pas de relever chez lui le moindre symptôme morbide, si enfin l'examen de ses urines vous indique au réveil une densité aux environs de 1020.

L'ingestion n'étant rien, et la pureté du plasma étant la conséquence d'une bonne digestion et d'une bonne assimilation, il faut apprendre à l'enfant à mastiquer soigneusement; à chaque repas, lui répéter cette phrase : « Ne te presse pas, mange lentement », jusqu'à ce que peu à peu il prenne cette excellente habitude, et soyez persuadés qu'il ne la perdra jamais plus, condition essentielle pour conserver ses dents, en prévenir la carie, empêcher les dépôts de tartre et, en même temps, le préserver plus tard de la réplétion exagérée de l'estomac. S'il mange lentement, il s'arrêtera plus tôt par satiété, il divisera mécaniquement ses aliments, il assurera leur bonne salivation; bref, dans l'antichambre de l'arbre digestif, il amorcera une assimilation utile et parfaite de sa molécule alimentaire. Telle est la première règle à inculquer à tout enfant.

Vous devez veiller ensuite à ce qu'il mange à des heures régulières, soit deux collations et deux principaux repas ; sous *aucun prétexte*, il ne prendra rien, absolument rien, dans l'intervalle, surtout des sucreries, dont quelques-uns font un abus, et qui sont, en grande partie, responsables de leur carie dentaire, de leur constipation et de leurs selles glaireuses. Les heures sont indifférentes, dépendent du milieu, des habitudes de la famille, des nécessités de la vie scolaire; l'essentiel, c'est la régularité, et surtout que l'enfant sache bien, une fois pour toutes, qu'il ne peut ni ne doit s'alimenter à toute heure. La violation de cette loi fondamentale, — repos de la cellule digestive après tout travail — constitue un acte que je qualifie de criminel ; c'est là l'origine de la plupart des maladies des enfants, de leur absence d'appétit, de leur digestion laborieuse et de leur plasma plus ou moins saturé de produits incomplètement digérés, amorce des phénomènes de rétention d'abord, de suppléance ensuite.

Enfin et surtout, vous devez veiller à ce que l'enfant ait une alimentation en rapport avec son âge et ses capacités digestives. Rien n'est plus illogique que de voir un jeune enfant de sept à dix ans partager le repas de famille au cours duquel il prend quatre à cinq services, sans distinction de la qualité : viandes grasses, sauces relevées et épicées, condiments de toutes sortes, que sais-je ! et ils sont nombreux les artifices culinaires certainement nuisibles à l'estomac de l'adulte, encore plus à celui de l'enfant du premier âge. La simple raison, le bon sens le plus élémentaire vous indiquent que le cerveau de l'enfant ne peut fournir la même somme de travail que le vôtre arrivé à l'état de maturité; que le système musculaire de l'enfant ne peut, de même, être mis en parallèle avec celui de l'adulte; que si vous êtes à même de faire 20 kilomètres par jour, l'enfant ne pourra en faire plus de 2 ou 3. Or, ce qu'il ne peut réaliser avec sa cellule cérébrale et musculaire, il ne peut non plus le faire avec sa cellule digestive, et c'est une aberration, un non-sens, de laisser un enfant consommer la même qualité et la même quantité d'aliments qu'un adulte. Telle est encore l'origine la plus fréquente des protestations bruyantes de l'estomac, des indigestions, des entérites, voire même des convulsions et autres crises vasculaires.

Mastication complète ; repas pris lentement, sans hâte, à des heures régulières ; alimentation substantielle, simple, quoique variée dans une certaine mesure ; suppression de tous les mets de composition compliquée, trop épicés et trop riches : telles sont les règles les plus élémentaires de l'hygiène alimentaire de l'enfant, qui, si elles étaient rigoureusement mises en pratique, laisseraient les cellules de l'organisme accomplir leur croissance régulièrement, sans protestation d'aucune sorte, et prépareraient une phase virile vraiment utile, avec un minimum de désordres inhérents à des causes en quelque sorte accidentelles.

L'alimentation sera donc réglée de la façon suivante :

Au réveil, une tasse de chocolat au lait et un morceau de pain ;

Au déjeuner, un plat de viande et un légume vert, un peu de riz et un autre légume. Compote de fruits, pain.

A 3 heures, lait et pain beurré pour les plus jeunes ; pain beurré et confiture pour les plus grands.

Au dîner, un ou deux œufs, une purée de féculents, un légume vert, un laitage, pain.

Jamais de viande ni de riz au dîner, qui constituera un repas plus léger que le déjeuner.

Pas de thé, café, vin, ni aucun alcool. Le seul liquide autorisé sera l'eau, et il importe, comme pour l'adulte, que l'enfant n'en prenne pas trop ou trop peu.

En dehors de ces notions primordiales, il faut veiller à ce que les conditions suivantes soient réalisées ; elles ont également leur part dans l'hygiène générale des enfants : leur aération sera réglée jour et nuit ; ils coucheront dans une chambre dont le vasistas sera ouvert été comme hiver ; ils vivront le plus possible au grand air ; il faudra prévenir le surmenage cérébral en ne les laissant pas travailler le soir après leur dîner ; par de bons conseils et une bonne morale, sans jamais les brutaliser ni les frapper, faisant appel à leurs sentiments et à leur raison, leur système nerveux sera orienté le mieux possible, afin qu'il soit très stable et peu excitable.

S'il vous est permis parfois de recourir aux médicaments, au fer, à l'arsenic, à l'iode, à la chaux, pour ne citer que ces quatre substances, qui sont de puissants modificateurs de la nutrition, rappelez-vous que l'hygiène morale, respiratoire et alimentaire sont beaucoup plus effectives, et la molécule minérale qui fait partie intégrante de l'aliment, est plus assimilable que celle que nous livre la pharmacie.

Il n'y a pas de mois où vous ne serez sollicités de prescrire un tonique à un enfant faisant le désespoir de ses parents, parce qu'il n'a pas faim. Sachant que l'appétit est la condition essentielle d'une bonne digestion et d'une bonne assimilation, il faut vous attacher à le développer, non avec des amers et autres eupeptiques, mais en insistant pour que la ration soit présentée à l'enfant à intervalles fixes et en quantité non exagérée. Vous ne tarderez pas alors à voir le petit malade perdre sa langueur, son teint cireux et parfois cholémique.

Telles sont les règles simples, précises, qui vous permettront, d'une façon mathématique, de voir évoluer un enfant normal vers l'état adulte, ayant posé des bases solides qui lui permettront de jouir pendant de très nombreuses années, d'un summum de vitalité.

Si vous êtes convaincus, comme je le suis, que tout état sous-normal est dû, dans l'immense majorité des cas, à une alimentation exagérée, mal assimilée ; que tout état normal-anormal ou sus-normal est le résultat d'une molécule alimentaire consommée en excès ; vous admettrez que tous les désordres qui leur sont associés ne sont que la conséquence de ce que j'ai appelé le péril alimentaire : c'est là la cause première, de beaucoup la plus importante ; les causes secondes, froid, traumatisme, surmenage, voir même le microbe, n'agissent et ne sont efficientes qu'en raison du plasma pollué et vicié. Remontez étape par étape, et, le plus tôt possible, modifiez cette cause ; supprimez-la avant que le système nerveux n'ait contracté de mauvaises habitudes, avant que ces dernières ne s'incrustent dans le protoplasma cellulaire ; adaptez l'hygiène alimentaire de l'enfant à ses besoins réels, énergétiques, calorifiques et de croissance, et, je le répète, à moins de tares héréditaires accentuées, lentement, mais sûrement, vous aurez orienté le jeu cellulaire dans une bonne voie, et le jour où le normal-anormal, le sus-normal, le sous-normal, sera redevenu le normal, vous rechercherez en vain le désordre initial : vous aurez vaincu le péril alimentaire.

CHAPITRE XVIII

AUTO-OBSERVATION

Si vous n'avez pas été convaincus par ce qui précède, vous ne le serez jamais, et il me paraît inutile d'apporter ici de nouvelles preuves des méfaits du péril alimentaire. Au cours des différents chapitres que j'ai étudiés avec vous, je vous ai signalé plusieurs observations de malades chez lesquels l'alimentation mal comprise comme qualité et comme quantité était la cause première de leurs désordres fonctionnels et organiques ; je me suis attaché à vous démontrer les causes secondes — froid, traumatisme, surmenage, — qui n'agissaient qu'à la faveur de la pollution du plasma et de la rétention des déchets.

Je dois immédiatement ajouter que quelques-unes de ces observations ont un grand défaut, c'est qu'elles concernent des malades qui n'ont pas été suivis très longtemps, et il n'est pas toujours facile de prouver d'une façon absolue que la correction de leur hygiène alimentaire les a débarrassés complètement de leurs maux, cela pour plusieurs raisons, dont les principales sont : l'inconstance du sujet, qui veut être guéri, sinon sur l'heure, du moins en quelques jours. S'il n'obtient pas ce résultat, il épuise tous les médicaments de la pharmacie et frappe à la porte du confrère voisin, espérant toujours trouver le médecin qui lui donnera le remède ; et puis, ce qui manque à la plupart de nos clients, c'est la patience et surtout l'abandon de leurs habitudes de la table — ration solide et liquide. — Imbus de cette idée fausse que plus on mange, mieux on se porte, ils ont souvent une tendance à suivre à demi votre régime de restriction, qu'ils considèrent comme un régime de privation et d'inanition, sans compter qu'il faut faire la part de leurs habitudes invétérées, de leur gourmandise, disons le mot, et enfin des sensations anormales qu'ils éprouvent au début de la cure, sensations si trompeuses qu'elles ont même fait reculer, ainsi que je l'ai signalé, deux de mes confrères, qui n'avaient pas su les interpréter, et n'ayant pas compris leur état d'hypotension, cause de leur sensation de fatigue et d'asthénie initiale, ils avaient rebroussé chemin, perdant ainsi toute chance de devenir des normaux.

Donc, par manque de constance, de patience, de persévérance, de foi, et souvent par suite d'influences extra-médicales, le malade banal est un sujet qui se prête peu à une démonstration à longue échéance ; c'est pourquoi je terminerai ce travail en livrant à mes lecteurs le détail de ma propre observation. Je voudrais être assez persuasif pour que ce dernier témoignage puisse convertir les plus récalcitrants en leur montrant la toute puissance de l'hygiène comme moyen de rénovation d'une constitution, comme moyen seul capable de retarder l'éclosion de certains désordres fonctionnels et organiques très menaçants par suite d'une hérédité défectueuse et d'une hygiène plus défectueuse encore. Cet exposé sera en quelque sorte le paiement de la dette de reconnaissance que je dois à l'hygiène alimentaire ; en voici le détail relaté impartialement.

Agé de quarante-trois ans, je suis issu d'une famille éminemment neuro-arthritique. Dans mes antécédents héréditaires, je relève les maladies suivantes : le rhumatisme déformant, la lithiase biliaire et rénale, l'asthme, la migraine. Mon père, auquel je ressemble beaucoup par plusieurs traits de mon caractère physique et constitutionnel, doué d'une superbe santé et de machines digestives de tout premier ordre, sus-normal obèse, a évolué à l'âge de cinquante ans vers la glycosurie, dont il a souffert pendant quinze ans : état qui a empoisonné la fin de ses jours avec des crises d'angine de poitrine, et il a succombé à du collapsus cardiaque. Au cours de son existence, antérieurement à sa glycosurie, il n'avait jamais connu le moindre malaise et avait une constitution à vivre plus de cent ans : il a été une vraie victime du péril alimentaire.

Comme antécédents personnels, j'ai eu la rougeole, de la laryngite striduleuse, des terreurs nocturnes, des douleurs de croissance et de nombreuses épistaxis ; une atteinte de fièvre ictéro-hématurique de cause palustre et quinique. Aucun autre désordre à signaler jusqu'à l'âge de vingt ans.

De vingt à vingt-quatre ans, j'ai vécu comme étudiant

au quartier latin, et souvent je souffrais de la faim, ne trouvant pas la quantité suffisante dans ma modeste pension de la rue Monsieur-le-Prince, où les repas à vingt-cinq et trente sous, agrémentés d'une piquette qui me donne aujourd'hui la chair de poule, n'étaient pas de nature à apaiser ma fringale. Aussi, dès que je fus reçu à l'internat, je pris ma revanche ; notre table était toujours bien garnie, soit dit à l'honneur de nos économes de salles de garde, qui étaient complètement innocents des premières pierres de l'édifice de notre dégénérescence cellulaire.

A la fin de ma seconde année d'internat, en 1893, j'étais devenu ainsi que l'atteste encore notre groupe photographique, un sus-normal, j'ajouterai floride ; mon teint coloré et vif me donnait l'apparence d'un homme du Nord, et il m'aurait été facile de dissimuler ma provenance tropicale. Mon embonpoint était enviable, mon activité sans bornes, et je me dépensais sans compter dans ce merveilleux service de Saint-Antoine, où, sous l'œil de mon cher Maître, le D' Monod, je me façonnais à la pratique chirurgicale ; souvent ce n'était qu'à deux heures de l'après-midi que je déjeunais, et je faisais honneur aux multiples plats de viande et au vin de meilleure marque que celui du restaurant. A la fin de cette année, si j'avais l'apparence de la santé exubérante, j'éprouvais, par contre, une lassitude matinale, et surtout des douleurs de reins à crier, tellement continues, tellement vives à certains jours, accompagnées d'urines couleur thé foncé, que, impressionné par l'existence d'une pierre vésicale, chez mon grand-père paternel, je me crus atteint de lithiase rénale, et, au printemps de 1894, j'allai faire une saison à Evian, d'où je rapportai, sinon la santé, du moins le souvenir impérissable de ce merveilleux décor de la Savoie et de la Suisse.

De retour à l'île Maurice en 1895, jusqu'à la fin de l'année 1899, je me jetai à corps perdu dans la clientèle, travaillant beaucoup physiquement, et surtout cérébralement. Aux repas, je trouvais toujours la table bien garnie et j'étais poussé par les miens à manger beaucoup ; ne fallait-il pas bien me nourrir, puisque je me dépensais tellement ? A cette période, mon hygiène alimentaire était la suivante : mes repas étaient pris hâtivement et à des heures irrégulières ; je mangeais de tout : le plus souvent, deux plats de viande au déjeuner et au dîner, sortant de table l'appétit satisfait. Je buvais environ une demi-bouteille de vin chaque jour; café au lait le matin et l'après-midi; un verre d'eau occasionnellement.

Au cours de cette année 1899, avec une taille de 1^m,78, je pesais 92 kilogrammes : et j'étais le type le mieux réussi du sus-normal obèse floride. A cette époque, j'ai dû faire commettre des péchés d'envie à plus d'un sous-normal, et pourtant c'est le cas de rappeler qu'il ne faut pas se fier aux apparences ; et sous cette écorce de fer, se cachaient bien des misères, bien des troubles fonctionnels, dont voici un léger aperçu :

Maux de tête, somnolence après les repas, sommeil agité, rêvasseries, cauchemars. Brisement général des membres au réveil; douleurs rhumatismales au niveau des genoux et des poignets. Douleurs atroces de la région lombaire.

Bouffées de chaleur à la face; lobules de l'oreille, à certains moments, chauds et luisants.

Transpirations faciles et profuses, surtout au niveau des mains, qui perlaient à la suite de la moindre émotion.

Manifestations multiples et récidivantes d'herpétisme, pour employer un terme cher à Lancereaux : séborrhée du cuir chevelu et de la région présternale, pityriasis simplex de la face, intertrigo des plis axillaires, eczéma sec furfuracé des conduits auditifs, eczéma prurigineux du bord libre des paupières, avec hypérémie constante des conjonctives.

Du côté de l'appareil cardio-vasculaire : palpitations fréquentes, hypertension du pouls, lequel était tendu dur et rapide, surtout après les repas, variant de 108 à 120 à la minute. Essoufflement facile à la marche.

Appareil digestif : estomac excellent, sauf quelques gaz ; ballonnement abdominal; sensation de tension douloureuse. Parésie intestinale.

Appareil urinaire : urines uratiques, le plus souvent très hautes en couleur le matin au réveil; souvent très rares.

A la lueur des faits consignés antérieurement, il vous est facile de me classer à cette période : sus-normal obèse au seuil des deux sentiers conduisant à la glycosurie et à l'uricémie, avec pollution du plasma, symptômes multiples de rétention et de suppléance. A trente-deux ans, je représentais ce qu'était mon père à cet âge; ayant hérité de sa constitution et vivant de la même vie défectueuse, je ne me dissimulais pas que j'avais toute chance de devenir glycosurique confirmé; j'étais peut-être un préglycosurique : en tout cas, un hyperuricémique, ainsi que l'attestaient mes urines très rouges, très denses, et celles du matin, au réveil, par suite de l'expérience que j'ai acquise du densimètre, devaient marquer 1030 et au-dessus.

Voilà donc quel était mon bilan au 1er janvier 1900. Déjà, à cette époque, ennemi du médicament, j'étais néanmoins forcé de prendre de temps à autre un laxatif, et aussi de l'antipyrine, dont je faisais un usage régulier deux fois la semaine, afin de calmer mes maux de tête et de reins, qui étaient surtout plus accentués à la suite de tout voyage un peu long en chemin de fer et après toute nuit blanche passée auprès d'une parturiente. Enfin, je compléterai ce tableau en vous disant que j'étais d'une émotivité toute particulière ; la moindre responsabilité me terrorisait ; la plus minime intervention m'occasionnait un tremblement des mains, et je payais chaque année, souvent deux fois par an, un tribut à la grippe, sous forme de coryza et de trachéo-bronchite.

La coupe était pleine, et il ne me manquait plus qu'une cause seconde — traumatisme, chagrin, surmenage — pour me sacrer goutteux ou glycosurique ; mais, fort heureusement, m'étant rendu compte, pendant cinq années de pratique, de l'infériorité du médicament vis-à-vis de l'hygiène, je résolus de modifier du tout au tout ma façon de vivre, et à partir de janvier 1900, date de mon salut, je me mis au régime suivant, que je modifiai légèrement dans la suite, ainsi que je vous le dirai tout à l'heure :

Au réveil, une tasse de chocolat ; à 3 heures, 300 grammes de lait ; au déjeuner, un plat de viande, deux légumes, un dessert et du pain.

Au dîner, un potage gras, deux œufs, deux légumes, un fruit, une crème et du pain.

Suppression absolue de thé, de café et de tout alcool.

Le résultat ne fut pas brillant tout d'abord ; je me sentais fatigué ; mon appétit avait diminué par suite de la suppression de tous les excitants de la table ; mais je persévérai, et six ou huit mois après, je commençai à recueillir les bénéfices de ma sagesse, en voyant peu à peu tous les symtômes pénibles que je présentais disparaître les uns après les autres. J'étais, au bout de dix-huit mois, un tout autre homme : j'éprouvais une sensation de bien-être, inconnu depuis des années ; en un mot, j'avais retrouvé mon équilibre. Mes maux de tête étaient un vieux souvenir ; après une journée de fatigue, j'étais aussi dispos qu'à mon réveil : j'ignorais cet état de pléthore abdominale si gênant ; je retrouvais ma souplesse articulaire : j'avais un pouls de 84 à la minute, et mon poids n'était plus que de 82 kilogrammes.

Pendant trois à quatre ans, je suivis ce régime, et, tout en ayant considérablement amélioré ma santé, je ne pouvais me déclarer un normal, attendu que, de temps à autre, je souffrais de vertiges, d'insomnie, de palpitations, d'éréthisme cardio-vasculaire, et, à plusieurs reprises, je fus réveillé à 11 heures du soir par une crise d'angine de poitrine des plus pénibles.

A partir de 1904, je modifiai de nouveau mon régime, qui, cette fois, est définitif et restera définitif, parce qu'aujourd'hui je lui dois la satisfaction intense d'être un sujet vraiment normal, tel que je le conçois et tel que je vous l'ai dépeint.

En vous donnant le détail aussi complet que possible de ma ration journalière, cela vous permettra, si vous en avez la curiosité, de calculer sa valeur en calories, en vous reportant aux tableaux de Maurel et de Pascault. Je considère, pour ma part, ce calcul tout à fait inutile ; j'ai la certitude que la qualité et la quantité assimilées et utilisées me suffisent, par la sensation de bien-être que j'éprouve.

Au réveil, 350 grammes de café au lait, avec trois cuillerées à café de sucre.

A 10h,45, déjeuner se composant d'un plat de viande — bœuf ou poulet, une à deux fois la semaine remplacé par du poisson. — 150 à 200 grammes environ : deux légumes, généralement pommes de terre et un légume vert. Comme dessert, confiture et beurre. Cinq tranches de pain grillé — je le prends grillé par goût et parce qu'il me paraît de digestion plus facile. — représentant 125 grammes ;

A 3h,30, une petit tasse de cacao Van Houten : deux cuillerées à café, avec addition de 100 grammes de lait et deux cuillerées à café de sucre.

Au dîner, à 7h,30, deux œufs sur le plat, deux légumes, le plus souvent des légumes verts, parfois un féculent, et un laitage — sagou, riz, tapioca ou mousse au lait. — Pain grillé : 125 grammes.

Quant à ma ration liquide, en dehors de mon café au lait du

matin et de ma tasse de cacao de la journée, elle se compose de cinq verres d'eau, pris régulièrement aux heures suivantes:

Le matin, à mon réveil, à jeun; un deuxième verre, dans un délai variant de une heure à une demi-heure avant mon déjeuner; un troisième, à la fin du repas; un quatrième, une heure avant le dîner; et un dernier enfin à la fin du dîner. Ces cinq verres d'eau représentent un total de 1350 grammes. Cette quantité n'est jamais dépassée, et je ne prends pas un atome de liquide en dehors des heures précitées. Jamais de vin, ni aucun alcool.

Cette ration solide et liquide est immuable, avec cette seule restriction, qu'il m'arrive *exceptionnellement* de prendre le matin, avec mon café au lait, une petite tranche de pain, et, lorsque je suis fatigué, après une nuit blanche passée auprès d'une parturiente, lorsque je sens, en un mot, que le repos n'a pas succédé au travail physique et que j'ai gaspillé une partie de mon énergie nerveuse, mes repas, pendant vingt-quatre heures, sont diminués dans la proportion d'un tiers. Contrairement au sujet fatigué qui mange d'autant plus qu'il est plus défait, plus déprimé, je restreins ma ration, et, après une nuit de sommeil, lorsque j'ai rechargé mes piles et que j'ai retrouvé mon équilibre, je l'augmente légèrement pendant vingt-quatre et trente-six heures, à une période où j'ai conscience que ma digestion et mon assimilation seront meilleures, ayant éliminé par mes émonctoires les déchets libérés au cours de ma dépense physique ou cérébrale exagérée.

Il ne faudrait pas croire, après lecture de ce qui précède, que, tel un vieil ermite, je ne participe jamais à une fête de famille et que je ne suis pas un joyeux convive, sachant apprécier les bonnes choses. Cette conclusion serait absolument fausse; mais, à un grand repas, si je touche à tout, je le fais avec modération, et je m'arrange, le jour suivant, pour consommer un peu moins, encore et toujours, afin de rétablir l'équilibre. La qualité ne m'arrête pas; je suis l'être le moins difficile, mangeant de tout, et mon alimentation est aussi variée que possible; je me mets en garde seulement contre la *quantité*, et la preuve que j'y réussis, c'est que je suis arrivé à maintenir mon poids stable depuis plus de quatre ans.

Il est bien évident que ma ration actuelle, qui paraît dérisoire à plus d'un, me suffit, pour l'excellente raison que j'ai atteint la phase adulte, que mes besoins calorifiques et éner-

gétiques sont quasi nuls, par suite de l'existence sédentaire que
je mène, et que je vis dans un climat dont la température
moyenne est aux environs de 20° C. Que demain je change de
profession et que les nécessités de la vie m'obligent à couvrir
15 kilomètres par jour, ou que je vienne à habiter un pays très
froid, ma balance m'aviserait immédiatement, par la perte de
poids, que ma ration est insuffisante, et il faudrait l'augmenter.

La question que je dois me poser est la suivante, et elle a
une portée et une importance capitales : ma ration liquide et
solide est-elle suffisante, et puis-je avoir la certitude que je
trouve, dans le monde végétal et animal qui m'environne, une
molécule albuminoïde, ternaire, minérale et aqueuse adéquate
à mes besoins calorifiques et énergétiques et à la réparation
de mon usure cellulaire ?

La réponse me paraît formelle. Oui, cette ration est suffisante, pour la triple raison que, depuis quatre ans, mon poids
n'a pas varié et que je ne présente aucun phénomène de rétention ni de suppléance. Je pèse entre 74 et 75 kilogrammes, —
poids brut, le matin à jeun — 78 kilogrammes habillé ; tout
en me livrant à mes occupations habituelles. Or, si vous vous
reportez aux données de Bardet et à celles de Bouchard, vous
verrez que, pour une taille de 1ᵐ,78, je représente un poids strictement normal. Me dépensant physiquement et cérébralement,
et ayant, d'autre part, à me défendre contre la température
extérieure, si ma ration était insuffisante, soit par quantité trop
minime, soit par assimilation rendue impossible du fait d'un
tube digestif fonctionnant mal, je maigrirais infailliblement : cela
est mathématique ; c'est un fait qui ne prête à aucune discussion.

Je suis donc un normal comme poids : mais, en vous reportant
aux enseignements développés antérieurement, vous savez que
ce poids, que je qualifie de normal, n'est pas la preuve absolue
que mon plasma est pur ; il se pourrait qu'avec une taille de
1ᵐ,78, pesant 75 kilogrammes, je sois un normal-anormal. Mais
il m'est facile de vous donner l'assurance que tel n'est pas le
cas, attendu que mon état de santé absolue est la preuve la plus
manifeste de la pureté de mon plasma ; état de santé qui me fait
être heureux de vivre et dont j'apprécie d'autant plus les bienfaits
que j'ai connu antérieurement les méfaits d'un sang pollué ; j'ai
ainsi la certitude de n'être ni un rétentionniste ni un sujet
exposé à des phénomènes de suppléance. J'ignore toute fatigue ;

j'ai un sommeil réparateur et complet; je sors de mon lit frais et dispos, sans le moindre regret, avec une liberté totale de tous mes membres, et j'ignore cet endolorissement, cette courbature, cette meurtrissure si caractéristique de la pollution du plasma et de l'imprégnation nerveuse toxique au cours de l'hypotension nocturne. Enfin, j'ignore, toute algie, et pendant les quatorze à seize heures consacrées à mes dépenses physiques et intellectuelles, je ne ressens pas la moindre sensation du côté d'un organe quelconque : c'est l'état d'euphorie complète.

Par suite de ma profession très absorbante et de ma grosse clientèle obstétricale, il m'arrive malheureusement trop souvent de passer des nuits blanches et d'être privé de sommeil, lequel est la condition nécessaire de la santé; après ces longues veilles et les efforts nécessités parfois pour terminer un accouchement par les fers, j'éprouve pendant deux à trois jours une fatigue locale et générale; mais il ressort de notre définition antérieure que c'est une *fatigue physiologique* par hyperfonctionnement, dont la cause est patente, et, après deux nuits de sommeil, les éléments cellulaires en révolte, parce que la loi du repos a été violée, rentrent dans le silence.

Ma ration solide est manifestement suffisante, et j'en dirai autant de ma ration liquide, qui assure le fonctionnement de mes émonctoires, en particulier de mes reins, organes sur lesquels j'ai constamment l'attention en éveil, attendu qu'il n'y a pas de santé possible sans une dépuration urinaire impeccable. Cette preuve du fonctionnement excellent de ces cellules, je l'ai, non pas par l'absence d'albumine ou de sucre dans mes urines, mais par ma densité urinaire du réveil, qui, étant constamment au-dessous de 1022, me donne la certitude :

1° Que ma ration liquide est suffisante;

2° Que ma ration azotée n'est pas exagérée, car l'urée et les urates, derniers termes de désintégration de la molécule albuminoïde et des nucléo-albumines, ne manqueraient pas d'élever la densité de l'urine, s'ils se présentaient en trop grande quantité à la barrière rénale.

Enfin, l'absence de miction nocturne en dehors de toute insomnie, m'indique, clairement que je n'ai pas d'hypertension permanente de cause rénale, que l'hypotension de la nuit est respectée, et que toutes mes cellules, surtout ma cellule musculaire vasculaire, se reposent.

Ma densité du matin ne dépasse 1022 que dans deux circonstances : pendant trois mois de fortes chaleurs, où, par suite de la déperdition plus grande d'eau par la peau et par suite de l'hypotension plus accentuée de l'été, le liquide urinaire est moindre, et la densité s'élève, non pas parce que la partie solide de l'urine augmente, mais par manque d'eau. Pendant l'été, je relève assez souvent 1023 et 1024 le matin ; mais, avec le pouvoir de réserve dont dispose le rein, cela n'a aucune importance. D'autre part, à la suite de tout long voyage en chemin de fer, mais surtout le lendemain et le surlendemain de toute dépense physique inaccoutumée — nuit blanche, préocupation un peu vive au sujet d'un malade, efforts pour terminer un accouchement, — ma densité du matin monte à 1025, 1026 et même 1030. Ici encore, j'en saisis le mécanisme, et j'en suis même très satisfait, puisque j'ai la preuve que mes cellules rénales sont capables d'excréter les déchets que j'ai libérés au cours de mes contractions musculaires exagérées.

Dans ces dernières années, je n'ai jamais été malade, sauf il y a trois mois, où j'ai dû garder la chambre pendant quelques jours, à la suite d'un surmenage intensif : non seulement je me réveillais chaque matin, à cinq heures afin de disposer de quelques instants pour mettre sur papier le présent travail : mais, de plus, j'ai eu une série de onze accouchements dans un délai de deux mois, sans compter de graves préoccupations que me causaient deux cas de fièvre typhoïde d'allure maligne. C'était vraiment trop, et j'ai fait une légère fièvre de surmenage, traitée par le repos et la *diète*, qui m'ont permis de retrouver en peu de temps ce merveilleux équilibre que je possède.

Lorsque je jette un regard en arrière et que je compare mon état de santé actuel avec celui d'il y a douze ans, je me demande vraiment s'il s'agit du même organisme, et si j'ai pu éprouver les mille misères qui empoisonnaient mon existence et que mon embonpoint dissimulait sous ce manteau de graisse qui faisait l'admiration de tous. Il y a quinze ans, avec la prédisposition héréditaire que j'ai rappelée, j'avais la certitude d'évoluer vers la glycosurie ou la goutte confirmée, et, de fait, j'avais dûment amorcé les premiers chaînons de ces deux processus aux mailles si multiples et variées ; or, aujourd'hui, malgré cette prédisposition héréditaire, grâce à mon régime solide, suffisant mais non exagéré, grâce à mon régime liquide, suffisant mais également non exagéré, j'ai la certitude aussi grande d'échapper à ces deux périls qui m'avaient fortement menacé.

Cette transformation dans mon état physique et cérébral, je la dois uniquement à une hygiène impeccable, qui est la *modération* dans le boire et dans le manger, à une aération de mes appartements jour et nuit, à une friction sèche énergique chaque matin, été comme hiver, suivie d'une affusion froide, enfin à une ventilation journalière de mes poumons, qui consiste à faire matin et soir quarante à cinquante profondes inspirations, dans le but de prévenir la soudure prématurée de mes articulations chondro-sternales et afin de renouveler l'air résidual de mes poumons.

Moins bien partagé que mes confrères d'Europe, qui peuvent chaque année prendre des vacances bien méritées, j'ai à peine le loisir de m'échapper tous les deux ans, pendant deux à trois semaines, pour aller à la mer; puis c'est le travail intensif du médecin praticien, qui doit faire face à toutes les exigences réunies de la pratique médicale, chirurgicale et obstétricale.

Combien de temps durera cet état de santé absolue ? Je l'ignore; cela dépendra en partie de la qualité cellulaire qui m'aura été léguée par mes ascendants, en partie également de l'hygiène défectueuse des trente premières années de mon existence; mais, en tout cas, le jour où apparaîtront les premiers symptômes d'usure organique, j'aurai la satisfaction de penser que, depuis ces six dernières années, je n'aurai rien fait pour en devancer l'apparition.

Je ne crains pas la mort; elle viendra à son heure : je ne puis me soustraire à cette loi inexorable qui veut que toute cellule vive et meure; mais, ce que j'appréhende le plus en ce monde, c'est la maladie, et le contact journalier que j'ai avec le malade me fait apprécier au centuple l'état de santé. Convaincu comme je le suis que la maladie n'est pas une fatalité, mais qu'elle est le résultat indirect de nos errements en matière d'hygiène alimentaire, je n'hésite pas à mettre tout en œuvre pour l'éviter, et, sauf accident ou usure précoce due à une hérédité défavorable, j'espère la tenir longtemps encore à distance respectable.

Quel que soit l'avenir qui m'attend, j'ai conscience, pour le moment, d'avoir le *mens sana in corpore sano*, et cette satisfaction, je la dois uniquement à ma confiance, à ma persévérance et à ma foi dans le régime.

CHAPITRE XIX

RÉCAPITULATON GÉNÉRALE

La présente étude est un plaidoyer en faveur d'une alimentation bien comprise, laquelle, j'espère vous l'avoir démontré, est seule capable d'assurer à la cellule une longue vitalité.

Afin de rendre cette démonstration plus claire, plus simple, j'ai schématisé le corps humain et l'ai réduit à une cellule, et je vous ai dit que toute cellule vivait, travaillait et mourait. Sa qualité première, elle la doit à ses ascendants : c'est son aptitude à évoluer, recélant dans son intérieur des miliards d'atomes qui ont les qualités et les défauts des générateurs. Au moment de la naissance, elle doit subvenir à ses propres besoins et n'a à sa disposition que l'*air* et la *molécule alimentaire*, qui lui permettent de s'accroître, de travailler et de se régénérer

A l'état adulte, toute cellule représente une double unité, en partie due à sa marque de fabrique, à son hérédité, en partie à la façon dont elle se sera accrue, grâce à la molécule alimentaire qui lui aura été présentée. Or, comme vous ne saurez jamais exactement ce que vaut votre hérédité, il vous incombe de faire tout votre possible en vue de l'améliorer, et pour cela, encore une fois, vous n'avez à votre disposition que l'air et la molécule alimentaire. Toute alimentation défectueuse amoindrit la vitalité cellulaire, et seules les cellules de toute première marque résistent aux mille infractions de l'hygiène. La vitalité de la cellule, son bon fonctionnement, sont donc ainsi livrés au simple hasard, alors que, par une hygiène alimentaire bien comprise, vous avez toute chance, avec une cellule de marque moyenne, non seulement d'en tirer un travail satisfaisant, mais, de plus, de la voir s'éteindre à un âge relativement avancé. Cette seule considération, et elle est absolue, rend donc impérieuse la nécessité d'avoir une hygiène alimentaire en rapport avec les besoins cellulaires.

Toute cellule vit, travaille; cela implique qu'elle doit trouver dans le plasma qui l'entoure les éléments nécessaires pour vivre et travailler : ces éléments, la physiologie nous a appris qu'ils étaient représentés par la molécule albuminoïde, ternaire, minérale et aqueuse, répandue à profusion dans le monde animal et végétal. Libre à nous de nous adresser à l'un ou l'autre de ces règnes : les besoins de la cellule sont imprescriptibles, il lui faut et la qualité et la quantité.

La molécule alimentaire, telle qu'elle nous est livrée, est inutilisable ; elle doit subir l'action de certains ferments, et c'est au cours de la traversée digestive, à la faveur de certains actes préparatoires, qu'elle peut être incorporée à la cellule. Une bonne digestion est donc nécessaire, indispensable, pour une bonne assimilation, et je n'ai pas manqué d'insister sur le rôle immense de l'estomac, de l'intestin, du foie, du pancréas, au point de vue de la conservation de la santé, et sur la nécessité qu'il y a de ménager ces organes.

Je vous ai rappelé, d'autre part, qu'il était impossible de considérer les cellules digestives à l'état isolé ; toutes sont non seulement reliées les unes aux autres, mais, de plus, elles reçoivent des usines centrales, cerveau et moelle épinière, le stimulus dont elles ont besoin, et du plasma qui les entoure, leurs molécules de travail et de régénération ; donc, soit par la voie nerveuse, soit par la voie vasculaire, toutes les cellules du corps sont solidaires. Cela vous explique que tout acte digestif faussé peut être dû à un trouble cellulaire né sur place, ou à une inhibition centrale, et je vous ai cité de nombreux exemples de ces deux ordres de processus, que vous arriverez à diagnostiquer par un interrogatoire précis.

A moins d'une tare héréditaire manifeste, rendant le travail et la vie cellulaire impossibles, si la cellule trouve dans le plasma qui l'entoure les matériaux dont elle a besoin, son fonctionnement se fera silencieusement ; dans le cycle des vingt-quatre heures, il y aura une période de repos. au cours de laquelle elle se rechargera. se régénérera, et la limite de sa durée sera son usure définitive, sa mort. C'est en vain que vous rechercherez, soit à son niveau, soit à distance, le moindre trouble fonctionnel : la symptomatologie sera muette, sera négative.

Du jour où le travail cellulaire sera faussé par hyperfonctionnement. par un plasma trop pauvre, ne contenant pas les matériaux qui sont nécessaires ; du jour où ce plasma contiendra des déchets, soit normaux en excès, soit anormaux, nés d'un métabolisme défectueux, alors, alors seulement, plus ou moins tôt, suivant la sensibilité nerveuse, suivant les qualités héréditaires et acquises de la cellule, se feront voir des désordres que le profane et le médecin étiquettent volontiers maladie, mais qui ne sont, en définitive, que des protestations d'un plasma anormal ; symptômes que nous avons qualifiés de fonctionnels, ce qui signifie que les éléments cellulaires ne sont pas frappés dans leur essence, dans leur structure, en tout cas, qu'il y a possibilité de ramener à la normale le travail cellulaire.

Parmi ces symptômes, ces syndromes, nous avons longuement étudié les plus importants, et je vous les rappelle : la fatigue, la douleur, les crises vasculaires, les phénomènes d'hypotension et d'hypertension qui tous impliquent sûrement que la cellule a cessé d'être normale, qu'une cause certaine est à l'origine de cette protestation. Il convient, au plus tôt, de la chercher, de la trouver et de la supprimer, sinon le trouble non seulement persistera, mais, ce qui est plus grave, il deviendra peu à peu une habitude morbide, et il vous sera, à une certaine période, impossible de le supprimer, car il sera devenu une incrustation cellulaire ; enfin, par sa durée, par sa répétition, il amorcera peu à peu des dégénérescences cellulaires, des désordres organiques, qui seront l'avertissement de la fin prématurée de la cellule.

Afin de vous permettre de vous retrouver au milieu de ce dédale de la pathologie, de relier les unes aux autres les mailles de cette vaste chaîne morbide et d'arriver finalement à la suppression de la cause, je vous ai schématisé la cellule normale, celle qui trouvait dans le milieu ambiant, dans le plasma, les éléments dont elle avait besoin pour se régénérer et pour travailler. Je vous ai dit que toute cellule devait travailler, en vue de libérer de l'énergie et en vue de fabriquer du calorique, et, sauf à la phase de l'enfance et de l'adolescence, où elle devait également s'accroître, rendue à l'état adulte, elle devait trouver dans la molécule alimentaire ce qu'il lui faut pour ses besoins énergétique et calorifique, et une tout autre minime portion pour sa régénération.

Du jour où la cellule n'est plus normale, je vous ai dit qu'elle ne pouvait être que sus-normale, sous-normale, ou normale-anormale.

L'état sous-normal implique que le plasma ne lui porte plus en quantité suffisante les éléments de régénération et de travail dont elle a besoin, et j'ai étudié avec vous cette pénurie, cette pauvreté du plasma, qui pouvait tenir à une insuffisance réelle de l'alimentation. A cette variété assez rare, j'ai opposé les sous-normaux, non pas par pénurie alimentaire, mais par alimentation exagérée rendant la digestion et l'assimilation impossibles par mauvais travail digestif de cause locale ou par inhibition nerveuse : ce sont les sous-normaux de cause digestive et de cause nerveuse, cérébrale. Je les ai étudiés longuement avec vous, ces malades si souvent incompris, qui, par pauvreté du plasma, avaient un rendement inférieur : ces maigres, ces chétifs, ces débiles, ces instables et irritables du système nerveux, ces atones, ces ptosiques, ce grand troupeau, pépinière des neurasthéniques, des tuberculeux, des émotifs, des phobiques, des hypocondriaques, que guette la mort par asthénie cardiaque, par insuffisance nerveuse, et qui n'ont connu de la vie que misères, fatigues, douleurs, et maladies de toutes sortes.

A cette classe si intéressante, j'ai opposé les sus-normaux, ces malades doués de puissantes machines disgestives, qui sont capables, pendant des années, d'amener à un état où elle peut être utilisée, la molécule alimentaire consommée en excès ; eux aussi sont à plaindre, et, s'ils connaissent pendant quelque temps la sensation de force et de santé, ils paient également un très lourd tribut à la maladie. Je les ai schématisés, ces sus-normaux obèses, qui n'ont d'autre alternative que la glycosurie, la goutte, la lithiase biliaire ; ces candidats à l'artério-sclérose, si, par faillite digestive, d'obèses florides, ils ne devenaient auparavant, des obèses cachectiques.

Enfin, entre les sous-normaux et les sus-normaux, que révèlent la simple inspection et la méthode plus sûre, plus scientifique, de la balance, j'ai étudié avec vous les normaux-anormaux, ces sujets paradoxaux, qui, malgré un poids en rapport avec la taille, ne sont pas moins exposés à plusieurs désordres fonctionnels, et c'est dans leur densité urinaire que nous avons trouvé l'explication de leurs misères ; leur densité matinale exagérée nous révèle une augmentation de la partie solide de l'urine, et nous les avons classés uricémiques, par consommation exagérée de la molécule albuminoïde.

Cette classification de sujets en sous-normaux, normaux anormaux et sus-normaux a sa raison d'être et me paraît utile à conserver. Ne l'oubliez pas, la seule médication utile, nécessaire, est la médication causale ; d'autre part, les éléments cellulaires n'ont que peu de façons de protester, et, pour ne prendre qu'une exemple, la fatigue ou la douleur sont l'expression d'une anomalie cellulaire. Comment parviendrez-vous à les faire disparaître si vous n'avez à votre disposition un fil capable de vous guider ? Or, la douleur peut aussi bien survenir chez un sous-normal que chez un sus-normal et cette division vous permet, s'il s'agit d'un sous-normal, de penser que le neurone proteste parce que le plasma est trop appauvri par manque d'aliments ou par mauvaise assimilation de cause digestive ou centrale ; s'il s'agit d'un normal-anormal, vous devez songer à la pollution du plasma par le déchet azoté consommé en excès ; enfin, chez le sus-normal, loin de supposer une pauvreté de plasma, vous soupçonnerez une pléthore ou une pollution par un déchet normal ou anormal, et ainsi, grâce à cette division, schématique je le veux bien, mais utile, vous remonterez étape par étape et vous ferez de la médecine vraiment utile.

Ce que j'ai dit de la douleur s'applique à tout autre désordre fonctionnel, qu'il s'agisse d'une migraine, d'un vertige, d'une crise d'asthme ou de tout autre syndrome. Après avoir fait la médication d'urgence, posez-vous cette question : A quelle catégorie appartient le malade ? et par tous les moyens dont vous disposez et que j'ai étudiés avec vous, ramenez à la normale, seul état compatible avec la santé, le sous-normal, le normal-anormal ou le sus-normal.

Il m'aurait été impossible de vous indiquer le mécanisme de la mort de la cellule et de vous citer toutes les causes capables de l'arrêter en cours de route. Je me suis attaché surtout à vous faire toucher du doigt la mort par artériosclérose ; je vous ai démontré que, si plusieurs routes menaient à ce grand processus éminemment destructeur, aucune n'était plus directe que l'hypertension artérielle, et je vous ai fait voir la part très grande que prenait à sa réalisation une alimentation liquide et solide mal comprise. J'ai insisté longuement sur les bienfaits d'une hygiène alimentaire préventive, seule capable d'empêcher son éclosion, alors qu'à la phase d'hypertension rénale irréductible, vous ne pouvez plus espérer la guérison : votre rôle devient médiocre, quoique vous puissiez, grâce à une hygiène plus stricte encore, prolonger, pendant plusieurs années parfois, l'existence de vos malades artério-scléreux.

J'ai longuement arrêté votre attention sur le fonctionnement de la cellule rénale, l'émonctoire principal chargé d'excréter les déchets endogènes et exogènes du corps. Je vous ai prouvé qu'aussi longtemps que le rein suffisait à sa tâche, la conservation de la santé était possible, mais que, du jour où cette cellule fléchit, le malade devient un rétentionniste, et qu'il présentera des symptômes en rapport avec cette rétention de déchets, et d'autres troubles dépendant de la tentative que feront les autres émonctoires pour suppléer le rein.

Je me suis attaché à étudier la densité urinaire du malade au réveil, et j'espère vous avoir démontré la grande importance de la miction nocturne, répétée une, deux et trois fois, non pas occasionnellement, mais d'une façon régulière. Je vous ai fourni là un symptôme très précoce et très sûr de l'hypertension artérielle permanente de cause rénale, signature de la néphrite parcellaire. J'ai tenté de vous expliquer le mécanisme de cette polyurie nocturne des artério-scléreux ; mais, quel que soit le crédit que vous accorderez à ces hypothèses, vous devez seulement retenir le fait clinique et ne jamais terminer l'interrogatoire de tout malade, surtout s'il a dépassé la quarantaine, sans vous enquérir de ses habitudes vésicales nocturnes. Bien familiarisé avec ce symptôme, vous scruterez ainsi le fonctionnement intime de la cellule rénale à une période où l'urine ne contient ni albumine, ni aucun corps capable de vous révéler son léger degré d'insuffisance.

J'ai insisté sur la nécessité de l'hygiène au cours de la grossesse, et, avec des preuves à l'appui, je vous ai fait voir qu'une alimentation exagérée était souvent responsable de l'obésité intra-utérine et qu'elle coûtait souvent la vie de l'enfant, exposant également la mère à des dégâts irréparables, origine fréquente de l'état de déchéance de ses viscères abdominaux, par la ptose qui en résulte.

Je vous ai démontré la toute puissance de l'hygiène alimentaire de l'enfance ; je vous ai rappelé l'impérieuse nécessité qu'il y a d'élever les enfants scientifiquement, pour la triple raison :

1º Qu'ils récoltent à l'état adulte ce qu'ils auront semé à leur période d'accroissement ;

2º Que ce sont des êtres neufs, ne sachant rien, et que, si vous leur inculquez de bons principes d'hygiène, tels une mastication parfaite, la régularité dans l'heure des repas, de ne pas boire après chaque plat, ce seront des habitudes de la première heure qu'ils conserveront toujours, pour le plus grand bien de leur santé ;

3º Que les troubles fonctionnels sont d'autant plus faciles à guérir, que vous les supprimez de meilleure heure.

Tout enfant doit être rigoureusement normal ; c'est vous dire que vous devez vous acharner à faire disparaître toute protestation de son système nerveux que lui vaut son état sous-normal ou sus-normal. Insistez pour la guérison complète, sinon ce migraineux par intermittence de l'adolescence deviendra le migraineux confirmé de l'état adulte, par habitude morbide invétérée, ou encore, situation plus grave et sans appel, l'enfant au système nerveux instable, sujet à des défaillances ou convulsions, deviendra l'adolescent épileptique.

J'ai étudié avec vous le péril alimentaire au cours des maladies aiguës, et je vous ai mis en garde contre le grand danger qu'il y avait à suralimenter un malade de force : l'instinct du patient est un cri que vous devez savoir interpréter et respecter. J'espère qu'après avoir lu les pages consacrées à cette question, vous serez convaincus que la plupart des maladies guériraient vite et bien si le malade était tenu au repos au lit et à une diète relative, jusqu'au jour où la sensation de la faim se ferait sentir. Ne vous inquiétez pas de la perte de poids du fébricitant ; c'est un bienfait ; il écoule tous ses déchets, et du jour où il entrera en convalescence, il sera mieux armé, doué d'organes reposés, et, en très peu de temps, il récupérera son poids initial. Nombreux sont les sujets qui ont dû leur état de santé à une longue maladie, au cours de laquelle ils ont pu faire la lessive de leur organisme : cure de rénovation, moins brutale que celle de Guelpa, et qu'ils sont obligés de subir.

Apprenez à voir dans la maladie, non pas une fatalité, mais une protestation des organes, par suite d'un désordre cellulaire dépendant d'un plasma appauvri ou pollué. Sachez faire la part du microbe, du surmenage, du froid, des émotions, du chagrin, qui sont des causes secondes, insuffisantes par elles mêmes le plus souvent pour troubler l'équilibre du fonctionnement cellulaire d'une façon durable, et qui n'agissent qu'à la faveur d'une pollution du plasma, laquelle est la vraie cause prédisposante, occasionnelle, déterminante, de la maladie, et dont la raison d'être, vous n'en doutez plus, tient à une alimentation mal comprise.

Je vous ai cité ma propre observation afin de vous démontrer ce que peut l'hygiène pour améliorer une constitution, et je puis vous donner l'assurance que tout malade, quel que soit son âge, si des lésions organiques irrémédiables ne se sont pas produites, est à même de guérir, c'est-à-dire de devenir un normal, s'il veut modifier son genre d'existence. Il ne faut pour cela que deux conditions, mais elles sont impérieuses : le remaniement de fond en comble de son hygiène alimentaire, et surtout du temps, car il faut du temps pour faire la rééducation cellulaire et pour liquider les arriérés.

Rappelez-vous enfin que l'hygiène ne saurait être collective, mais individuelle. Chaque cellule a sa caratéristique, sa fiche biologique, et son approvisionnement doit être en rapport avec son âge, son genre de travail, la dose d'énergie qu'elle doit libérer et la quantité de combustible qu'elle doit produire. Surtout, en matière d'hygiène, respectez les habitudes du malade, du sujet ; ce n'est pas sans raison que la nature a répandu à profusion dans le monde animal et végétal qui nous environne les molécules alimentaires, et, encore une fois, ce n'est pas la qualité qui importe, mais la quantité.

J'ai terminé. J'espère que vous ne me quitterez pas avec cette impression fausse que le régime Raffray est un régime de privations, d'inanition : pas plus que les régimes de Maurel, de Pascault, de Gautier, de Marcel Labbé, de Maurice de Fleury, il ne vise à ce but, et aucun de ceux qui ont écrit sur la diététique et qui ont posé les bases d'une alimentation simple, substantielle et suffisante, n'ont eu l'idée de mettre l'humanité au pain sec et à l'eau.

La vie cellulaire n'est possible qu'à la condition impérieuse que la cellule se repose et trouve dans le plasma des matériaux de réparation et de travail. Si vous lui enlevez ces matériaux, vous assumez une lourde responsabilité : c'est l'état sous-

normal ; si vous les lui donnez à profusion, c'est l'état sus-
normal : vous assumez une responsabilité plus grande encore,
vous hâtez sa fin naturelle, son usure par le temps. Donc, trop
peu manger ou trop manger constituent deux fautes graves,
largement responsables de tous les maux qui assaillent l'homme
au cours de l'existence, et j'ai dû attirer plus longuement l'attention sur les méfaits d'une alimentation exagérée, attendu
que la suralimentation est une pente plus facile sur laquelle on
glisse plus aisément. Mais, ne l'oubliez pas, le péril alimentaire est double : trop peu ou trop, et la sagesse gît entre les
deux, c'est-à-dire dans la modération, qui sera toujours l'élixir
de longue vie.

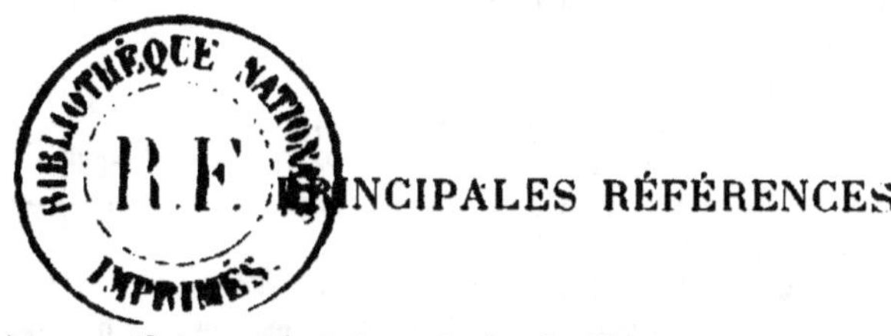 PRINCIPALES RÉFÉRENCES

Ambard (L.). — L'origine rénale de l'hypertension artérielle permanente (*Semaine médicale*, 1er août 1906).

Boveri. — Viscosité du sang et iode (*Presse médicale*, août 1908).

Bouchard. — Maladies par ralentissement de la nutrition.

Bouchard. — Leçons sur les auto-intoxications dans les maladies.

Barth (H.). — L'alimentation dans la fièvre typhoïde (*Journal des Praticiens*, 10 décembre 1904).

Bardet. — Importance de la notion de quantité dans le régime des dyspeptiques (*Bull. gén. de thérapeutique*, 1903).

Brocq. — Le cautère dans les états dits arthritiques (*Presse médicale*, février 1904.)

Budin. — Alimentation des enfants pendant les deux premières années (*Bull. de l'Acad. de médecine*, 1904; *Manuel pratique de l'allaitement*).

Barbier. — Ration alimentaire du nourrisson (*Bull. gén. de thérapeutique*, 1903, 15 et 23 novembre).

Castaigne. — Insuffisance congénitale des reins, intoxication, artério-sclérose (*Gazette des hôpitaux*, n° 99, 1906).

Castaigne. — La dégénérescence amyloïde des reins (*Presse médicale*, 17 avril 1909).

Chantemesse. — Lésions vasculaires dans l'artério-sclérose (*Acad. de médecine*, février 1907).

Campbell (H.). The causation of Disease. H. K. Lewis. London.

Campbell (H.). — On treatment. Baillière, Tindall and Cox. London.

Comby. — Traité des maladies de l'enfance.

Comby. — L'arthritisme chez les enfants. (*Journal des Praticiens*. 21 septembre 1901).

Chittenden. — Physiological Economy in nutrition. William Heineman. London.

Courtellemont. — L'imperméabilité rénale quantitative (*Semaine médicale*, 18 août 1909).

Dejerine. — Les fausses gastropathies (*Presse médicale* mars 1905).

Dufourt (de Vichy). — Les signes révélateurs du diabète (*Presse médicale*, juin 1900).

Dyce-Duckworth. — A Treatise on Gout.

Dewty. — The True science of Living. L. N. Fowler, London.

Dubois. — Les psychonévroses et leur traitement moral. Masson, édit.

Evans. — How to prolong life (cause of old age and natural death) (*The Roxburghe Press*. London).

FAUVEL. — Physiologie de l'acide urique. In *Monographies de l'œuvre médico-chirurgicale*.

FIESSINGER ET HUCHARD. — Médication d'urgence par la réduction des liquides (*Journal des Praticiens*, 15 février 1908).

GORGET. — L'artério-sclérose et son traitement.

GOODHART. — On Common Neuroses. H. K. Lewis. London.

GLÉNARD. — Rapport sur les ptoses. (*Soc. de méd. de Paris*, 14 mai 1903).

GILBERT ET LIPMANN. — La diurèse, l'isurie et l'anisurie chez les hépatiques (*Arch. des maladies de l'appareil digestif*, 1909, n° 6).

GOWER. — The Border-Land of Epilepsy. I. A. Churchill. London.

GAUTIER (A.). — L'alimentation et les régimes chez l'homme sain et chez les malades.

GUELPA. — Cure de rénovation (*Soc. de thérapeutique*, 1909).

HUCHARD. — Traité clinique des maladies du cœur et de l'aorte.

HUCHARD. — Principes d'hygiène alimentaire. In *Consultations médicales*.

HAIG. — Uric Acid as a Factor in the Causation of Disease. I. A. Churchill. London.

HARE. — The Food Factor in Disease. Longman, Green and C°. London.

HUMPHRY. — Old Age. Mac Millan and Bower. Cambridge.

KEITH. — Plea for a simpler Life and fads of and old Physician. Adam and Black. London.

KARELL. — *Arch. gén. de médecine*, 1868.

LANCEREAUX. — Leçons de clinique médicale.

LANCEREAUX. — Sur l'artério-sclérose (*Acad. de médecine*, février 1907).

LABBÉ (M.). — Les régimes alimentaires. Baillière et fils, éditeurs.

LABBÉ (M.). — Obésité simple et obésité compliquée (*Presse médicale*, 28 mars 1908).

LABBÉ (M.). — Hyperglycémie et hyperglycistie chez les diabétiques (*Presse médicale*, 3 juillet 1907).

LABBÉ (M.). ET LABBÉ (H.). — Les dangers de la suralimentation habituelle (*Presse médicale*, 16 février 1907).

LÉPINE. — De l'albuminurie au cours du diabète (*Sem. méd.*, 1895).

LAUDER-BRUNTON. — On Disorders of assimilation and digestion. Mac Millan and C°. London.

LEVISON. — Kidney diseases and gout (*St Bartholomew's Hosp. Reports*, 1887, vol. XXIII).

LUFF. — Gout. Cassell and Company. London.

LE GENDRE. — Origine intestinale de la goutte (Congrès de Médecine, Paris, 1900).

LEVEN. — L'obésité et son traitement.

LONDE. — Principes d'élevage au biberon (*Presse médicale*, février 1907).

LOUIS de Moreuil. — La diète de boissons comme médication cardio-rénale (*Journal des Praticiens*, mars 1908).

LAGRANGE. — Physiologie des exercices du corps.

LÉVY (P.-E.). — Neurasthénie et névroses. Alcan, éditeur.

MAC FADDEN. — Fasting, Hydropathy and Exercise. L. N. Fowler and C°. London.

MERKLEN. — Leçons sur les troubles fonctionnels du cœur. Masson, éditeur.

MARFAN. — Traité de l'allaitement. Steinheil, éditeur.

MICHEL ET PERRET. — La ration alimentaire de l'enfant. Congrès international d'hygiène alimentaire. Paris, 1906.

MAUREL. — Hygiène alimentaire du nourrisson. O. Doin, éditeur.

MAUREL. — Traité de l'alimentation et de la nutrition à l'état normal et pathologique.

MAUREL. — Traité de l'anémie par hypohématose. O. Doin. Paris, 1890.

MONTENIS. — La cuisine naturelle dans le monde.

MARTINET. — Les aliments usuels.

OLIVER. — The Blood and Blood Pressure. H. K. Lewis. London.

PIERRET. — Les grandes lignes de l'hérédité (*Journal médical français*, janvier 1909).

PAL. — Les crises vasculaires. Rudeval, éditeur. Paris.

PAULOW. — The work of the digestive glands. Griffin and C°, 1902.

PASCAULT. — Alimentation et hygiène de l'arthritique. Paris, 1905.

RÉNON. — Les maladies populaires (alcoolisme, tuberculose et maladies vénériennes).

ROGER. — Alimentation et digestion. Masson, éditeur.

RAPIN. — Des angioneuroses familiales. Georg et C°, éditeurs. Genève.

RAMSAY SMITH. — Angio-neurosis. Simpkin, Marshall. London.

ROBSON ROOSE. — Gout. H. K. Lewis. London.

ROMME. — Opsiurie et cures de diurèse (*Presse médicale*, janvier 1910).

RABAGLIATI. — Air, Food and Exercises. Baillière, Tindall and Cox. London.

RAFFRAY. — Les déséquilibrés du système nerveux. Asselin et Houzeau, éditeurs. Paris.

ROBIN. — Les maladies de l'estomac.

SERGENT. — Diagnostic et traitement de l'insuffisance surrénale (*Presse médicale*, juillet 1909).

SAVILL. — Lectures on Neurasthenia. Glaister. London.

STARLING. — The Physiology of digestion. Archibald Constable. London.

SEVESTRE. — Sur quelques phénomènes morbides de la seconde enfance en rapport avec une dispepsie toxique d'origine alimentaire (*Journal des Praticiens*, 23 février 1901).

TESSIER. — Artério-sclérose et athéromasie. Masson, éditeur.

TRIBOULET. — Reprise de l'alimentation et reprise du lait après une gastro-entérite aiguë (*La Clinique*, 31 juillet 1908).

TRIBOULET. — Importance pronostique de la fonction biliaire chez le nourrisson. Son appréciation par l'examen des selles (*Bull. de la Soc. de Pédiatrie*, février 1909).

TOMPSON. — Diet in relation to age and activity. F. Warne and C°. London.

VARIOT. — Dangers de l'inanition chez le nourrisson. Fixation de la ration lactée dans les premiers mois (*Soc. de Pédiatrie*, 1er janvier 1907).

VON NOORDEN. — Metabolism and Practical Medicine. Translated by Walker Hall. Heinemann. London.

VON NOORDEN. — Nephritis. Simpkin, Marshall. London.

WIDAL ET JAVAL. — La rétention de l'urée dans le mal de Bright comparée à la rétention des chlorures (*Semaine médicale*, juillet 1905).

BIBLIOTHÈQUE NATIONALE — R. F. — IMPRIMÉS

TABLE DES MATIÈRES

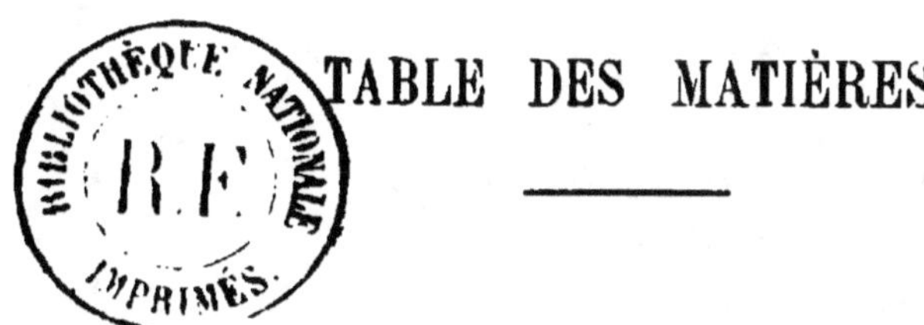
BIBLIOTHÈQUE NATIONALE · R.F. · IMPRIMÉS

DEUXIÈME PARTIE

CHAPITRE VIII

CHAPITRE IX

CHAPITRE X

CHAPITRE XI

CHAPITRE XII

CHAPITRE XIII

TROISIÈME PARTIE

CHAPITRE XIV

CHAPITRE XV

CHAPITRE XVI

QUATRIÈME PARTIE

CHAPITRE XVII

Chapitre XVIII

Chapitre XIX

BIBLIOTHEQUA NATIONALE R.F. IMPRIMÉS.

13239-11 — Corbeil, Imprimerie CRÉTÉ.

www.ingramcontent.com/pod-product-compliance
Lightning Source LLC
LaVergne TN
LVHW021924060726
842528LV00001B/74